Monographien aus dem Gesamtgebiete der Psychiatrie

Psychiatry Series

Band 9

Herausgegeben von

H. Hippius, München · W. Janzarik, Mainz
M. Müller, Rüfenacht/Bern

Christian Eggers

Verlaufsweisen kindlicher und präpuberaler Schizophrenien

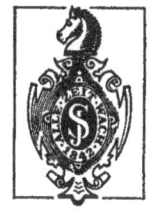

Springer-Verlag Berlin Heidelberg GmbH 1973

Aus der Universitäts-Klinik für Kinder- und Jugendpsychiatrie Marburg/L.
(Direktor: Dr. H. STUTTE)

Dr. CHRISTIAN EGGERS, wiss. Assistent an der Univ.-Kinderklinik Heidelberg
(Direktor: Prof. Dr. H. BICKEL)

Mit 3 Abbildungen

ISBN 978-3-662-13372-9   ISBN 978-3-662-13371-2 (eBook)
DOI 10.1007/978-3-662-13371-2

Herrn Prof. Dr. jur. Dres. h. c. Fritz Pringsheim
und seiner Frau zum Gedenken
sowie
Herrn Prof. Dr. theol. Bernhard Welte
in Verehrung gewidmet

Inhaltsübersicht

1. Problemstellung

Nachdem bereits ab Mitte des vorigen Jahrhunderts vereinzelt auf das Vorkommen kindlicher Psychosen schizophrener Prägung hingewiesen wurde (FRIEDREICH 1835, GRIESINGER 1845, GÜNTZ 1859, MOREL 1860, BERKHAN 1863, KELP 1875, EMMINGHAUS 1887, MOREAU DE TOURS 1888, CHASTENET 1890), ist das klinische Bild der sich bereits im Kindesalter und in der Präpubertät manifestierenden Schizophrenie in den letzten Jahren besonders auch im Hinblick auf die Abgrenzung von der Erwachsenenform von LUTZ, SPIEL, SSUCHAREWA, STUTTE, USCHAKOW, VILLINGER und WIECK — um nur die wichtigsten Autoren zu nennen — dargestellt worden. Bislang ist jedoch nur spärlich über langfristige Katamnesen kindlicher Schizophrenien berichtet worden, so daß die Kenntnisse über den Verlauf und die Prognose bereits früh sich manifestierender schizophrener Psychosen lückenhaft sind. Selten sind auch persönliche Nachuntersuchungen nach einem genügend langen Beobachtungszeitraum. Somit gründen sich die meisten Erfahrungen lediglich auf Erhebungen an Patienten, die sich in langdauernder stationärer Betreuung befinden, und dabei häufig auch nur auf Aktenstudien. Dabei sind gerade die Psychoseverläufe der Patienten, die nie wieder in psychiatrischer Behandlung bzw. Betreuung waren, besonders interessant. Auf die Notwendigkeit von systematischen Untersuchungen langer — möglichst lebenslanger — Krankheitsverläufe ist insbesondere von WEITBRECHT (1963) und zuletzt von BLEULER (1971, 1972) hingewiesen worden.

Im folgenden werden die Erfahrungen mitgeteilt, die aus Verlaufsstudien von insgesamt 71 ursprünglich als schizophren diagnostizierten Erkrankungen des Kindesalters und der Präpubertät gewonnen wurden. Insbesondere interessiert hier, ob und ggf. welche Beziehungen bestehen zwischen Verlaufsweise der Erkrankung und prämorbid faßbaren Faktoren, wie beispielsweise erblicher Belastung, prämorbider Persönlichkeitsstruktur und Intelligenz, Erkrankungsalter, Familienmilieu, Akuität der Psychose bei Erkrankungsbeginn, Psychopathologie und zeitliche Dauer der einzelnen psychotischen Episoden und welche prognostische Valenz diesen Faktoren zukommt.

Weitere Untersuchungen wurden über die Frühmanifestation und Altersabhängigkeit von Wahninhalten und Halluzinationen und deren Weiterentwicklung im Verlauf der Psychose, den Formwandel schizophrener Zustands-Verlaufstypen, die Defektbildung unter anderem in Abhängigkeit von der Erkrankungsdauer und der Ausprägung des psychopathologischen Bildes und über Suicidabsichten und -handlungen Schizophrener angestellt. Schließlich soll erörtert werden, welchen Beitrag die gewonnenen Erkenntnisse zur Erhellung der nosologischen Umgrenzung der kindlichen Schizophrenie liefern. Unter entwicklungs- und verlaufsdynamischen Gesichtspunkten werden schizophreniforme Zustandsbilder des Kindesalters differentialtypologisch zu erörtern sein: u. a. psychoseähnliche Syndrome, die sich jeweils in verschiedenen Altersphasen manifestieren und zu mehr oder weniger weitgehendem dementivem

Persönlichkeitsabbau führen, kindliche Neurosen, die mit schizophrenieähnlichen Wesensänderungen einhergehen, knickhaft in der Kindheit oder Präpubertät einsetzende hebephreniforme Verhaltensabnormitäten mit bleibenden Charakterveränderungen, organische bzw. exogene Psychosen als auch Psychosen mit cyclothymen und schizophrenen Episoden innerhalb ein und desselben Krankheitsverlaufs. Diskutiert werden auch prämorbide Entwicklungsphasen und Prodromalerscheinungen kindlicher Schizophrenieverläufe.

2. Literaturübersicht

Über das, was als kindliche Schizophrenie bezeichnet wird, liegt eine Vielfalt von Meinungen vor. Die Ansichten unterscheiden sich nicht nur von Kontinent zu Kontinent, von Land zu Land, von Schule zu Schule; selbst im deutschsprachigen Schrifttum weichen die Auffassungen über die für die Diagnosestellung einer kindlichen Schizophrenie als notwendig erachteten Kriterien bisweilen stark voneinander ab. Dieser Tatbestand erschwert die Vergleichbarkeit der Aussagen über Verlauf und Prognose kindlicher Schizophrenien der verschiedenen Autoren erheblich bzw. macht sie nicht selten unmöglich. Wegen der relativen Spärlichkeit der in der Literatur mitgeteilten Untersuchungen über Verlauf und Prognose kindlicher und präpuberaler Schizophrenien soll eine möglichst vollständige Übersicht über die Untersuchungsergebnisse der verschiedenen Autoren zu diesem Thema gegeben werden, was allerdings notwendig macht, wenigstens kurz auf den Schizophreniebegriff einzugehen, wie er von den im folgenden zitierten Autoren gebraucht wird, die sich zur Verlaufsdynamik und Prognose kindlicher Schizophrenien äußern.

Die Uneinheitlichkeit der Auffassungen über die nosologische und psychopathologische Umgrenzung der kindlichen Schizophrenie ist letztlich Folge des Unwissens über deren Ätiologie. Insbesondere in der angloamerikanischen und psychoanalytisch orientierten französischen pädopsychiatrischen Literatur werden zahlreiche und sehr heterogene Krankheitsbilder unter den Begriff der kindlichen Schizophrenie subsumiert, so daß es zu einer unfruchtbaren und unzulässigen Ausweitung desselben gekommen ist. Unspezifische, wenn auch häufig bei der kindlichen Schizophrenie vorkommende, kindliche und kleinkindliche Verhaltens- und Wesensauffälligkeiten (insbesondere Autismus, Sprach- und Affektstörungen) werden herausgehoben und als bestimmend für die Diagnose einer „childhood schizophrenia" oder „childhood psychosis" angesehen, gleichgültig, ob anamnestisch oder klinisch Zeichen einer hirnorganischen Schädigung oder Hinweise für eine kindliche Neurose vorhanden sind. BENDER kommt denn auch zu der Feststellung: „childhood schizophrenia does not always mean psychosis" und SZUREK hält es für „unfruchtbar und sogar unnötig", in klinischer und prognostischer Hinsicht scharfe Grenzen zwischen psychoneurotischen Zuständen, Psychosen, Autismus, „atypical development" oder Schizophrenie zu ziehen.

In den Äußerungen von BENDER und SZUREK tut sich das Dilemma kund, das dadurch entsteht, daß gleiche Begriffe für verschiedene psychische und auch hirnorganische Erkrankungen des Kindesalters verwandt werden. Die folgenden Erläuterungen sollen ein Versuch sein, etwas bei der Klärung der Konfusion, die dadurch entstanden ist, zu helfen.

Klassifizierende und nosographische Bemühungen im Kampf gegen die Sprachverwirrung der „mannigfaltigen Richtungen und Theorien" (PETHÖ) sind in der psychiatrischen und ganz

besonders kinderpsychiatrischen Wissenschaft notwendig, die ja mangels genügend objektivier-
barer Methoden und aufgrund des schwer zugänglichen Forschungsgegenstands, mit dem sie
sich auseinanderzusetzen hat, der kindlichen Seele, viel eher eine „Kennerschaft" (CONRAD) ist.
Je mehr pädopsychiatrisch tätige Wissenschaftler forschen und ihre Forschungsergebnisse mit-
teilen und publizieren, um so schwieriger und komplexer wird die Aufgabe der vergleichenden
Klärung der verschiedenen Ausgangspositionen und individuellen Standpunkte und um so
härter die Mühe des Dolmetschens und Interpretierens der jeweiligen sprachlich verwandten
Definitionen. Es ist sicher, daß die Zukunft der kinderpsychiatrischen Forschung vom Fort-
schritt der Nosographie und des Bemühens um eine gemeinsame Sprache abhängt (SCARCELLA).

In einer zusammen mit STUTTE (1969) erschienenen Arbeit wurde bereits versucht, einen
Beitrag zur nosologischen Umgrenzung der kindlichen Schizophrenie aufgrund katamnestischer
Untersuchungen zu leisten. MOSSE hat sich 1960 mit dem Schizophreniebegriff, wie er in der
angloamerikanischen Literatur häufig verwandt wird, kritisch auseinandergesetzt und damit
ebenfalls zur Begriffserklärung beigetragen.

Über das Bemühen um eine Verständigung über terminologische Fragen hinausgehend ist
eine Intensivierung der Forschung über ethnische Einflüsse auf phänomenologische Besonderheiten und die Häufigkeit des Vorkommens psychischer Störungen des Kindesalters und der
Präpubertät notwendig (STUTTE, 1972). Kulturelle, religiöse, pädagogische und soziale Faktoren sind in den einzelnen Ländern und Erdteilen sehr verschieden und bestimmen in entsprechend unterschiedlicher Weise Art und Häufigkeit psychopathologischer Zustandsbilder des
Kindesalters. Sie begründen die Notwendigkeit transkultureller kritisch-empirischer Vergleichsuntersuchungen über die Psychopathologie des Kindesalters unter Einbeziehung ethnischer
Determinanten.

Zunächst bestehen Meinungsverschiedenheiten in der Frage, ob zwischen der *kindlichen* und der *Erwachsenen-Schizophrenie Beziehungen* bestehen oder ob es sich
dabei um selbständige und voneinander weitgehend unabhängige Krankheitsbilder
handelt. So sind beispielsweise ABELIN, BENDER, BENETT und KLEIN, EDELSON,
HEUYER, KALLMANN u. ROTH, SALK, SHAW, SMOLEN u. BERGMAN der Ansicht, daß die
Schizophrenie des Kindes- und Erwachsenenalters ein Kontinuum bilden und ätiologisch und letztlich auch psychopathologisch eine Einheit darstellen. Diese Auffassung
vertreten auch die meisten europäischen und russischen Pädopsychiater. Andere Autoren sind gegenteiliger Meinung und glauben, daß es sich bei den kindlichen und insbesondere frühkindlichen Psychoseformen um getrennte, eigenständige Krankheits-
einheiten handelt, die mit der Erwachsenenschizophrenie nichts zu tun haben (LEBO-
VICI, EISENBERG, RIMLAND, RUTTER, SADOUN). RUTTER verweist in Übereinstimmung
mit BÜRGER-PRINZ und STRÖMGREN darauf, daß echte schizophrene Psychosen, wie
sie in ihrer Psychopathologie von der Erwachsenenschizophrenie her geläufig sind, nur
sehr selten vor der Pubertät vorkommen. STRÖMGREN meint sogar, daß die sichere
Diagnose einer kindlichen Schizophrenie im Schulalter „beinahe unmöglich" sei. RUT-
TER zieht deshalb den Begriff der „childhood-psychosis" dem der kindlichen Schizophrenie vor. Ersteres geht nach seinen Erfahrungen oft mit Intelligenzstörungen einher, nur ein Fünftel seiner 63 psychotischen Kinder war normal intelligent. Außerdem sind Sprachentwicklungs-, aphasische und Perceptionsstörungen sowie Autismus
charakteristisch für Kinder mit einer „childhood psychosis". Bei ihnen fand RUTTER
auch selten eine familiäre Belastung mit Schizophrenien im Gegensatz zu schizophrenen Psychosen des Erwachsenenalters. Ebenso seien Wahnbildungen, Halluzinationen
und paranoide Ideen bei Kindern mit einer „childhood-psychosis" seltener als bei der
Erwachsenen-Schizophrenie. Dies alles sind für RUTTER gewichtige Argumente, die
eine scharfe Trennung zwischen kindlicher Psychose und Erwachsenen-Schizophrenie
sinnvoll machen (bei den meisten der 63 Patienten handelt es sich um einen frühkindlichen Autismus vom Typ KANNER).

Wenn auch nicht so strikt und konsequent, trennen jedoch auch andere Psychose-forscher verschiedene Unterformen frühkindlicher Schizophrenien als relativ eigenständige Einheiten von den Schizophrenien der späteren Kindheit bzw. Präpubertät ab, die sich auch in prognostischer Hinsicht unterscheiden (AUG, CHAN, DESPERT, KAPLAN, KOLVIN, LOURIE, POLLACK, VEDDER). LEBOVICI hebt aufgrund katamnestischer Erhebungen folgende klinische Kategorien mit unterschiedlicher Prognose voneinander ab: 1. „psychoses postautistiques", 2. „psychoses avec déficit intellectuel", 3. Fälle mit „inhibition intellectuelle" und 4. psychotische Kinder mit Wahnbildungen. Bei den ersten beiden Formen ist die Prognose nach LEBOVICI am schlechtesten, und das klinische Bild im Adoleszenten- und später im Erwachsenenalter ist meistens das einer Demenz. Die anderen beiden Formen böten bei weiterem Fortschreiten den Aspekt einer Entwicklungsdisharmonie; die Entwicklung in Richtung einer Erwachsenen-Schizophrenie sei eine der Möglichkeiten.

Ganz im Gegensatz hierzu stehen die Ansichten der klassischen französischen kinderpsychiatrischen Schule von HEUYER, MICHAUX, DUCHE und LAROCHE, die meinen, daß es nicht mehrere kindliche Schizophrenieformen, sondern eine Krankheit „Schizophrenie" gibt, deren Kern konstant bleibt und deren klinische Manifestationsformen innerhalb „ziemlich enger Grenzen" (HEUYER u. LAROCHE) variieren. In ähnlicher Weise sieht WARD wenig Anlaß gegeben, die kindliche Schizophrenie als separate Entität von der Erwachsenenform abzugrenzen. Sinnvoller sei es, die Kriterien von BLEULER bei der Diagnosestellung anzuwenden und bis ins Erwachsenenalter zu verfolgen.

Außerdem gehen die Meinungen der einzelnen Autoren in folgenden Punkten auseinander:

1. Ist eine *frühkindliche Hirnschädigung* mit der Diagnose einer kindlichen Schizophrenie vereinbar oder müssen mental retardierte Kinder mit oder ohne neurologische Auffälligkeiten bzw. Hinweise für das Vorliegen einer Encephalopathie von der Diagnose „kindliche Psychose" ausgeschlossen werden.

2. Ist der *frühkindliche Autismus* als eigenes Krankheitsbild zu betrachten, oder handelt es sich dabei um eine Sonderform der kindlichen Schizophrenie.

3. Handelt es sich bei der kindlichen Schizophrenie um cerebrale Reifungsstörungen oder nicht vielmehr um *psychogene Reaktionen* des Kindes auf eine pathologisch veränderte Umwelt, in erster Linie eine gestörte Mutter-Funktion.

Für zahlreiche Autoren stellt das Vorhandensein einer *frühkindlichen Hirnschädigung mit cerebraler Retardation* kein Hindernis für die Diagnose einer frühkindlichen Schizophrenie dar (BINDER, CAMERON, CREAK, DUCHE, GEZLOVA, LEBOVICI, LORENTE, LOTTER, SILVER et al.). Der Prozentsatz an schizophrenen Kindern mit hirnorganischen Störungen bzw. mit einem psychomotorischen Entwicklungsrückstand ist bei diesen Autoren recht groß. Von 30 kindlichen Schizophrenen, die SULESTROWSKA untersucht hatte, waren 9 mit Sicherheit cerebral geschädigt, bei 10 von ihnen bestand der Verdacht auf eine Cerebralschädigung. Andere Autoren kommen zu folgenden Zahlenangaben über den Anteil hirnorganisch gestörter und psychomotorisch entwicklungsverzögerter Kinder in ihrer Patientengruppe: CREAK 77%, ERNST u. CHOTEAU 82%, GREBELSKAJA-ALBATZ weniger als 50%, LECHEVALIER u. FLAVIGNY 26%, LESTANG-GAULTIER u. DUCHE 75,8%, SOSSIOUKALO 100%). TAFT u. GOLDFARB messen prä- und perinatalen Schädigungen eine wichtige Rolle für die Entwicklung einer frühkindlichen Schizophrenie zu. Bei 97 schizophrenen Kindern fanden GITTEL-MANN u. BIRCH in 35% der Fälle perinatale Schädigungen. Bei 80% dieser Kinder waren Zeichen einer zentralnervösen Störung vorhanden. Auch KNOBLOCH u. PASA-MANICK stellten ebenso wie RUTT, OFFORD und FORSTER, häufig Schwangerschafts- und Geburtskomplikationen bei schizophrenen Kindern fest. Schizophrene mono-zygote Zwillinge wiesen nach Untersuchungen von POLLIN et al. ein höheres Geburts-risiko und ein niedrigeres Geburtsgewicht gegenüber ihren gesunden Zwillingsge-schwistern auf, hatten eine verzögerte psychomotorische Entwicklung durchgemacht und hatten Zeichen einer zentralnervösen Dysfunktion. Unter discordanten Zwillin-gen fanden MOSHER et al. neurologische Störungen signifikant häufiger bei den schizo-phrenen Zwillingen gegenüber den nichtschizophrenen. Bei den von KOLVIN, OUNSTED und ROTH untersuchten schizophrenen Kindern mit einer früh beginnenden Psychose (Erkrankungsbeginn vor dem 3. Lebensjahr) kamen Symptome einer perinatalen Hirnschädigung dreimal so häufig vor wie in der Gruppe mit späterem Psychose-beginn.

Für einige Autoren (BENDER, BIRCH, FISH, FREEDMAN, LEVY u. SOUTHCOMBE und WALKER) ist die kindliche Schizophrenie durch eine Reifestörung des Zentralnerven-systems bedingt mit konsekutiver cerebraler Dysfunktion, die sich besonders in einer Minderung „neurointegrativer" Leistungen und in sensomotorischen Störungen (BIRCH, WALKER) äußert. Durch die Beeinträchtigung, sensorische Reize adäquat zu erfassen und damit Informationen aufzunehmen, steigt nach Ansicht dieser Autoren die Wahrscheinlichkeit für die Entwicklung eines schizophrenen Reaktionsmusters deutlich an. Auch für sie besteht also eine Korrelation zwischen kindlicher Schizo-phrenie und cerebraler Dysfunktion bzw. frühkindlicher Hirnschädigung verschie-denster Grade und Genese. Die Tatsache, daß ein Fünftel seiner 63 Patienten mit einer „childhood-psychosis" normal intelligent waren bei sonst vorhandener Minder-begabung bei den übrigen Patienten, spricht nach Meinung von RUTTER gegen die Annahme, daß die kindliche Psychose nur eine Form von Schwachsinn ist. 16 von den 63 Kindern hatten unzweifelhafte pathologische zentralnervöse Störungen, 15 litten an einer Epilepsie.

Von KAHN u. ARBIB, ORNITZ, SCHAIN u. YANNET werden neurophysiologische Störungen als Ursache für die Verhaltensweisen kindlicher Schizophrener angesehen. Es handelt sich dabei in erster Linie um Störungen im Bereich der Substantia reticula-ris bzw. des Weck-Zentrums (DES LAURIERS u. CARLSON, FREIDES u. PIERCE, HUTT, RIMLAND).

Die bisher zitierten Autoren scheuen sich nicht, Verhaltenseigentümlichkeiten und Wesensabnormitäten cerebral geschädigter und psychomotorisch retardierter Kinder unter dem Begriff „childhood psychosis" oder „kindliche Schizophrenie" zu subsumie-ren, wenn die Verhaltensweisen psychoseähnlich sind bzw. denen schizophrener oder auch autistischer Kinder mehr oder weniger gleichen, z. B. wenn eine Beeinträchtigung der emotionalen Beziehungen des Kindes zur Mitwelt zu konstatieren ist, wenn Ste-reotypien, Iterationen, Hyperkinesien und andere Bewegungsauffälligkeiten vor-kommen oder Sprachstörungen, Ängste, dranghafte Erregungs- und Zwangszustände, Phobien, Zerstörungsimpulse oder ähnliche Symptome vorhanden sind. Sie messen gleichzeitig den hirnorganischen Störungen einen wesentlichen pathogenetischen (BEN-DER) oder zumindestens pathoplastischen (SULESTROWSKA, WALKER u. BIRCH) Ein-

fluß zu. Dabei wird allerdings auch psychogenen Faktoren eine Bedeutung eingeräumt, insbesondere Störungen der Eltern-Kind-Beziehung (GOLDFARB). Die Verschie-
denartigkeit dieser klinischen Bilder entsteht in Abhängigkeit vom Erkrankungsalter,
von der Akuität des Prozesses, dem Ausmaß der cerebralen Vor-Schädigung, von der
Reifungsphase des Kindes und von der Stärke etwa vorhandener Abwehrmechanismen. BENDER hat, unter Berücksichtigung dieser Gesichtspunkte, 3 Prägnanztypen der
kindlichen Schizophrenie herausgearbeitet: die pseudodefektive Form (Beginn in den
ersten beiden Lebensjahren, „typically autistic child"), die pseudoneurotische Form
(Beginn zwischen dem 3. und 4. Lebensjahr, durch Angst, Zwangssymptome, Phobien,
psychosomatische Störungen und hypochondrische Befürchtungen gekennzeichnet) und
die pseudopsychopathische Form der kindlichen Schizophrenie (Beginn jenseits des
5. Lebensjahres mit im Vordergrund stehenden sozialen Anpassungsstörungen und
evtl. paranoiden Ideen).

Im folgenden seien die Aussagen zur Prognose bzw. die katamnestischen Untersuchungsergebnisse aller Autoren zusammengestellt, die auch hirnorganisch geschädigte Kinder mit in die Gruppe kindlicher Psychosen einbeziehen (s. Tabelle 1).

Überblickt man die tabellarisch zusammengefaßten Angaben zur Prognose, so
fällt die erstaunlich große Zahl von schizophrenen Kindern bei einzelnen Autoren
auf, vor allem bei BENDER, BROWN und CREAK. Von diesen Autoren wird die Prognose auch relativ am günstigsten angegeben, während alle anderen Autoren ausnahmslos und recht einheitlich zu ungünstigen Resultaten kommen.

In der angloamerikanischen Literatur wird weitgehend der Standpunkt vertreten,
daß der *frühkindliche Autismus die früheste Manifestationsform* der kindlichen
Schizophrenie darstelle. Dem wird jedoch von DESPERT u. SHERWIN sowie von der
Mehrzahl der europäischen Kinderpsychiater entgegengehalten, daß im Gegensatz
zur schizophrenen Psychose, die erst später, nach zunächst unauffälliger Entwicklung,
beginne (DESPERT), der frühkindliche Autismus im Sinne von KANNER von Geburt an
bestehe. Da die Frage einer angeborenen bzw. unmittelbar nach Geburt einsetzenden
schizophrenen Psychose bislang mangels eindeutiger ätiologischer Befunde ein müßiger
Streitpunkt ist, sind folgende Einwände gewichtiger: Fehlen eines prozeßhaft-progredienten Verlaufs — WEBER konnte bei ihren autistischen Kindern nie einen fortschreitenden Persönlichkeitszerfall beobachten — und Fehlen einer erhöhten familiären Belastung mit endogenen Psychosen beim frühkindlichen Autismus im Gegensatz zur kindlichen Schizophrenie. Außerdem beobachteten weder EISENBERG (1956),
KANNER (1955), RUTTER (1966) oder D. WEBER (1970) bei ihren Kindern mit früh-
kindlichem Autismus Wahnideen oder Halluzinationen, auch nicht bei denjenigen,
deren Krankheitsverlauf bis ins Erwachsenenalter hineinverfolgt werden konnte.

Aus diesen Gesichtspunkten heraus betrachten DE MYER, EISENBERG, KAHN, KAN-
NER, MISES, RIMLAND und RUTTER den frühkindlichen Autismus als ein von der kindlichen Schizophrenie zu unterscheidendes Syndrom, obwohl beide Erkrankungen von
ihnen zu den psychotischen Störungen des Kindesalters gerechnet werden. Noch poin-
tierter stellen LOTTER, O'CONNOR und WING fest, daß keine genetischen oder klinischen Beziehungen zwischen kindlichem Autismus und kindlicher Schizophrenie bestehen. Dagegen wird von CREAK, EATON, GOLDFARB, O'GORMAN und ORNITZ die
Ansicht vertreten, daß frühkindlicher Autismus und kindliche Schizophrenie eine Einheit
bilden und sich sowohl in symptomatologischer als auch in verlaufstypologischer Hin-

Tabelle 1

Autor	Zahl der Patienten	Erkrankungsalter	Katamnesenfrist	Verlauf	Prognose
L. Bender (1953)	330	1—13 Jahre	5—15 Jahre	110 anstaltsbedürftig 110 sozial remittiert 110 gut angepaßt	in etwa 50% der Fälle günstig
Brown u. Reiser (1963)	125	Kleinkindesalter	5—12 Jahre	16 gute Sozialremission 34 Verhaltensstörungen 75 stark retardiert	in 40% günstig
Creak (1963)	100	Kleinkindesalter	mehrere Jahre	17 berufstätig 43 anstaltsbedürftig 40 zu Hause, Sonderschule	10—20% günstig
Fish (1968)	28	unter 5 Jahre	maximal 10 Jahre	4 in Normalschule (davon nur 3 ohne Defekt) 13 in Institutionen für psychotische Kinder 8 in Institutionen für geistig behinderte Kinder 3 unter dem Schulalter	relativ ungünstig
Gezlova (1963)	40	3—8 Jahre		16 katastrophaler Verlauf 14 remittierend mit Defekt 10 schleichend zum Defekt	ungünstig
Grebelskaja-Albatz (1935)	22	1,8—8 Jahre	½—3½ Jahre	9 akut (3 vollständiger Persönlichkeitszerfall, 6 starker Defekt 13 schleichend: fortschreitende Destruktion der Persönlichkeit, nur 1 Kind besucht Normalschule	schlecht
Lebovici et al. (1967)	23	Kindesalter	bis zu 20 Jahre	1 Patient berufsfähig, 6 in beschützenden Einrichtungen 6 nur in häuslicher Pflege, kein Beruf	ungünstig
Levy u. Southcombe (1963)	47	bis 18 Jahre	—	6 Patienten sozial remittiert 10 Patienten nur vorübergehend entlassungsfähig 41 Patienten ungebessert	ungünstig

Tabelle 1 (Fortsetzung)

Autor	Zahl der Patienten	Erkrankungs-alter	Katamnesen-frist	Verlauf	Prognose
SOSSIOUKALO (1963)	13	10—16 Jahre	—	4 Patienten akut, pseudo-manisch-depressiv oder katatoniform 9 Patienten farblos, hebephren	ungünstig, keine Vollremission
SULESTROWSKA (1969)	30	4—10 Jahre	5—34 Jahre	21% leichter Defekt, relativ gute soziale Adaptation 29% schlechte Sozialremission 50% schwerste Defektzustände	relativ ungünstig
LECHEVALIER u. FLAVIGNY (1967)	100	5—15 Jahre	3—10 Jahre	1/3 der 76 Patienten unter 10 Jahre: progredienter Verlauf mit starkem Defekt 2/3 progredient, stabiler Defektzustand Hälfte der 24 Patienten über 10 Jahre: schubweiser Verlauf mit starkem Defekt Rest stabiler Endzustand	keine Vollremission, defektuöser Verlauf bei allen Patienten
LESTANG-GAULTIER (1967)	29	unter 7 Jahre	5—17 Jahre	1 bleibende Besserung 12 Patienten unbeständige Besserung 16 Patienten Verschlechterung	„sehr ernst"
KALUGINA (1970)	53	2—12 Jahre	2—3 Jahre	32 Patienten bis 3 Jahre lang anhaltende maligne Remissionen Rest: nur kurzdauernde Remissionen	
GOLOVAN (1970)	25	2—16 Jahre	5 Jahre	In allen Fällen langsames, aber stetiges Fortschreiten	ungünstig
SHASKOVA (1970)	50	5—15 Jahre	—	30 kontinuierlicher Verlauf 30 intermittierend-progressiver Verlauf	keine Vollremission
ERNST u. CHOTEAU (1970)	17	2—18 Jahre	2—10 Jahre	Keine Vollremission 3 Patienten sozial adaptiert 5 Patienten Demenz Rest: starke Charakter- und Verhaltensauffälligkeiten	ungünstig

sicht weitgehend gleichen. In Nuancen hiervon abweichend, wird der Autismus von anderen Autoren als besondere klinische Unterform der kindlichen Schizophrenie angesehen (ALDERTON, BETTELHEIM, FISH, MAHLER, RUTTENBERG, SALK, SCHOPLER, SMOLEN, STROH). ANDRES u. CAPPON sehen umgekehrt die kindliche Schizophrenie als Unterform des kindlichen Autismus an, den sie als ein Spektrum von Syndromen betrachten, das von der „neurotischen Scheu" (neurotic shyness) über die schizoide Psychopathie, die schizophrene Prozeßpsychose und den psychogenen Autismus bis zum organischen und kryptogenetischen Autismus reicht. Unter 21 kindlichen Patienten ihres Krankenguts mit der Diagnose „Autismus" wurden 5 als „schizophrener Prozeß" etikettiert. Die Begriffe „childhood psychosis", „schizophrenic syndrome of childhood" und „infantile autism" werden infolgedessen von den zitierten Autoren häufig synonym gebraucht. Die von RUTTER u. LOCKYER beschriebenen 63 Patienten mit einer „childhood psychosis" haben dementsprechend sehr starke Ähnlichkeit mit den von KANNER u. EISENBERG als „autistic children" klassifizierten Kindern, jedoch sind die Patienten von RUTTER u. LOCKYER nicht vor dem 3. Lebensjahr erkrankt.

In Tabelle 2 sind die Verlaufsuntersuchungen derjenigen Autoren zusammengefaßt, die den frühkindlichen Autismus in die Diagnose „kindliche Schizophrenie" einbeziehen oder beides synonym gebrauchen.

Die Mitteilungen über Prognose und Verlauf autistischer Formen der frühkindlichen Schizophrenie bzw. des frühkindlichen Autismus KANNER sind spärlich. Die Ergebnisse sind relativ einheitlich. Ein Vergleich der prognostischen Aussagen mit den in Tabelle 1 zusammengestellten Daten ergibt keine wesentlichen Differenzen, die Prognose wird von beiden Autorengruppen allgemein als ungünstig angesehen. Diese Erkenntnis deckt sich mit den Feststellungen von EATON u. MENOLASCINO, mehr als zwei Drittel der von ihnen untersuchten autistischen Patienten waren jedoch eindeutig cerebral geschädigt bzw. wiesen ein „chronic brain syndrome" auf und in 81% der Fälle waren schwere Sprachstörungen oder Sprachentwicklungsverzögerungen vorhanden! Hinsichtlich der autistischen Kinder wird übereinstimmend (BOSCH, BROWN, EISENBERG, FISH [1966], RUTTER, SCHACHTER, WEBER) auf die prognostisch wichtige Bedeutung der sprachlichen und intellektuellen Entwicklung der betroffenen Kinder hingewiesen. Ein vor Erkrankungsbeginn vorhandenes Sprechvermögen und eine gute Intelligenz verbessern die Prognose beträchtlich. Für HAVELKOVA ist der Übergang von der autistischen Form der Psychose in die pseudoneurotische gleichbedeutend mit einer günstigeren Prognose. Von den Patienten, die autistisch blieben, waren 50% nicht in der Lage, eine Schule zu besuchen, die übrigen Patienten besuchten eine Sonderschule. Von den 39 Kindern mit einer pseudoneurotischen Schizophrenie konnten jedoch 45% eine Normalschule besuchen, nur 3 waren nicht schulfähig, der Rest konnte in Sonderklassen unterrichtet werden. Die Prognose der kindlichen Psychosen war um so günstiger, je früher die autistische Form in die pseudo-neurotische überging.

BOSCH (1972) hat 5 Verlaufstypen des frühkindlichen Autismus herausgestellt: 1. eine retardierte, aber stetig fortschreitende soziale Weiterentwicklung. 2. die gleichwohl verzögerte Fortentwicklung wird unterbrochen durch Rückschläge mit verstärkter Abkapselung, Erregungszuständen, Regressionen und Zwangssymptomen. 3. Stehenbleiben auf einem früheren oder späteren Entwicklungsniveau mit Defektbildung. 4. Krisenhafte psychotische Regressionen mit nachfolgender Erstarrung und Defektbildung. 5. paranoid-psychotische Krankheitsschübe oder Entwicklungen. Die zuletzt

Tabelle 2

Autor	Zahl der Patienten	Erkrankungsalter	Katamnesenfrist	Verlauf	Prognose
EISENBERG (1957)	63	unter 4 Jahre	4—20 Jahre	3 Patienten gut sozial angepaßt 14 Patienten mäßig sozial angepaßt (Normalschule) 46 Patienten schlecht sozial angepaßt, davon 34 in Anstalten	allgemein nicht günstig. Prognose für die sprechende Gruppe besser (50% gebessert gegenüber 3% der nicht sprechenden)
EATON (1967)	32	unter 8 Jahre	5 Jahre	Keine Remissionen, sämtliche Patienten schwere Defektzustände	sehr schlecht
CREAK (1963)	100	Kleinkindesalter	mehrere Jahre	17 berufstätig 43 anstaltsbedürftig 40 zu Hause, Sonderschule	10—20% günstig
RUTTER (1969)	63	2—10 Jahre	5—15 Jahre	14% gute Sozialremission 25% leichte erzieherische und soziale Fortschritte 13% schlechte Sozialremission 48% sehr schlechte Sozialremission	ungünstig
SCHACHTER (1968)	1	2 Jahre	13 Jahre	Normale Intelligenzentwicklung, jedoch emotional und affektiv wenig schwingungsfähig. Hochgradige Kontaktstörung und Interesseneinengung	bescheiden
ANDREWS u. CAPPON (1957)	21	4—14 Jahre	2—5½ Jahre	50% der Patienten zeigten starke Besserung, jedoch unter Ausbildung von Residuärzuständen Rest: ungünstiger Verlauf	keine Vollremission, es kommen jedoch Besserungen vor
KANNER (1971)	11	frühes Kindesalter	30 Jahre	keine Vollremission	nur begrenzte soziale Adaptation möglich
HAVELKOVA (1967)	71	Vorschulalter	4—12 Jahre	41% blieben unverändert autistisch 45% der autistischen Zustandsbilder gingen in pseudoneurotische Psychoseformen über	je früher der Übergang von der autistischen in die pseudoneurotische Form stattfindet, um so besser ist die Prognose

unter 5. genannte Verlaufsform entspricht schizophrenen Psychosen im BLEULER'schen
Sinne bei prämorbid autistischen Kindern.

Eine große Zahl vor allem psychoanalytisch orientierter Kinderpsychiater bezieht *psychogenetisch verstehbare Krankheitsbilder* des Kindesalters in das Syndrom
der kindlichen Schizophrenie mit ein, wenn schwere psychoseähnliche Verhaltensabnormitäten und vor allem Störungen auf dem emotionalen und sozialen Sektor
auftreten. Die Bezeichnungen „childhood schizophrenia" bzw. „psychosis" und
„atypical development" werden von ihnen meist gleichbedeutend verwandt. Konstitutionellen und psychogenen Faktoren wird eine unterschiedliche Bedeutung für das
Entstehen einer kindlichen Schizophrenie eingeräumt: einige Autoren sehen das Wesen
der Erkrankung in einer angeborenen Ich-Schwäche des später schizophren erkrankenden Kindes bzw. in einer anlagebedingten Störung der Ich-Reifung (AJURIA-
GUERRA, ALDERTON, BRASK, BÜHRMANN, KAPLAN, LEBOVICI, LIDZ, MAHLER, SOMLEN).
Andere sehen die Ursache der beeinträchtigten Ich-Reifung, die zur kindlichen Schizophrenie führt, in pathologisch veränderten Umweltverhältnissen, in denen das
— organisch gesunde — Kind aufwächst (nicht-organische Gruppe kindlicher Schizophrenien im Sinne von GOLDFARB). Insbesondere wird gestörten Mutter-Kind-Be-
ziehungen (BATESON, BOATMAN, REISER, SULLIVAN, SZUREK, TESSMAN) eine ätiologische Bedeutung für die kindliche Schizophrenie beigemessen, ebenso wie einem Versagen emotionaler Zuwendung und Liebe in frühester Kindheit (WILLIAMS). AJURIA-
GUERRA rechnet auch den Hospitalismus zu den frühkindlichen Psychoseformen und
„davon abgegrenzt, auch das ‚syndrome régressif précoce‘, das beim 2—3jährigen
Kind durch Änderung der familiären Atmosphäre oder durch Trennung des Kindes
von seiner Familie entstehe". KAUFMAN et al. sehen in einem pathologischen Eltern-
Kind-Verhältnis die Kernstörung der kindlichen Schizophrenie und fordern deshalb
eine Mitbehandlung der Eltern, sie selbst führten eine Gemeinschaftsbehandlung von
Mutter und Kind bis zu einer Dauer von 8 Jahren durch.

Für BRODEY (1959) und LU (1961) ist das später an einer schizophrenen Psychose
erkrankende Kind das Opfer, das sich dessen Eltern für die Abreaktion ihrer Konflikte herausgesucht haben, das sie gleichsam als Schießscheibe („target", BRODEY) für
ihre Konflikte benutzen. Diese Kinder würden von den Eltern anders behandelt als
ihre gesunden Geschwister. Im Gegensatz hierzu konnten WAXLER u. MISHLER (1971)
ebenso wie SHARAN (1966) bei empirischen Vergleichsuntersuchungen keine statistisch
signifikanten Unterschiede im Verhalten der von ihnen untersuchten Eltern zu ihren
später an einer Schizophrenie erkrankenden und den gesund bleibenden Kindern feststellen, ebensowenig wie Unterschiede im familiären Klima in den Familien später
Schizophrener und Gesunder. Die Hypothese von der ätiologischen Bedeutung einer
gestörten Eltern-Kind-Beziehung konnte durch diese Untersuchungen nicht bestätigt
werden.

Die autistischen Verhaltensweisen des schizophrenen Kindes werden von WOL-
MAN (1970) auf die schlechte Behandlung durch dessen Eltern zurückgeführt, die das
Kind emotional mißbrauchten. Die Angst des Kindes, die Liebe der Eltern zu verlieren, treibe es in eine „hypervektorielle" Haltung mit extremen Anstrengungen,
durch übersteigerte Anpassung und übertriebenes Wohlverhalten die elterliche Gegen-
liebe zu sichern, eine Haltung, die zur extremen Ich-Schwäche führe.

Auch EDELSON, HIRSCHBERG u. BRYANT, LORDI u. SILVERBERG sowie SPEERS u.
LANSING sehen die schizophrenen Verhaltensweisen des Kindes als Reaktionen auf

Tabelle 3

Autor	Zahl der Patienten	Erkrankungs- alter	Katamnesen- frist	Verlauf	Prognose
BOATMAN u. SZUREK (1960)	100	18 Monate bis 17 Jahre	bis 12 Jahre	20 Fälle gut remittiert 34 beträchtlich remittiert 21 symptomatisch gebessert Rest: unverändert oder verschlechtert	gut, abhängig von der Psychotherapie, über 50% gute Remissionen
CLARDY (1951)	28	3—12 Jahre	10—14 Jahre	9 Fälle stark gebessert 10 Fälle gebessert 9 Fälle unverändert	besser als allgemein angenommen
SANDS (1957)	48			7 Fälle geheilt 24 Fälle gebessert 17 Fälle ungebessert	relativ günstig
MITTLER et al. (1966)	27	durchschnitt- lich 7 Jahre	durchschnitt- lich 8 Jahre	74% anstaltsbedürftig 26% Schulbesuch seit bisher über 1 Jahr	relativ ungünstig
WING (1966)	32	unter 6 Jahre	5 Jahre	1/4 noch schwer krank 50% gut eingegliedert, Normalschul- besuch möglich, voll ausgeheilt	günstig, in 50% „excellent"
JACKSON (1958)	3	unter 5 Jahre	7 Jahre	2 symbiotische Psychosen 1 autistische Psychose	1 Patient relativ unauf- fällig 1 Patient gebessert aber pflegebedürftig 1 Patient autistisch, maniriert hebephren
KANE u. CHAMBERS (1961)	9	unter 12 Jahre	10 Jahre	5 entscheidend gebessert	relativ günstig
KAUFMAN (1962)	40	unter 9 Jahre	4—5 Jahre	10 sehr gute bis Vollremission 20 gute Remission 10 nur leichte Besserung oder Verschlechterung	günstig (insgesamt 75% beträchtliche Besse- rungen)
KEMPH (1966)	51	unter 14 Jahre	3 Jahre	30 Patienten eindeutige Besserung 21 Patienten nur geringfügige und nicht dauerhafte Besserung	besser als erwartet

elterliches Fehlverhalten an, insbesondere auf den Mangel an echter liebender Zuwendung durch die Mutter, wobei auf der einen Seite der Skala der Beziehungsstörungen völlige Ablehnung des Kindes durch einen Elternteil (ARIETI, BETTELHEIM, SÜLLWOLD) und auf der anderen Seite ein enges symbiontisches Verhältnis zwischen Mutter und Kind stehen (MAHLER, SPEERS).

In Tabelle 3 sind die Autoren aufgeführt, die eine psychogene Verursachung der kindlichen Schizophrenie vertreten und Aussagen zur Verlaufsdynamik gemacht haben bzw. über katamnestische Untersuchungen berichten.

Im Gegensatz zu den in Tabellen 1 und 2 zitierten Autoren, die zu relativ ungünstigen Angaben über das Schicksal kindlicher Schizophrenien gelangen, sind die Untersuchungsergebnisse der zuletzt (Tabelle 3) zitierten Forscher günstiger. Die günstigen Verläufe mit völligen Heilungen oder sehr guten Remissionen liegen bei zahlreichen Autoren um und sogar über 50% (BOATMAN, CLARDY, KAUFMAN, SANDS, WING). MITTLER et al. konnten dagegen nur bei 30% eine über 1 Jahr anhaltende Besserung beobachten. Leider ist die Zahl der Autoren, die genaue Zahlenangaben über ihre Verlaufsstudien machen, gering. Die übrigen (CAMERON, LEBOVICI, PIVOVAROVA, SCIORTA, SHEPHERD) geben sich mit allgemeinen Feststellungen zufrieden und beschränken sich häufig nur auf Mitteilungen über kurzfristige Therapie-Erfolge, meistens Psychotherapie und Spieltherapie (BÜHRMANN, HIRSCHBERG und BRYANT, JAY, POLLACK, RUBINSTEIN et al.). Der Therapieerfolg hänge von der „Atmosphäre" des Heimes und den zwischenmenschlichen Erlebnissen und Begegnungen des Kindes (BETTELHEIM) sowie von der Persönlichkeit des Therapeuten (KAUFMAN, SZUREK) bzw. von der Herstellung einer emotionalen Beziehung zwischen ihm und dem Patienten ab (WILLIAMS). KALINOWSKY u. HOCH berichten, daß bei schizophrenen Patienten unter 15 Jahren Spontanheilungen und Besserungen nach Schocktherapie selten sind. KEMPH wandte bei seinen 51 von ihm als psychotisch angesehenen Kindern unter dem 15. Lebensjahr sowohl Psycho- als auch Pharmakotherapie an, die Prognose erwies sich als relativ unabhängig von der gewählten Behandlungsmethode und war günstiger als zunächst angenommen (30 günstige Remissionen).

Bisher wurden die Verlaufsuntersuchungen und prognostischen Deduktionen der Autoren zitiert mit einer sehr weitgefaßten Auffassung von dem, was unter dem Begriff „kindliche Schizophrenie" zu verstehen sei. Die einen bezogen auch organische zentralnervöse Störungen und den frühkindlichen Autismus mit in die Diagnose ein, die anderen vertraten eine sehr umfassende psychodynamische Konzeption der kindlichen Schizophrenie, die auch abnorme Entwicklungen und neurotische, situativ bedingte und lebensgeschichtlich ableitbare kindliche Fehlhaltungen mitumfaßt.

Die folgende Autorengruppe hat ihren verlaufstypologischen und prognostischen Untersuchungen einen engergefaßten Schizophreniebegriff zugrundegelegt. Er orientiert sich weitgehend an der KRAEPELIN'schen bzw. BLEULER'schen Auffassung oder an dem ebenfalls präzis konzipierten an BLEULER orientierten Kriterien von POTTER (ANNESBY, BENNETT und KLEIN, DESPERT, LOURIE et al., LURIE et al.). Die russischen Autoren (ASCHTKOVA, BACHINA, BELOV, GEZLOVA, GREBELSKAJA, JUDIN, KOZLOVA, KUDRJAWZEWA, LUPANDIN, SIMSON, SSUCHAREWA, TSCHECHOWA, USCHAKOV, VRONO, YOURIEVA), deren sehr kritische Arbeiten uns glücklicherweise nicht nur in englischen oder französischen Zusammenfassungen oder in den Referate-Zeitschriften, sondern auch in französischen (USCHAKOV), englischen (BACHINA, VRONO) und deutschen (ASCHTKOVA, KUDRJAWZEWA) Übersetzungen zugänglich sind, lehnen sich in

diagnostischer Hinsicht im wesentlichen an den Begriff der „Dementia praecox"
(KRAEPELIN) bzw. der „Dementia praecocissima" (DE SANCTIS) an.

In Tabelle 4 sind die prognostischen Aussagen der Psychose-Forscher mit dieser
relativ einheitlichen und engergefaßten Schizophrenie-Erfahrung zusammengestellt.
Die Ergebnisse sind daher natürlich besser vergleichbar. Die Autoren werden geo-
graphisch, d. h. nach ihrem Herkunftsland geordnet (UdSSR, Ostblockstaaten, Amerika, England, Skandinavien, Mitteleuropa) aufgeführt. Dadurch wird eine präzisere
Vergleichbarkeit der verschiedenen Untersuchungsergebnisse der einzelnen Autorengruppen nach diagnostischer Ausgangsposition ermöglicht: in ihren nosologischen
Konzeptionen von der kindlichen Schizophrenie lehnen sich die der UdSSR bzw. den
Ostblockstaaten entstammenden Autoren an die KRAEPELIN'sche Auffassung an; die
hier zitierten angloamerikanischen und skandinavischen Forscher halten sich im
wesentlichen an den geringgradig von POTTER modifizierten BLEULER'schen Schizophreniebegriff, während sich die mitteleuropäischen Autoren größtenteils an E. BLEULER
u. K. SCHNEIDER orientieren unter Berücksichtigung der u. a. von HEUYER, STUTTE u.
VILLINGER für das Kindesalter herausgearbeiteten phänomenologischen Besonderheiten.

Bis auf die erstaunlich guten Ergebnisse von BACHINA, KAESS, LEMPP, LOURIE,
LUPANDIN, RUGGERI und STUTTE, die eine verhältnismäßig günstige Krankheitsent-
wicklung (etwa 50% Sozial- und Vollremissionen) im Vergleich zu den Befunden der
übrigen Autoren beobachten konnten, sind die in Tabelle 4 zusammengestellten Untersuchungsbefunde über den Verlauf kindlicher Schizophrenien im allgemeinen ziemlich entmutigend. Zu besonders schlechten Resultaten gelangen ALANEN, ANNELL,
BENNETT und KLEIN, DESPERT, KOZLOVA, VRONO und YOURIEVA. Das liegt zum größten Teil daran, daß das durchschnittliche Erkrankungsalter der kindlichen Patienten,
über die die letztgenannten Autoren berichten, sehr niedrig ist. Fast ausnahmslos
liegt es unter 10 Jahren, und sehr häufig handelt es sich um Kleinkinder. Darüber, daß
die Prognose der Schizophrenie um so günstiger ist, je niedriger das Erkrankungsalter
ist, besteht Einmütigkeit. Die Angaben der restlichen Autoren entsprechen sich im
großen und ganzen, sie nehmen vergleichsweise eine mittlere Stellung ein hinsichtlich
ihrer prognostischen Deduktionen. Sie berichten über $1/6$ bis $1/3$ Sozial- bzw. Vollremissionen (BRENNER, HIFT, SPIEL, SSUCHAREWA, USCHAKOV).

Vergleicht man aber die in den Tabellen 1 bis 4 aufgeführten Untersuchungsbefunde miteinander, so ist festzustellen, daß die psychodynamisch orientierte For-
schergruppe mit einer sehr breit angelegten Schizophrenieauffassung, die auch psycho-
gen entstandene kindliche Verhaltensstörungen und Wesensartungen mit in die Diagnose einbezieht, zu den besten Ergebnissen über die Heilungsaussichten gelangt. Zu
besonders ungünstigen Resultaten kommen die Autoren, die über autistische Kinder
und solche mit nachweisbaren Cerebralschädigungen berichten, während sich die
übrigen Forscher in ihren prognostischen Aussagen in etwa die Waage halten. Natürlich ist ein Vergleich der einzelnen Ergebnisse schwierig. Exakte Vergleiche sind sogar
unmöglich; denn sowohl die jeweiligen Auffassungen als auch die diagnostischen und
prognostischen Maßstäbe differieren, wie oben dargelegt, stark von Autor zu Autor.
Trotzdem erschien es ratsam, bei der Seltenheit der vorliegenden Untersuchungen,
die verschiedenen Forschungsergebnisse darzulegen und versuchsweise miteinander zu
vergleichen. Dazu war die Bemühung notwendig, die verschiedenen individuellen
Ausgangspositionen und Standpunkte vor allem im Hinblick auf die Nosologie und

Tabelle 4

Autor	Zahl der Patienten	Erkrankungsalter	Katamnesenfrist	Verlauf	Prognose
UdSSR, Ostblockstaaten					
ATSCHKOVA (1966)	17	7—16 Jahre	mehrere Jahre	5 Patienten: akut remittierender Verlauf (davon 1 zirkulärer Verlauf) 10 Patienten: schleichend progredient zum Defekt (davon 3 paranoide Formen) 2 Patienten: akut zu schwerem Defekt	insgesamt relativ ungünstig
BACHINA (1965)	119	7—16 Jahre	10—20 Jahre	45 Fälle: Endzustand 11 Fälle: noch florider Prozeß 63 Fälle: befriedigende Remission	$1/3$ Endzustand $2/3$ Remissionen mit Defekt
BELOV (1962)	20	3—8 Jahre	3—5 Jahre	4× anhaltend gute Ergebnisse 10× unbeständige Besserung 6× Ausgang in schwere Demenz	in $1/3$ der Fälle günstig
KOZLOVA (1967)	57	4—10 Jahre		24 Patienten: ungünstiger Verlauf 21 Patienten: langsam schleichender Verlauf 12 Patienten: akut rezidivierender Verlauf	mäßig
LUPANDIN (1966)	30	8—16 Jahre		15 Patienten: oneiroid-katatone Form 5 Patienten: wahnhaft-ängstliche Symptome, keine eindeutige Progression 10 Patienten: polymorphe Bilder (oneiroid-kataton, akute Paraphrenien, affektive Paroxysmen)	relativ günstig
SSUCHAREWA (1932)	107	7—17 Jahre		20 Patienten: langsam verlaufende kindliche Schizophrenie 72 Patienten: akut verlaufende Pubertäts-Schizophrenie 5 Fälle akut verlaufende kindliche Schizophrenie	ungünstig

Tabelle 4 (Fortsetzung)

Autor	Zahl der Patienten	Erkrankungsalter	Katamnesenfrist	Verlauf	Prognose
USCHAKOV (1965)	225	bis 18 Jahre		52,4% langsame Entwicklung / 30,1% periodisch / 4,8% hebephren / 4,8% akut-paranoid / 3,5% einfach / 2,2% heboidophrenisch	schleichende Verlaufsformen günstiger als akute, am ungünstigsten: zirkuläre Schizophrenie (Vollremissionen)
VRONO (1966, 1969, 1971)	200	2—16 Jahre	5—20 Jahre	1. schnell progredienter Verlauf zum Defekt / 2. protrahierter Verlauf mit leichtem Defekt	5% mit Besserung (arbeits- und studierfähig)
YOURIEVA (1967)	18	Vorschulalter		Bei allen Patienten zunehmende Persönlichkeitsveränderung	schlecht
Skandinavien, England, USA					
ALANEN, ARAJÄRVI, VIITAMÄKI (1964)	9	3—14 Jahre	1—7 Jahre	6 Patienten: in Familienpflege / 2 Patienten: in psychiatrischer Klinik / 1 Patient: in Anstalt für Schwachsinnige	nur in 3 Fällen Hoffnung auf leichte soziale Besserung
ANNELL (1963)	43	3—10 Jahre	5—15 Jahre	31 Patienten: in Anstalt / 7 Patienten: in familiärer Pflege / 4 Patienten: arbeitsfähig (auffällig) / 1 Patient: unauffällig	IQ <80 und Stereotypien: prognostisch ungünstig
ANNESBY (1961)	78	7—18 Jahre		19% symptomfrei / 23% gebessert, Residualsymptome, voll beschäftigt / 58% unverändert, noch psychotische Symptome / 15% verschlechtert	1/5 wiederhergestellt, Prognose schlechter als Erwachsenen-Schizophrenie
BENNETT u. KLEIN (1966)	14	Kindesalter		1 Patient: befriedigende soziale Remission / 11 Patienten: progressive Verschlechterung / 2 Patienten: seit dem 1. Krankheitsschub keine Verschlechterung, aber starker Defekt	„exceedingly poor"

Tabelle 4 (Fortsetzung)

Autor	Zahl der Patienten	Erkrankungs-alter	Katamnesen-frist	Verlauf	Prognose
DESPERT (1958)	29	bis 14 Jahre		*akut:* 6 Patienten mit rapider Verschlechterung 1 Patient mit partieller Restitution *schleichend:* 3 Patienten mit rapider Verschlechterung 12 Patienten: chronischer Verlauf zu schwerem Defekt 1 Patient: Exacerbation mit nachfolgender Chronizität	ungünstig
LOURIE, PACELLA, PIOTROWSKI (1957)	17	4—12 Jahre	4—11 Jahre	4 Patienten: gut sozial remittiert 5 Patienten: mäßig sozial remittiert 3 Patienten: Erwachsenen-Schizophrenie 5 Patienten: Verschlechterung	verhältnismäßig günstig
LURIE, TIETZE, HERTZMANN (1936)	13	5—17 Jahre		11 Patienten: akut 2 Patienten: schleichend	schlecht, nur 1 Patient sozial remittiert
POTTER u. KLEIN (1937)	14	4—12 Jahre		nur 4 Patienten entlassungsfähig, 3 davon verschlechterten sich später stark	extrem schlecht
Mitteleuropa					
MICALIZZI (1966)	13	4—8 Jahre	1—17 Jahre	60% akut 40% schleichend	keine Vollremission (46% chronisch-stationärer Zustand, 30% Demenz)
RUGGERI (1951)	10	10—15 Jahre	1—14 Jahre	3 Patienten: schleichend mit Ausgang in schweren Defekt 1 Patient: akut, ohne Besserung 6 Patienten: akut-rezidivierende Verläufe mit Vollremission	relativ günstig
BRENNER (1950)	5	14 Jahre		3 Patienten: schleichend zur Verblödung 2 Patienten: remittierender Verlauf	relativ ungünstig

Tabelle 4 (Fortsetzung)

Autor	Zahl der Patienten	Erkrankungs-alter	Katamnesen-frist	Verlauf	Prognose
HIFT, HIFT, SPIEL (1960)	23	unter 14 Jahre	bis 10 Jahre	3 Patienten: relativ gut remittiert / 4 Patienten: debil / 2 Patienten: leichter Defekt / 5 Patienten: starker Defekt / 3 Patienten: hebephrener Endzustand / 6 Patienten: ohne Nachbeobachtung	ungünstig
KAESS (1957)	17	10—14 Jahre	2—12 Jahre	2 Patienten: völlig unauffällig / 9 Patienten: berufsfähig / 6 Patienten: starker Defekt	relativ günstig
KOTHE (1956)	10			3 Patienten: sozial remittiert / 7 Patienten: anstaltsbedürftig	relativ ungünstig
KREVELEN (1967)	4	7—12 Jahre	bis 12 Jahre	Keine vollständige Remission, teils akut rezidivierend, teils schleichend	ungünstig
LEMPP, VOGEL (1966)	23	4—14 Jahre	2—11 Jahre	11 Patienten: gut remittiert / Rest: schwerer Defekt	relativ günstig
LEONHARD (1960)	4	3—10 Jahre	10 Jahre	schwere Defektzustände	schlecht
SPIEL (1966, 1967)	100	3—14 Jahre	10 Jahre	je früher der Beginn, desto leichter der Verlauf / 10 Patienten: schleichender Verlauf / Mehrzahl: akute Verlaufsweisen	1/6 ausgeheilt / 1/3 soziale Heilung / 2/3 Dauerunterbringung
v. STOCKERT (1957)	4	unter 14 Jahre	2—8 Jahre	bei allen 4 Patienten Defektheilungen	ungünstig
STUTTE (1959)	51	unter 14 Jahre	durchschnittlich 6 Jahre	10 Patienten: Verschlechterung / 17 Patienten: schlechte Remission / 12 Patienten: sozial remittiert / 12 Patienten: völlig remittiert	57% Sozial- und Vollremission / 43% Verschlechterung
VOIGT (1919)	12	unter 15 Jahre		Ausgang in Demenz	schlecht
WIECK (1965)	16	bis 12 Jahre		4 Patienten: akute Verlaufsform / 2 Patienten: subakute Verlaufsform / 10 Patienten: schleichende Verlaufsform	ungünstig

die angewandten diagnostischen Kriterien ordnend zu klären. Die in Tabelle 4 zusammengestellten Untersuchungsergebnisse sind, wie noch gezeigt werden soll, am
ehesten mit den eigenen Befunden vergleichbar. Doch differieren auch manchmal hier
die Meinungen.

So ist für einige Autoren (BRADLEY, BÜRGER-PRINZ, HEUYER, HOMBURGER, LUTZ)
ein ungünstiger, prozeßhaft zu einer Persönlichkeitsveränderung führender Verlauf
conditio sine qua non für die Diagnosestellung einer kindlichen Schizophrenie, während für die meisten Autoren (ANNELL, BACHINA, LEMPP, SPIEL, STUTTE, TRAMER,
TSCHECHOVA, SULESTROWSKA, USCHAKOV, VILLINGER) auch eine restitutio ad integrum bzw. ein phasenhafter Psychoseverlauf mit der Diagnose „kindliche Schizophrenie" vereinbar ist. HEUYER u. LAROCHE betrachten dies jedoch als eine ungerecht-
fertigte und unfruchtbare Ausweitung des Schizophreniebegriffs und sehen einen
wesentlichen und grundsätzlichen Unterschied zwischen akuten und folgenlos ausheilenden Schüben und einer chronisch-progredienten oder schubweise-prozeßhaft
verlaufenden kindlichen Schizophrenie ohne bleibende Remission und grenzen erstere
als „bouffées délirantes polymorphes" von den kindlichen Schizophrenien ab. Andererseits divergieren, wenngleich in geringerem Ausmaß, auch bei den in Tabelle 4
zitierten Forschern die Ansichten über die Bewertung neurologischer Auffälligkeiten
im Rahmen kindlicher Schizophrenien. Während u. a. ALANEN, EGGERS, LECUYER,
LEMPP, SPIEL, STUTTE und VILLINGER Kinder mit neurologischen Auffälligkeiten von
der Diagnose einer kindlichen Schizophrenie ausschließen, sind andere Autoren darin
nicht so streng. So wiesen unter 225 schizophrenen Kindern und Jugendlichen, die von
USCHAKOV untersucht worden sind, 2,6% hirnorganische Störungen auf.

Besonders schwierig ist die Einordnung atypischer psychoseähnlicher Krankheits-
zustände im Kindesalter, insbesondere vor dem 7. bis 8. Lebensjahr. Die Ähnlichkeit
mit psychotischen Erkrankungen des Erwachsenenalters ist zu diesem Zeitpunkt gering. Deshalb ist in der Beurteilung psychoseähnlicher Krankheitsbilder im Vorschul-
und frühen Schulalter die Spielbreite subjektiven nosologischen Ermessens besonders
groß, woraus sich natürlich Differenzen zwischen verschiedenen Ansichten ergeben.
Es wird aber auch für ein und denselben Untersucher notwendig, aufgrund von Verlaufsbeobachtungen später ursprüngliche Diagnosen zu korrigieren und nosographische Rubrizierungen zu revidieren, wie dies bei einigen Longitudinaluntersuchungen
an kindlichen Schizophrenien geschehen ist (ANNELL, BENDER, EGGERS, KREVELEN,
SPIEL).

Mit diesen mehr allgemeinen Bemerkungen zur Prognose kindlicher Schizophrenien soll das Kapitel „Literaturübersicht" abgeschlossen werden. Die Ansichten verschiedener Autoren zu speziellen Fragestellungen wie etwa Einfluß altersabhängiger,
charakter- oder milieubedingter, genetischer oder situationsabhängiger Faktoren auf
den Psychoseverlauf sollen später in den entsprechenden Unterkapiteln besprochen
werden.

3. Eigene Untersuchungen

3.1. Krankengut

Die eigenen katamnestischen Untersuchungen erstrecken sich auf 71 Patienten (37 männliche, 34 weibliche), die in den Jahren 1925 bis 1961 in der Univ.-Nervenklinik bzw. später der Klinik für Kinder- und Jugendpsychiatrie in Marburg/Lahn [1] unter der Diagnose „kindliche Schizophrenie" stationär aufgenommen worden waren und die vor Abschluß des 14. Lebensjahres erkrankt waren.

Das niedrigste Erkrankungsalter lag bei 3 Jahren (1 Patient), ein weiterer Patient ist mit 4 Jahren, 2 sind im Alter von 6 Jahren erkrankt. 3 Patienten erkrankten 7jährig, zwei 8jährig, sechs mit 9 und acht Patienten mit 10 Jahren. Eine genaue Aufstellung über das Erkrankungsalter der 71 Patienten gibt Tabelle 5.

Tabelle 5. Alter der Patienten bei Erkrankungsbeginn

Alter (Jahre)	Zahl der Patienten	Alter (Jahre)	Zahl der Patienten
3	1	9	6
4	1	10	8
6	1	11	7
7	3	12	10
8	2	13	20
		14	11

46 Patienten und deren Angehörige konnten persönlich, in 2 Fällen nur die Angehörigen exploriert werden. Von den übrigen 23 Patienten konnten die katamnestischen Daten entweder durch Briefe der Patienten selbst oder ihrer Angehörigen (6 Fälle) und durch Einsichtnahme in Krankenakten psychiatrischer Krankenhäuser gewonnen werden [2], in denen sich ein Teil der Patienten noch aufhält bzw. sich bis zu ihrem Tode befanden.

---

[1] Leitende Direktoren der Univ.-Nervenklinik waren E. Kretschmer (1925—1945) und W. Villinger (1946—1959).
Im Jahre 1954 erhielt H. Stutte den Lehrstuhl für Kinder- und Jugendpsychiatrie; von diesem Zeitpunkt an trug letzterer die Verantwortung für die Diagnose.
[2] Der Autor möchte an dieser Stelle den Direktoren dieser Krankenhäuser, Herrn Dr. Binsack, Herrn Prof. Dr. Derwort, Herrn Prof. Dr. Eicke, Herrn Prof. Dr. Grüter, Herrn Dr. Herkert, Herrn Dr. Schirg und Herrn Dr. Sollmann (†) für die freundlichst zur Einsichtnahme überlassenen Krankenblätter danken.

Die Katamnesenfrist betrug mindestens 5 Jahre, längstens 40 Jahre, im Durchschnitt 14,9, also rd. 15 Jahre. Die Dauer der Katamnesenfristen ist in Tabelle 6 und Abb. 1 zusammengestellt.

Tabelle 6. Katamnesenfristen (in Jahren)

Katamnesenzeit (Jahre)	Zahl der Patienten	Katamnesenzeit (Jahre)	Zahl der Patienten
40	1	15	8
38	1	14	2
37	1	13	5
30	1	12	6
25	2	11	4
22	2	10	7
21	1	9	4
20	1	8	2
19	2	7	3
18	4	6	1
17	5	5	2
16	6		

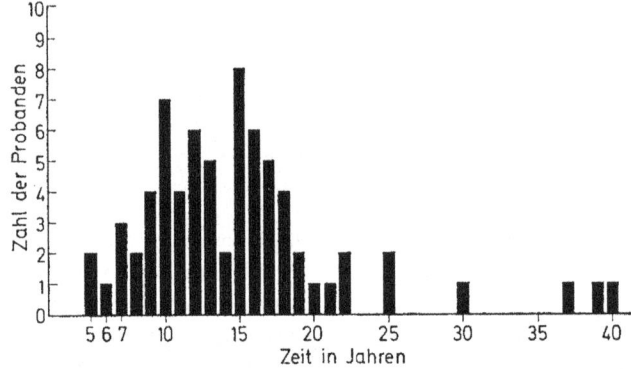

Abb. 1. Verteilung der untersuchten Patienten auf die verschiedenen Katamnesenzeiträume

Das Alter der Patienten zum Zeitpunkt der Nachuntersuchung streute breit: die älteste Patientin war — 38 Jahre nach dem 1. Klinikaufenthalt — 52 Jahre alt. Zwei weitere Patienten waren 51 und 49 Jahre alt (37 bzw. 40 Jahre nach Erkrankungsbeginn). Die jüngste Patientin war bei der Nachuntersuchung, 5 Jahre nach Klinikbehandlung, 16 Jahre alt.

Von den 71 ursprünglich als schizophren diagnostizierten Patienten wurden 14 Patienten ausgesondert, da bei ihnen aufgrund der Nachuntersuchungen und katamnestischen Erhebungen Zweifel an der ursprünglich gestellten Diagnose aufgekommen waren. Die Besprechung der bei diesen Patienten erhobenen Befunde erfolgte getrennt von den verbleibenden 57. Zunächst sollen die Untersuchungsergebnisse dieser 57 auch katamnestisch als gesichert angesehenen kindlichen und präpuberalen Schizophrenieverläufe dargestellt werden.

3.2. Zum Schizophreniebegriff

Der dieser Arbeit zugrundeliegende Schizophrenie-Begriff orientiert sich an E. BLEULER; er umfaßt daher nicht nur Fälle mit defektuösem Verlauf, damit im Gegensatz zu BÜRGER-PRINZ, BRADLEY, HEUYER und LUTZ stehend, die die Diagnose einer kindlichen Schizophrenie retrograd auf ungünstige Verläufe einschränken. Kindliche Patienten mit einem schizophrenieartigen Krankheitsbild, die irgendwelche klinisch-neurologischen Auffälligkeiten, pathologische Liquor-, EEG- oder PEG-Veränderungen aufwiesen oder bei denen anamnestisch Hinweise für eine erlittene frühkindliche Hirnschädigung vorlagen, wurden von der Diagnose ausgeschlossen, ebenso wie solche Kinder, bei denen der Verdacht auf eine psychogene, lebensgeschichtlich verstehbare abnorme Entwicklung oder eine reaktive bzw. neurotische Fehlhaltung bestand. Letztere können natürlich, besonders in der Präpubertät, das Bild einer schizophrenen Psychose imitieren. Solche Fälle, bei denen eine psychogene Störung ursprünglich als schizophren imponierte, bei denen aber später aufgrund der katamnestischen Erhebungen und der Nachuntersuchung die Diagnose „kindliche Schizophrenie" revidiert werden mußte, wurden ausgesondert. Selbstverständlich wurden auch schizophrenieähnliche Psychosebilder exogener Prägung ausgeschlossen, wie sie als Begleiterscheinungen hirnorganischer oder anderer körperlicher Erkrankungen auftreten können (STUTTE, 1966), sog. „pseudoschizophrene Zustandsbilder" (SPIEL) bzw. „borderline-cases" (BRASK, RANK). Die Darstellung beschränkt sich somit auf Krankheitsfälle mit eindeutig schizophrenen Erkrankungen des Kindesalters und der Präpubertät. Die Schizophrenie-Diagnostik wurde so streng gehandhabt, daß die endogen-psychotische Natur der zu besprechenden Krankheitsverläufe auch von Vertretern extrem entgegengesetzter Schulen und Lehrmeinungen u. E. akzeptiert werden dürfte.

Da trotz der Zugrundelegung des BLEULER'schen Schizophrenie-Begriffs Mißverständnisse nicht ausgeschlossen werden können, zumal — wie bereits dargelegt — die Schizophrenieauffassungen in der Weltliteratur z. T. höchst uneinheitlich sind und über die ursprüngliche Definition von E. BLEULER weit hinausgehen, soll eine ausführlichere Kasuistik unter anderem die zugrundegelegten diagnostischen Kriterien verdeutlichen.

Psychotische oder psychoseähnliche Erkrankungen des *frühen Kindesalters* werden bewußt ausgeklammert, da gerade die Meinungen über schizophrene Psychosen des Kleinkindes- und Vorschulalters sehr stark differieren und mangels gesicherter Erkenntnisse heute noch recht spekulativ sind. Die Frage der Altersbegrenzung kindlicher Schizophrenien wird in Kapitel 5.2. diskutiert werden. Im Zusammenhang mit der für diese Arbeit maßgeblichen nosologischen Begriffsbestimmung sei hier nur soviel gesagt: je jünger das Kind ist, desto mehr muß das klinische Bild von dem gewohnten der Erwachsenen-Schizophrenie abweichen, infolge des altersabhängigen unterschiedlichen Reifungs- und Differenzierungsgrades des Zentralnervensystems und der damit zusammenhängenden verschieden ausgeprägten geistigen, sprachlichen, kreativen und kommunikativen Fähigkeiten des Kindes. Je jünger das Kind, um so

größer ist deshalb die Unsicherheit darüber, was als frühkindliche Schizophrenie zu
bezeichnen ist und desto unvergleichbarer werden entsprechend alle deduktiven Schluß-
folgerungen. Außerdem ist im frühen Kindesalter die Gefahr groß, daß organische
Störungen oder eine bereits bestehende latente frühkindliche Hirnschädigung über-
sehen werden. Als unterste Altersbegrenzung wurde für die kindliche Schizophrenie
daher das Schulalter gewählt, in dem die schizophrenen Psychosen trotz phasen-
typischer Besonderheiten — auf die noch einzugehen ist — mehr oder weniger Ähnlichkeiten und Vergleichbarkeiten mit der Erwachsenen-Schizophrenie zeigten und sich
zweifelsfrei als schizophrene Psychosen erwiesen, wenn auch mit einem eigenen alterstypischen Kolorit. Entsprechend der von KOLVIN (1971) herausgearbeiteten Trennung
zwischen „infantile psychosis" und „late-onset-psychosis" handelt es sich bei den dieser
Untersuchung zugrundeliegenden Krankheitsfällen somit um late-onset-psychoses mit
Erkrankungsbeginn nach dem 5. Lebensjahr und mit bereits vorkommenden Symptomen des 1. und 2. Ranges im Sinne von K. SCHNEIDER. Sie entsprechen damit den
echten Schizophrenien des Kindesalters und der Präpubertät, wie sie RUTTER (1965)
von der als „childhood psychosis" bezeichneten Krankheitsgruppe scharf abtrennt, und
die er im übrigen für äußerst selten hält.

3.3. Methodisches Vorgehen

3.3.1. Ziel der Untersuchung und theoretische Vorbemerkung

Durch das Studium der Krankenakten der Marburger Klinik und der psychiatrischen Institutionen, in denen sich einige Patienten später für kürzere oder längere
Zeit befanden, sowie durch die Exploration der Patienten und deren Angehörigen bei
der Nachuntersuchung wurde versucht, ein lückenloses Bild über das weitere Ergehen
der Patienten seit Entlassung zu erhalten, was in allen Fällen auch gelang. Nicht nur
der detaillierte Verlauf der Erkrankung selbst interessierte, sondern sämtliche rele-
vanten biographischen Daten der persönlichen Weiterentwicklung der Probanden.
Es wurde versucht, ein wirklich erschöpfendes Bild über das Lebensschicksal der Patienten zu gewinnen, die an einer Frühschizophrenie erkrankt waren, einen möglichst
umfassenden Einblick in ihre gegenwärtige persönliche Situation zu erhalten und zu
einem wirklichkeitsgerechten Gesamtbild von der z. Z. sich darbietenden Persönlichkeitsartung des in seiner Kindheit als schizophren beurteilten Probanden zu gelangen. Dazu wurde eine Fragebogen-Enquête als nicht ausreichend angesehen. Der
Hauptakzent lag vielmehr auf dem *Gespräch*. Kleinere Testfragen, auf die noch eingegangen werden wird, wurden in das Gespräch eingebaut, ihnen kam jedoch eine
untergeordnete Bedeutung zu, was sich auch in dem relativ kürzeren Zeitaufwand
und in der geringeren Intensität der Befragung ausdrückte.

Dem freien explorierenden *Gespräch*, das sich auf den Patienten und die stets
andersartige Situation einzustellen hatte, wurde eine besondere Bedeutung für die
Beurteilung des Patienten zugemessen, die Voraussetzung für die Einschätzung des
Remissionsgrades war, den die Erkrankung jeweils erreicht hatte. Das Gespräch ist
der Fragebogentechnik in dieser Hinsicht sicher überlegen, ebenso einer isolierten
pathometrischen Testung, so perfekt und „ausgetüftelt" beide Methoden auch sein
mögen; denn „es ist dem Menschen eigen, die Intimität seines Wesens vornehmlich in
der Begegnung mit einem anderen Menschen zu enthüllen" (PONGRATZ).

3.3.2. Praktisches Vorgehen

Bei den ehemals in Marburg stationär behandelten Patienten, die dem Untersucher bis dahin alle unbekannt waren, wurde in Form von Briefen um eine persönliche Unterredung — sei es zu Hause oder in der Klinik — nachgesucht. Die weitaus größere Mehrzahl der nachuntersuchten Patienten reagierte auf den Versuch einer Kontaktaufnahme zunächst ablehnend und nur durch behutsames Werben um ihr Verständnis in mehreren Briefen und teilweise auch erst bei einem überraschenden Besuch konnte das anfängliche Mißtrauen abgebaut werden, so daß in 46 Fällen eine persönliche Nachuntersuchung möglich war. Bis auf ganz wenige Ausnahmen waren die Patienten dann sehr mitteilsam und aufgeschlossen. In 2 Fällen wurde die Ablehnung eines Hausbesuchs, bei 2 Patientinnen durch deren Väter, mit der Befürchtung begründet, daß ihre Töchter sich durch die Nachuntersuchung beunruhigt fühlen könnten und dadurch evtl. ein neuer Krankheitsschub ausgelöst werden könnte. Eine Ablehnung erfolgte lediglich noch von einer anderen stark persönlichkeitsveränderten, ambitendenten Patientin, die zunächst einer Nachuntersuchung zugestimmt hatte. Die Bereitschaft zur Nachuntersuchung war nicht vom sozialen Milieu der Betroffenen abhängig, vielmehr spielten persönliche Gründe, z. B. Verheimlichung der Erkrankung vor dem Ehemann und dessen Familie eine Rolle. Die Nichtbeantwortung von wiederholt an die Patienten gerichteten Briefen wurde mit Arbeitsüberlastung oder mit dem Hinweis auf eigenes Wohlbefinden begründet. Die Entfernung des Wohnsitzes von der Klinik spielte bei der Zustimmung zur Nachuntersuchung keine Rolle.

Bei Hausbesuchen wurden auch Angehörige (Eltern, Geschwister oder Ehepartner) exploriert. Die Exploration des Patienten selbst erfolgte separat mit ihm allein, um Beeinflussungen durch Dritte zu vermeiden. Die Dauer des Gesprächs mit dem Patienten selbst schwankte je nach Situation, erstreckte sich aber im allgemeinen auf mindestens 2¹/₂ bis 3 Stunden, in einigen Fällen war es möglich, einen ganzen Tag in der Familie zu verbringen. Meistens war ein 5- bis 6stündiger Aufenthalt möglich, da die Patienten selbst oder deren Angehörige an der Untersuchung interessiert und froh waren, über die Krankheit und die damit verbundenen Sorgen zu sprechen, Fragen zu stellen und evtl. Ratschläge erhalten zu können. In 3 Fällen entstand eine über die Einmaligkeit des Gesprächs hinausgehende Bindung zwischen dem Patienten, dessen Familie und dem Untersucher, die zu regelmäßiger Korrespondenz führte, die jetzt, 6 Jahre nach Beginn der Bekanntschaften, noch andauert.

Soweit es psychologisch vertretbar erschien, wurden während der Unterhaltung Notizen gemacht, um einem Informationsverlust entsprechend der EBBINGHAUS'schen Gedächtniskurve vorzubeugen. Nach Beendigung der Untersuchung wurde ein ausführliches Protokoll der Unterredung angefertigt. Das Gespräch mit den Patienten wurde zunächst allgemein gehalten. Es wurden „neutrale" Themen angeschnitten, die je nach der Situation, unter der die Begegnung mit dem ehemaligen Patienten stattfand, variierten. Auf diese Weise sollte das Vertrauen des Patienten gewonnen und eine ungezwungene Atmosphäre geschaffen werden.

Das gelang bei Hausbesuchen oft besser als in der Klinik. Erstere sind sicher für Katamneseerhebungen und Nachuntersuchungen bei psychotisch Erkrankten wertvoller, zumal gleichzeitig die Möglichkeit besteht, Einblick in das häusliche Milieu und die familiäre Situation des Patienten zu gewinnen. Andererseits gibt die Bereitschaft eines Patienten, die Klinik wieder aufzusuchen, in der er einen oder mehrere Schübe einer psychotischen Erkrankung und

— was bei unseren Patienten häufig der Fall war — wenigstens eine ES-Kur durchgemacht
hatte, schon erste Hinweise für dessen Einstellung zur eigenen Krankheit und für sein Verhältnis zur Institution „Klinik" bzw. zum Arzt.

Nach dem anfangs mehr flexibel gehaltenen Gespräch, das eher einer gelockerten
Konversation entsprach, wurde allmählich, mit zunehmender Zentrierung auf die zu
erkennende personale Verfassung, zielstrebig und gestrafft exploriert. Bei der Nachuntersuchung wurde nochmals eine genaue Familien-, Eigen- und Spezialanamnese
erhoben. Auf diese Weise konnten aus den Krankengeschichten ersichtliche Angaben
ergänzt werden. Immer bestrebt, den Patienten möglichst in einer für die Gewinnung
eines objektiven Bildes wichtigen Unbefangenheit zu halten und dem Gespräch den
Charakter einer psychologischen Testung zu nehmen, wurde nach der Biographie und
nach dem Ergehen seit dem Klinikaufenthalt detailliert gefragt. Es wurde weiterhin
versucht, Näheres in Erfahrung zu bringen über das Berufsleben des Patienten (Arbeitsfähigkeit, Arbeitstempo, Ausdauer, Fleiß, Sorgfalt, Geschicklichkeit, Verhalten
bei neuen Aufgaben oder auftauchenden Schwierigkeiten, Versagenszustände, Be-
rufswechsel), über sein Verhältnis zur Umwelt (Umgänglichkeit, Kontaktfähigkeit,
Einfühlungsvermögen, Mitteilungsfähigkeit, Vertrauensfähigkeit, Hingabefähigkeit
oder Ichbezogenheit, Einordnungsfähigkeit, Eigenarten, Selbständigkeit oder Bestimmbarkeit, Mitgefühl, Wahrheitsliebe), über Zukunftspläne, Lieblings- und Frei-
zeitbeschäftigungen und sein Verhältnis zur Realität (lebensnah, tüchtig, versponnen
oder weltfremd). Besonderer Wert wurde auf die Beurteilung der Gemütslage, der
emotionalen Schwingungs- und Steuerungsfähigkeit sowie der Willensfunktionen des
Patienten gelegt, da gerade auf diesen Gebieten sich postpsychotische Defekte im
Sinne einer „Senkung des allgemeinen seelischen Energieniveaus" (STERTZ) bevorzugt
manifestieren.

Im Detail wurden alle Patienten nach ihren Beziehungen zu den nächsten Familienangehörigen befragt bzw. danach, ob sie überhaupt enge und herzliche Gefühle
zu irgendeinem Menschen hätten, zu dem sie in einer besonders innigen Verbundenheit stünden. Es wurde nach Art und Weise ihres Zusammenlebens mit der Familie
gefragt (Gleichgültigkeit, Streit, Reibungen, Anspruchshaltungen, Harmonie, Anhänglichkeit, Humor, Heimweh bei Trennung, Anteilnahme an freudigen und traurigen Ereignissen); ferner nach Stimmungsschwankungen (Verstimmungen, Launen,
Reizbarkeit, Affektlabilität, Inadäquatheit der Gefühlsreaktionen), nach der Tole-
ranzbreite gegenüber Umweltreizen, nach der Belastungsfähigkeit täglichen Anforderungen, beruflichen Pflichten oder erschwerten situativen Gegebenheiten gegenüber.
Diese Fragen, die dem Versuch einer Erkundung vorwiegend der emotional-affektiven
und gemüthaften Komponente der Persönlichkeitsstruktur der Patienten dienen
sollten, wurden von vielen Patienten erstaunlich freimütig und kritisch beantwortet,
einzelne Patienten äußerten sogar ihren Kummer darüber, sich nicht mehr richtig
freuen oder keine innigen und herzlichen Beziehungen zu Mitmenschen hegen zu können. Andere — persönlichkeitsveränderte — Patienten berichteten, daß sie am Ergehen, an den Sorgen und Leiden ihrer Angehörigen keinen Anteil nähmen.

Da der schizophrene Prozeß sämtliche Teilaspekte der Persönlichkeits- und Charakterstruktur des Betroffenen verändern kann, sollte die Exploration der Patienten
das Gesamt der jeweiligen Persönlichkeit erfassen. Deshalb waren weitere Fragen
dem Bereich „Wille und Antrieb" gewidmet: Energie, Spannkraft, Spontaneität,
Entschlußfähigkeit, Interesse, Selbstsicherheit, Konzentrationsfähigkeit, Durchset-

zungsvermögen; oder sie betrafen das sittliche Empfinden: Gerechtigkeitsgefühl, Verantwortungsgefühl, Treue, Opferbereitschaft, Gewissenhaftigkeit, Wahrhaftigkeit.

Es wurde außerdem nach Freizeit- und Lieblingsbeschäftigungen der Patienten gefragt, nach ihren Zukunftsplänen, nach ihrem Verhältnis zur Realität, ihrer Einstellung zum Leben, zu ihrer Krankheit und zu sich selbst (Optimismus, Pessimismus, Selbstvertrauen, Selbstablehnung oder -bejahung, Versagensangst). Weiterhin wurde der 3-Wünsche-Test gefragt (Was würden Sie tun, wenn Ihnen alle Möglichkeiten offenstünden? Was ist für Sie das Wichtigste im Leben? Was würden Sie wünschen, wenn alle Wünsche in Erfüllung gingen?).

In Ergänzung zur Exploration wurden abschließend einige Testaufgaben gestellt, die im wesentlichen das Abstraktionsvermögen und die Fähigkeit des Patienten, Sinnzusammenhänge zu erfassen, testen sollten, um eine evtl. vorliegende Störung der Sinnerfassung bzw. eine mangelnde „Spannweite des intentionalen Bogens" (BERINGER) erfassen zu können.

Es wurden eingekleidete Rechenaufgaben gestellt — wobei es nicht so sehr um das richtige Rechenresultat ging, sondern vielmehr auf die Sinnerfassung ankam. Letztere wurde auch durch die Aufforderung zur Wiedergabe des Inhalts einer einzeln erzählten Fabel („Der Salzesel", „Die Biene und die Taube") oder beim Bilder-Deuten (BINET-Bilder) geprüft. Durch das Deutenlassen von Sprichwörtern wurde eine etwa vorhandene Störung des Symbolverständnisses aufzudecken versucht. Anhand von Behauptungen und optischen Darstellungen, die jeweils Sinnwidrigkeiten enthielten (aus KLOOS, G., Anleitung zur Intelligenzprüfung, S. 30 ff.), wurde die Urteils- und Kritikfähigkeit des Patienten getestet. Ebenfalls nach KLOOS wurde die Fähigkeit der Begriffsbildung untersucht (Finden von Oberbegriffen, von Begriffsgegensätzen, von Begriffsunterschieden, Begriffsbestimmung). — Eine Beantwortung der Prüfungsaufgaben wurde von keinem der nachuntersuchten Patienten abgelehnt.

3.3.3. Statistische Auswertung

Bei der Auswertung der Daten, die durch Einsicht in die Krankenunterlagen und durch die in ausführlichen Protokollen festgehaltenen Ergebnisse der Nachuntersuchungen gewonnen worden waren, wurden — soweit möglich — statistische Testmethoden mitherangezogen. Die Aussagekraft der angewandten Tests erniedrigt sich natürlich dadurch, daß alle an dem gleichen Probandengut vorgenommen wurden. Durch die Anwendung mehrerer Tests auf das gleiche Material wird die Irrtumswahrscheinlichkeit bekanntlich erhöht, d. h. die Wahrscheinlichkeit, bei einem dieser Tests eine Fehlentscheidung zu treffen, ist größer als das von uns bei allen Tests jeweils vorgegebene Sicherheitsniveau von $\alpha = 0,05$. Diese Tests sollen für uns auch keinen Tatbestand sichern, sondern dienen uns dazu, mögliche Zusammenhänge zu erkennen, die dann in Folgeuntersuchungen bestätigt oder widerlegt werden müssen.

3.3.4. Berücksichtigung von Fehlerquellen

Die Anfertigung und Auswertung von Katamnesen psychisch Erkrankter birgt unvermeidbar Fehlerquellen in sich, deren man sich, vor allem beim Vergleich mit den Befunden anderer Autoren, bewußt sein muß. Unterschiedliche Grade der Aufgeschlossenheit und Mitteilungsbereitschaft bei den einzelnen Patienten, die durch Selbstreflektion stets subjektive Darstellung der eigenen Persönlichkeit und Biographie einerseits und deren bis zu einem gewissen Grade gleichfalls subjektive Bewertung durch den Untersuchenden andererseits relativieren den Aussagegehalt der Unter-

suchungsergebnisse. Hinzu kommt die Einmaligkeit der Nachexploration, die leicht
nur einen sektorhaften Einblick in das Leben der Patienten geben kann. Wünschens-
wert wäre es gewesen, die Patienten in Grenz- und Belastungssituationen zu erleben,
was aber nur in Ausnahmefällen möglich war.

Um der Gefahr zu begegnen, intellektuell gesteuerte, auf den Interviewer abge-
stellte, beschönigende und mehr oder weniger nichtssagende Antworten zu erhalten,
wurden Suggestivfragen und eine direkte Befragung vermieden. Statt dessen wurde
der Proband prinzipiell zuerst in der Vorstellung mit bestimmten, konkret vom Untersucher geschilderten alltäglichen Situationen konfrontiert, und dann gefragt, wie
er sich ihnen gegenüber zu verhalten pflege oder verhalten würde. Durch kritisches
Abwägen bei der Auswertung der Explorationsergebnisse wurde versucht, der unver-
meidbaren und unbewußten Beeinflussung der Einstellung des Probanden durch die
Person des Untersuchers (Halo-Effekt) Rechnung zu tragen.

Trotz der geschilderten Erschwernisse und Einschränkungen konnte doch ein Ge-
samtbild von der Persönlichkeit des ehemals an einer Frühschizophrenie erkrankten
Patienten gewonnen werden, das eine Aussage zur Prognose der kindlichen Schizo-
phrenie erlaubt. Die Ergebnisse der Persönlichkeitsbefragung standen überdies im
Einklang mit den biographischen Gegebenheiten und wurden durch die Angaben der
Angehörigen objektiviert.

Zur plastischen Veranschaulichung wird eine Darstellung des Gesprächsverlaufs
bei der Nachuntersuchung einer im 12. Lebensjahr erkrankten schizophrenen Patientin gegeben, die 15 Jahre nach Erkrankungsbeginn nachuntersucht worden war. Nachdem die Patientin zunächst der Nachuntersuchung schriftlich zugestimmt, dann aber
in einem 2. Brief diese wieder abgelehnt hatte, wurde sie ohne Vorankündigung aufgesucht. Da sie zwischenzeitlich nicht in psychiatrischer Behandlung war, stützten
sich die katamnestischen Erhebungen auf ihre persönlichen Angaben bei der Nachuntersuchung.

Im Verlauf des Gesprächs war von ihr zum weiteren Ergehen seit der Kliniksentlassung
folgendes zu erfahren: sie war zunächst 5 Jahre lang frei von psychotischen Erlebnissen. 2 Jahre
nach dem Kliniksaufenthalt hatte die Patientin die Volksschule ohne Schwierigkeiten besucht,
anschließend war sie bis zum Alter von 17 Jahren zur Gewerbeschule gegangen. Von dann ab
wechselte sie häufig die Stellung und war fast ununterbrochen psychotisch. Im Alter von
21 Jahren heiratete sie, nach 2jähriger Ehe wurde sie geschieden. Später hat sie ein Kind bekommen von einem anderen verheirateten Mann, mit dem sie jedoch keine Ehe geschlossen
hat. Zur Zeit der Nachuntersuchung lebte sie wieder mit ihrem ersten Mann zusammen.
Die Patientin gab sich zunächst ängstlich-scheu, schien mißtrauisch und verstört und ver-
steckte sich hinter ihrer Mutter, dabei nervös an einer Zigarette rauchend. Ihre Mimik war
auffallend starr und ausdruckslos; nur ab und zu kam durch ein völlig unmotiviertes steifes
und verzerrtes Grinsen oder auch Lachen Bewegung in das Gesicht. Haltung und Bewegungs-
ablauf waren steif und eckig. Ein echter, warmer Kontakt zur Patientin war nicht herzustellen,
ihre emotionale Schwingungsfähigkeit schien erheblich herabgesetzt, ihre Affektivität starr,
kalt, leer und öde. Sie sprach mit monotoner, undeutlicher, schlecht artikulierter Stimme, sehr
hastig und nervös, einzelne Silben verschluckend. Sie sprach auch nicht von selbst, sondern nur,
wenn sie angeredet wurde und erschien dann verstört, fast verwirrt. Auffallend war ihre Neigung zum Danebenreden, z. B. antwortete sie auf die Frage nach ihren Stimmungen: „mal
böse" und nach einer kurzen Pause „dann bekommt das Kind einen Klaps" — „kann das aber
nicht immer machen" — „es muß schlafen, wenn es müde ist" — „bis man das mal spitz hat".
Oft widersprach sie sich in ein- und demselben Satz. Beispielsweise antwortet sie auf eine
Frage, die sich auf ihren Antrieb bezog, sie habe seit 5 Jahren keine Lust mehr zur Arbeit, der
Schwung sei noch da, „wenn ich überfröhlich bin, gehe ich mehr an die Arbeit 'ran, besonders,

wenn ich erkältet bin". Ja, wenn sie erkältet sei, habe sie mehr Schwung. Man gewann den Eindruck, daß die Patientin mit sich selbst beschäftigt war während des Gesprächs und daß sie abwehrend unüberlegte, falsche Antworten gab. So sagte sie z. B., daß sie seit 2 Jahren in dem Hause wohne, in dem sie in Wirklichkeit seit Kindheit lebt. Oder auf die Frage, ob sie manchmal innerlich unruhig sei, antwortete sie „nein, nie, nur heute ½ Stunde" (öfters?) „Nein, öfters, nur öfters".

Zu ihrem Kind, das sie mechanisch an- und auszog, schien sie keine spürbare innere Beziehung zu haben. Selbst — was selten vorkam —, wenn sie das Kind ab und zu streichelte, wirkte sie seltsam starr und kalt dem lebhaften und zugewandten Jungen gegenüber, der affektiv leicht ansprach. Auf die Frage, was sie bei einem etwaigen Tod ihres Kindes empfinden würde, antwortete sie ohne sichtbare affektive Beteiligung: „Dann würde ich ihn beerdigen lassen." Weder zu Menschen, Tieren oder Pflanzen habe sie irgendein Verhältnis, sie habe keine freundschaftlichen Beziehungen zu irgendeinem Menschen und weder Freunde noch Freundinnen.

In ihrer Wohnung war es unvorstellbar unordentlich und unsauber. In ihrer Arbeit erschien sie sprunghaft, ohne Ausdauer, im Antriebs- und Willensbereich bestimmbar, wenig eigenständig, ziellos und spannungsarm. Sie ist Kettenraucherin.

Die Frage, ob sie gern lebe, wurde bejahend beantwortet, dies jedoch ohne überzeugende affektive Beteiligung. Schließlich sagte sie: „Warten Sie mal ab, umgebracht will ich doch nicht werden." Zu Hause bleibe sie nicht gerne, sie wolle nicht gerne alleine sein, sie gehe gern in die Wirtschaft und rauche und trinke. In letzter Zeit allerdings weniger, da kein „Mann da" sei, der sie begleite, „obwohl es mir jetzt nichts mehr ausmacht". Abends gehe sie nicht fort, da habe sie „Angst, ich könnte in's Auto gezogen werden". Auf die Frage nach ihrer Lieblingsbeschäftigung antwortete sie: „Heiratsbeschäftigung, Heiratsanzeigen, besonders kurz vor der Heirat." — Und: „Jetzt, Herumsitzen, Radiohören" (Was?) „Was gesprochen wird da drin und auch mal Schlager." Im Grunde habe sie keine Lieblingsbeschäftigung, nichts, was ihr Freude oder Spaß bereite. Richtige Zukunftspläne habe sie ebenfalls nicht. Wenn ihr Sohn in den Kindergarten gehe, wolle sie selbst wieder arbeiten gehen, „was in die Hände fällt".

Nachdem die Patientin zunächst ängstlich-mißtrauisch und abweisend war und sie überempfindlich reagierte, wenn das Gespräch ihre Erkrankung und ihre Person berührte („ich bin gesund, mir fehlt nichts, es ist alles in Ordnung"), wurde sie im Laufe der Unterhaltung zunehmend auskunftsbereiter, ohne daß allerdings der Kontakt besser wurde oder die Resonanz zunahm. Sie gab an, alle paar Monate unter Angstzuständen zu leiden. Sie fühle sich durch die Mitmenschen beeinträchtigt, bedroht und bedrängt; sie höre sie hinter ihrem Rücken über sie sprechen. Über Näheres wollte sie zunächst nicht sprechen, gab dann aber zu, Stimmen zu hören und optische Halluzinationen zu haben, sie sah z. B. wenige Tage zuvor „einen Mann und eine Frau an der Decke sich miteinander unterhalten" und hörte „das Welttelefon sprechen". Die Gespräche seien „immer verschieden", es sei „nicht immer dasselbe", was gesprochen würde. Sie sei alle paar Wochen gereizt, verstimmt, erregt und nehme dann keine Nahrung zu sich. Sie rege sich überhaupt schnell auf und ärgere sich leicht. In diesen Zeiten wechsle sie dann die Stellung oder bleibe von der Arbeit fort „wegen des Zankens", „ich mußte immer gehen für die anderen".

Einige Testfragen deckten ebenfalls die eigenartige Denkstörung der Patientin auf. Die Patientin definierte den Unterschied zwischen einem Teich und einem Fluß folgendermaßen: „Der Teich ist mit Sand besät, der Fluß ist im Wasser und wenn man das Wasser mit dem Feuer zusammentut, ist es dasselbe" — „beides ist gefährlich, ich weiß was gemeint ist, aber wie das zusammenhängt, weiß ich auch nicht". Andere Begriffsbestimmungen konnten ebenfalls nicht richtig und sinngemäß gegeben und das Wesentliche nicht formuliert werden. Über den Sinn des Sprichwortes „Morgenstund hat Gold im Mund" befragt, gab sie zur Antwort: „Morgens darf man nicht singen oder pfeifen, sonst gibt's was Schlechtes zu hören." (Wieso?) „Vom Meister eine verpaßt." Mit dem Wort Gold sei gemeint: „Von morgens 5 Uhr bis 7 Uhr bedeute das." So trat eine Störung der Sinnerfassung zutage, eine Demenz, — unterscheidbar vom gewöhnlichen Schwach-Sinn oder von der organischen Demenz —, in der das eigentliche schizophrene Ver-rücktsein spürbar wurde.

4. Katamnestische Erhebungen

Nachstehend soll eine Aufgliederung der katamnestischen Erhebungen nach verlaufsdynamischen Gesichtspunkten vorgenommen werden. Dabei schälen sich 3 Hauptgruppen (4.1., 4.2. und 4.3.) heraus. Unter 4.3. werden die 14 Sonderfälle beschrieben, deren Verlaufsweisen epikritisch nicht als Schizophrenien anerkannt wurden bzw. bei denen aufgrund der katamnestischen Untersuchungen erhebliche Zweifel an der ursprünglichen Diagnose auftauchten. Die ersten beiden unter 4.1. und 4.2. besprochenen Hauptgruppen konnten je nach Verlaufsweise in 11 Untergruppen unterteilt werden (4.1.1.—4.1.7. und 4.2.1.—4.2.4.), für jede Gruppe sind 1—2 Beispiele ausgewählt worden, die ausführlicher dargestellt werden sollen; das Schwergewicht der beschreibenden Darstellung liegt natürlich auf dem Verlauf und nicht auf psychopathologischen Einzelzügen.

4.1. Akute Verlaufsweisen

4.1.1. Akute Episode mit Ausgang bislang in Heilung

Von den 57 kindlichen und präpuberalen Schizophrenien sind 42 akut episodenhaft oder schubweise verlaufen.

6 dieser Patienten sind bislang nur an einer einzigen schizophrenen Episode erkrankt, ohne bis zum Zeitpunkt der Nachuntersuchung jemals wieder psychotisch gewesen zu sein. Die *Katamnesenfrist* in dieser Gruppe erstreckt sich auf einen Zeitraum von max. 40 und mindestens 6 Jahren, im Mittel 18 Jahren. Das *durchschnittliche Erkrankungsalter* lag bei 12,5 Jahren. Die einzelnen psychotischen Episoden waren von unterschiedlicher *zeitlicher Dauer*, zweimal waren sie flüchtig und hielten nur wenige Tage an, bei den übrigen 4 Patienten dauerten sie 4—6 Monate lang. Alle 6 psychotischen Episoden sind voll ausgeheilt und haben keine oder nur geringgradige Zeichen einer Persönlichkeitsveränderung hinterlassen. 2 Patienten waren *familiär belastet*, der eine mit depressiven, der andere mit schizophrenen Psychosen. 2 Patienten lebten in einer auffälligen *Familienatmosphäre*, in einem Fall war der Vater gefallen, der Stiefvater, von Beruf Lehrer, war sehr nervös und unbeherrscht, die Mutter setzte die Familie mit ihren Launen unter Druck; es gab viel Streit und Spannungen. Auch die andere Patientin wuchs in einer spannungsreichen disharmonischen *Familienatmosphäre* auf. Die Ehe der Eltern war geschieden, das Verhältnis zur Stiefmutter gestört. Die *prämorbide Charakterstruktur* wurde bei allen 6 Patienten als unauffällig geschildert, was sich bei den katamnestischen Erhebungen bestätigen ließ.

Ein Patient studierte z. Z. der Nachuntersuchung erfolgreich Medizin, die übrigen 5 Patientinnen waren bis auf eine verheiratet und hatten Kinder. Zum Teil übten sie noch nebenbei einen Beruf aus, eine als Kindergärtnerin. Letztere Patientin, die abgesehen von wetterabhängigen Stimmungsschwankungen voll remittiert ist (Katamnesenfrist: 30 Jahre!), war nach Abklingen der psychotischen Episode noch eine zeitlang „apathisch", uninteressiert, sie schien gleichgültig und affektiv unbeteiligt und wenig beeindruckbar, zeigte wenig Antrieb, hatte keinen Kontakt zu den Mitmenschen und war hochgradig affektlabil. Aufgrund dieses als „Defekt" imponierenden Zustandsbildes sollte die Patientin sterilisiert werden! Glücklicherweise ist dies jedoch nicht erfolgt, und sie konnte später eine Familie gründen. Ihr Sohn ist Gymnasiast. Neben dem Haushalt übt sie noch ihren Beruf als Kindergärtnerin aus und pflegt ihre Hobbies, Theater und Sport. Sie hat ein gutes Verhältnis zu Mitmenschen, ist tüchtig und lebensfroh. Gerade dieses Beispiel lehrt, wie vorsichtig postpsychotische Persönlichkeitsveränderungen und Verhaltensauffälligkeiten zu bewerten sind. Erst eine genügend lange Nachbeobachtungszeit ermöglicht eine kritische und gerechte Beurteilung solcher postremissiven Verhaltensweisen der Patienten.

Beispiel 1: R. B., weibl.

Katamnesenfrist: 6 Jahre.

Familienanamnese: o. B.

Milieu: Sehr einfache Wohnverhältnisse, Ehe der Eltern geschieden. Gestörtes Verhältnis der Patientin zur Stiefmutter, die zänkisch und bösartig ist.

Konstitution [3]: leptosom.

Eigenanamnese: unauffällig.

Prämorbid: gut lenkbar, fröhlich, lebhaft, kontaktfreudig, gute Schülerin (Volksschule), ausgeglichen.

Beginn: im Alter von 13 Jahren; plötzlich.

Psychopathol. Bild: Die Psychose begann mit Prodromalerscheinungen, die sich in plötzlich auftretenden Verhaltensschwierigkeiten, extremen Stimmungsschwankungen und Schlaflosigkeit äußerten. Die Patientin wurde widersetzlich, weinte mitunter grundlos, zog sich von ihren Freundinnen zurück und verhielt sich merkwürdig, sie stand beispielsweise nachts auf, um die Treppe zu putzen. Schließlich fiel sie auch in der Schule auf durch ständige Unruhe und vermehrte Erregbarkeit. Sie erzählte unsinnige Dinge, z. B. daß sie ein Kind erwarte, und sie gab ihren Klassenkameradinnen den Auftrag, Babywäsche für sie zu stricken. Die Patientin bot schließlich ein maniformes Zustandsbild mit gehobener, heiterer Grundstimmung und erheblichem Antriebsüberschuß, sie war schwatzhaft, keck, sprach geziert und gekünstelt, lachte ein unechtes inadäquates Lachen und war immer zu Neckereien und Streichen aufgelegt. Nach einer Varicellen-Erkrankung wurde sie akut psychotisch, sie wurde sehr unruhig, lachte und weinte unmotiviert und inadäquat durcheinander, ihr Denken war zerfahren. Sie hörte wochenlang aus den Wänden und dem Fußboden heraus Musik, hörte Stimmen von Männern, die angeblich auch an der Klinikfassade hochkletterten und sie bedrohten. Sie hörte die Stimme ihrer Freundin, die sie beschimpfte. Das Mädchen war affektlabil, geriet immer wieder in kataton-stuporöse Zustände, zerriß alles, was ihm in die Hände kam, unterhielt sich mit den Stimmen, die es hörte. Es verstopfte sämtliche Steckdosen mit Papier und hängte an alle möglichen Gegenstände Zettel mit der Aufschrift „ich habe Angst vor euch". Wiederholt äußerte die Patientin, sie sei nicht R. B., sondern sie sei ihre Schulfreundin und glaubte, die Ärzte seien ihre Schulfreundinnen, die ihr nichts Gutes wollten. Nach 13 Wochen remittierte die Patientin unter einer Psychopharmaka-Therapie (Neurocil) voll und konnte nach Hause entlassen werden.

---

[3] Bei der Beurteilung der Konstitution wurde stets der bei der Nachuntersuchung gewonnene Eindruck zugrundegelegt.

Nachuntersuchung: Die Patientin war freundlich, höflich, mitteilsam, berichtete munter, wurde jedoch wortkarg, sobald das Gespräch ihre Erkrankung berührte. Sie reagierte dann nur noch mit Gesten oder mit gemurmelten Worten wie „hm, hm". So war lediglich zu erfahren, daß psychotische Störungen nicht mehr aufgetreten seien und sie selbst sich wie vor Ausbruch der Erkrankung fühle. Ihr Ausbildungs- und Berufsweg verlief ohne Knick, die Patientin erschien lebens- und realitätsnah, geschickt, schnell und wendig im Beruf. Sie ist beliebt bei ihren Kolleginnen, ihre äußere Erscheinung ist sehr gepflegt, geschmackvoll weiß sie sich zu kleiden. Sich selbst schildert die Patientin als fähig zu Mitleid und Mitfreude, sie sei tierlieb, lebe gerne und sei gesellig, nicht übermäßig launisch, nicht reizbar, eher geduldig. Insgesamt wirkt sie jedoch ohne besondere emotionale Tiefe und Differenziertheit und sie zeigt eine auffallende Komplexempfindlichkeit gegenüber der durchgemachten psychotischen Erkrankung. Die Prüfaufgaben werden richtig und logisch beantwortet, der Gedankengang ist einfach und folgerichtig, intellektuell scheint die Patientin durchschnittlich begabt.

Epikrise: Nach etwa 2 Monate lang anhaltenden Prodromen mit Übergang in ein maniformes Zustandsbild brach nach einer Windpockenerkrankung eine paranoid-halluzinatorische Psychose schizophrener Prägung aus, die etwa 13 Wochen dauerte und unter Psychopharmaka-Therapie völlig abklang. Die Nachuntersuchung 6 Jahre später ergab keinen Hinweis für eine psychose-bedingte Persönlichkeitsveränderung.

4.1.2. Akute Episode, der mehrere flüchtige Episoden vorausgegangen sind, mit Ausgang bislang in Heilung

In 5 Fällen sind je einmalige längerdauernde psychotische Episoden (4—6 Monate Dauer) nach vorausgehenden flüchtigen, nur mehrere Tage lang anhaltenden Episoden aufgetreten, ohne daß bislang bei den Patienten irgendwelche Zeichen psychosebedingter Persönlichkeits- und Charakterveränderungen aufgetreten sind. Die *Katamnesenfrist* betrug in den einzelnen Fällen 15, 16, 18, 19 und 38 Jahre, im Durchschnitt also: 21,2 Jahre. Das durchschnittliche *Erkrankungsalter* lag bei 12,2 Jahren. Zwei Patienten waren *familiär belastet,* einmal hochgradig mit schizophrenen Psychosen, im anderen Fall mit einer nicht näher charakterisierten Psychose. Zweimal war das *Familienmilieu* gestört, einmal durch eine debile Mutter, die zu einer Erziehung ihrer Kinder nicht fähig war, im anderen Fall durch Ehescheidung und primitive Lebensgewohnheiten. Nur ein Patient war *prämorbid* auffällig, er wurde als scheuer, kontaktarmer Einzelgänger geschildert.

Die psychotischen Episoden zeigten jeweils das ganze Spektrum psychopathologischer Symptomatologie, wie sie von KRAEPELIN, E. BLEULER und K. SCHNEIDER beschrieben worden sind, sie erwiesen sich als sehr mannigfaltig und bunt. Bei einem Patienten hatte die rezidivierende Psychose zunächst zu Verhaltens- und Wesensauffälligkeiten geführt, die jahrelang bestanden und erst allmählich weniger deutlich wurden. Nach seiner Erkrankung neigte der Patient noch zu überschießenden Affektreaktionen, litt unter Konzentrations- und Antriebsstörungen, die Schulleistungen waren entsprechend schlecht, er konnte sich nur schwer einordnen und klagte gelegentlich über Körpermißempfindungen. Nach Abschluß der Ausbildung wechselte er häufig Stellung und Beruf, zog von Ort zu Ort um und führte ein recht unstetes Leben mit vermehrtem Alkoholkonsum, Verkehrsdelikten und zeitweilig uneinfühlbaren Handlungen. Allmählich stabilisierte und beruhigte sich das Leben des Patienten, er arbeitet nunmehr seit 7 Jahren an derselben Arbeitsstelle, ist verheiratet und hat 2 Kinder. Bei der Nachuntersuchung zeigten sich keine groben Wesensauffälligkeiten. Dieser Verlauf zeigt, daß in vielen Jahren eine langsame und stetige Besserung postpsychotischer Wesens- und Verhaltensauffälligkeiten bis hin zur Vollremission möglich ist. — Die übrigen Patienten waren dagegen seit der Entlassung aus der Klinik erscheinungsfrei.

Beispiel 2: A. K., weibl.

Katamnesenfrist: 38 Jahre.

Familienanamnese: Mutter debil, sehr eigensinnig, konnte nicht den Haushalt führen; sie hatte als Kind das „rasende Nervenfieber" gehabt.

Milieu: Das Familienleben war durch die Mutter beeinträchtigt; die Erziehung erfolgte im wesentlichen durch die Großmutter.

Konstitution: pyknisch.

Eigenanamnese: unauffällig.

Prämorbid: gewissenhaft, fleißig, ordentliche Schülerin. Bisweilen ängstlich; zartfühlend; überwiegend vergnügt, gesellig.

Beginn: 14 Jahre, plötzlich.

Psychopathol. Bild: In den Jahren 1926 und 1927 erkrankte die Patientin 4mal an flüchtigen psychotischen Episoden mit Beziehungs- und Verfolgungsideen. Einmal lief sie laut schreiend vom Feld und glaubte, ihr Onkel wollte sie umbringen. Sie hörte Stimmen, die ihr nachriefen, sie sei eine Hure, sie bekomme ein Kind, ihr Bauch sei schon ganz dick. Außerdem glaubte sie, pfeifende und wispernde Stimmen aus dem Schrank zu hören. In diesen Zeiten war das Mädchen sehr ängstlich, schreckhaft, mürrisch-gereizt und unruhig; es fürchtete sich, zu Hause zu schlafen und mußte jedesmal bei Bekannten untergebracht werden. Zwei Tage vor der Klinikaufnahme fiel die Patientin durch erhebliche Unruhe und Logorrhoe auf. Nachts lief sie fort und machte sich ein Lager aus Säcken vor der Haustüre, dort wurde sie mit aufgelöstem Haar gefunden und konnte nur mit Gewalt zu Bett gebracht werden. Am nächsten Tag lief sie nur mit der Unterhose bekleidet durch das Dorf und wehrte sich heftig gegen die Rückkehr ins Elternhaus. Während der dreimonatigen Kliniksbehandlung bot sie ein überwiegend hebephrenes Bild, grimassierte viel, nahm kataleptische Haltungen ein, war mutistisch, ihre Bewegungen waren maniriert. Das Denken war zerfahren, gelegentlich äußerte sie paranoide Ideen. In der Remissionsphase war sie aufgedreht, albern, läppisch, sang obszöne Lieder und redete viel. Nach einem kurzdauernden Rückfall mit stuporösem, negativistischem, mutistischem Verhalten und kataleptischen Haltungen konnte sie geheilt entlassen werden. Eine spezifische Behandlung war nicht erfolgt (Spontanremission).

Nachuntersuchung: Bei der Nachuntersuchung war schnell ein guter Kontakt hergestellt, die Patientin war ausgesprochen freundlich und machte einen warmherzigen, sehr energischen und tatkräftigen Eindruck. Sie hatte ein schweres Schicksal (Verlust des Ehemannes im Krieg und Tod des einzigen Kindes [Sohn]) mit Energie und Fleiß gemeistert. Die Patientin erschien ehrlich und offen, dabei gutmütig, humorvoll und affektiv gut schwingungsfähig. Sie zeigte Züge bäuerischer Lebenstüchtigkeit und Schläue, schien einfach strukturiert, aber durchsetzungsfähig und fest im Leben stehend. Sie gab an, schon vor der Erkrankung nach Volksschulabschluß in der Landwirtschaft bei den Großeltern tätig gewesen zu sein, wo sie viel hätte arbeiten müssen, sie sei dadurch „nervös" geworden, auch sei das Familienleben durch die Mutter sehr beeinträchtigt gewesen. Nach der Entlassung aus der Klinik habe sie zunächst noch unter Insuffizienzgefühlen gelitten und sei häufig stark verstimmt gewesen, das habe sich aber schließlich gebessert, psychotische Symptome seien nicht mehr aufgetreten.

Epikrise: Die Patientin erkrankte insgesamt 5mal psychotisch, erstmals im Alter von 14 Jahren. Die ersten Episoden waren auf wenige Tage beschränkt, während die letzte einen Kliniksaufenthalt von 3 Monaten notwendig machte. Danach zunächst noch starke Stimmungsschwankungen, schließlich Vollremission, die bislang fast 40 Jahre anhielt, ohne daß es zu irgendwelchen postpsychotischen Wesensauffälligkeiten gekommen wäre.

Beispiel 3: G. M., weibl.

Katamnesenfrist: 19 Jahre.

Familienanamnese: Der um 4 Jahre ältere Bruder erlitt im Alter von 16 Jahren den ersten Schub einer Schizophrenie und ist seitdem wiederholt in stationärer psychiatrischer Behandlung gewesen, bereits deutlich ausgeprägter Defekt.

Eine Schwester des Vaters leidet an einer Schizophrenie (Beginn mit 24 Jahren, schwerer Defekt). Ein Bruder der Großmutter väterlicherseits war eine Zeitlang „irrsinnig" gewesen. Der Urgroßmutter väterlicherseits ist nach einer Entbindung „die Milch in den Kopf gestiegen".

Milieu: unauffällig.

Konstitution: pyknisch.

Eigenanamnese: unauffällig.

Prämorbid: lustig, ausgeglichen, mitfühlend, großer Freundinnenkreis.

Beginn: 13 Jahre, akut.

Psychopathol. Bild: Es traten zunächst 3mal im Abstand von jeweils 28 Tagen Verstimmungszustände auf, mit hypochondrischen Beschwerden, Traurigkeit, Schlaflosigkeit und Unruhe. Wenige Tage vor dem ersten Schub war das Mädchen „ganz aufgedreht und lustig", tanzte herum und erzählte, es seien schon Drähte gezogen, es solle jetzt gefilmt werden, solle nach Amerika fahren, wo man es mit großer Pracht empfangen würde. Es war zeitweise ideenflüchtig und lachte häufig „so komisch". In der Nacht vor der Klinikaufnahme schrie es plötzlich laut und gellend um Hilfe, war erregt, schlug um sich und schrie „Hilfe, ich muß ersticken", „so eine Sau, so eine Sau" und — zu den Eltern — „du bist der Teufel, du bist die Hexe". Es habe „geträumt", daß ihm die Großmutter als Geist erschienen sei oder daß es ein Baby sei. In der Klinik war das Denken zerfahren, es äußerte zum Beispiel „sie sind alle mitgefahren, um die Familie zu heilen, schon die ganze Zeit, wie sie den Durchbruch gemacht haben, um mich zu führen, die Freche, die Judenstirne, steckt im Kopf, daß sie mich retten". Das Mädchen halluzinierte optisch und akustisch und entwickelte ein sehr vielgestaltiges und durch seine märchenhaft-phantastische Buntheit recht eindrucksvolles Wahngebilde: es sei die kleine Gisela, die „in der großen Gisela drin" sei, es habe das Gefühl, daß es Strom abgäbe. „Wenn ich atme, wird es dunkel, es geht ein Strom von mir aus." Einmal sei es sich als in einem Ball eingewickelt vorgekommen, der Ball habe in einer Turnhalle gelegen, die angezündet worden und verbrannt sei. Der Ball sei aber nicht mitverbrannt, „weil ich da drin war und die Erde doch anzieht". Es glaubte, „ein Nacktfrosch zu sein", dann wieder eine Olive, oder „das Sternkind, das Marienkind", dann wieder die kleine und die große Gisela; es habe die Olive am Steuer gesehen und habe sie (die Olive) gelenkt. „Der Nacktfrosch, die Olive, ich bin schon ganz komisch davon. So ein bunter Wechsel von der Olive, dann wieder der Gisela, dann von der kleinen Gisela reden." Es habe von der Olive Lederjacken geschenkt bekommen. Es habe die Krätze, habe Blasen an den Fingern. Die ganze Familie sei krank. Das Mädchen äußerte weiterhin abnorme Körpergefühle: es tue ihm alles weh, es habe das Gefühl, als habe es einen Stein auf dem Bauch. Es spanne in den Armen und den Schultern, der Kopf sei so komisch wie ein Stein, sein Bauch sei „wie ein Sarg", „wie so ein Brett", „der Unterbauch sei dicker geworden". Das Kind berichtete immer wieder über traumhafte Erlebnisse: „... als die Puppenstube mich irr gemacht hat, habe ich von der furchtbaren Judenstirne träumen müssen." Nach 5 Wochen (Therapie: insgesamt 8mal Elektroschock) distanzierte sich das Mädchen von seinen wahnhaften Gedankeninhalten. Der Gedankengang war klar und geordnet, das Kind hatte sein teils negativistisch-mutistisches, teils mißmutig-trotzig-überhebliches Verhalten mit gereizter, flacher Affektlage und Antriebs- und Entschlußlosigkeit aufgegeben, zeigte aber noch eine ambivalente Gefühlhaltung seinen psychotischen Erlebnissen gegenüber.

Nachuntersuchung: Die Patientin wurde überraschend aufgesucht, da sie mehrere Briefe unbeantwortet gelassen hatte. Sie war jedoch gern bereit zu berichten, und schnell war ein herzlicher, warmer Kontakt hergestellt. Die Patientin machte den Eindruck eines offenen, freundlichen, fröhlichen Menschen, wirkte vergnügt und ausgeglichen, dabei zugleich energisch, hausfraulich und tatkräftig (sehr großer Haushalt) und zeigte stark mütterliche Züge. Sie erinnerte sich noch an Einzelheiten ihrer Erkrankung, gab spontan an, daß sie damals Stimmen gehört habe, die ihr Befehle erteilten und die sie beschimpften. Seitdem sei sie nicht wieder erkrankt. Sie hat geheiratet, hat 3 gesunde Kinder. Die Ehe und das Verhältnis zu den Kindern seien gut. Die Wohnung war sauber und gepflegt, mit viel Blumen. Den Haushalt (großes Haus mit 2 Wohnungen) macht sie allein, putzt, bügelt, wäscht ohne Hilfe und versorgt ihre Kinder und ihren Mann bestens. Ihr Hobby ist Handarbeit, sie hat zahlreiche Freundinnen. Sie zeigte Sinn für Humor und schilderte sich als nicht nachtragend, sie könne sich aussprechen, rede sich ihr Anliegen von der Seele, sei optimistisch und lebe gerne.

Epikrise: Bei einer sehr starken familiären Belastung mit maligne verlaufenden schizophrenen Prozeßpsychosen und schwersten postpsychotischen Defektzuständen ist die Patientin trotz frühen Erkrankungsbeginns nach der 5. schizophrenen Episode bislang voll remittiert und 19 Jahre nach Kliniksentlassung erscheinungsfrei geblieben. Bemerkenswert ist das interessante und phantasiereiche Wahngebäude, welches das 13jährige Mädchen in der akuten Psychose errichtet hatte.

4.1.3. Häufig rezidivierende akute psychotische Episoden mit Ausgang bislang in Heilung

Vier Patienten haben häufige akut-rezidivierende schizophrene Episoden durchgemacht, ohne bislang Zeichen einer postschizophrenen Persönlichkeitsabwandlung zu bieten. Die Episoden hielten jeweils mehrere Monate, längstens über 1 Jahr an! Die *Katamnesenfristen* betrugen 9—12, im Mittel 10,5 Jahre. Das durchschnittliche *Erkrankungsalter* war 12,7 Jahre. Drei der vier Patienten waren Mädchen. Zwei Patienten waren *prämorbid* auffällig, ein Mädchen war eine kontaktschwache, empfindsame Einzelgängerin, leicht verletzlich aber zielstrebig und eine sehr gute Schülerin. Der andere Patient, ein Junge, war ebenfalls Einzelgänger, er neigte zu Grausamkeiten und quälte gern Tiere und kleine Kinder. Alle vier Patienten waren stark *familiär belastet:* die Großmutter einer Patientin litt an einer klimakteriellen Psychose, in der Familie zweier Patienten kamen gehäuft Suicide vor (in einer Familie allein vier nahe Familienangehörige!) und bei dem letzten Patienten herrschten besonders traurige Familienverhältnisse: die Mutter war schizophren und stark persönlichkeitsverändert, der Vater war debil, außerdem litten zwei weitere Familienangehörige, Großmutter und Tante, an einer schizophrenen Prozeßpsychose. Außer bei diesem Patienten war die *Familienumwelt* auch bei den drei übrigen Patienten gestört, in allen drei Fällen durch Wesensauffälligkeit der Eltern bzw. Stiefeltern: einmal durch eine neurotische Mutter; im anderen Fall durch ein gespanntes Verhältnis zum Stiefvater (Vater gefallen) und bei einer Patientin durch einen hochgradig anankastischen Vater, der wiederholt mit Selbstmord gedroht hatte.

Trotz starker familiärer Belastung mit neuropsychiatrischen Erkrankungen, insbesondere mit Suiciden und schizophrenen Prozeßpsychosen, und teilweise massiv gestörten Familienverhältnissen in allen vier Fällen sind alle Patienten auch bei sehr häufigen und lang anhaltenden psychotischen Rezidiven voll remittiert. Die längste schizophrene Episode dauerte über 1 Jahr! Bei einem Patienten schienen jeweils nach der 2. und 4. psychotischen Episode Zeichen einer psychotischen Persönlichkeitsveränderung zu bestehen, die sich aber im Laufe der Zeit zurückbildeten: affektive Flachheit, Antriebsarmut, Faulheit, Unsauberkeit, sexuelle Enthemmung, Herumstreunen. Bei der Nachuntersuchung 10 Jahre nach Erkrankungsbeginn ließen sich jedoch keine Wesensauffälligkeiten im Sinne eines schizophrenen

Defektzustands nachweisen. Eine der vier schizophrenen Psychosen war schließlich nach rezidivierendem Verlauf mit lang anhaltenden schizophrenen Episoden 7 Jahre nach Psychosebeginn in eine manisch-depressive Psychose teils mono- teils biphasischer Natur eingemündet. Bei der Nachuntersuchung dieser Patientin konnte lediglich eine leichte Wesensänderung im Sinne einer geringgradigen „dynamischen Insuffizienz" (JANZARIK) festgestellt werden (Ausgang in sehr gute Sozialremission). In allen Fällen war der Psychoseverlauf rein phasisch.

Beispiel 4: H. S., weibl.

Katamnesenfrist: 10 Jahre.

Familienanamnese: Großmutter mütterlicherseits in den Wechseljahren gemütskrank.

Milieu: einfach; Mutter leicht neurotisch, Vater gutmütig-besorgt. Landwirtsfamilie.

Konstitution: pyknisch.

Eigenanamnese: unauffällig,

Prämorbid: gute Schülerin, munter, lustig, froh, „fast jungenhaft", zahlreiche Freundinnen.

Beginn: 12 Jahre, plötzlich.

Psychopathol. Bild: 3 Tage nach der Menarche fiel die Patientin durch ein verändertes Verhalten auf. Sie äußerte Beziehungsideen und glaubte, einen „dicken Bauch" zu haben und fragte dauernd, ob sie ein Kind bekäme. Sie war bedrückt und ängstlich, substuporös, aß wenig und saß 4 Wochen lang stur in einer Ecke und grübelte. Nach einem Vierteljahr klang dieser Zustand ab; ein Vierteljahr später kam es zu einem Rezidiv, wobei diesmal paranoide Ideen stärker in den Vordergrund traten; Dauer ebenfalls ein Vierteljahr. Wiederum 1 Jahr später kam es zum Ausbruch einer schweren 6 Monate lang anhaltenden schizophrenen Psychose mit hypochondrischen Ideen, formalen Gedankenstörungen, Derealisations- und Depersonalisationserlebnissen, akustischen und optischen Halluzinationen, Mikropsien und Makropsien. Das Mädchen sah sich selbst mit dem Messer herumlaufen, hörte eine Stimme, die mit ihm sprach und es erklärte eines Tages den Eltern: „Ich bringe euch um" und „ich habe Angst, daß ich es tun müßte." Dies sei jedoch nicht ihr Wille, es sei eine „fremde Macht", „ich bin nicht mehr ich selbst". Das Mädchen befürchtete, verrückt zu werden und drohte damit, sich den Hals durchzuschneiden, wenn „diese Gedanken nicht weggehen". Handeln und Denken kamen der Patientin „so unwirklich" vor. Sie berichtete von inneren Zwangszuständen, sie müsse „etwas zerreißen, in die Ecke werfen, schreien". Ihre Gedanken seien „wie abgeschnitten", sie habe oft das Gefühl, sie denke nicht selbst. In der Remission, ein halbes Jahr später, äußerte sie über ihre Erkrankung: „Ich kann gar nichts sagen, die Sache mit dem veränderten Ich hat mich ganz fertiggemacht. Es war alles so komisch, so verändert." Die Therapie bestand in 25 Elektroschocks und 13 Insulinkomata.

Katamnese: In der Folgezeit traten noch zeitweise Verstimmungen auf, die sich jedoch allmählich besserten. Im Alter von 17 Jahren kam es zu milderen und kürzeren psychotischen Episoden mit depressiven Verstimmungen, Depersonalisations- und Derealisationserlebnissen und starker Angst. Im Alter von 18, 19, 19½, 20, 22, 23 und 24 Jahren folgten jeweils 3 bis 4 Monate anhaltende akut-psychotische Episoden malignester und dramatischster Ausprägung mit trotz höchster medikamentöser Dosen und Elektroschocks lange Zeit unbeeinflußbaren Angst- und Erregtheitszuständen mit gefährlichen Aggressionen, Zerstörungsdrang und häufigen Selbstbeschädigungs- und Strangulationsversuchen. Die Patientin stand jedesmal unter dem Einfluß von optischen und akustischen Halluzinationen, von Wahnideen verschiedener Art, sie äußerte abnorme Körpersensationen, litt unter Derealisations-, Depersonalisations- und Bedrohtheitserlebnissen, neigte zu unsinnigen Handlungen, wusch ihr Haar in der Klosettschüssel, tauchte ihr Nachthemd dort hinein und zog es dann an, schmierte sich, ihr Zimmer und ihr Bett mit Kot ein, sammelte Glasscherben von vorher zertrümmerten Fensterscheiben im Bett, um sich damit Selbstbeschädigungen zuzufügen. Während dieser Episoden war die Patientin kontaktarm, wechselnd stark enthemmt, unsauber, frech, patzig, faul. In den Zwischenzeiten jedoch war sie freundlich, fleißig und zugänglich.

Nachuntersuchung: Die recht adipöse Patientin war gut kontaktfähig, ihr Blick war auffallend warm, in dem die cyclothyme Persönlichkeit durchschien. Affektiv erwies sie sich als ausreichend schwingungsfähig, im Gespräch war sie recht lebhaft. Es ergab sich kein Anhalt für formale oder inhaltliche Denkstörungen, psychotische Erlebnisse wurden negiert. Sie fühle sich wohl, lebe gern und habe zwei gute Freundinnen. Sie tanze gern. Die Ehe sei gut, sie freue sich auf ihr Kind. Sie hänge besonders am Vater, zu dem ein besonderes Vertrauensverhältnis bestehe, da er sich in Zeiten der Krankheit sehr um sie gesorgt habe, sein Tod würde sie schwer treffen. Affektiv schien die Patientin durch ihre Krankheit nicht kühler oder stumpfer geworden, sie sei fähig zur Mitfreude und Mitleid, sie sei gutmütig, im Antrieb habe sie nicht nachgelassen. Durch ihre Korpulenz sei sie allerdings nicht mehr so schnell und gewandt wie früher. Ihren kleinen Haushalt versorgt sie gut, die Arbeit wird ihr nicht zu viel. Sie habe viel Freizeit, in der sie lese oder auch mal ins Kino gehe.

Der Vater schilderte seine Tochter als gewissenhaft, sauber und hilfsbereit. Sie sei anhänglich, gutmütig, kinderlieb, schenke gern, habe Humor und könne sich freuen, sie sei jedoch weniger mitfühlend und empfindsam als früher, wenn von traurigen Dingen gesprochen werde, wende sie sich ungerührt ab mit den Worten „ach, das habe ich doch alles schon gesehen, das kenne ich schon" und meine damit im Krankenhaus Erlebtes. Sie höre nicht gern von traurigen Dingen sprechen, gehe ungern zur Kirche oder auf den Friedhof, sei vielmehr lebenslustig und wolle nach ihren Worten „ihre Jugend nachholen". Auffallend sei, daß sie sich etwas schwer umstelle, wenn z. B. eine geplante Autofahrt umdisponiert würde oder der Mann nicht, wie vorgesehen, zu einem bestimmten Zeitpunkt nach Hause käme. Sie frage dann noch stundenlang nach dem Grund. Auch rege sie sich leicht auf, beispielsweise bei Besuch von Fremden.

Epikrise: Seit dem 12. Lebensjahr ist die prämorbid lebensfrohe und kontaktfreudige Patientin insgesamt 11mal jeweils sehr schwer und mehrere Monate lang psychotisch erkrankt. Die Patientin war in diesen Zeiten stark wesensverändert und bot ein buntes psychopathologisches Bild. Sie remittierte jedoch jedesmal völlig, bei der Nachuntersuchung 13 Jahre nach Ausbruch der Erkrankung waren diskrete Charakterauffälligkeiten im Sinne einer postpsychotischen Persönlichkeitsabwandlung feststellbar.

4.1.4. Häufig rezidivierende akute psychotische Episoden mit Ausgang in Heilung unter Ausbildung leichter Defektzeichen

Bei neun Patienten kam es zu immer wieder rezidivierenden schizophrenen Episoden mit intermittierenden erscheinungsfreien Intervallen. Alle 9 Patienten wiesen bei der Nachuntersuchung leichte aber eindeutige Zeichen einer postpsychotischen Persönlichkeitsveränderung auf. Die *Katamnesenfrist* erstreckte sich durchschnittlich auf 14,3 Jahre. Das durchschnittliche *Erkrankungsalter* war 12,6 Jahre. Das Verhältnis Mädchen zu Jungen war 5 : 4. In 6 Fällen war das *Familienmilieu* unauffällig, und es herrschte eine geordnete, natürliche Familienatmosphäre. Bei zwei Patienten war die Familiensituation durch psychotische Eltern angespannt, eine Patientin lebte bei einer psychisch stark auffälligen Mutter, deren Ehe geschieden war. Drei Patienten waren durch schizophrene Psychosen in der Ascendenz belastet, davon 2 durch psychotische Mütter, ein Patient durch eine psychotische Schwester und zwei psychotische Tanten väterlicherseits. *Prämorbid* waren drei Patientinnen auffällig, sie waren alle Einzelgängerinnen, kontaktarm, von jeher grüblerisch und überempfindlich. Eine von ihnen wurde zusätzlich als trotzig und widerspenstig beschrieben; sie hatte von jeher alle Zärtlichkeiten der Eltern zurückgewiesen.

Die Zahl der rezidivierenden psychotischen Episoden schwankte zwischen 3 und 17, sie hielten durchschnittlich 10—12 Wochen, einige jedoch bis zu 10 Monaten an.

Teilweise begannen sie mit Prodromalerscheinungen wie Schlafstörungen, vermehrte Unruhe, Reizbarkeit, extremen Stimmungsschwankungen, Schulschwierigkeiten und vegetativen somatischen Beschwerden. Auch in den Intervallen litten einige Patienten unter Drang- und Unruhezuständen mit Kontaktstörungen und depressiven Verstimmungen, die jedoch immer mehr nachließen. Zum Zeitpunkt der Nachuntersuchung bestanden bei allen Patienten bereits leichte postpsychotische, teils recht unprofilierte, teils aber auch farbig-bunte Wesensänderungen, die bei den einzelnen Patienten recht verschieden ausgeprägt waren. Fast durchweg bestand jedoch ein Mangel an seelischer Elastizität und Spannkraft und war eine Einbuße an emotionaler Tiefe und Wärme zu registrieren. Dies machte sich bei dem einen in gesteigerter Erregbarkeit und abnormer Reizbarkeit mit Streitlust oft bis zur Brutalität und heftigem Jähzorn auch der Familie gegenüber bemerkbar, beim anderen äußerte sie sich in einer kindhaft-unbekümmerten und kritik- und distanzlosen, flach-optimistischen Lebenshaltung und -einstellung.

So äußerte ein Patient bei der Nachuntersuchung über seine frühere Erkrankung: „Ich will nichts mehr davon wissen, Schwamm drüber." Seit 2 Jahren gehe es ihm gut (was sich objektivieren ließ aufgrund des Arbeitsverhaltens). Früher sei er leicht erregbar, reizbar und scheu gewesen, doch jetzt sei er gesellig, „nicht mehr menschenscheu". „Der Zug ist abgefahren." Er sei nicht mehr empfindlich, es bringe ihn nichts mehr aus der Ruhe; er sei jetzt gelassen und zufrieden. Auf entsprechende Fragen erzählt der Patient, daß er früher mitleidig gewesen sei, jetzt sei er es nicht mehr. Zu keinem Menschen habe er ein besonders enges oder herzliches Verhältnis, habe aber Freunde und sei beliebt. „Ich bin ein guter Onkel." Er habe ein gutes Selbstvertrauen und sei Optimist. Er sei weder „eine Frohnatur" noch eine „Trauerweide", er sei mehr „ein ruhiger Vertreter" und sei mit sich zufrieden.

Zwei Patienten litten vor allem bei Witterungswechsel unter schwer beschreibbaren leibhypochondrischen und cönaesthetischen Beschwerden, die als ganz „eigenartig und fremdartig" geschildert wurden und meist mit depressiven Verstimmungen, Grübelneigung bis Grübelzwang und häufig mit Todesangst einhergingen. Eine Patientin hatte im Anschluß an die dritte psychotische Episode, die 10 Monate lang anhielt, Suicid begangen.

Bei einer 13jährigen Patientin hatte die Erkrankung mit einem depressiven Prodrom begonnen, auf das 1 Jahr später eine paranoid-halluzinatorische Psychose von 5 Monaten Dauer folgte. Seitdem ist die Patientin immer wieder an rein depressiven Phasen erkrankt (insgesamt 4) und seit 4 Jahren treten alle 10—12 Wochen starke Verstimmungszustände mit Suicidideen, Angst und Körpermißempfindungen auf. Die Erkrankung hat bei der Patientin trotz der fast rein depressiven Symptomatologie zu einer deutlichen Persönlichkeitsveränderung im Sinne einer „Senkung des allgemeinen seelischen Energieniveaus" (STERTZ) geführt. Bei einem 11jährigen Mädchen dieser Gruppe hatte sich die Psychose, die zunächst mit depressiven Phasen begonnen hatte, in Richtung einer hebephrenen Prozeßpsychose entwickelt (Beispiel 6).

Beispiel 5: E. W., weibl.

Katamnesenfrist: 16 Jahre.

Familienanamnese: o. B.

Milieu: bescheidene Beamtenfamilie, gutes Verhältnis zu Eltern und Geschwistern.

Konstitution: pyknisch.

Eigenanamnese: unauffällig.

Prämorbid: überempfindlich, grüblerisch, aber auch fröhlich, feinfühlend.

Beginn: 13 Jahre, plötzlich.

Psychopathol. Bild: Im Alter von 13 Jahren traten alle 7 Wochen jeweils etwa 14 Tage lang anhaltende psychotische Phasen auf mit optischen und akustischen Halluzinationen, Beziehungsideen, Angstzuständen, Wahnstimmung, Schlaflosigkeit mit ängstlich-autistisch-abwehrendem Verhalten. Die ersten Anzeichen einer nahenden psychotischen Phase zeigten sich in einer besonderen Willfährigkeit Anforderungen gegenüber, denen sie dann prompt und bereitwillig nachkam. Die Eltern gaben an: „Sie wird dann so zahm" und „die Augen verändern sich dann so, und sie bekommt so einen trüben Blick." Das Mädchen glaubte, verrückt zu werden und sterben zu müssen, es schloß sich mitunter mit der Bibel ein und sagte: „Man muß bereit sein für die Ewigkeit."

Katamnese: Nach 2 Jahren trat eine Verschlimmerung ein, die Patientin stand unter dem Einfluß akustischer Halluzinationen, die ihr Befehle erteilten: „Ich muß tun, was sie mir sagen." Das Mädchen war weniger feinfühlend als früher, war sexuell enthemmt, geriet immer wieder in katatone Erregungszustände und litt unter wahnhaften Bedrohtheitserlebnissen, in denen es „wie eine Irre" schrie, z. B. „das Feuer, das Feuer, es brennt, es brennt". Im Alter von 15 Jahren, ein halbes Jahr später, wurde die Patientin plötzlich unruhig, redete und betete viel, glaubte, der Vater wolle sie umbringen und geriet immer wieder in Erregungszustände („ich habe mich aufgeregt, daß der Engel wieder singen würde, der Engel vom Himmel, durch den erkannt wird, wenn ein Mord passiert . . ."). Das Denken war zerfahren, so antwortete das Mädchen auf die Frage, ob es sich nicht wohl fühle: „Bei Schlächtern nicht, der himmlische Vater sieht mehr vor Augen als ich. Ich bin schon im Haus zusammengebrochen und gehe ich so, dann sagt die eine so, dann schimpft die Elli so, durch Gottes Weisheit und Gnade . . ." „Ich bin verfolgt von den Menschen. Ich will sterben, ich war schon in Vergasung, aber mein Herz wollte nicht sterben. Sie schlachten die Mädels ab. Ich habe gehört von den Leuten. Erhaltungsunannehmlichkeit. Und mir fällt alles auf die Augen." Die Patientin gebrauchte Neologismen („Erhaltungsunannehmlichkeit", „Ernstlichkeit", „Apothekigkeit"), klagte über Gedankenjagen, Gedankenabreißen, Depersonalisationserlebnisse, äußerte immer wieder Verfolgungs- und Beziehungsideen und hatte akustische und optische Halluzinationen. Nach 14monatigem Wohlbefinden und unauffälligem Verhalten folgten im Alter von 16, 18, 22, 25, 26 und 33 Jahren bis zu 12 Wochen lang anhaltende schizophrene Episoden ähnlicher Phänomenologie und ähnlichen Schweregrades, die unter stationärer Psychopharmakatherapie stets völlig remittierten. Nach der Entlassung aus psychiatrischer Behandlung, ein halbes Jahr vor der Nachuntersuchung, wurde die Patientin in der Krankenhausakte als „affektiv nicht reduziert, eher gemütvoll" geschildert und geurteilt: „Sie hat Kontakt und normalen Anteil. Kein schizophrener Persönlichkeitsdefekt."

Nachuntersuchung (Alter der Patientin 38 Jahre): Die Nachuntersuchung ergab allerdings Hinweise für leichte aber deutliche Zeichen einer postschizophrenen Persönlichkeitsabwandlung. Die in ihrer Grundstimmung heitere, freundliche Patientin wirkte affektiv ohne Wärme, sie erschien oberflächlich und distanzlos, ihre Freundlichkeit war nicht ansteckend. Sich selbst und ihren Fähigkeiten gegenüber war sie völlig kritiklos, sie redete viel, fast ununterbrochen, war dabei jedoch äußerst sprunghaft, wechselte ständig das Thema; von einem einmal geäußerten Gedanken sofort abgleitend, war sie unfähig, bei der Sache zu bleiben. So sprach sie beispielsweise von ihrer Krankheit, redete dann plötzlich von irgendeinem Nachbarklatsch, fragte, ob der Untersucher Stationsarzt werden wolle, ob in M. noch geschockt würde und stellte dann fest, wie gut, daß sie nicht in der Ostzone sei, dort wäre sie die halbe Zeit krank. Von ihrer Krankheit und den dadurch bedingten Entlobungen — sie war zweimal länger verlobt gewesen — berichtet sie ohne spürbare innere Berührtheit, ohne Mimik und Stimme zu modulieren. Der Mangel an emotionaler Tiefe und ihre kindhaft anmutende Unbekümmertheit zeigten sich deutlich in Antworten auf die Frage nach der Definition des Begriffes „Gerechtigkeit" und nach ihren Zukunftsplänen. Gerechtigkeit sei, „wenn ich krank werd', daß das jeder kriegt, warum soll ich allein was haben". Ihre Zukunftspläne waren „alles schön in Ordnung machen, Bungalow bauen, nie wieder krank werden, das große Los ziehen, das wäre mein Zukunftsplan und heiraten". Sie gab weiter an, in ihrer Stimmunglage nicht ausgeglichen zu sein. Sie neige zu depressiven Verstimmungen. Sie sei leicht reizbar, innerlich erregt und

unruhig, rege sich leicht auf. In ihrer Arbeitsfähigkeit sei sie schwankend, sie ziehe sich zeitweise von den Mitmenschen zurück, gehe dann nicht außer Haus und brauche dann viel Ruhe.
Im Haushalt helfe sie bei einfachen Arbeiten. Bei der Nachuntersuchung war sie weder in der
Lage, einfache Unterschiedsfragen zu beantworten, noch einfache Begriffe zu definieren, noch
geläufige Sprichwörter zu erklären oder Sinnzusammenhänge (Bilderdeuten, kurze Fabeln)
zu erkennen und Sinnwidrigkeiten zu durchschauen. Ein Beispiel: Auf die Unterschieds-
frage zwischen Treppe und Leiter antwortete sie, „was soll ich da sagen, kann auch
nichts sagen, weiß ich nicht, gar keiner, bei der Treppe fällt man leicht runter". Interessant
waren die Angaben der Patientin, daß sie merke, wenn eine psychotische Episode beginne. Sie
leide dann unter Schlaflosigkeit, und es mache sich eine Appetitlosigkeit bemerkbar mit Ekel-
gefühl beim Essen und in der Folge Gewichtsverlust. Sie werde dann mißtrauisch und ratlos.
Sie habe Angst und leide unter innerer Unruhe, sei erregt und fühle sich schwach. Sie wolle
und könne dann nicht alleine sein, sie sei dann traurig-verstimmt und grübele viel; zeitweise
werde sie dann aggressiv und tätlich gegenüber ihren Angehörigen. Wenn sie krank sei, wäre
sie am liebsten „tot".

Epikrise: Von Beginn des 13. Lebensjahres ab bis kurze Zeit vor der Nachuntersuchung
der Patientin (20 Jahre nach Ausbruch der Erkrankung) war sie immer wieder akut psychotisch mit bunter schizophrener Symptomatik, wobei im ersten und zweiten Jahr der Erkrankung die Kurzphasigkeit der psychotischen Episoden auffallend war. Sie traten etwa im Abstand von 7 Wochen auf und hielten 1—2 Wochen lang an. Danach wurden die freien Inter-
valle größer (zunächst 1, dann 2, schließlich 4 Jahre Symptomfreiheit). Die Nachuntersuchung
der jetzt 33jährigen Patientin ergab leichte aber deutliche Defektzeichen, die früher sehr
empfindsame und feinfühlende Patientin ist jetzt emotional flach, kindhaft-unbekümmert und
kritik- und distanzlos.

Der im folgenden skizzierte Krankheitsverlauf ist dadurch charakterisiert, daß
er nicht von Anfang an typisch psychotischer Natur war und erst spät eindeutig
schizophrene Züge angenommen hat. So mußte die ursprüngliche Diagnose einer
reaktiven Depression aufgrund der weiteren Entwicklung revidiert werden. Bemerkenswert an diesem Fall ist auch der vorzeitige knickartige Beginn im frühen Schulalter, wobei 3 deutliche Akzentuierungen in der Entwicklung des Krankheitsprozesses im Alter von 7, 11 und 12 Jahren erkennbar sind. Später, in der Pubertät
und Adoleszenz, lassen sich dann eindeutige depressive und manische Phasen und
schließlich schizophrene Schübe abgrenzen. Es bestehen sichere Zeichen einer psychosebedingten Persönlichkeitsveränderung.

Beispiel 6: I. Z., weibl.

Katamnesenfrist: 7 Jahre.

Familienanamnese: o. B.

Milieu: Ehe der Eltern geschieden, Mutter wirkt verschroben und maniriert in Gestik
und Mimik.

Konstitution: pyknisch.

Eigenanamnese: unauffällig.

Prämorbid: Als Kind immer mehr für sich, kontakteingeschränkt, trotzig, widerspenstig,
gute Schülerin.

Beginn: 12 Jahre, akut; im Alter von 7 Jahren knickhaft einsetzende Wesensänderung.

Psychopathol. Bild: Im Alter von 7 Jahren kam es zu einer knickhaft einsetzenden Verhaltensänderung (erster Knick), die Patientin wurde zunehmend scheu, ungehorsam, aufsässig
und schwer lenkbar. Mit 11 Jahren erneuter Knick: es kam zu einer Pointierung der bestehenden Wesensauffälligkeiten mit unmotivierten Erregungszuständen und Zornesausbrüchen, in
denen sie aus nichtigem Anlaß heraus (z. B. weil das Essen noch nicht fertig war) wütend

schrie, um sich schlug, u. a. die Lampe herunterwarf und sich auf dem Boden wälzte. Außerdem wurde sie sehr putzsüchtig und eigensinnig; ihre Schulleistungen nahmen ab. Nach anfänglich guten Fortschritten ließen ihre Bemühungen im Erlernen des Klavierspiels rapide nach. In einem Brief schrieb sie: „Ich bin sehr berühmt geworden." Mit 12 Jahren brach die zunächst als „reaktive Depression" gedeutete Psychose aus: als die Mutter der Patientin am Tage nach einer Mamma-Operation — sie hatte der Tochter zuvor von einem „unheilbaren Leiden" erzählt, von dem sie befallen sei — nicht geschrieben hatte, wurde die Patientin traurig-verstimmt, verstört, schlief nicht mehr, verweigerte jegliche Nahrungsaufnahme und sprach nicht mehr. Sie beklagte sich über cönaesthetische Sensationen (Schmerzen am Herzen und am Hals, sie äußerte „das Herz ist ganz heiß"). Das Mädchen machte sich Vorwürfe und wollte sich das Leben nehmen. Während des stationären Aufenthaltes versuchte es immer wieder, sich mit Kleidungsstücken und Wäschefetzen zu strangulieren und sprach mit tonloser, leiser Stimme. Unter einer Therapie mit Megaphen kam es zu einer Besserung. Die Intelligenzuntersuchung ergab einen IQ von 123.

Katamnese: Nach der Entlassung war die Patientin noch kontakteingeschränkt, bot aber gute Schulleistungen. 2 Jahre später traten wiederum Verhaltensstörungen auf: die jetzt 14jährige Patientin war sexuell enthemmt, lief mehrmals von zu Hause weg, bemalte ihr Bettzeug und schrieb Briefe mit verworrenem Inhalt. Im Verlauf der nächsten Jahre verstärkten sich die geschilderten Wesensauffälligkeiten immer mehr, so daß ein Schulbesuch nicht mehr möglich war, das Mädchen wurde zunehmend kontaktlos, sexuell enthemmt, flegelhaft, es schlief schlecht und sprang eines Tages mit aufgespanntem Regenschirm vom Giebel des Hauses herunter mit dem Kommentar, es wolle den Flug einmal ausprobieren. Zwischendurch kam es zu einem manischen Zustandsbild mit gehobener Stimmung und gesteigerter Betriebsamkeit, auf das ein depressiver Verstimmungszustand folgte. Das Mädchen litt u. a. unter der Vorstellung, daß ein Mann auf es zukäme, um es zu ermorden. Es bildete sich ein, auf dem Mond zu sein, das bestbezahlte Mannequin zu sein, ein Roboter zu sein, „denn ein normaler Mensch kann doch nicht solche Reflexhandlungen machen". Es fühlte sich von anderen gesteuert und glaubte, daß Europa jetzt durch einen Atomkrieg zerstört würde. Die Patientin mußte psychiatrisch stationär behandelt werden, während dieser Zeit war sie logorrhoisch, ideenflüchtig, maniriert, distanzlos, paranoid. Sie grimassierte stark und antwortete nach Halluzinationen gefragt: „Vielleicht bildete ich mir diese Stimmen ein, vielleicht waren sie echt, vielleicht war es auch nur, um mich zu foppen." Immer wieder äußerte sie paranoide Bedeutungs- und Beziehungsideen. Sie bezog Zeitungsartikel auf sich, glaubte Flugzeuge würden ihretwegen über das Haus fliegen, meinte, daß von ihr eine besondere Ausstrahlungskraft ausginge und daß die Musik im Radio nach ihren Bewegungen spiele.

Unter einer Psychopharmaka-Therapie (Atosil, Decentan) kam es zum Abklingen der monatelang anhaltenden psychotischen Episode, die Patientin war ruhig, besonnen, distanzierte sich von ihren psychotischen Verhaltensweisen, wirkte jedoch affektiv etwas stumpf, linkisch-gehemmt und leicht antriebsreduziert.

Nachuntersuchung: 4 Jahre nach der ersten Klinksbeobachtung (Alter der Patientin 16 Jahre) bot die Patientin Wesensauffälligkeiten im Sinne eines Potentialverlustes mit Mangel an Ausdauer, Stetigkeit und Energie. Im Gegensatz zu früher erschien die Patientin jetzt lustlos, ohne Zielstrebigkeit, sich von ihren schnell wechselnden Einfällen und Launen treiben lassend. Sie gab an, keine Liebhaberei mehr zu pflegen. Auf dem Klavier, auf dem sie früher Bach, Mozart und Beethoven gespielt hatte, klimpere sie nur noch herum, allenfalls bringe sie noch einfache Melodien und Schlager zustande. Ein Zusammenspiel mit anderen ist wegen des mangelnden Einfühlungsvermögens und der fehlenden Fähigkeit, auf den Partner einzugehen, nicht mehr möglich. Ihre Lieblingsbeschäftigungen seien jetzt das Hören von Beat-Musik und das Lesen von Kriminalromanen. Als Berufswünsche gab sie an: „Gammlerin, Filmschauspielerin, Journalistin, Sportlerin." Auf Befragen sagte die Patientin, sie sei im Wesen reizbarer geworden und neige zu Affektentladungen und starken Stimmungsschwankungen. Zeitweise sei sie aggressiv gegen ihre Mutter. Im Kontaktverhalten wechselte sie zwischen „unnahbar" und distanzlos-vertraulich. Zu keinem Menschen, auch nicht zur Mutter, habe sie enge und herzliche Beziehungen, sie habe einen Freund, „weil er ein Auto hat", sonst sei er ihr „gleichgültig". Von ihrer Erkrankung zeigte sie sich nicht im geringsten betroffen: nach ihrem schulischen Ziel befragt — sie war Untersekundanerin — antwortete die Patientin achselzuckend ohne innere Beteiligung: „Vielleicht werde ich ja wieder krank." Später äußerte sie lachend — zu einer Stellungnahme über ihre Krankheitsphasen aufgefordert —: „Fand ich ganz lustig."

Weitere Katamnese: 2 Jahre nach der Nachtuntersuchung, im Alter von 18 Jahren, hat die Patientin erneut eine schizophrene Episode mehr hebephrener Prägung mit entsprechenden uneinfühlbaren Verhaltensweisen und maniriert-läppischem Gebaren durchgemacht, außerdem hatte sie vielfältige Wahnideen entwickelt.

Epikrise: Knickhafter Beginn im Alter von 7 Jahren. 2. Knick mit 11 Jahren. Im Alter von 12 Jahren Ausbruch der als „reaktive Depression" gedeuteten Psychose. Seitdem Verhaltensauffälligkeiten mit teils manisch, teils depressiv gefärbten Episoden. Im Alter von 15 und 18 Jahren jeweils mehrere Monate anhaltende psychotische betont hebephren gefärbte Episoden. Bei der Nachuntersuchung wurden deutliche Zeichen einer postpsychotischen Persönlichkeitsabwandlung manifest.

4.1.5. Ein akuter Schub mit Ausgang in anschließenden schweren irreversiblen Defektzustand

Drei Patienten, alle drei waren Mädchen, sind nur einmal an einem akuten schizophrenen Schub erkrankt, der bei allen drei zu einem schweren postpsychotischen Defektzustand geführt hatte, der über Jahre hinweg (maximal 40 Jahre!) unverändert geblieben ist. Die Patienten waren bei *Beginn der Erkrankung* 7, 13 und 14 Jahre alt, der *Katamnesenzeitraum* erstreckte sich über 16, 40 und 21 Jahre. 2 Patientinnen waren familiär belastet, eine hochgradig mit schizophrenen Psychosen (s. Beispiel 7), die andere hatte eine Großtante, die in einer Anstalt verstorben war. Das *Familienmilieu* war bei ersterer Patientin entsprechend stark gestört, bei den übrigen beiden Patienten unauffällig. *Prämorbid* wiesen alle drei Mädchen schon auffallende Persönlichkeitszüge auf, sie waren alle Einzelgängerinnen, scheu und wenig durchsetzungsfähig, zwei waren zudem schlechte Schülerinnen und waren bei anderen Kindern unbeliebt. Die Nachuntersuchung bzw. Katamnesenerhebung ergab bei allen drei Patienten das Vorliegen schwerster Persönlichkeitsveränderungen (s. auch Beispiel 7). Eine Patientin befindet sich seit der Erkrankung, seit nunmehr 16 Jahren, dauernd in einem Psychiatrischen Krankenhaus. Die anderen beiden leben zu Hause, eine von ihnen ist zwar in der Lage, im Haushalt zu helfen und einfache Arbeiten zu verrichten, ist aber sehr schreckhaft, äußerst ängstlich, scheu und zurückgezogen und hat mit keinem Menschen Kontakt. Die andere Patientin, die bei der Nachuntersuchung den typischen Eindruck einer „Defekthebephrenie" (LEONHARD) machte, hat sich seit der Entlassung aus der Klinik vor 40 Jahren nicht verändert und bietet das gleiche Bild: ohne jegliche Energie lebt sie tatenlos in den Tag hinein und muß zur Verrichtung der täglich anfallenden Arbeit sehr angetrieben werden. Sie erscheint selbstzufrieden, anspruchslos, hat für nichts Interesse, scheint an nichts Freude zu empfinden, zeigt keine affektive Resonanz, und es ist kein echter Rapport zu ihr herzustellen. Ihre Bewegungen sind steif und ungelenk, ihre Mimik ist leer und ausdruckslos, sie zeigt immer wieder ein läppisches Lachen. Ihre Sprache ist hastig, schlecht artikulierend, die Stimme monoton und versandend. Um etwas von der Patientin zu erfahren, muß mehrmals und eindringlich gefragt werden, um dann beispielsweise zu hören, daß sie keine Pläne und über ihre Zukunft „noch nicht nachgedacht" habe; „ich hab' mein Zimmer, das reicht mir".

Produktive paranoid-halluzinatorische Symptome im Verlauf des schizophrenen Schubes waren bei den 2 zuletzt genannten Patientinnen nur relativ flüchtig und auf 2—4 Wochen beschränkt, dann waren hebephrene und Defekt-Symptome (negative Symptome im Sinne von SSUCHAREWA, 1967) bildbeherrschend. Der schizophrene Schub dauerte insgesamt bei beiden Patienten nur 4 bzw. 8 Wochen. Bei der im folgenden beschriebenen Psychose des 7jährigen Mädchens währte der schizophrene Schub etwa ein ³/₄ Jahr. Nach einer Elektroschock- und Megaphen-Therapie kam es zur Besserung, jedoch unter Ausbildung eines Defektsyndroms. Während der gesamten Dauer des Schubes litt die Patientin u. a. auch unter produktiven psychotischen paranoid-halluzinatorischen Erscheinungen (s. Beispiel 7).

Beispiel 7: V. B., weibl.

Katamnesenfrist: 16 Jahre.

Familienanamnese: Bruder mit 19 Jahren Hebephrenie, Schwester des Vaters Pfropf-Schizophrenie, Bruder des Vaters progressive Paralyse, Vater arbeitsscheuer Sonderling, Großvater väterlicherseits auffällig, zwei Urgroßmütter in Anstalt verstorben (Diagnose unbekannt), Familie der Mutter unauffällig.

Milieu: Zerrüttete Familienverhältnisse.

Eigenanamnese: unauffällig.

Prämorbid: mäßige Intelligenz, einmal in der Schule nicht versetzt, zänkisch, etwas wild.

Beginn: 7 Jahre, plötzlich.

Psychopathol. Bild: Ohne äußeren Anlaß setzte im Alter von 7 Jahren bei dem Mädchen eine auffallende Wesensänderung mit akuten Verhaltensauffälligkeiten ein: das Kind lachte viel unmotiviert, schrie häufig völlig situationsinadäquat, redete verworren („richtiges Chinesisch"), identifizierte sich stundenlang vor dem Spiegel stehend mit einer Spielkameradin. Es personifizierte Dinge und behauptete, beim Anblick eines Zuges „der niest und hustet ja". Das Mädchen wurde zunehmend scheu, ängstlich, abwehrend, verkroch sich vor Fremden, reagierte auf Fragen der Angehörigen mit abwehrenden Handbewegungen, hatte Angst vor der Toilette und kotete ins Zimmer. Früher recht tierlieb, fing es an, die Hauskatze zu quälen. Es zeigte weder Liebe noch Anhänglichkeit, zerstörte, was ihm in die Hände fiel und geriet immer wieder in starke motorische Erregungszustände. Das Mädchen fing an, unmäßig zu essen, aß Abfälle und Zigarettenkippen. Es lief mehrmals von zu Hause weg und warf sich einmal sogar vor den Zug. Es schimpfte viel unmotiviert vor sich hin, z. B. „alte dreckige Sau, ich bring dich um, ich erwürg' dich, wart' nur, . . .". Während eines auswärtigen Kliniksaufenthalts fiel das Kind durch seine instabile Affektlage auf, Ängstlichkeit wechselte mit distanzlos-läppischem Verhalten. Jegliche Berührung mit anderen wurde ängstlich abgewehrt durch Treten, Stoßen, Kneifen. Das Mädchen berichtete über akustische und cönaesthetische Halluzinationen („ja die Menscher in meinem Kopp, die reden immer etwas", „du Krabbe, du Drecksau, lauter häßliche Worte sagen die mir" und „ich hab' so Bauchweh, ganz schrecklich ist das, da ist eine Schlange drin, ich bin vergiftet . . ."). Es fühlte sich von bösen Mächten verfolgt und glaubte, das Essen sei vergiftet, deshalb verweigerte es die Nahrung. Es grimassierte heftig, geriet immer wieder in katatone Erregungszustände und berichtete weiterhin über transitivistische Depersonalisationserlebnisse, identifizierte sich mit Personen der Umgebung und war sehr unsauber, es kotete ins Zimmer, war sexuell enthemmt und neigte immer wieder zu sinnlosen Impulshandlungen mit Zerstörungsdrang. Auch während der Kliniksbeobachtung in M. bot die Patientin das gleiche Bild, Halluzinationen („Stimmen im Kopf"), Personenverkennungen, kataton-stuporöse Zustände, sexuelle Enthemmung, Autismus. Nach einer intensiven Behandlung mit Elektroschock und Megaphen wurde das Mädchen entlassen. Es hatte sich ein ausgeprägter schizophrener Defektzustand ausgebildet, das Mädchen war autistisch, distanzlos-enthemmt, triebhaft, aggressiv und ängstlich.

Katamnese: Seit der Entlassung ist die Patientin dauernd in stationärer psychiatrischer Betreuung. Die Besserung hielt zunächst an, abgesehen von gelegentlichem Halluzinieren, das

schließlich jedoch ganz aufhörte. Das Mädchen wurde ruhiger und ausgeglichener (Alter damals 9 Jahre), ordnete sich gut ein, nahm an gemeinsamen Spielen und Basteln teil und ging
sogar in die Schule. Es war jetzt wieder sauber, nicht mehr triebhaft enthemmt, „nicht wieder-
zuerkennen". Doch nach 2¹/₂ Jahren, im Alter von 12 Jahren, kam es wieder zu einer Verschlechterung mit zunehmender Unruhe, unbeherrscht-trotzig-negativistischem und albern-
läppischem Verhalten, es arbeitete nicht mehr mit, saß untätig herum, hatte keinen Kontakt
mehr mit der Umgebung, geriet immer wieder in schwerste Erregungszustände und war sexuell
stark enthemmt. Unter dem Einfluß imperativer akustischer Halluzinationen zerriß das Mädchen Kleidung und Wäsche. Seit einigen Jahren ist die Patientin völlig autistisch, ohne sichtbare affektive Gemütsäußerungen und völlig antriebsverarmt. Dieser Zustand, unterbrochen
von längeranhaltenden psychotischen Phasen mit vorwiegend kataton-halluzinatorischer Symptomatik, hält nun insgesamt 12 Jahre an; gelegentlich werden von der Patientin auch paranoide Wahnideen geäußert.

Epikrise: Die Patientin, einer stark mit schizophrenen Psychosen belasteten Familie ent-
stammend, erkrankte nach unauffälliger Kindheitsentwicklung akut im Alter von 7 Jahren.
Der psychotische Prozeß kam nach über ¹/₂jähriger klinisch-stationärer Behandlung unter Ausbildung eines erheblichen Defektsyndromes, das eine dauernde Anstaltsunterbringung notwendig machte, zum Stillstand. Schließlich kam es zu einer 2¹/₂ Jahre lang anhaltenden erstaunlich ausgiebigen Besserung. Seit 12 Jahren trat wieder eine erhebliche Verschlechterung
ein mit Zunahme der Defizienz-Symptomatik und mit zeitweise auftretenden kataton-hallu-
zinatorischen Episoden. Es besteht ein Defektzustand schwersten Ausmaßes.

4.1.6. Akut schubweiser Verlauf mit wiederholten Rückfällen und Ausgang in schweren Defekt

In die Gruppe mit akut-rezidivierendem schubweisem Krankheitsverlauf unter
Ausbildung schwerster Defektzeichen gehören 14 Patienten, 7 Mädchen und 7 Jungen.
Die drei jüngsten Patienten waren bei Ausbruch der Psychose 8, 9 und 10 Jahre alt;
das durchschnittliche *Erkrankungsalter* aller 14 Patienten betrug 10,0 Jahre. Die
durchschnittliche *Katamnesendauer* war 19,3 Jahre. Nur 5 Patienten wiesen eine
familiäre Belastung mit neuropsychiatrischen Erkrankungen in der Aszendenz auf:
ein Patient hatte eine schizophrene, ein anderer eine endogen-depressive Mutter. Die
Mutter eines weiteren Patienten hatte Suicid begangen, ebenso wie deren Schwester
und Vater; ein Bruder der Mutter litt an einer schizophrenen Psychose. Die Familie
der dritten belasteten Patientin wies schizophrene Psychosen, endogene Depressionen,
Suicide und Epilepsie auf! (Die mütterliche Linie war belastet: Mutter, Tante, Großtante, Großmutter.) Eine höchst bemerkenswerte Ähnlichkeit in der Art der in der
Aszendenz vorkommenden Psychoseformen und der gewählten Ausführungsmodi der
Suicide lag in der Familie einer 12jährigen Patientin und bei dieser selbst vor, die
sich 10 Jahre nach Krankheitsbeginn, 12 Tage nach dem 3. schizophrenen Schub,
strangulierte: die mütterliche Linie der Familie war erheblich mit Psychosen belastet
(insgesamt 4 Angehörige mütterlicherseits). Der Großvater mütterlicherseits setzte
seinem Leben durch Strangulation ein Ende; die Mutter der Patientin versuchte ihre
Tochter im Säuglingsalter in einem psychotischen Verwirrtheitszustand zu erwürgen
und beging später Selbstmord ebenfalls durch Strangulation.

10 der 14 Patienten wuchsen in einer disharmonischen oder zumindest beeinträchtigten *Familienatmosphäre* auf: in 2 Fällen waren die Eltern geschieden, einmal war
deshalb Fürsorgeerziehung notwendig. Zwei Mütter waren schizophren, die eine
wurde wiederholt stationär behandelt, die andere beging Selbstmord durch Strangu-

lation (s. oben). Eine weitere Mutter hatte ebenfalls Suicid begangen, sie war die Cousine ihres Mannes und in ihrer Familie kamen gehäuft Suicide vor. Eine Mutter schließlich litt unter starken endogen-depressiven Phasen. Der Vater einer Patientin war früh verstorben. In 3 weiteren Familien waren die Eltern stark wesensauffällig: eine Mutter neigte zu depressiven Verstimmungen und äußerte wiederholt Selbstmordabsichten, in der anderen Familie waren beide Elternteile debil und in der 3. Familie schließlich zeigte sowohl der Vater als auch die Mutter starke Verhaltenseigentümlichkeiten: die Mutter war unbeholfen und kontakteingeschränkt; der skrupulöse, verschrobene Vater, ein hochbegabter Jurist, sah die Welt als Jammertal an und meinte beispielsweise, es sei Sünde, Kinder zu zeugen. Er verstarb noch vor Psychoseausbruch der Tochter an einem Ileus.

10 Patienten wiesen bereits *prämorbid* besondere Charakterzüge, abnorme Verhaltensweisen oder Zeichen einer Minderbegabung auf: 4 Patienten zeigten bereits in der Volksschule schlechte Schulleistungen, soweit gemessen lag der Intelligenzquotient nach HAWIK jeweils um 90. Ein Patient war einmal sitzengeblieben (IQ nach HAWIK: 60). Alle 10 Patienten waren einzelgängerisch, kontaktschwach, sonderten sich von ihren Kameraden ab. Die 4 Mädchen unter ihnen waren außerdem verschlossen, empfindlich, leicht beleidigt, still und zu Grübeleien neigend. Nur eine von ihnen war mäßig begabt, die anderen waren gute bis sehr gute Schülerinnen, eine besuchte bei Psychosebeginn die Untersekunda.

Die einzelnen *psychotischen Schübe dauerten* durchschnittlich 2—4 Monate, häufig auch nur 8—10 Wochen. Die längste psychotische Episode hielt 14 Monate an. In einigen Fällen ließen sich jedoch streckenweise eigentliche Schübe nicht abgrenzen: eine Patientin ist seit 10 Jahren immer wieder psychotisch, ohne daß man von eigentlichen Schüben sprechen könnte. Seit seinem 11. Lebensjahr fast dauernd psychotisch ist ein jetzt 33jähriger Patient mit einer akut unter einem stuporösen Bild einsetzenden schizophrenen Psychose. Es folgten abwechselnd katatone und stuporöse Phasen, in den katatonen Phasen war der Junge hochgradig motorisch erregt mit sinnlosem Zerstörungsdrang und gefährlichen Aggressionen. Nur ganz gelegentlich äußerte er wahnhafte Gedanken wie: „um 4 Uhr werde ich erschossen oder aufgehängt" und 10 Tage später: „ich werd' verhaftet, ich werd' totgemacht — in H. haben sie schon mein Grab gemacht". Nach einigen Wochen bestand bereits ein ausgeprägter hebephren-gefärbter Defektzustand mit gestelzt-maniriertem Gebaren, Grimassieren mit albernem-clownhaftem Verhalten, immer wieder auftretenden dranghaften Unruhe- und Erregungszuständen, starker Reizbarkeit und hochgradigen Aggressionen. Der Junge war autistisch, antriebsarm, ohne Ausdauer und nicht fähig, sich auf irgendetwas zu konzentrieren. Dabei war er affektiv verflacht. Nach einem Aufenthalt zu Hause von einem halben Jahr Dauer mußte er bis jetzt (22 Jahre nach Krankheitsbeginn) ständig in stationärer Betreuung sein. Phasen relativer Besserung mit ruhig-freundlich-zurückhaltendem Verhalten, in denen er lenkbar ist und an Gartenarbeiten teilnimmt, wechseln ab mit lang anhaltenden Phasen akut-psychotischer Symptomatik (maligne, zeitweise lebensbedrohliche Katatonien, Halluzinationen, sexuelle Enthemmung, starke Unsauberkeit mit Einnässen und Einkoten, Kotschmieren, Neigung zu sadistischen Handlungen, gefährliche Impulshandlungen). Ähnlich ist der Zustand eines anderen Patienten, der im Alter von 12 Jahren erkrankt ist und sich seit 17 Jahren dauernd in stationärer Behandlung befindet. Zuvor hatte er stuporöse und katatone Erregungszustände mit spärlicher paranoider Symptomatik bei Fehlen

jeglicher Halluzinationen durchgemacht, die in wechselnden Abständen auftraten,
das größte zeitliche erscheinungsfreie Intervall war 1 Jahr. Seitdem besteht ein stark
ausgeprägter Defektzustand mit Antriebs- und Interesselosigkeit, Gefühlsverödung,
Aspontaneität und völliger Gleichgültigkeit. Dieser Zustand wird von in unregel-
mäßigen Abständen abrupt auftretenden katatonen Erregungszuständen unterbrochen
mit unsinnigen Gewalttaten, Selbstbeschädigungen (zerschneidet sich mit scharfen
Gegenständen, führt Nadeln in seine Venen ein, schluckt Klammern, Federn u. ä.),
Suicidideen und -Impulsen und depressiv-gereizten Verstimmungen. Eine Arbeitstherapie ist nicht möglich.

Bei zwei Patienten, die in letzter Zeit dauernd stationär betreut wurden, verlief
die Psychose in den letzten Jahren vor der Nachuntersuchung ebenfalls nicht mehr in
scharf abgegrenzten Schüben. Chronischer psychosebedingter Residualzustand und die
mehr oder weniger floride Prozeßpsychose von je schwankender Intensität und Aktivität bildeten ein eigentümliches stets wechselndes Mischbild, das bei beiden Patienten
unterschiedlich war. Die einzelnen Komponenten — psychosebedingte Wesensänderung mit entsprechenden Verhaltensabnormitäten und floride Prozeßpsychose —
ließen sich mal deutlicher, mal weniger scharf voneinander abtrennen, je nach Akuität
des floriden Prozesses.

Bei den übrigen 9 Patienten ließen sich jedoch bislang floride akute psychotische
Schübe von relativ erscheinungsarmen Intervallen eindeutig herausheben. Letztere
waren allerdings durch die bei allen Patienten stark ausgeprägten postpsychotischen
Wesensänderungen und Strukturauffälligkeiten bestimmt, die das Leben und die
Seinsmöglichkeit dieser Patienten stark verändert hatten. Es kamen bei ihnen insgesamt max. 10 und mindestens 2 Schübe vor, zweimal waren es 7, zweimal 2 und sonst
3—5 Schübe, die bei diesen Patienten bislang aufgetreten sind.

Eine im Alter von 9 Jahren erkrankte Patientin hat drei *endogen-depressive Phasen* durchgemacht, *bevor* die schizophrene Prozeßpsychose einsetzte. Während der
depressiven Phasen kam es zur Ausbildung einer recht eindrucksvollen *Zwangssymptomatik:* Zwangsgedanken, Zwangsimpulse und -handlungen, zwanghafte Ritualbildungen und für dieses Alter typische Zwangsbefürchtungen. Das Mädchen wehrte
sich gegen diese Zwangsimpulse und -gedanken, mußte ihnen aber nachgehen, obwohl es wußte, daß es „falsche Gedanken" waren, wie es sich ausdrückte. Es litt
außerdem unter eigentümlichen visuellen und akustischen Halluzinationen, sog.
„obsessions halluzinatoires" (SEGLAS). Das 9jährige Mädchen sah Gesichter von
Frauen, „die gucken mich so böse an, haben so große böse Augen, kommen immer
näher, als wollten die mich packen". Sie raunten ihm leise zu: „du mußt sterben". Die
Sterbensangst bildete auch die Thematik der Zwangshandlungen und -befürchtungen:
es mußte auf alle Steine treten, sonst müsse es sterben, und es mußte seiner Mutter
alles sagen, damit es nicht sterben müsse. Das Mädchen litt unter der Idee, eine Nadel
verschluckt zu haben und mußte sich u. a. vorstellen, daß Knochen in den Speisen
seien, an denen es ersticken könnte oder daß es einen Gehirnschlag bekomme, verunglücke oder blind werde. Auch die beiden nächsten depressiven Phasen 2 bzw. 3 Jahre
später waren durch die gleiche depressiv-anankastische Symptomatik gekennzeichnet.
Nach einem 12jährigen freien Intervall ohne psychotische Symptomatik kam es
schließlich seit dem 24. Lebensjahr immer wieder zum Ausbruch psychotischer Episoden schizophrener Prägung, es bestehen deutliche Zeichen einer Persönlichkeitsabwandlung, die zeitweise eine stationäre psychiatrische Betreuung notwendig ma-

chen. Die depressiven Phasen zu Beginn der Erkrankung hatten jeweils 3—4 Monate lang angehalten.

Bei 9 Patienten bildeten sich *erste Defektzeichen* nach dem ersten Schub aus, bei 4 von ihnen waren diese zunächst leichterer Natur, verstärkten sich aber nach weiteren 1—2 Schüben zusehends. Drei Patienten wiesen erst nach dem 3. Schub Zeichen einer Persönlichkeitsabwandlung auf, waren also bis dahin jeweils voll remittiert. Einer von ihnen war dann gleich in erheblichem Maße persönlichkeitsverändert, während die beiden anderen zunächst nur leicht betroffen waren und sich im Laufe der nächsten Schübe verschlechterten. Sehr interessant ist die Entwicklung der psychosebedingten Charakterveränderung bei einem Patienten dieser Gruppe, der im Alter von 10 Jahren erkrankt war (s. Beispiel 9): die 4 Monate andauernde erste schizophrene Episode im Alter von 10 Jahren heilte zunächst voll aus. Erst im weiteren Verlauf trat eine ganz allmähliche, zunächst für die Umgebung und selbst für den mit der Nachbetreuung beauftragten Arzt unmerkliche Wesensänderung ein und führte schließlich zu einem langsamen sozialen Abgleiten, einhergehend mit zunehmend deutlicher werdender Persönlichkeitsabwandlung (Kontaktstörung, affektive Verarmung, Instabilität der beruflichen Leistung, Mangel an Ausdauer und Zielstrebigkeit, schließlich strafbare Handlungen, insbesondere unmotivierte Eigentumsdelikte). 12 Jahre nach der ersten psychotischen Episode, im Alter von 22 Jahren, kam es zu einem 2. floriden psychotischen Schub des schizophrenen Prozesses. Seitdem ist eine dauernde stationäre psychiatrische Betreuung notwendig. Es bestehen erhebliche Defektzeichen.

Bei 11 der 14 Patienten dieser Gruppe waren die postpsychotischen Wesensauffälligkeiten im Sinne eines Defektsyndroms entweder gleich so stark ausgeprägt, daß eine wesentliche Zunahme des Schweregrades nicht mehr erfolgte, oder sie verstärkten sich mit zunehmender Krankheitsdauer. Die „Crescendo-Bewegung" der sich verstärkenden postpsychotischen Defizienz war dann allerdings auf den Beginn der Psychose beschränkt, d. h. meistens auf die Zeitdauer der ersten 3 Schübe. Nur bei zwei Patienten nahm der Grad der Persönlichkeitsveränderung auch noch nach dem 3. Schub zu, um jedoch auch dann schnell und bald ein beständiges Niveau zu erreichen, wie dies bei den übrigen 9 Patienten bereits zu einem etwas früheren Zeitpunkt geschehen war.

Bei den restlichen drei Patienten war die *Dynamik im Verlauf* der Entwicklung postpsychotischer Defizienz-Syndrome eine andere, *wechselvollere*. Die eine, bereits erwähnte Patientin hatte zunächst drei endogen-depressive Phasen durchgemacht, bevor nach einem langdauernden symptomfreien Intervall wiederholte schizophrene Episoden mit einhergehender zunehmender postpsychotischer Defektsymptomatik einsetzten. Eine der beiden anderen Patientinnen war im Alter von 13 Jahren erkrankt, subakut auf dem Boden einer bereits Monate vorher sich bemerkbar machenden Wesensänderung. Drei Jahre lang war sie fast ständig mit kurzen Unterbrechungen wegen lang anhaltender bis zu 14 Monaten dauernder psychotischer Schübe in klinischpsychiatrischer Behandlung. Es hatte sich eine schwere Persönlichkeitsveränderung ausgebildet. In den folgenden Jahren kam es zu einem starken sozialen Abgleiten unter dem Bild zunehmender Verwahrlosung (das 16jährige Mädchen streunte herum, nächtigte unter anderem in einem Taubenschlag, trieb Gewerbsunzucht und wurde wegen häufiger Beischlaf-Diebstähle mit Gefängnis bestraft, es hatte ein uneheliches Kind und wurde mehrfach wegen venerischer Erkrankungen behandelt). Im Alter von

21 Jahren wurde die Patientin völlig verwahrlost und verschmutzt in Untersuchungshaft gebracht (u. a. wegen wiederholter Eigentumsdelikte) und von dort erfolgte
schließlich Zwangseinweisung in eine psychiatrische Klinik. Seit 2 Jahren hat eine
erstaunliche Aufwärtsentwicklung und Stabilisierung eingesetzt: die Patientin be-
treibt eine Gastwirtschaft zur Zufriedenheit ihrer Gäste, ist ordentlich, sauber,
freundlich, zuvorkommend, ruhig und zeigt Einsicht in die Sinnlosigkeit ihrer bisherigen Lebensführung. — Die Psychose der dritten Patientin begann im Alter von 12
Jahren ebenfalls knickhaft, nach einigen Wochen mit zunehmender Wesensänderung
(Leistungsminderung, instabiles Arbeitsverhalten in der Schule, Ermüdbarkeit, ge-
drückte Stimmung, Interesseverlust am Klavierspiel). Der erste schizophrene Schub,
der 6 Monate lang anhielt, heilte zunächst voll aus, einige Wochen später stellten sich
jedoch wiederum Verhaltensschwierigkeiten und Wesenseigentümlichkeiten ein, die in
den 2. Schub im Alter von 14 Jahren überleiteten, der 4 Monate dauerte. Danach
bestand eine solch starke Persönlichkeitsveränderung vor allem auf affektivem und
intentionalem Gebiet, daß die Patientin als „anstaltspflichtig" entlassen wurde. Trotzdem konnte das nunmehr 15jährige Mädchen nach einiger Zeit neben der Tätigkeit im
Haushalt und in einem Reformhaus wieder Klavierstunden nehmen, besuchte die
Tanzstunde und Haushaltungsschule, es machte musikalisch gute Fortschritte. Dieser
gute Zustand hielt über 1 Jahr an. Nach einem Sturz vom Fahrrad ohne Zeichen
einer Commotio kam es zum 3. Schub von 4¹/₂ Monate Dauer. Auch danach war vorübergehend wieder der Besuch der Haushaltungsschule möglich. Nach einem weiteren
Jahr brach der 4. Schub aus, seitdem ist die Patientin dauernd in stationärer psychiatrischer Betreuung. Es folgten noch 3 weitere Schübe; im Verlauf des 7. und bislang
letzten Schubes traten erstmalig formale Denkstörungen (Gedankenabreißen) und
cönaesthetische Halluzinationen auf. In der Folgezeit bestand ein ausgeprägtes post-
psychotisches Defizienzsyndrom, die Patientin hörte gelegentlich Stimmen und geriet
zeitweise in katatone Erregungszustände. Auch bei dieser Patientin kam es also zu
passageren, bis zu 1 Jahr anhaltenden Besserungen der Defektsymptomatik, die sich
damit als vorübergehend erstaunlich wandlungsfähig im Sinne der Reversibilität erwies!

Die *psychopathologische Phänomenologie* der einzelnen schizophrenen Schübe war
recht *bunt, vielgestaltig* und *mannigfaltig* und unterschied sich nicht von denen unter
4.1.1.—4.1.3. besprochenen voll ausheilenden Episoden. Bei 8 der 14 Patienten wurde
die psychopathologische Phänomenologie im Verlauf der Erkrankung *farbloser* und
unproduktiver. Mit zunehmender Ausbildung von sog. Defektzeichen gewannen
blande katatone Erregungs- und motorische Unruhezustände an Einfluß und beherrschten die psychotische Symptomatologie, unter Umständen begleitet von sinnlosem Zerstörungsdrang und gefährlichen Selbstbeschädigungen. Oder das spätere
Bild wurde schließlich beherrscht durch hebephren-manirierte, läppische Verhaltensweisen wie Clownerien und distanzlos-freche Albernheiten oder im Gegenteil durch
depressive Verstimmungen mit Bedrücktheit, stillem Sich-Zurückziehen und Antriebshemmung. Die früheren eindrucksvollen paranoid-halluzinatorischen Symptome
traten demgegenüber stark zurück oder fehlten ganz. Im Vorgriff auf später zu Er-
örterndes ist zu fragen, ob produktiv-psychotisches Geschehen, wie es zu Beginn der
Erkrankung in äußerst reicher und bunter Form zutage trat, bei diesen Patienten
später überhaupt nicht mehr oder nur noch in larvierter Form präsent war oder ob
die Patienten nach Ausbildung psychosebedingter Persönlichkeitsumwandlungen nicht

mehr in der Lage waren, paranoid-halluzinatorischen Phänomenen den gemäßen Ausdruck zu geben, sondern lediglich mit motorischen Erregungen oder depressiven Verstimmungen reagieren konnten.

Bei den übrigen 6 Patienten kam es zwar trotz Bestehens starker Persönlichkeitsveränderungen im weiteren Verlauf noch zur Ausbildung gelegentlich recht eindrucksvoller produktiv-psychotischer Phänomene, es überwogen aber auch dort relativ uncharakteristische, wenig produktive psychotische Symptome wie psychomotorische Unruhezustände, Selbstbeschädigungen, Suicidversuche, sinnlose, uneinfühlbare impulsiv-dranghafte oder verschroben-manierierte Handlungsweisen oder auch immer wieder depressive Verstimmungen. Der Beobachtungszeitraum ist insgesamt wohl noch zu kurz, um Verbindliches darüber auszusagen, warum die *Verlaufsneigung* zunächst eindrucksvoller, bunter und charakteristischer kindlicher Psychosen in unterschiedlicher Deutlichkeit und mit von Fall zu Fall schwankender Dynamik in Richtung farbloser und uncharakteristischer psychotischer Zustandsbilder zu gehen scheint.

Intelligenzgrad und primär-charakterliche Artung spielten keine Rolle bei der Ausgestaltung der psychopathologischen Phänomenologie. Die sog. *Pfropf-Hebephrenien* (4 der 14 Psychoseverläufe) wiesen keine Unterschiede hinsichtlich der klinischen Symptomatologie oder in bezug auf die Verlaufsweise der psychotischen Schübe gegenüber den übrigen 9 Psychosen auf.

Es folgen nun zwei Beispiele von Schizophrenie-Verläufen aus dieser Gruppe. Beide Patienten sind bereits im oder vor dem 10. Lebensjahr erkrankt. Bei der ersten Patientin (Beispiel 8) ist bemerkenswert, daß die Erkrankung mit einer eindeutigen, katamnestisch gesicherten depressiven Phase im Alter von 8 Jahren begann.

Beispiel 8: K. F., weibl.

Katamnesenfrist: 14 Jahre.

Familienanamnese: o. B.

Milieu: Handwerksmeisterfamilie, harmonisch.

Eigenanamnese: o. B.

Prämorbid: Still, zurückhaltend, wenig zärtlich, fühlt sich leicht zurückgesetzt, Minderwertigkeitsgefühle, mäßige Schülerin, doch in der Schule immer versetzt.

Beginn: 8 Jahre, plötzlich.

Psychopathol. Bild: 8jährig erkrankte das Mädchen an einer mehrere Wochen anhaltenden depressiven Phase. Es war still, „ganz depressiv", zog sich zurück, sprach kaum noch, verweigerte die Nahrung, schlief sehr schlecht, grübelte viel und war „ganz anders", immer wieder äußerte es Todesgedanken, „ach, wenn ich doch gestorben wäre, das wäre doch viel besser". Nach Ablauf dieser Phase erschien das Kind wie früher.

6 Jahre lang war das Mädchen völlig erscheinungsfrei. Im Alter von 14 Jahren setzte dann der erste schizophrene Schub ein: Schlaflosigkeit, Selbstbeschuldigungstendenzen: „ich kann nicht schlafen, weil ich euch nicht lieben kann"; starke Angstzustände, Bedrohtheitserlebnisse, es fragte: „Gucke ich den wirr?" Bewegungen und Haltung waren verschroben und maniriert. Das Mädchen äußerte seltsame, uneinfühlbare Wünsche der Mutter gegenüber, wie beispielsweise beim Baden: „Schütte etwas Milch in das Wasser, damit du meine Füße nicht schwimmen siehst." In der Klinik äußerte die Patientin immer wieder Beziehungs- und Minderwertigkeitsideen. Sie war scheu, ängstlich, bedrückt, teilweise auch läppisch-euphorisch. Ihr Denken war inkohärent, alogisch. Sie neigte zum Danebenreden. Auf die Frage, warum sie zu Bett liege, antwortete sie: „Weil ich an die Englein glauben soll. Ich bin ein Backfisch und darum muß ich für die Kinder an die Englein glauben." (Ist das ein Grund, nicht aufzustehen?) „Nein, aber weil der Stuhl da so dicht am Tisch steht." Auf die Frage, ob sie krank

sei, antwortete sie: „Die sagten, wenn sie von der Kirche kamen, mit dem Handschuh, mit dem Schlüssel." Merkwürdig verschroben war auch ihre Antwort auf die Frage, wo es ihr am meisten fehle: „An der Zunge."

Die Patientin hatte Bedeutungserlebnisse, glaubte, sie sei geschlechtskrank und sie sei eine Hexe. Sie wollte gerne totgeschlagen werden und litt unter cönaesthetischen und akustischen Halluzinationen, hörte Stimmen von der Wand her sprechen, die ihr „dummes Zeug" sagten und sie beschimpften. Nach 3 Monaten remittierte die Patientin (unter einer Fieberkur und nach 8 ES). Es bestanden bereits leichte, aber deutliche Defektzeichen auf affektivem und intentionalem Gebiet.

Katamnese: Nach Entlassung aus der Klinik war die Patientin als Hausangestellte in einem Kinderheim tätig. Wegen eines Verstimmungszustandes ohne schizophrene Symptome mußte sie jedoch nach 3 Jahren die Arbeit wieder aufgeben. Im Alter von 18 Jahren machte die Patientin ihren 2. schizophrenen Schub durch: Schlaflosigkeit, Appetitverlust, Mißtrauen, Arbeitsunlust, traurige Verstimmung, Beziehungs-, Bedeutungs- und Minderwertigkeitsideen. Unter Einfluß imperativer akustischer Halluzinationen hatte die Patientin mehrere Suicidversuche (Strangulation, Trinken von Salzsäure) unternommen. Sie erklärte u. a., sie müsse die Belästigung der Genitalsphäre durch Tragen von Gürteln und Strumpfhaltern nachts abstellen, und fragte, ob sie nicht bald geköpft würde. In ihrem Körper habe sie „Impretur". Nach 14 ES und 15 Insulinkomata konnte die Patientin aus der Klinik entlassen werden. Es bestanden leichte Defektzeichen mit Unausgeglichenheit des Handelns und der Affektlage.

Nach dem 1 Jahr später einsetzenden, ebenfalls sehr inhaltsreichen Schub, waren gravierende Defektzeichen manifest: affektive Leere, völliger Interesseverlust, Affektlabilität, merkwürdige uneinfühlbare verschrobene Verhaltensweisen. Die psychopathologische Symptomatologie des 3. Schubes war noch inhaltsreicher als in den ersten beiden: mannigfaltige paranoide Ideen, insbesondere Verfolgungsideen, Ich-Erlebensstörungen, Bedeutungserlebnisse, Gedankenabreißen, akustische und optische Halluzinationen, Wahnstimmung, Neologismen, ambivalentes und ambitendentes, teils negativistisches Verhalten, Autismus. Die Patientin glaubte, durch ihr Verhalten jemanden umgebracht zu haben, befürchtete, vergiftet zu werden und äußerte immer wieder, daß sie sterben müsse und sich aufhängen wolle. Dabei lachte sie häufig inadäquat und grundlos, war teilweise stark gehobener Stimmung und sexuell enthemmt. Ihr Denken war inkohärent bis zerfahren: „Ich darf mich nicht aufhängen. Ich hänge mich aber doch mal auf. Die Leute sage aber alle, ich dürfe es nicht tun. Die Leute wissen viel mehr als ich. Ich weiß nur so viel wie die Nacht. Ach, oooh, meine Mutter. Vielleicht ist sie schon tot. Es sind lauter schwarze Flecken auf dem Boden, die sagen mit, daß ich nicht weiterreden darf." Immer wieder sprach sie von ihren „Mitusaugen" und klagte darüber, daß sie Stimmen höre, die ihr sagten, daß Vater und Mutter tot seien. Sie sei Schuld daran. Ihre läppischheitere Affektlage paßte überhaupt nicht zu diesen Themen.

Der 3. Schub ging nicht mehr in eine echte Remission über, teilweise bot die Patientin das typische Bild einer Defekt-Katatonie mit erheblichen psychomotorischen Erregtheits- und Unruhezuständen, Aggressionen, Selbstbeschädigungen; sie versuchte u. a. den Finger abzureißen! Zu Hause versuchte sich die Patientin immer wieder zu strangulieren oder auf eine andere Weise zu töten und mußte ihrer Suicidimpulse wegen dauernd beaufsichtigt werden. Von den Eltern wurde sie als unordentlich, unpraktisch, in der Arbeit unsystematisch beschrieben, sie sei leicht aufgeregt und innerlich unruhig gewesen, war leicht verstockt und häufig verstimmt. Sie hatte an nichts mehr Interesse. Emotional sei sie kaum noch schwingungsfähig gewesen. In einem Erregungszustand hatte sie ihre Mutter einmal tätlich angegriffen und am Hals gewürgt.

Am Abend vor ihrem Tod fragte die Patientin ihre Mutter, ob die an einer Diphtherie 14 Jahre zuvor verstorbene Freundin Grete erstickt sei! An diesem Abend nahm sie gegen ihre übliche Gewohnheit kein Schlafmittel. Im Gegensatz zu sonst habe sie in dieser Nacht gut geschlafen (nach Angaben der Mutter). Morgens habe sie ihr Bett gemacht, den Tisch gedeckt, sei ruhig gewesen und habe sich völlig unauffällig verhalten. Während die Eltern noch am Tisch saßen, ging sie fort und warf sich vor den D-Zug Hamburg–Basel, um 7.48 Uhr.

Nach ihrem Tod wurden folgende Tagebuchnotizen von der Patientin gefunden: „Mir ist, als könnte ich meine Gedanken nicht mehr zusammenhalten, als wollte der *Wahnsinn* mich erreichen. Wie ist mir bang." Und: „Sehnsüchtig gehen meine Blicke zum Mond, er scheint so hell, aber auch er vermag mir *keinen Trost* zu übersenden."

Bemerkenswert an diesem Fall ist der frühe Beginn mit einer depressiven Phase im Alter von 8 Jahren, die mehrere Wochen anhielt und sich in ihrer Symptomatologie von depressiven Phasen Erwachsener nicht unterschied. Bereits in ihr ist die wesentliche Symptomatik durch den Tod und das Sterben-Wollen bestimmt. Der erste schizophrene Schub im Alter von 14 Jahren beginnt wie alle weiteren Schübe mit einer kurzdauernden depressiven Verstimmung, die in die schizophrene Psychose überleitet. Zu Beginn des 2. Schubes und nach dem 3. Schub unternimmt die Patientin wiederholt Suicidversuche, so daß sie ständig bewacht werden muß. Trotzdem gelingt es ihr, anscheinend befindet sie sich in diesem Zeitpunkt im Zustand besonderer Lucidität. Es ist erstaunlich, daß sie am Abend vorher nach der Todesart der 14 Jahre zuvor verstorbenen Freundin fragt, deren Tod ihre erste depressive Phase auslöste. Der Suicid wirkt wie in aller Ruhe geplant. Die Eltern werden am nächsten Morgen geschickt getäuscht, die Patientin ist pünktlich. Dies steht in merkwürdigem und erschütterndem Kontrast zu der starken postpsychotischen Wesensänderung und den teils defektiven, teils psychotischen Verhaltensabnormitäten der Patientin. Trotz der schweren Wesensänderung ist der Zustand der Patientin nicht gleichbleibend und konstant, es gibt Zeiten, in denen sie sich einordnet und relativ gut lenksam und ruhig ist, und solche, in denen sie läppisch-hebephren oder stark erregt ist, Zeiten in denen die psychotische Verspanntheit mit verstiegenen paranoiden Gedankengängen und verschrobenem, uneinfühlbarem Handeln überwiegt. In solchen Zeiten steht sie auch unter dem Einfluß imperativer akustischer Halluzinationen mit gefährlichen Suicidimpulsen und Selbstbeschädigungstendenzen. Der geglückte Suicid ist aber allem Anschein nach nicht Folge solcher Halluzinationen, sondern ist in einer ruhigen Phase erfolgt mit womöglich vorhandener Lucidität und Krankheitseinsicht. Die Katamnese ergab, daß die Patientin in den letzten Tagen zuvor und besonders am Abend und in der Nacht vor dem Selbstmord besonders ruhig und ausgeglichen gewirkt hatte! Es liegt nahe, daß die Patientin zum Zeitpunkt ihres Selbstmordes eine Art Krankheitsahnung mit Grauen und Angst vor dem Unheilvollen und Bedrohlichen ihres Schicksals gehabt hat. Auch die erschütternden Tagebuchnotizen, die mit einem Gefühlsausdruck niedergeschrieben wurden, der an das Pathos des kranken Hölderlin erinnert, stützen diese Annahme.

Ebenso interessant, jedoch ganz andersartig ist der folgende Krankheitsverlauf eines bei Psychosebeginn 10jährigen Jungen.

Beispiel 9: R. L., männl.

Katamnesenfrist: 22 Jahre.

Milieu: Ehe der Eltern geschieden, deshalb Fürsorgeerziehung notwendig.

Konstitution: metromorph, kräftig.

Eigenanamnese: unauffällig.

Prämorbid: durchschnittlicher Schüler, kontaktfähig.

Beginn: 10 Jahre, plötzlich.

Psychopathologisches Bild: Als Prodromalerscheinungen traten nach bis dahin unauffälliger Entwicklung Angstzustände auf. Das Kind schrie nachts laut und weinte, einmal behauptete es, es habe einen Knall gehört und dabei sei das Geschlecht entzwei gegangen. Oder es berichtete über Körpersensationen wie: „es brummt in den Knien". Im Unterricht fragte der Junge plötzlich, ob seine Pulsadern „noch ganz" seien, und lief anschließend fort. Ein anderes Mal fragte er ganz unvermittelt, ob es Totenköpfe gäbe, die sprechen könnten und stellte fest, „hier riecht es so, ist das Gas? Ist das giftig?" Er zog sich von seinen Mitmenschen zurück, wurde zunehmend bockig, aggressiv und unverträglich. Er hatte Angst, „ich gehe tot". Die Angstzustände verschlimmerten sich und waren mit wahnhaften Befürchtungen und merkwürdigen cönaesthetischen abnormen Körpersensationen verbunden. Der psychotische Junge äußerte u. a. „die Sonne fällt vom Himmel", „der Regen wird nicht mehr aufhören und alle Menschen werden ertrinken", „das Herz bleibt stehen", „der Bauch ist offen", „der Nabel platzt", „das Geschlecht geht entzwei", „ein Blitz geht durch mich durch". Er sah Bilder, sah schwarze Augen, die ihn verfolgten; hatte akustische (Frauenstimme) und Geruchs-Halluzinationen. Er fühlte sich bedroht von den andern Kindern, zu denen er sagte: „Ihr könnt nichts, als einen Herzkranken schlagen." Mitunter glaubte er, das Essen sei vergiftet oder es sei Blut drin, und verweigerte die Nahrung. Immer wieder zeigte er Wut- und Trotz-Reaktionen. Während er früher fleißig war, war er jetzt faul, spielte nicht mehr mit anderen Kindern und beschäftigte sich nur noch mit einem Faden und einer Rolle. Er schien bedrückt und äußerte immer wieder, daß er herzkrank sei. Nachts rief er mehrmals die Nachtschwester und sagte ihr, er könne nicht mehr richtig schlucken, oder ein Apfel, den er abends zuvor gegessen habe, werde immer dicker und er müsse daran ersticken. Sein Gesicht erschien „gealtert und gequält". In der Remissionsphase zeichnete das Kind einen „Weltuntergang", nach der Fertigstellung des Bildes schien er „irgendwie erleichtert" (s. Abb. 2).

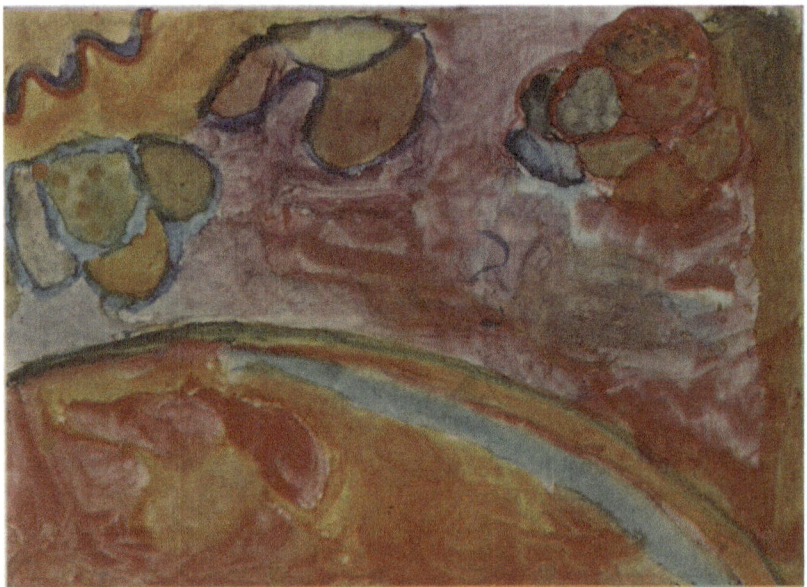

Abb. 2

Nach 6 Monten remittierte der Junge spontan völlig, er war aufgelockert, freundlich, kontaktfreudig, gemütsmäßig schwingungsfähig und ausgeglichen, er war frei von jeglichen psychotischen Erscheinungen. Es war lediglich noch eine gewisse sensible Überempfindlichkeit mit Neigung zu trotzigem Verhalten festzustellen.

Katamnese: In der Folgezeit lebte der Junge wieder im Jugendheim, da die Mutter eine ausreichende Erziehung nicht gewährleistete. Dort fiel er gelegentlich durch Einordnungsschwierigkeiten auf, war etwas verträumt und zurückhaltend, sonst jedoch unauffällig. 7 Jahre später, im Alter von 18 Jahren, traten deutliche Verhaltensauffälligkeiten auf: er wechselte häufig Stellen und Wohnort, es kam zu tätlichen Auseinandersetzungen mit der Mutter und zu kleineren Delikten: er fuhr beispielsweise ohne Erlaubnis mit einem fremden Auto. Im Alter von 19 Jahren wurde er von Prof. Stutte gesehen: „Er wirkte etwas phlegmatisch, affektiv modulationsarm, aber durchaus rapportfähig. Er berichtet von gelegentlichem Stimmenhören, wirkte aber insgesamt komponiert und nur bei Kenntnis der Vorgeschichte waren die leichten Wesensauffälligkeiten des jungen Mannes als postpsychotische Charakterveränderungen zu deuten."

Im Alter von 21—23 Jahren wurde der Patient straffällig, er beging immer wieder Diebstähle, die ihm u. a. 4 Monate Gefängnis einbrachten. Er stahl beispielsweise die Strickjacke seiner Wirtin! Im Alter von 23 Jahren äußerte er wiederholt paranoide Gedanken (z. B. sein Meister sehe ihn so komisch an). Er hatte den Kontakt zu anderen Menschen völlig verloren. 1 Jahr später war er wieder in Strafhaft. Dort fiel er durch sein stilles, ratloses, verträumt wirkendes Wesen und seine verschrobene Redeweise auf. In den letzten Tagen der Haft begann er plötzlich das Inventar seiner Zelle zu demolieren. Daraufhin wurde er in eine Beruhigungszelle gebracht, wo er sich freundlich, ruhig und still verhielt. In seine ursprüngliche Zelle zurückgebracht, führte er in der Nacht die Totalzerstörung seiner Zelleinrichtung einschließlich des Wasch- und WC-Beckens fort! Am nächsten Tag zeigte er sich zufrieden und erfreut über den „Erfolg" und konnte keinen Grund für sein Tun angeben, das er bis zum letzten Augenblick stillvergnügt fortgesetzt hatte. Er wurde daraufhin in ein psychiatrisches Krankenhaus verlegt. Dort gab er an, daß er sich beeinflußt fühle, die „Gedanken" würden ihm aufgezwungen; „da waren wieder die Stimmen da, die sagen, daß ich das alles auch noch kaputtmachen sollte". Er sprach mit leiser, monotoner Stimme, verhielt sich ruhig, sprach gelegentlich vor sich hin, saß tatenlos an seinem Platz herum, verweigerte die Nahrung; rief plötzlich um Hilfe, weil er sich von Mitpatienten bedroht fühlte, die ihn ergreifen und die Kehle zudrücken wollten, und die auch über ihn sprachen. Sein Verhalten war teilweise läppisch-hebephren, teils negativistisch. Er hatte Angst, vergiftet zu werden, und erklärte, es seien ihm „Gedanken eingegeben" mit dem Inhalt, nichts zu essen. Es liege eine „Fernwirkung" vor. Sein Denken war zerfahren. Er klagte über merkwürdige abnorme Cönaesthopathien: „Ihre Stimmen fielen auf mich. Ich hatte so viel Strahlen in mir, ich war ganz hell im Gesicht. Da war ich mit einem Mal mit allen Köpfen verbunden." Er habe „Auswüchse am Kopf" gehabt, hatte „Strahlen am Kopf". Sein Gedankengang war verstiegen und uneinfühlbar („ich hätte einen Menschen umbringen können. Wenn ich auf ein Gänseblümchen gesehen habe, wurden die anderen ganz hell." Und „mit Strahlen kann man einen Menschen umbringen, das hat man auch schon bei mir gemacht. Innerlich war ich damals ganz verbrannt. Der hat mich aber auch wieder ganz normal gemacht durch sein Sprechen. Die Worte, die ich rausgebracht habe, hat er mir anders wieder reingesetzt. Da hat mir das Leben wieder Spaß gemacht"). Bei der Zerstörung seiner Zelle habe er Stimmen gehört: „Bring sie um mit deinen Strahlen." Ein Mithäftling habe damals etwas an seinem Körper gemacht, daß er habe wieder essen können. Manchmal habe er auch nicht essen können, weil er eine „Fernsprechung" empfunden habe.

Bislang lebt der Patient immer noch in einem Psychiatrischen Krankenhaus. Es besteht eine deutliche schizophrene Persönlichkeitsabwandlung mit schrullig-sonderlingshaftem Gebaren, Kontaktlosigkeit, Antriebsarmut und affektiver Leere. Seine Antworten sind einsilbig, sein Blick ist ausdruckslos. Er ist still, zurückgezogen, ruhig, umgänglich und zeitweise auch arbeitssam. Gelegentlich kommen Unruhe- und Erregtheitszustände vor mit Fluchtversuchen und sinnlosen und teils gefährlichen Impulshandlungen, in denen der Patient unter dem Einfluß imperativer akustischer Halluzinationen steht. Zeitweise meint der Patient, daß er hypnotisiert werde. Er könne seine Gedanken nicht mehr zusammenhalten. Man könne aus seiner Hand lesen, daß er getötet werden solle. An seine Angehörigen schreibt er teilweise recht verworrene Briefe, in denen er sie u. a. bittet, ihn nicht mehr zu besuchen. Der Defekt hat in den letzten Jahren zugenommen.

Epikrise: Der Patient ist im frühen Alter von 10 Jahren an einer phänomenologisch sehr eindrucksvollen schizophrenen Episode erkrankt, die voll ausheilte. 7 Jahre war der Patient praktisch unauffällig! Erst dann setzte allmählich eine langsam zunehmende Persönlichkeitsveränderung ein, die ein immer typischeres schizophrenes Kolorit erhält. Die teilweise kriminellen Handlungsweisen des Patienten sind absurd, verstiegen, schließlich ist der Patient so auffällig „verrückt", daß er in ein Psychiatrisches Krankenhaus überwiesen wird. Dort schildert er in eindrucksvoller Weise seine psychotischen Symptome und scheint das Gefühl der Leere, das in ihm entsteht, zu spüren: „Innerlich war ich ganz verbrannt." 12 Jahre nach dem ersten schizophrenen Schub im Alter von 10 Jahren ist der Patient wieder so akut psychotisch geworden, daß von einem 2. manifesten Schub gesprochen werden kann. Seitdem besteht ein erheblicher schizophrener Defektzustand.

4.1.7. Akuter Beginn mit anschließender Versandung

Unter den 57 kindlichen Schizophrenien verlief eine Erkrankung phänomenologisch und prozeßdynamisch unter dem Bild einer *Dementia simplex,* die akut im Alter von 13 Jahren begonnen und zunächst als „grande hystérie" mit psychogenen Anfällen imponiert hatte und als neurotische Störung aufgefaßt worden war. Im weiteren Verlauf — die Beobachtungszeit betrug 11 Jahre — stellte sich aber die psychotische Natur des Leidens immer eindeutiger heraus und die Nachuntersuchung ergab relativ typische Symptome einer starken postpsychotischen Persönlichkeitsveränderung.

Außer einem „Nervenzusammenbruch" des Großvaters väterlicherseits, den er im ersten Weltkrieg erlitten hatte, waren in der *Familie* der Patientin keine neuropsychiatrischen Erkrankungen bekannt. In der engen Familie des Mädchens herrschten jedoch starke Spannungen, die mühsam überbrückt wurden, die Ehe der Eltern war schwierig, die Wohnverhältnisse waren recht einfach, der Vater war von Beruf Landwirt. *Prämorbid* war die Patientin eine gute Schülerin, sie war bis Erkrankungsbeginn gut kontaktfähig, hatte zahlreiche Freundinnen und war vergnügt, freundlich, interessiert und liebevoll im Umgang mit Eltern und kleinen Kindern.

Die Erkrankung begann im Alter von 13 Jahren akut mit einem plötzlich abends im Bett auftretenden Angstzustand. Das Mädchen glaubte, keine Luft mehr zu bekommen, und meinte, sterben zu müssen, das Herz höre auf zu schlagen. Es schrie stundenlang ohne Pause, wälzte sich im Bett, streckte die Glieder starr aus, verdrehte die Augen und begann, mit dem ganzen Körper zu zucken. Diese Zustände wiederholten sich täglich. In der Klinik konnte ein „Anfall" mit einer Injektion physiologischer Kochsalzlösung unterbrochen werden. Während des Klinikaufenthaltes beruhigte sich die Patientin allmählich, war vergnügt, ausgeglichen, albern, verspielt und gut kontaktfähig.

Im weiteren Verlauf weinte die Patientin viel, war oft bedrückt, lustlos und litt unter Versagenszuständen. Nach der Schulentlassung scheiterten mehrere Arbeitsversuche. 4 Jahre nach Erkrankungsbeginn setzte eine Akzentuierung im Krankheitsverlauf ein: die Patient stand nicht mehr auf, blieb dauernd im Bett, aß nicht mehr und mußte schließlich gefüttert werden, sprach gelegentlich vor sich hin und sagte, daß sie am liebsten gestorben wäre und daß man sie doch totschlagen solle. Wenig später klagte sie immer wieder darüber, „nicht richtig denken zu können", sie sei „fix und fertig mit den Nerven", „innerlich" sei sie „leblos und steif". Außerdem klagte sie über eine quälende Interesse-, Schwung- und Initiativelosigkeit. Affektiv war sie kaum modulationsfähig, wiederholt geriet sie in Angst- und Erregungszustände mit Todesfurcht. Nach einer kurzzeitigen Besserung mit stark eingeschränkter Arbeitsfähigkeit — die Patientin konnte nur leichte Arbeiten im Haushalt verrichten — lag sie schließlich, 7 Jahre nach Krankheitsbeginn, fast nur noch im Bett, war nur für Stunden auf, mußte zum Essen angehalten werden, wusch sich nicht mehr, näßte gelegentlich ein, war teils gleichgültig, teils erregt und schimpfend, wirkte verschroben, schrullig, sonderlingshaft, schlief schlecht, war zeitweise verstimmt und äußerte u. a. „ich kann mich halt nicht richtig zusammenreißen, ich muß mich wieder überwinden können".

Bei der *Nachuntersuchung* klagte sie außerdem, daß es ihr „nicht so gut gehe", „weil es nicht weitergeht". Die Patientin schien unter ihrer Antriebsarmut und Initiativelosigkeit zu leiden. Im Gespräch wurde ihre lahme Entschlußlosigkeit sehr deutlich, es kostete große Mühe, Antworten von ihr zu erhalten, die meist nur in hastig und leise hingehauchten Satzbruchstücken bestanden. Affektiv war sie kaum schwingungsfähig, sie erschien wenig teilnahmefähig und hatte keine engen und herzlichen Beziehungen zu irgendeinem Menschen mehr. Bei der Intelligenzprüfung fiel das rasche, sichere und richtige Reagieren selbst auf schwierige eingekleidete Rechenaufgaben, die sie auf Anhieb richtig löste, völlig aus dem Rahmen des bislang Gebotenen! Um so erstaunlicher waren dann wieder völlig alogische und verschrobene Antworten wie etwa auf die Frage, ob sie wählen wolle (Bundestagswahl): „Da bin ich zu alt zu, da muß man ja schon 21 sein" (Alter der Patientin bei der Nachuntersuchung: 24 Jahre). Ein merkwürdiger, verstiegener, unmöglich nachvollziehbarer Gedankengang mit Verlust des „common sense" bei gutem Intelligenzpotential und unbeeinträchtigten mnestischen Funktionen charakterisierten ihre Antworten. Interessant — und eine gewisse Einsichts- und Leidensfähigkeit verratend — war ihre Angabe, sie sei früher, vor ihrer Erkrankung, „feinfühlig" und „mutig" gewesen, sei gern mit Kindern umgegangen und habe „alles mitgemacht". Auch aufgrund ihres stereotypen, ausdruckslosen, läppischen Lachens, ihrer manirierten Bewegungen und ihres ambitendenten Verhaltens bot die Patientin das Bild eines „versandeten" hebephrenen Persönlichkeitsdefekts.

Die Entwicklungslinie dieses Psychoseverlaufs ist also akut beginnend, dann zunächst in verschiedenen Stufen und schließlich — 7 Jahre nach Erkrankungsbeginn — langsam-kontinuierlich in Form einer allmählichen Versandung abwärtsführend.

4.2. Schleichend-chronische Verläufe

15 der 57 Schizophrenien verliefen schleichend, wobei sich die im folgenden beschriebenen 4 Unterformen abgrenzen ließen, die sich im wesentlichen durch den Krankheitsausgang, d. h. durch den bislang erreichten Remissionsgrad unterschieden. Darüberhinaus bot die unter 4.2.4. rubrizierte Krankheitsgruppe noch weitere wesentliche und sehr interessante verlaufsdynamische Merkmale, die sie von den übrigen Untergruppen als besonders eigenständige Verlaufsform abhebt.

4.2.1. Schleichend-chronischer Verlauf mit guter Remission

3 Patienten (Jungen) haben bislang eine relativ gute bis befriedigende Remission erreicht, keiner von ihnen ist jedoch voll remittiert. Die *Katamnesenfristen* betrugen 8, 17 und 13 Jahre. Das *Erkrankungsalter* der Patienten lag bei 9, 11 und 13 Jahren. Alle 3 Patienten waren *familiär belastet:* der 9jährige mütterlicherseits mit Suiciden (Onkel, Großmutter, Großtante), seine Mutter war wiederholt in stationärer psychiatrischer Betreuung unter der Diagnose einer Psychopathie. Bei den anderen beiden Patienten waren 3 entferntere Verwandte (Cousine, Großmutter, Tanten) schizophren.

Zwei Patienten lebten in *gestörten häuslichen Verhältnissen:* die Eltern des 9jährigen Patienten, beide bereits in erster Ehe geschieden, standen in Scheidung, die Mutter befand sich wiederholt in stationärer psychiatrischer Behandlung und der Vater, von Beruf Straßenmusikant auf der Reeperbahn, war Trinker. Die Ehe der Eltern des anderen Patienten wurde z. Z. des Psychoseausbruchs geschieden.

Prämorbid waren zwei der drei Patienten auffällig: der bei Erkrankungsbeginn 9jährige Junge wurde als schüchtern und artig geschildert, wegen mangelnder Mitarbeit war er einmal sitzengeblieben, die Intelligenz (IQ nach HAWIK: 95) lag im unteren Durchschnitt. Der andere Junge war ein sehr guter Schüler (IQ 121), still, ängstlich und zurückgezogen, wenig kontaktfähig, scheu.

Für alle 3 Psychosen war charakteristisch, daß der Verlauf nicht gleichbleibend, einheitlich und kontinuierlich war, sondern der Prozeß jeweils in Aktivität und Intensität schwankte und das phänomenologische Bild in den einzelnen Krankheitsphasen recht verschieden war. Bei dem bei Psychoseausbruch 9jährigen Jungen war der psychotische Beginn im Verlauf der ersten 4 Jahre durch wenig profilierte, ubiquitäre Verhaltensstörungen und eine langsam fortschreitende Wesensänderung gekennzeichnet: er wurde zunehmend scheu, isolierte sich immer mehr von seinen Mitmenschen, lief unmotiviert von zu Hause weg, schwänzte die Schule, verübte unsinnige Eigentumsdelikte, für die er keine Motivation angeben konnte, zerstörte sinnlos Dinge, zerriß seine Wäsche, trieb sich herum mit der Begründung, er stinke nach Dung, onanierte viel und wurde aggressiv und gefährlich gegen seine Umgebung. Schließlich war er gemüts- und gefühlsmäßig kaum noch zu beeindrucken und hörte völlig auf, sich am Unterricht zu beteiligen oder noch Schularbeiten zu machen. Sprache und Schrift waren undeutlich, der Gesichtsausdruck des Jungen wenig modelliert, die Haltung schlaff und die Bewegungen eckig und steif. Der Patient neigte zu Stereotypien, war in seinem Verhalten abweisend, verschlossen, kicherte, schnalzte, hüstelte, seufzte gelegentlich ohne ersichtlichen Grund in läppischer Weise. Seine affektive Ansprechbarkeit, Resonanz- und Rapportfähigkeit waren stark herabgesetzt. Nach dieser unproduktiven Phase kamen schließlich produktive Symptome wie Wahnideen, akustische, optische und olfaktorische Halluzinationen, Gedankenabreißen, Gedankenlautwerden, Denkzerfahrenheit, dranghaft-impulsive Unruhezustände mit Selbstbeschädigungen und gefährlichen Aggressionen, zur Ausbildung. Immer wieder unternahm der Patient unter dem Einfluß imperativer Halluzinationen Suicidversuche, insbesondere durch Strangulation! Interessant ist, daß ein Bruder der Mutter sich ebenfalls nach mehreren Suicidversuchen stranguliert hatte! Katatonerregte Phasen wechselten ab mit Zeiten, in denen er ein läppisch-hebephrenes Gebaren mit vielerlei Schabernack an den Tag legte („halten Sie mich, ich kann nicht mehr, bringen Sie meinen Kopf gerade, mein linkes Bein muß geschient werden"). Im Alter von 15 Jahren, nach 6jährigem Krankheitsverlauf nahm der Prozeß eine neue Wende, es kam zu einer erstaunlichen und stetigen Besserung, die bislang 3 Jahre lang anhielt, der Patient war wieder arbeitsfähig, ordentlich, sauber und gepflegt und führt sich gut an der Arbeitsstelle.

Ebenfalls mit einer langsam einsetzenden Wesensänderung begann die Psychose bei dem bei Krankheitsbeginn 11jährigen Jungen. Während produktive Symptome nur zu Beginn auftraten und flüchtig waren, beherrschten mannigfaltige Zwangssymptome (Zwangsvorstellungen, Zwangshandlungen, Zwangsimpulse, Ritualbildungen, Zwangsdenken, teilweise in Form von Gedankenketten, Zwangsbefürchtungen mit Beschwörungsformeln) und Phobien 8 Jahre lang das psychopathologische Bild.

Der 11jährige Junge entwickelte eine Fülle von uneinfühlbaren und absurden Zwangsmechanismen, die ihm als Schutz gegen vermeintliche Strafen dienen sollten. Er tyrannisierte seine Eltern mit seinen unsinnigen ritenhaften Wiederholungszwängen. Beispielsweise näherte und entfernte er sich in einem oft stundenlang anhaltenden Zeremoniell in stereotyper Weise von seinem Stuhl, um ihn dann im Sprung zu erreichen, einige Zeit reglos zu verharren und dann wieder von neuem zu beginnen. Oder er gab den Eltern absurde Befehle, die Türe häufig hintereinander zu öffnen und zu schließen, die Vorhänge auf- und zuzuziehen oder so lange starr auf einem Fleck stehenzubleiben, während er unmotivierte Bewegungen mit den Armen ausführte und leise unverständliche Worte vor sich hinmurmelte bis er sagte „gut". Wurde er in seinen Handlungen gestört oder weigerten sich die Eltern mitzumachen, geriet der Patient in Verzweiflungs- und Erregungszustände, in denen er schrie und tobte. Außerdem hatte er sich hunderte von Beschwörungsformeln und Bannsprüchen ausgedacht, die er immer in der gleichen Reihenfolge, die schlimmste Bedeutung zuerst, sprechen mußte. Z. B.: „Kein Beinbruch, kein Armbruch, keine Verletzung" oder „kein Mord, kein Raub, kein Diebstahl". Bei jeder eintretenden Veränderung einer jeweiligen Situation mußte der Patient seine Sprüchlein hersagen und dann immer wieder von vorne beginnen, wenn eine Veränderung eintrat. Die Zwänge, die von ihm als solche und nicht als Eingebungen oder Beeinflussungen erlebt wurden, wurden als sinnlos und „blödsinnig" erkannt.

Hebephreniforme Verhaltensweisen und depressive Verstimmungen traten gegenüber diesen Zwangssymptomen zurück. Nach etwa 5—6jährigem Krankheitsverlauf wurde die Zwangssymptomatik fast völlig in den Hintergrund gedrängt durch an Einfluß gewinnende psychotische Symptome paranoid-depressiver-leibhypochondrischer Prägung. Schließlich kam es nach Ablauf von 9 Jahren im Alter von 20 Jahren zum offenen Ausbruch einer akuten paranoid-halluzinatorischen Episode von einigen Wochen Dauer, die, ohne zu einer zusätzlichen Wesensänderung etwa im Sinne eines erneuten Knicks zu führen, abklang. Der Patient konnte danach sein Abitur machen und einige Semester Sprachwissenschaften studieren! Seit etwa 2 Jahren ist die Zwangssymptomatik wieder so stark und beherrschend geworden, daß der Patient nur zu Hause sein kann. Es besteht bereits eine ausgeprägte, recht eindrucksvolle Persönlichkeitsveränderung seit Beginn der Erkrankung im Sinne des autistisch-schrulligen und verschrobenen Sonderlings mit introvertiert-ängstlicher Lebenshaltung; bislang, nach 14jährigem Krankheitsverlauf, sind aber keinerlei Anzeichen für ein prozeßhaftes Fortschreiten zu schwerem Defekt oder gar Ausgang in Demenz erkennbar. Die Problematik dieses Falles wurde 1968 in einer Arbeit gesondert dargestellt (EGGERS, 1968). Es wird deshalb auf eine ausführliche Darstellung der Kasuistik verzichtet.

Ebenfalls durch starke, aber wiederum andersartige Schwankungen ist der folgende Krankheitsverlauf gekennzeichnet (Beispiel 10), der ebenfalls wie bei den anderen beiden Patienten mit zunächst uncharakteristisch erscheinenden Verhaltensauffälligkeiten beginnt.

Beispiel 10: J. H., männl.

Katamnesenfrist: 17 Jahre.

Familienanamnese: Schwester des Vaters schwachsinnig; Großmutter väterlicherseits haltschwach, drohte mehrmals mit Selbstmord; 2 Cousinen der Mutter schizophren.

Milieu: Vater erfolgreicher Kaufmann, von der Mutter bei der Nachuntersuchung des Patienten als sehr empfindsam, feinfühlend, hochgeistig und musikalisch geschildert. Mutter ebenfalls sehr geistreich, redegewandt und temperamentvoll, feinsinnig, aber kühl, etwas überspannt. Ehe der Eltern wure z. Z. des Beginns der Erkrankung des Patienten geschieden.

Konstitution: Pyknisch-leptosom.

Eigenanamnese: unauffällig.

Prämorbid: gut begabt (Gymnasiast), kontaktfähig; viele geistige Interessen, jedoch sehr ichbezogen.

Beginn: 14 Jahre, knickhaft.

Psychopathologisches Bild: (Die anamnestischen Angaben wurden bei der Nachuntersuchung erheblich vervollständigt, so daß aus ihnen und aus dem sich bei der Nachuntersuchung ergebenden Bild des Patienten die Diagnose „Schizophrenie" gesichert werden konnte.) Zunehmend Schulschwierigkeiten, Konzentrationsstörungen, Interessenverlust, Minderwertigkeitsideen, Kontaktschwierigkeiten. Der Junge unternahm wiederholt Suicidversuche. Er wurde zunehmend aggressiv, insbesondere gegen die Mutter, die er einmal mit dem Messer bedrohte. Er legte Feuer, schlief schlecht, war sprunghaft in seinen Gedanken, unstet im Handeln, redete viel und unzusammenhängend, äußerte Verfolgungsideen, hatte nachts Visionen von Einbrechern und war sehr mißtrauisch. Immer wieder geriet er in Erregungszustände, zeitweise zeigte er ein substuporöses Verhalten. Er behauptete plötzlich, ein Idiot zu sein, nicht mehr denken, schreiben und lesen zu können; er verweigerte die Nahrung, äußerte, sich nicht mehr so freuen zu können wie früher. Mit 12 Jahren litt er unter Zwangsvorstellungen, wurde zunehmend ungezogen, rücksichtslos und ungehemmt. Während der Kliniksbeobachtung 1 Jahr später war er salopp, unbekümmert, nonchalant, zeitweise ausgesprochen läppisch, affektiv flach, litt unter hypochondrischen Beschwerden, zeigte keinerlei Bindung an irgendeinen Menschen. Stereotyp stellte er immer wieder dieselben Fragen („gibt es das, daß kräftige Männer ohne Bewegung dick werden?", „schwitzt man viel, wenn man kräftig ist?", „muß man sich jeden Tag das Genitale waschen?"). Zeitweise war er gespannt, aggressiv, flegelhaft. Nach der Entlassung arbeitete er zunächst als Hilfsarbeiter zu Hause in der väterlichen Fabrik. Nach einigen Wochen kam es wieder zur Verschlechterung, er äußerte Selbstmordabsichten und unternahm einen Suicidversuch. Anschließend war er läppisch, euphorisch, gespannt, negativistisch, äußerte Beziehungs-, Selbstbeschuldigungs- und Nichtigkeitsideen und wollte wiederholt Suicid begehen.

Nachuntersuchung: Alter des Patienten 29 Jahre. Die katamnestischen Daten wurden aus Gesprächen mit dem Patienten, seiner Schwester und seiner Mutter gewonnen und später aus Briefen der Schwester und durch Epikrisen der behandelnden Krankenhäuser ergänzt.

Nach der Entlassung hat der Patient zunächst eine 3jährige kaufmännische Lehre im Eisenwarenhandel durchgemacht und anschließend 1 Jahr die Eisenwarenfachschule besucht. Danach war er im Unternehmen seines Vaters (Eisenwarengroßhandel) beschäftigt. Dort gab es jedoch Schwierigkeiten wegen Mißtrauens und starker Selbstüberschätzung seitens des Patienten, es erfolgte deshalb ein Wechsel zu einem anderen Unternehmen derselben Branche. 10 Jahre nach Beginn der Erkrankung war der Patient eine Zeitlang stärker psychotisch: er litt unter der Vorstellung, an einer zerstörenden Krankheit zu leiden und sammelte Zeitungsausschnitte als Beweise hierfür, er glaubte, seine Kollegen anzustecken, er war völlig unkorrigierbar und unbelehrbar, auch nicht durch ärztliche Untersuchungsergebnisse. Er kapselte sich immer mehr ab, schließlich war er überzeugt, von seiner Krankheit innerhalb spätestens von 2 Wochen „zerstört" zu werden. Nach einigen Wochen sprach er nicht mehr davon, behauptete aber in den nächsten 3—4 Jahren, daß er schlechten Geruch verbreite, deshalb kaufe man auch nicht bei ihm und er müsse so versagen. Es tropfe dauernd bei ihm aus der Harnblase, der Patient trug deshalb eine komplizierte Auffangvorrichtung. Eine Zeitlang glaubte er auch, geschlechtskrank zu sein.

Im Alter von 29 Jahren, bei der Nachuntersuchung, gab er an, daß er häufig unter traurigen Verstimmungen leide, „ich komme manchmal an den Rand, in eine seelische Lage, wo ich aufpassen muß, wo ich die Beherrschung verliere, ich komme dann in eine Art Dämmerzustand, wo ich nicht mehr klar denken kann"; er glaube dann, er sei „bescheuert" und er habe die Gewißheit, es lohne sich nicht weiterzuleben; er habe dann Selbstmordabsichten und leide unter starken Angstzuständen. Er kenne das Gefühl der „Weltuntergangsstimmung" und der „völligen Ratlosigkeit". Überhaupt sei er immer „Einzelgänger" gewesen und habe sich immer einsam gefühlt, er habe sich wiederholt in einem „Circulus vitiosus" gefunden. Zu anderen Menschen könne er keine innigen und herzlichen Gefühle hegen. Auf die Frage, ob er darüber traurig sei, antwortete er: „Das ist der Grund meiner Nervenkrankheit." Und weiter: „Wenn ich die Möglichkeit habe, meinen Gesellschaftstrieb zu befriedigen, entsteht in mir das Gefühl der seelischen Leere, man könnte ganz irre darüber werden; man empfindet einen Mangel."

Der Gedankengang war sprunghaft, glitt von einem Thema zum anderen, es wurden Dinge miteinander verknüpft, die nicht zueinander gehörten. Über sich sagt der Patient, daß er ein gespaltener Mensch sei, „ich weiß, daß mein Ich gespalten ist". Die Spaltung besteht in „apollinisch und dionysisch", zwischen „Tiefe und Oberflächlichkeit". Diese „Gespaltenheit" bestehe insbesondere in erotischer Hinsicht, mehr wolle er darüber nicht sagen. Oft klang in seinen Sätzen ein leeres, fades Pathos an; der Sprachstil war nicht selten geschraubt, maniert, nichtssagend, und doch auch wiederum war echtes Unbehagen spürbar, vielleicht sogar inneres tiefes Leiden an sich selbst, ein Empfinden von dem, was ihm versagt ist durch das Resultat seiner Erkrankung. So war viel Widersprüchliches und Sich-Widerstreitendes in seinem Wesen, das Verhältnis zur Mitwelt, zur Freundin oder zur Mutter äußerst ambivalent. In seiner Zuwendung zeige er sich sprunghaft wechselnd, mal anhänglich, mal abweisend und plötzlich patzig und dann gleich wieder liebevoll und freundlich. Sein Verhalten Fremden gegenüber schien zwischen mißtrauisch-scheuer Zurückhaltung und aufdringlicher Distanzlosigkeit zu wechseln. Im Umgang mit Mitmenschen zeigte er mangelndes Geschick und Einfühlungsvermögen und neigte zu teilweise erheblichen Taktlosigkeiten. Hemmungslos berichtete er von den intimsten Dingen. Andererseits gebrauchte er im Gespräch häufig nichtssagende Phrasen und Allgemeinplätze; oft widersprach er sich, während er eben noch von traurigen Verstimmungen und Minderwertigkeitsideen sprach, betonte er gleich darauf, daß er dem Leben und der Welt positiv gegenüberstehe. Er denke viel über sich selbst nach, beobachte und kontrolliere sich selbst viel und sei öfter mit sich unzufrieden. Er sei leicht erregbar und aufwühlbar, seine Stimmung schwanke leicht, er leide unter Konzentrationsschwäche und gerate „leicht aus dem seelischen Gleichgewicht" und sei dann verstimmt oder aufgeregt. Der „schönste Moment" im Leben sei die Musik. Der Patient ist Bratscher und spielt im Orchester und im Quartett. Im Gespräch wechselte der Patient dauernd und abrupt die Themen, zwischendurch stellte er ähnliche läppische, hypochondrische Fragen wie zur Zeit seines Klinikaufenthaltes (wie er am besten alt werden könne, durch welche Präparate oder Speisen er kräftig werden könne, welche Bücher und Schriften er sich kaufen müsse, um zu erfahren, ob man „das Leben des Menschen auf etwa 100 Jahre verlängern und im Jahre 2050 um etwa 50 Jahre verlängern" könne. Gelegentlich äußerte er völlig abstruse und aus der Luft gegriffene Ziel- und Wunschvorstellungen, z. B. daß er nach Amerika auswandern wolle ohne zu wissen, was er dort tun möchte.

Weitere Katamnese: 4 Jahre nach der Nachuntersuchung, im Alter von 32 Jahren, schloß der Patient sein Musikstudium in der außergewöhnlich kurzen Zeit von 2 Jahren mit einem Diplom als Orchestermusiker (Bratscher) ab. Ein halbes Jahr danach unternahm er einen Suicidversuch (Schlafmittel), bei dem er sich eine Schädelfraktur mit einer schweren Commotio zuzog. In den letzten Monaten davor war der Patient häufig umtriebig-unruhig, geriet in tätliche Auseinandersetzungen mit Freundinnen und Nachbarn, die ihn teilweise schroff ablehnten und deren Zuneigung bzw. Respektierung er erzwingen wollte. Er litt unter Konzentrationsschwäche und Schlaflosigkeit. Nach Abklingen der Folgeerscheinungen der schweren Commotio kam es zu einer weitgehenden Besserung der Konzentrations-, Antriebs- und Kontaktstörungen (Therapie: Dapotum). Inzwischen hat der Patient die Stelle eines Bratschers in einem bekannten Städtischen Orchester angenommen und auch bereits zahlreiche Konzerte gegeben.

Briefe des Patienten spiegeln das breite Spektrum vielfältiger, wunderlicher, verschrobener und fremdartig erscheinender Wesensauffälligkeiten sowie die facettenreichen — oft nur diskreten — Störungen und Hemmungen des Patienten im affektiv-emotionalen Bereich wieder, wie sie für den schizophrenen Sonderling typisch sind. Sie sind in diesem Fall charakteristisch, auch in ihrer oft rührenden Naivität. Sie sind zeitweise nur leicht ausgeprägt. Für den Außenstehenden und für einen Menschen ohne psychopathologische Kenntnisse sind diese ansich typischen Wesenszüge in ihrer Genese völlig unverständlich, was wiederum zu ernsten Problemen und Konflikten führt. Ihnen ist gerade ein in seiner Seinsmöglichkeit beschränkter Mensch mit einer psychosebedingten umgewandelten Persönlichkeitsstruktur und zusätzlich bestehenden Defizienzsymptomen nicht immer gewachsen, Fehlreaktionen und -haltungen sind die Folge und können neue Schübe bzw. Rezidive vortäuschen, die in Wirklichkeit keine sind. Die letzte Episode mit dem Suicidversuch ist sicherlich zumindest auch stark reaktiv mitbedingt gewesen.

Alle 3 unter 4.2.1. beschriebenen Patienten sind bislang cum grano salis befriedigend remittiert und zeitweise sogar gut sozial angepaßt, was bei dem frühen Erkrankungsbeginn (ab dem 9. Lebensjahr!) erstaunlich ist. Der Psychoseverlauf ist bei ihnen wechselhaft, manchmal fast „wellenförmig", in keinem Fall bislang stetig und unaufhörlich abwärtsverlaufend zu starkem Defekt. Bei den beschriebenen Schwankungen in der Verlaufsdynamik sind psychosebedingte Eigengesetzlichkeit und reaktiv-neurotisches Fehlverhalten auf dem Boden psychosebedingter Persönlichkeitsänderung mit verminderter Anpassungsfähigkeit und Reagibilität zuletzt nicht immer voneinander zu trennen gewesen.

4.2.2. Chronisch wechselvoller Verlauf ohne wesentliche Progredienz

Bei 4 Patienten (3 Jungen, 1 Mädchen) war der Verlauf ebenfalls chronisch und wechselhaft, der Prozeß hatte in allen Fällen zu starken Persönlichkeitsabwandlungen geführt, die eine sinnvolle Funktion in der Gesellschaft teilweise nicht erlauben. In keinem Fall jedoch war der Verlauf prozeßhaft-progredient im Sinne einer unaufhörlichen Verschlechterung, vielmehr veränderte sich das bereits nach kurzem Krankheitsverlauf erreichte Persönlichkeitsniveau auch nach vielen Jahren nicht [4]. Die *Katamnesenfrist* betrug durchschnittlich 14,2 Jahre. Das *Erkrankungsalter* lag bei 9, 10, 11 und 13 Jahren. Die 13jährige Patientin hatte allerdings bereits jeweils mit 6 und 12 Jahren stärkere Verstimmungszustände mit grundlosem Weinen, Schlaflosigkeit und Antriebshemmung durchgemacht. Obwohl zahlreiche Autoren sicher keine Hemmungen hätten, diese aus der bisherigen Lebensgeschichte herausfallenden und aus ihr nicht ableitbaren depressiven Episoden von mehreren Wochen Dauer als Beginn der eigentlichen Erkrankung zu werten, soll in diesem Fall vorsichtshalber das Erkrankungsalter erst mit 13 Jahren angegeben werden, da erst zu diesem Zeitpunkt sichere und eindeutige psychotische Symptome auftraten. Die psychotische Natur dieser zweimaligen depressiven Verstimmungszustände kann nicht bewiesen, allenfalls aufgrund fehlender auslösender traumatisierender Ereignisse oder seelischer Belastungssituationen vermutet werden.

2 Patienten waren *familiär belastet,* der 11jährige Patient mit Schizophrenie (Großmutter mütterlicherseits), die Familie des 13jährigen Mädchens war hochgradig mit Suiciden sowohl von Vaters als auch von Mutters Seite belastet: beide Großväter der Patientin, eine Schwester der Mutter und höchstwahrscheinlich auch der Vater selbst. Eine Schwester des Vaters war vorübergehend in einer Anstalt. Die Mutter des Mädchens war wenig schwingungsfähig, kontakteingeschränkt und affektkalt, sie imponierte wie ein schizophrener Defektzustand. Über ihre kranke Tochter, an der sie wenig Anteil nahm, äußerte sie einmal: „den Doofen passiert ja nichts". Das *familiäre Milieu* war bei 3 Patienten gestört: die Familienatmosphäre, in der das Mädchen aufwuchs, war zusätzlich durch den Tod des Vaters

---

[4] Bei 2 der 4 Patienten bestanden bereits prämorbid so starke Wesensauffälligkeiten, daß man von einer „vorauslaufenden Defizienz" (JANZARIK) sprechen könnte, die sich ebenfalls nach Einsetzen der Psychose und auch im späteren Krankheitsverlauf nicht wesentlich verschlimmert hat.

(höchstwahrscheinlich Suicid durch Sprung aus dem fahrenden D-Zug) kurz vor Krankheitsausbruch getrübt, ebenso wie durch die emotional gestörte Mutter. Bei zwei Patienten fehlte der Vater (Tod).

Prämorbid waren alle 4 Patienten durch scheue Empfindsamkeit, Einzelgängertum und Kontaktschwierigkeiten gekennzeichnet. Das Mädchen war trotz seiner Begabung (IQ nach HAWIE 118) nur eine durchschnittliche Schülerin, es wurde als empfindsam, anhänglich, schüchtern und feinfühlig geschildert. Früh neigte es zu Grübeleien über religiöse und metaphysische Probleme. In ähnlicher Weise beschäftigte sich der bei Erkrankungsbeginn 10jährige Junge (IQ ebenfalls 118), der auch unter erheblichen Kontaktschwierigkeiten litt und sehr ängstlich war, mit viel Phantasie mit Raumfahrtproblemen und mit dem Weltall.

Beispiel 11: H. L., männl.

Katamnesenfrist: 20 Jahre.

Familienanamnese: o. B.

Milieu: Vater (Bühnenarbeiter) früh verstorben, Mutter warmherzig, gutmütig, lebhaft.

Konstitution: pyknisch.

Eigenanamnese: unauffällig.

Prämorbid: Einzelgänger, sondert sich ab, sehr guter Schüler.

Beginn: 9 Jahre, schleichend.

Psychopathologisches Bild: Der vorher artige, freundliche, zugängliche Junge wurde zunehmend wesensauffällig, beschimpfte die Mutter mit unverschämten Worten („halt den Rand", „halt die Schnauze"). Stundenlang wackelte er mit dem Kopf, er wiederholte stereotyp obszöne Ausdrücke. Im Alter von 10 Jahren nahm er „Rollen" an, zelebrierte beispielsweise als „Erzbischof" Messen, spielte den „Narren" oder den „Rattenfänger von Hameln", indem er wiederholt singend oder grölend (u. a. im Frühling Weihnachtsmelodien) vor einer Schar von 30—40 Kindern durch die Straßen zog, er zog dann mitunter seine Kleidung aus, hängte sie an einen Baum und brachte dann seiner Garderobe ein Ständchen. Er tat alles, was andere Kinder von ihm verlangten, steckte Abfall in den Mund oder aß auf deren Geheiß Baumrinde. Früher hatte er sich völlig von anderen Kindern abgesondert. Von der Mutter wegen seines absonderlichen Tuns zur Rede gestellt, sagte er nur: „Ja sicher habe ich das getan, das war doch schön, das hat den andern doch gefallen, das ist doch mal was anderes." Sonst saß er zu Hause herum, beschimpfte die Mutter, arbeitete nichts mehr, ging nicht mehr zur Schule und wusch sich schließlich nicht mehr. Deshalb wurde eine stationäre ES-Behandlung durchgeführt, als der Junge 14 Jahre alt war, jedoch ohne Erfolg. Das Bild hatte sich nicht wesentlich geändert. In dieser Zeit äußerte er, er sei „der Nachkomme Adolf Hitlers" und seine Mutter sei nur zu seiner Pflege da, sie sei nicht seine richtige Mutter. Wenn er den Kopf hin und her bewege, spüre er „Steine" darin.

Katamnese: Auch im Alter von 16 Jahren bot der Patient das Bild einer Hebephrenie, er war affektiv flach, war nicht beeindruckbar, lustlos, ohne Interesse, aspontan, läppisch mit blödem Lächeln, ohne Kontakt. Seine formale Intelligenz war gut. Gelegentlich äußerte er, er sei der liebe Gott. Er habe zu keinem Menschen nähere Beziehungen, eigentlich habe er gar keine Gefühle. Trauriges beeindrucke ihn nicht, um den Tod des Vaters habe er nicht getrauert. Nach seinem Berufswunsch befragt, gab er zur Antwort: „Dummer August im Zirkus." — Die folgenden 3 Jahre verbrachte er damit, tatenlos herumzusitzen oder skurrile Zeichnungen anzufertigen. Zeitweise war er auch erregt, lief ständig in der Wohnung herum und war teilweise auch aggressiv gegen seine Mutter. Einmal rief er, sein Gehirn ginge ihm laufen. Damals, mit 19 Jahren, wurde der Patient nochmals stationär psychiatrisch behandelt, wiederum ohne Erfolg, eine Arbeitstherapie war nicht möglich. Seit dem 21. Lebensjahr ist der Patient dauernd zu Hause bei seiner Mutter, die sich in bewundernswürdiger Weise ihrem Sohn widmet und mit warmherziger Liebe und differenziertem Verständnis auf die krankheitsbedingten Eigenheiten und Schrullen des Sohnes eingeht. Ohne das wäre, wie die Nachuntersuchung zeigte, ein Leben des Patienten außerhalb eines Psychiatrischen Krankenhauses nicht möglich. Zu Hause kann er leichte Arbeiten, wie Geschirr abtrocknen und Staub wischen, verrichten; sonst besteht sein Leben in Spazierengehen, Zeitunglesen und Fernsehen.

Nachuntersuchung: Die Haltung des Patienten ist steif, leicht vornübergebeugt, seine Bewegungen sind langsam, etwas linkisch. Der Gang leicht schlürfend. Seine Mimik ist starr und unbewegt, buddhahaft. Er spricht langsam und gedehnt mit monotoner Stimme ohne Ausdruck und ohne Modulationsfähigkeit. Der Kontakt ist zwar schnell hergestellt, der Patient gibt in knappen Antworten bereitwillig Auskunft, sinkt jedoch anschließend sofort in seine unbeteiligte, apathisch-phlegmatische Haltung zurück; er wirkt ausgesprochen lahm. Stimmungs- und antriebsmäßig erscheint er gleichmütig, eintönig, ohne Schwung und Initiative. Er muß immer wieder durch Fragen angestoßen werden; haftet an dem einmal angeschnittenen Thema und berichtet darüber ohne inneren Zusammenhang, z. B. von Fernsehsendungen oder Persönlichkeiten des öffentlichen Interesses wie Nehru, Eichmann, Königin Elisabeth. Auf die Frage, was er zu Hause tue, antwortet er: „Was soll ich schon tun?" Überraschenderweise sagt er aber auch, daß er zeitweise innerlich unruhig und unbefriedigt sei, „weil man nichts zu tun hat". Auf Einwendungen weiß er jedoch nach einem langen ratlosen Blick schließlich mit einem grinsenden Lächeln nur zu sagen: „Was soll ich denn tun?" und auf die Frage, wozu er denn Lust habe: „Weiß ich doch auch nicht." Zu keinem Menschen habe er besonders innige Beziehungen, auch nicht zur Mutter, deren evtl. Tod ihn „eigentlich nicht" berühren würde. Er sei zufrieden und lebe gern. Obwohl gemütsmäßig abgestumpft, gutmütig und von außen leicht beeinflußbar, gerät er ab und zu in Streit mit seiner Mutter, wenn „es nicht nach meiner Mütze geht". Nach Launen und Verstimmungen gefragt, antwortet er: „Da sag ich gar nichts, setz mich in die Ecke" und „ja manchmal, daß es mir noch zu lästig ist, aufzustehen und ein Brot zu essen." Er bleibe dann im Bett liegen. Über seine Erkrankung sagt er, daß er zu Beginn das Gefühl gehabt habe, daß ihm „alles gleichgültig" sei, er habe „kein Interesse mehr an den Sachen" gehabt. Er habe weder Freunde noch Freundinnen; überhaupt habe er nicht gerne Menschen um sich. An nichts habe er besonderes Interesse, er sei willensschwach, „ja, es ist mir alles Wurst". Ebenso kindlich wie die mitgebrachten Zeichnungen ist seine Äußerung auf die Frage, was er tun würde, wenn ihm alle Möglichkeiten offenstünden: „Ein großes Schloß bauen mit einem Park drum herum und einem Springbrunnen drin." Rechenaufgaben werden schnell und sicher gelöst, ebenso Definitionen und Unterschiede finden, Gegensatzpaare aufstellen sowie Aufgaben aus dem allgemeinen Teil des HAWIE, teilweise jedoch auch auf merkwürdigen Umwegen, z. B. die Frage nach der Hauptstadt von England: „Da wo die Königin herkommt." Die Binet-Bilder werden in allen Einzelheiten beschrieben, aber nicht als Sinnzusammenhang erfaßt, ebensowenig die Bienengeschichte.

Die Erkrankung, die im 9. Lebensjahr begonnen hat, ist schleichend, jedoch ohne wesentliche Progredienz verlaufen, ohne daß die bereits mit der Erkrankung einsetzende Wesensänderung im Laufe der bisher zu überblickenden Zeit von 20 Jahren eindeutig an Intensität zugenommen hat.

Ebenso ist dies bei den anderen 3 Patienten der Fall. Ähnlich wie bei dem oben beschriebenen Patienten hat die Erkrankung bei dem 11jährigen hochbegabten Jungen (IQ 143/104) mit anklagenden Schimpfreden, absurden Verdächtigungen, Aggressionen, die einer offenbaren paranoiden Versponnenheit des Jungen entsprangen, Weglauftendenzen, Verfolgungsideen und Selbstmordabsichten begonnen. Die Symptomatik änderte sich in der Folgezeit kaum, das Verhalten wurde zunehmend negativistisch-autistisch und verschroben, teilweise kam es zu heftigen Verstimmungen mit starken Angstgefühlen und Suicidideen, immer wieder auch zu heftigen und teilweise gefährlichen Aggressionen gegen Mutter und Bruder. Die Schulleistungen ließen stark nach, und es bestanden so starke Einordnungs- und Anpassungsstörungen, daß eine Heimunterbringung mit Internatsschule unumgänglich war. Produktiv-psychotische Symptome bestanden nie.

Ist dieser Verlauf bislang relativ gleichbleibend-farblos geblieben, so war der Krankheitsverlauf des bei Psychoseausbruch 10jährigen Jungen dadurch interessanter, daß er etwa im Alter von 13—14 Jahren ein erstaunlich durchkonstruiertes Wahnsystem entwickelt hatte, nachdem er bereits im Alter von 10 Jahren über Stimmen berichtet hatte und vereinzelt Wahnideen äußerte, die immer dem gleichen Themenkreis (Weltall, Raumfahrt) entsprangen. Der Junge, der auch jetzt noch imperative akustische Halluzinationen hat und u. a. „Gottes Stimme" hört, ist überzeugt, nicht von dieser Welt zu stammen, sondern von einem anderen Gestirn zu kommen, zu dem er im Jahre 2000 zurückkehren muß und von wo er den Frieden verkünden wird. 8 Jahre nach Krankheitsbeginn besteht eine ausgeprägte defektive Persönlichkeitsveränderung mit im Vordergrund stehender Distanzlosigkeit, Umtriebigkeit, Logorrhoe, Autismus, wahnhafter Versponnenheit, Neigung zu Neckereien, Clownerien und Albernheiten, starken Konzentrations- und Leistungsstörungen. So ist, trotz guter Begabung, eine Unterbringung in einer Heimschule (Gymnasium) und stetige psychagogische und zeitweise psychotherapeutische Betreuung notwendig. Emotional wirkt er flach, ist läppisch, ohne echte Beziehungen zu den Mitmenschen. Er grimassiert viel, neigt zu Stereotypien und Manirismen und hat einen polyphänen Tic entwickelt.

Der wechselvollste, farbigste und dadurch interessanteste Psychoseverlauf dieser Gruppe ist jedoch derjenige des 13jährigen Mädchens. Bemerkenswert sind die beiden schon erwähnten starken depressiven Verstimmungszustände, die im Alter von 6 und 12 Jahren ohne ersichtlichen Grund aufgetreten sind und nach wenigen Wochen jeweils wieder abklangen. Im Alter von 13 Jahren, kurz nach dem mysteriösen Tod des Vaters, machte sich bei dem Mädchen eine übermäßige Betriebsamkeit und getriebene Unruhe bemerkbar, es traten zwanghafte Züge, insbesondere Waschzwänge auf. Das Mädchen fing an zu grübeln, beschäftigte sich sehr mit religiösen Fragen und äußerte immer wieder: „man muß an den Herbst des Lebens denken". Es entwickelte prinzipienhafte Lebensregeln und rebellierte vermehrt gegen die Mutter. Zeitweise war es läppisch, albern, maniriert, öfters „wie verträumt", zeitweise auch unruhig und redete verworren. Wochenlang war es „ganz normal". In den folgenden 3 Jahren war eine Psychoseaktivität kaum spürbar, es kam lediglich wiederholt zu 8 Tage lang anhaltenden Verstimmungszuständen. Im Alter von 16 Jahren wurde das Bild farbiger, die Psychose kam stärker zum Durchbruch, sie mutete vorwiegend hebephren an. Interessant ist auch hier, daß frühere Gedanken und Themen wieder aufgegriffen wurden, mit denen sich die feinsinnige Patientin schon früher beschäftigt hatte und die immer schon metaphysisch-religiösen Inhalts waren. Doch trat eine augenfällige Verflachung im Denken ein, das faselig, verschroben, versponnen wurde und damit an Überzeugungskraft bis zur Uneinfühlbarkeit verlor:

Das Mädchen sprach geziert und in manirierter Weise über Gott, den „Spielleiter der Welt", und behauptete, daß „die Welt nicht genügend spielt". Ihr Dasein habe es dadurch erwirkt, daß es „den Mut vor die anderen menschlichen Eigenschaften gestellt" habe. Unter Berufung auf die gesetzlich garantierte persönliche Freiheit fing es an, im Unterricht die Beine auf den Tisch zu legen oder begann dort plötzlich zu singen. Von Gott wähnte es einen Auftrag erhalten zu haben, etwas Entscheidendes zu tun. Das Mädchen „philosophierte" über Gefühle wie: „Haß und Furcht sind dasselbe ... die Teile sind ja eben nur Teile vom Ganzen. Das Gemeinschaftliche ist das Wesentliche und der Überbau."

Das insgesamt hebephrene Bild trug jedoch auch katatone Züge: neben Zeiten, in denen das Mädchen ausgesprochen läppisch, maniriert, gestelzt, distanzlos und enthemmt war und merkwürdigen ideologieartigen Gedankengängen nachhing, inhaltslose Allgemeinplätze von sich gab, skurrile Zeichnungen malte, die die „Gesetze im Menschen darstellen" sollten, gab es auch Phasen mit erregter Unruhe und Aggressionen. So hielt es einmal die Mutter 3 Stunden lang fest, drohte, ihr einen Knebel in den Mund zu stecken und wollte ein Messer haben, um sie umzubringen!

Dieses Erscheinungsbild blieb etwa für 3 Jahre konstant, dann trat eine überraschende neue Wendung ein: während das Mädchen bis dahin nicht einmal die Tonleiter auf einer Gitarre spielen konnte, obwohl es stundenlang damit beschäftigt war, nahm es jetzt mit Erfolg Klavierstunde und besuchte eine renommierte Werkkunstschule, die Aufnahmeprüfung hatte es trotz fehlender Lehre sehr gut bestanden. Diese Phase hielt jedoch nur ein halbes Jahr an, dann wurde das Mädchen wieder zunehmend unruhig, aggressiv, unbeständig, äußerte Wahnideen, redete zeitweise verworren, das Denken war zerfahren. Seit dem 20. Lebensjahr ist die Patientin dauernd in psychiatrischer stationärer Behandlung. Zeitweise ist sie anpassungsfähig, freundlich, fleißig, ihr Gedankengang logisch und geordnet. Zeitweise jedoch ist sie paranoid-versponnen und neigt zu unsinnigen Handlungen. Affektiv ist eine deutliche Nivellierung eingetreten mit Gleichgültigkeit und Mangel an Wärme. Die Patientin ist antriebsarm, wenig spontan, ihre Zeichnungen sind dürftig und durch Verschrobenheiten, inhaltliche Leere und Einfallsarmut gekennzeichnet. Produktiv-psychotische Zustände unterbrechen dieses Gleichmaß wenig florider Prozeßaktivität nur noch selten, etwa alle paar Jahre. Sie sind durch katon-stuporöse Episoden mit Halluzinationen, Wahnideen, kataleptischen Haltungen, Mutismus, Negativismus, Nahrungsverweigerung und immer wieder auftretende starke Erregungszustände mit Aggressionen gekennzeichnet. Sowohl im Hinblick auf die klinische Phänomenologie als auch auf die Dynamik und Intensität des psychotischen Prozesses war der Krankheitsverlauf zu Beginn recht abwechslungsreich, während er später zunehmend spannungsärmer und farbloser wurde. Die psychosebedingte Persönlichkeitsveränderung blieb indessen so gut wie konstant, verschlimmerte sich auch nach Jahren nicht. In diesem Mangel an Progredienz liegt die wesentliche Gemeinsamkeit mit den anderen Psychoseverläufen dieser Gruppe, die jedoch insgesamt wesentlich stabiler und geradliniger erscheinen.

4.2.3. Schleichend-chronischer Verlauf mit Ausgang in schweren Defekt

In diese Gruppe gehören 5 Patienten, die ausnahmslos so hochgradig persönlichkeitsverändert sind, daß ein Leben außerhalb psychiatrischer Institutionen für sie nicht möglich ist. Selbst dort gehören sie zu den Schwerstkranken, eine Arbeit oder Beschäftigungstherapie ist bei keinem von ihnen möglich. 2 von ihnen sind fast dauernd kataton-stuporös bzw. bieten das Bild einer „negativistischen Defektkatatonie" (LEONHARD). Für die übrigen 3 treffen Bezeichnungen der klassischen Psychiatrie zu wie „schwere Versandung" oder „ausgebrannter Krater". Der bisher zu übersehende Krankheitsverlauf erstreckt sich auf 10, 14, 16, 17 und 24 Jahre, im Mittel 16,2 Jahre. Drei Patienten waren bei Krankheitsbeginn 10 Jahre alt

(2 Mädchen und 1 Junge), ein Junge 11 und eine weitere Patientin 13 Jahre alt. Der 11jährige Patient war allerdings bereits im Alter von 6—7 Jahren so auffällig, daß die Mutter zu diesem Zeitpunkt das Gefühl hatte, daß ihr Sohn krank sei (starke Minderwertigkeitskomplexe, Wesens- und Verhaltensänderung: der Junge wurde aggressiv-oppositionell, war gegenüber früher wenig anstrengungs- und leistungsbereit und gefühlsmäßig kaum ansprechbar, während er als Kind empfindsam und gefühlvoll gewesen war). Da der Junge jedoch erst mit 11 Jahren eindeutig psychotisch wirkte, wurde das Erkrankungsalter sicherheitshalber auf diesen Zeitpunkt festgesetzt, wenngleich es durchaus möglich oder gar wahrscheinlich ist, daß die schleichende Psychose sich bereits latent in Gestalt der um das 6.—7. Lebensjahr einsetzenden Wesensänderung des Jungen manifestiert hatte.

In 3 *Familien* kamen neuropsychiatrische Erkrankungen vor (Suicide, Neurosen, Depressionen). In 4 Fällen war das Familienmilieu gestört: der Vater einer Patientin war debil und so menschenscheu, daß er nur in Begleitung von Angehörigen unter Leute ging, die Mutter machte ebenfalls einen minderbegabten Eindruck. Der Vater einer anderen Patientin war früh verstorben, die Mutter sehr schwierig, überbesorgt bis überprotektiv und querulatorisch. Eine weitere Patientin war uneheliches Kind, die Mutter war häufig depressiv verstimmt und äußerte wiederholt Suicidideen. Die Mutter des letzten Patienten schließlich war neurotisch, leicht erregbar und hatte mehrfach einen „Nervenzusammenbruch" erlitten, die Ehe war geschieden.

Bis auf die bei Erkrankungsbeginn 13jährige Patientin waren alle Kinder *prämorbid* auffällig: der bei Psychoseausbruch 10jährige Junge war vorher schon gehemmt, still, scheu, verträumt, ein gutmütiger Einzelgänger. In der Schule war er trotz guter Leistungen überängstlich, jedoch ehrgeizig. Als Kind war er selten fröhlich und hatte Angst vor der Toilette. Der andere Junge hatte ganz ähnliche Wesenszüge und wurde als verträumter und verspielter Einzelgänger geschildert, der mit anderen Kindern keinen Kontakt fand. Als Kleinkind sei er gefühlvoll und empfindsam gewesen. Das eine der 10jährigen Mädchen schließlich war ein ängstliches, etwas scheues Einzelkind, dabei eine gute Schülerin (Klassenbeste) gewesen. Das andere bei Erkrankungsbeginn 10jährige Mädchen war debil (IQ 70), in der 3. Volksschul-Klasse war es sitzengeblieben.

Obwohl in ihrer Verlaufsdynamik sehr ähnlich, unterschieden sich die 5 Krankheitsverläufe doch hinsichtlich ihrer klinischen Phänomenologie teilweise beträchtlich. So wies im Gegensatz zu den übrigen 4 Schizophrenieverläufen das Krankheitsbild des bei Psychoseausbruch 10jährigen Jungen bislang nie irgendwelche produktiv-psychotischen Symptome auf (Beobachtungszeit: 16 Jahre). Trotzdem war das Psychosebild in den ersten Jahren keineswegs unprofiliert, uncharakteristisch oder gar langweilig. Es kam immer wieder zu überraschenden Wendungen, in den ersten Jahren wechselte das Zustandsbild oft schlagartig:

Der Junge, der schon immer ein stilles, scheues, gutmütig-verträumtes, selten vergnügtes Kind war und in der Schule gute bis sehr gute Leistungen bot, zog sich im Alter von 10 Jahren völlig von den Mitmenschen zurück, saß untätig herum, hatte an nichts mehr Interesse, sprach kaum noch, nahm eine merkwürdige, gebeugte Haltung an, sah keinen mehr an, schaute dauernd auf seine Finger und knabberte an den Nägeln. In der Schule arbeitete er nicht mehr mit, zu Hause war er zeitweise unmotiviert frech und aggressiv. Schließlich ging er nicht mehr allein auf die Toilette, verließ das Zimmer, sobald Besuch kam, und frühstückte nicht mehr mit der Familie, wenn die langjährige Hausschneiderin dabei war. Seine Haltung war schließlich völlig gebeugt und verkrampft, die Bewegungen steif und eckig, „wie aufgezogen" und seine Mimik ausdrucksarm und leer. Er wirkte völlig unbeteiligt und leer und zeigte vor allem Unbekannten Angst und Mißtrauen. Abends, wenn er alleine war, wurde er aktiv, rumorte in seinem Bett herum, redete laut oder leise vor sich hin und schlief erst spät ein. Gelegentlich spielte er „Hund", indem er den Haushund nachahmte und näßte dann auch wie ein Hund auf den Fußboden. Oder er spielte „Orchester" und sprach dabei von „Hermann" (das Hermann-Hagestedt-Rundfunkorchester damit meinend).

Nach 4wöchigem stationären Aufenthalt begann er mit dem Pflegepersonal hinter der Tür zu sprechen, verlangte gierig nach Süßigkeiten, die er zunächst nur verzehrte, wenn er allein war. Allmählich schloß er sich mehr und mehr an die Hausmutter an, jedoch hatte er nach wie vor keinen Kontakt zu Kindern. Seine Haltung wurde allmählich aufrechter und gelockerter, mit Erwachsenen sprach er direkter und sah sie dabei an. Er begann zu malen, meistens Indianerszenen, baute im Sandkasten, spielte mit der Eisenbahn, schrieb teils konfuse, teils aber auch geordnete Briefe und verfertigte u. a. einen anschaulichen schriftlichen Bericht über einen Zoobesuch. Er machte sogar Schulaufgaben und beteiligte sich am Gruppenleben. Insgesamt war er deutlich antriebsreicher, kontaktfreudiger, interessierter und aufgeschlossener, auch Fremden gegenüber.

Im Alter von 12 Jahren trat wieder eine Verschlechterung ein, der Junge war von starken Sexualängsten geplagt, er onanierte viel und näßte tags und nachts ein. Er wurde sehr unruhig, vor allem nachts, redete viel unmotiviertes und zusammenhangsloses Zeug, lachte öfters schrill auf ohne ersichtlichen Grund, belästigte das weibliche Pflegepersonal mitunter auch sexuell und wurde recht aggressiv. Im übrigen zog er sich von den Mitpatienten wieder zurück, deren Berührung er ängstlich vermied. Er spielte nicht mehr und wirkte mißtrauisch und verängstigt. In der Folgezeit wechselten katatone Erregungszustände sowie Stuporzustände mit kataleptischen Haltungen, Stereotypien, Negativismus und Mutismus mit Zeiten ab, in denen der Junge relativ fügsam und angepaßt war und sich kontaktbereiter zeigte. Dann verfertigte er u. a. Zeichnungen (meistens Nußknacker darstellend) und sprach wieder teilweise ganze und sinnvolle Sätze, teilweise jedoch auch unverständliches Zeug („reden Sie nicht mit den Leuten. Die sind alle schlecht, auch zu den Kindern. Also reden Sie nur nicht. Die Frau singt mit den Kindern und wenn sie singt, dann kommt mir gleich das Schieten"). Eine stetige Besserung war jedoch nicht zu verzeichnen, schließlich wurde der Junge immer teilnahmsloser, affektiv lahm, er war sexuell stark enthemmt, völlig autistisch und zeigte keinerlei Initiative mehr, auch sprach er kein Wort mehr. Stundenlang führte er irgendwelche stereotypen Körperbewegungen aus, sich nicht vom Fleck rührend.

Ab dem 13.—14. Lebensjahr wird das psychotische Bild einförmig, ja eintönig, die Prozeßaktivität nimmt ab, der Patient bietet eine als „Dementia praecox" bzw. „praecocissima" imponierende Wesensänderung. Anfänglich ist zwar noch eine Arbeitstherapie (in der Klammerwerkstatt) möglich und der Junge antwortet auch noch vereinzelt auf Fragen. Seit dem 19. Lebensjahr spricht der Patient jedoch gar nichts mehr, und seit dem 21. Lebensjahr ist eine Arbeitstherapie überhaupt nicht mehr möglich. Der Patient ist völlig autistisch, antriebslos, mutistisch, unordentlich und unsauber (Einkoten, Einnässen) geworden. Zeitweise muß er sogar zum Essen angehalten werden.

Unter allen 57 kindlichen und präpuberalen Schizophrenien ist dieser Junge der einzige, bei dem nie Halluzinationen und Wahnideen klinisch manifest waren. Ob sie nicht doch die Ursache mancher Verhaltensstörungen, Ängste und Unruhezustände waren, läßt sich nicht beweisen. Das Krankheitsbild weist nur „negative" Symptome (SSUCHAREWA) auf. Dies, wie auch die schleichend-chronische Verlaufsweise — beides gilt als typisch für die Frühschizophrenie —, bedingen die Ähnlichkeit des beschriebenen Krankheitsprozesses mit einem hirnorganischen Abbausyndrom, an das das Krankheitsbild vor allem in der späten Phase der Erkrankung erinnert. Jedoch lagen weder anamnestisch noch auch aufgrund wiederholt durchgeführter klinisch-neurologischer, Liquor-, EEG- und PEG-Untersuchungen irgendwelche Hinweise für ein organisches Leiden vor. Gegen eine Dementia infantilis HELLER, der das klinische Bild phasenweise ähnelte, spricht der Zeitpunkt des Erkrankungsbeginns.

Demgegenüber wiesen die 4 übrigen Psychoseverläufe dieser Gruppe zumindest phasenweise typische schizophrene produktive Symptome wie akustische, optische, cönaesthetische Halluzinationen, Wahnideen, Derealisations- und Depersonalisationserlebnisse, Ich-Erlebensstörungen, Denkstörungen mit Denkzerfahrenheit und Beeinflussungserlebnisse auf. Das ganze Bild war infolgedessen bei diesen Erkrankungen farbiger, dynamischer und abwechslungsreicher, trotz des gleich frühen Krankheitsbeginns!

Eine dieser 4 Psychosen begann im Alter von 13 Jahren mit lang anhaltenden depressiven Phasen mit Selbstbeschuldigungstendenzen, trauriger Verstimmung, dem Gefühl der „Leere im Kopf" und des Nicht-mehr-denken-Könnens („ich hatte das Gefühl, als wäre es in meinem Kopf dunkel", „ich habe keine Gedanken mehr"). Außerdem litt die Patientin unter Grübelneigung, Antriebsgehemmtheit und dem Gefühl, daß „alles aussichtslos und sinnlos sei" und klagte darüber, sich über nichts mehr freuen zu können. Die depressive Phase ging über in eine wenige Wochen andauernde Episode submanischer Gehobenheit mit Possenreißen und albernem, aufgedrehtem Verhalten. Daran schloß sich die chronische paranoid-halluzinatorische Psychose an. Schizophrene Symptome ersten und zweiten Ranges im Sinne von K. SCHNEIDER mit Gedankenlautwerden, akustischen und optischen Halluzinationen, Wahnideen, insbesondere der Beeinträchtigung, Depersonalisationserlebnissen und Ich-Erlebensstörungen, hypochondrischen Beschwerden und cönaesthetischen Sensationen beherrschten die psychotische Symptomatik. Diese sehr dynamische und vielgestaltige Episode dauerte 1³/₄ Jahr. Nach einer erstaunlichen Besserung, die sogar den Schulbesuch ermöglichte und über ¹/₂ Jahr anhielt, kam es zu einem Rezidiv. Die psychotische Symptomatik wurde eintönig: seit 5 Jahren leidet die Patientin unter häufig wechselnden kataton-stuporösen Zuständen, ohne daß produktiv-psychotische Symptome klinisch manifest wären. Es besteht ein sehr schwerer Defektzustand.

Im Gegensatz zu diesem psychotischen Krankheitsverlauf, der mit einem depressiv-manischen Vorspiel anfing, begannen die 3 anderen Verläufe mit später manifester produktiv-psychotischer Symptomatik zunächst blande mit uncharakteristischen Wesensänderungen und Verhaltensauffälligkeiten: Interesseverlust, Phlegma, Unselbständigkeit, erhebliche Leistungsminderung, Verlust des logischen Denkens, Unsauberkeit, Gehemmtheit, Kontaktverlust, sich verstärkendes ängstliches Mißtrauen, läppische oder aggressive Verhaltensweisen, Regressionen (eine Patientin fing wieder an, mit Puppen und mit kleinen Kindern zu spielen, und ließ sich von ihnen ausnutzen). Erst längere Zeit später zu Tage tretende psychotische Denkstörungen kündigten sich zuweilen in einer Änderung des Denkstils in Richtung des faseligen Denkens, einer Sprunghaftigkeit des Gedankengangs und einer Lockerung des logischen Gedankenablaufs und -gefüges an, evtl. einhergehend mit einer gesteigerten Produktion von mehr oder weniger zusammenhangslosen Einfällen und flüchtigen bruchstückhaft hingeworfenen Gedankenfetzen.

So kam ein 11jähriger Junge vom „Hundertsten ins Tausendste", beispielsweise innerhalb
von 2 Minuten vom Vogelflug und Orientierungssinn der Vögel über die Sinnesempfindung
der Pflanzen auf Adolf Hitler zu sprechen. Ein halbes Jahr später schrieb er in einem Brief
„so oft ich auch denk, daß das Jahr schnell 'rum ist, entsinkt mir der Mut und eine andere
Kraft tritt hervor, die gegen eine Wand stößt und zu immer neuen Schlägen ausholt, um diese
zu vernichten. So eindringlich und vernichtend kommt der Schlag zurück und wie bewußtlos
angstvoll kommt der Gedanke auf, der mich nicht verläßt, fortan den Mut nicht zu verlieren,
denn die Verdränger freuen sich, das Antlitz zu verschleiern; denn wenn ich mich vernichten
würde, hätte ich der einen Seite nachgegeben, der, die von mir ausgeht . . ."

Erst nach mehreren Monaten, in einem Fall nach einem und bei einem anderen
Patienten erst nach 3 Jahren, traten dann jeweils „positive" (SSUCHAREWA) schizophrene Symptome auf, Symptome 1. und 2. Ranges im Sinne von K. SCHNEIDER. Bislang sind die 3 Patienten 5, 6 und 24 Jahre lang andauernd psychotisch und stehen
fast kontinuierlich unter dem Einfluß von mannigfaltigen Halluzinationen und von
Wahnbildungen verschiedenster Art.

Betrachtet man alle 5 Krankheitsverläufe dieser Gruppe, von denen allein 3
bereits im 9. und 10. Lebensjahr begonnen haben, so imponiert die Vielfalt und die
Variabilität der einzelnen Zustandsbilder. Auch der zuerst kurz beschriebene
Psychoseverlauf beeindruckt durch die Bizarrerie und Wechselhaftigkeit der Erscheinungsweise vor allem zu Beginn und fesselt trotz Fehlens vordergründiger
produktiv-psychotischer Symptome. Die Prozeßaktivität nimmt hier jedoch schließlich
immer mehr ab, die Psychose wird mit zunehmender Krankheitsdauer immer
eintöniger, während bei den anderen 4 Patienten nach uncharakteristischem blandem Beginn bzw. in einem Fall nach einem manisch-depressiven Vorstadium von
1¹/₂ Jahren Dauer die Dynamik des psychotischen Bildes äußerst eindrucksvoll und
spannungsreich wird und das auch über Jahre hinweg bleibt. Alle 5 Psychosen sind
durch einen schleichend-progredienten Verlauf gekennzeichnet mit Ausgang in starken
Defekt, die Defektzustände unterscheiden sich wiederum von einander: ein Patient
bietet beispielsweise das Bild eines völlig antriebsverarmten Wracks im Sinne einer
schweren „Versandung" bzw. ist eher mit einem „ausgebrannten Krater" zu vergleichen, eine andere Patientin, die seit 5 Jahren mutistisch ist, bietet das Bild einer „negativistischen Defektkatatonie" mit hochgradigen Erregtheitszuständen und Aggressionen. Beide Patienten erkrankten im Alter von 10 Jahren. Auch die andere Patientin, die mit 9—10 Jahren erkrankte, ist seit mehreren Jahren psychotisch und steht
unter dem Einfluß imperativer und kommentierender akustischer Halluzinationen,
die sehr quälend sind. Eine weitere Patientin ist abwechselnd kataton und stuporös
(Erkrankungsalter 12—13 Jahre) und der bei Psychosebeginn 11jährige Junge ist
seit 5 Jahren andauernd produktiv-psychotisch bei gleichzeitig bestehender starker
Persönlichkeitsabwandlung.

Beispiel 12: M. S., weibl.

Katamnesenfrist: 24 Jahre.

Familienanamnese: o. B.

Milieu: Vater früh verstorben, Mutter überbesorgt, sieht bevorzugt das Negative, ist
rechthaberisch und schwierig im Umgang.

Konstitution: leptosom.

Eigenanamnese: unauffällig.

Prämorbid: ängstlich, gute Schülerin (Klassenbeste).

Beginn: 9—10 Jahre, schleichend.

Psychopathologisches Bild: Das bis dahin interessierte, aufgeschlossene und fleißige Mädchen wurde phlegmatisch, unselbständig, ließ in seinen Leistungen erheblich nach und verlor jegliches Interesse an seiner Umgebung sowie an den täglichen Begebenheiten und schulischen Belangen. Es konnte nicht mehr logisch denken, wurde unsauber, gehemmt, scheu, ängstlich, autistisch und mißtrauisch. Im Verhalten war es läppisch und linkisch; plötzlich begann es, wieder mit Puppen und kleinen Kindern zu spielen, und ließ sich von ihnen ausnutzen. Im Verlauf eines Jahres wurde es völlig antriebs- und interesselos, erschien affektiv leer, ohne innere Bindung an die Mutter, die es einmal mit „da bist du Ungeheuer ja schon wieder" anschrie. In der Klinik verhielt sich das Kind abweisend, schnodderig, teilweise läppisch, antriebsarm, kontakteingeschränkt und lachte häufig unmotiviert. Es sagte, es habe noch nie Mitleid gehabt und erzählte, es habe zu Hause aus der elektrischen Leitung „eine Beeinflussung gemerkt", es seien Strahlen herausgekommen, die es an Herz, Kopf, Brust Händen, Füßen und überhaupt überall hin getroffen hätten. Es sei dann voller Angst aus dem Zimmer gelaufen und habe richtige Strahlen im Dunkeln gesehen. Das ganze sei öfters vorgekommen, es habe ihm aber schließlich nichts mehr ausgemacht. Die Bewegungen des Mädchens waren eckig und steif, es ging „wie eine Puppe".

Katamnese: In der Folgezeit traten abwechselnd katatone und stuporöse Zustände auf, das 12jährige Mädchen halluzinierte akustisch und optisch, es sah z. B. Vögel im Zimmer fliegen oder Würmer auf der Nase der Mutter kriechen. Es hatte Angst, sterben zu müssen. Zeitweise war es so negativistisch und abweisend, daß es gefüttert werden mußte. Eine ES- und Insulinkoma-Therapie brachte keine Änderung des Zustandsbildes. Das Mädchen war völlig unbeteiligt an den Vorgängen in der Umgebung und autistisch. Es kam niemals zu einer Beruhigung des Zustands, immer war das Mädchen psychotisch und stand dauernd unter Einfluß von Halluzinationen und teilweise auch von Wahnideen. Zeitweise war es sexuell enthemmt, unsauber, kotete und näßte ein und beschmierte sich und das Bett mit Kot. Auch im weiteren Verlauf mußte die Patientin immer wieder eine Zeitlang gefüttert werden (Stuporzustände mit Negativismus, Mutismus und kataleptischen Haltungen). Sie unterhielt sich gelegentlich mit Stimmen. Trotz immer weiter fortschreitender affektiver Abstumpfung schien sie unter ihrem Zustand zu leiden. Im Alter von 20 Jahren sagte sie: „Ach Schwester, ich bin ja so arm dran, ich bin so furchtbar krank, helfen Sie mir doch." In einer relativ ausgeglichenen Phase sagte sie: „Ja, ja, ich konnte einmal Klavier spielen, aber ich kann es leider nicht mehr." Zeitweise schien sie gequält und innerlich aufgewühlt, weinte laut vor sich hin, schimpfte, rannte pausenlos im Saal umher, wiederholte Gesprochenes (Echolalie) und Gefragtes (Phonographismus). Schließlich sprach sie fast nichts mehr, nur ab und zu ein Wort (Alter 22 Jahre). Sie schien immer noch akustisch und optisch zu halluzinieren, gelegentlich unterhielt sie sich mit ihren Stimmen. Erschütternd war ein Ausruf im Alter von 23 Jahren in einem katatonen Erregungszustand: „Feuer, Blut, Herrgott im Himmel, hilf mir, ich halte es nicht mehr aus, verdammt noch einmal, laßt mich los, nein, ich kann und will nicht mehr." Immer häufiger geriet die Patientin in katatone Erregungszustände mit gellendem Schreien, singend, tobend, schlagend, zerstörend, zeitweise war sie stuporös und negativistisch. Seit 5 Jahren spricht die Patientin nichts mehr, sie hat jedoch wenige Tage, bevor der Untersucher sie sah, zusammen mit der Mutter (am Klavier) ein Schubert-Lied gesungen! Bei der *Nachuntersuchung* kam die Patientin in läppisch manirierter Weise ins Zimmer getänzelt, den Kopf zur Seite geneigt und gedreht und verhielt sich negativistisch-ambitendent. Sie sprach nicht, ein Kontakt war nicht herstellbar.

Epikrise: Im Alter von 9—10 Jahren schleichend einsetzende, bald zu einer erheblichen Nivellierung der Persönlichkeit führende Wesensänderung mit akuten psychotischen Phasen. Seit 20 Jahren das Bild einer „negativistischen Defektkatatonie" (Leonhard).

4.2.4. Psychotisch akzentuierte Wesensänderung,
die die später manifeste schizophrene Psychose einleitete
und länger als 1 Jahr bestand (Janzarik)

Bei 3 Patienten, die alle eine befriedigende bis sehr gute Remission erreichten, bestand über Jahre hinweg eine knickhaft einsetzende Wesensänderung, die nicht als psychotisch erkennbar war, jedoch so stark und auf die Umgebung alarmierend wirkte, daß jeweils wiederholte stationäre und ambulante psychiatrische Untersuchungen erfolgten, ohne daß die Diagnose einer Psychose gestellt worden wäre. Die diagnostischen Etikettierungen beschränkten sich auf das Feld zwischen Psychopathie bzw. „konstitutionelle Abartigkeit" und neurotische Fehlentwicklung. Maximal 8 Jahre nach Einsetzen der Wesensänderung wurde dann die schizophrene Psychose manifest, die in allen 3 Fällen paranoid-halluzinatorischen Charakter hatte. 2 Patienten erreichten nach 15- bzw. 10jährigem Krankheitsverlauf eine sehr gute Sozialremission, es bestanden bei ihnen nur sehr leichte Wesensauffälligkeiten. Bei dem 3. Patienten war bei der Nachuntersuchung eine deutliche und recht typische schizophrene Persönlichkeitsveränderung festzustellen, Die Katamnesenfristen erstreckten sich auf einen Zeitraum von 10, 12 und 16 Jahren.

Bei 2 Patienten setzte die Wesensänderung im Alter von 10 Jahren (1 Junge, 1 Mädchen), bei dem 3. Patienten (Junge) mit 13 Jahren ein. Wie aus der folgenden Fallbeschreibung ersichtlich ist, handelte es sich um uncharakteristische Verhaltens- und Wesensauffälligkeiten, wie Schulschwierigkeiten, Abkapselung von der Mitwelt, widersetzlich-aggressives oder im Gegenteil plötzlich sehr artiges und gehorsames Verhalten, beides ohne ersichtlichen Grund. Das Benehmen der Patienten war bisweilen recht uneinfühlbar und verschroben, ihre Handlungen konnten abrupt und unmotiviert sein. Hebephrenes Gebaren mit verkrampften, steifen Bewegungen, Stereotypien, merkwürdigen Ritualbildungen, mehr oder weniger stark ausgeprägte Zwangssymptome und paranoide und hypochondrische Gedanken ließen bereits Jahre vor Ausbruch der paranoid-halluzinatorischen Psychose mehr oder weniger versteckt die psychotische Natur des Prozesses anklingen. Die Wesensänderung war nicht einfach kontinuierlich-progredient, sie wies vielmehr deutliche Akzentuierungen und Aktivierungen im Sinne einer Sforzato-Diminuendo-Bewegung auf, insgesamt hatte sie jedoch Crescendo-Charakter: die knickhaft einsetzende Persönlichkeitsabwandlung, die anfangs kaum merklich, wenig profiliert und leise vor sich ging, steigerte sich allmählich, immer auffälliger werdend und fand schließlich ihren Ausdruck in abenteuerlich anmutenden, völlig abstrusen und sinnlosen *kriminellen Delikten* oder in unmotivierten impulsiven *Suicidversuchen*. Oder sie zeigte sich *unmittelbar vor dem Übergang* in die manifeste schizophrene Psychose, die jeweils in allen 3 Fällen akut-episodenhaft verlief, in Form unbegründet erscheinender *Ängste* (Sterbens-, Versündigungs-, Berührungsangst) und sonderbarer *Zwangsimpulse, -handlungen* und *-vorstellungen* (Grübelzwang, Betzwang, „Wiedergutmachungszwang": ein Junge mußte stundenlang auf dem WC sitzen und beten und mußte sich gegen die Vorstellung wehren, „mit der Großmutter Unreines zu tun", die sich gegen seinen Willen aufdrängten).

Die psychotischen paranoid-halluzinatorischen Episoden dauerten jeweils mehrere Monate, bis zu einem halben Jahr, in 2 Fällen kam es jeweils zu Rezidiven in wechselnden Abständen. Zwei Patienten boten bei der Nachuntersuchung sehr leichte Züge einer psychosebedingten Persönlichkeitsabwandlung, ein Patient zeigte für einen schizophrenen Defektzustand typische Veränderungen jedoch mehr im Hinblick auf seine Persönlichkeits- und Charakterstruktur, d. h. mehr im Simme einer „strukturellen Deformierung", als im Sinne einer „dynamischen Entleerung" (JANZARIK).

Zwei der 3 Patienten waren *familiär* mit neuropsychiatrischen Erkrankungen *belastet,* ein Patient durch eine endogen-psychotische Tante, eine Patientin durch einen psychotischen Großvater (Prozeß-Psychose).

Auffallend und charakteristisch waren die Familienverhältnisse, in denen 2 der 3 Patienten aufwuchsen: in beiden Fällen war die *Familienatmosphäre* durch eine konfliktgeladene Dauerspannung mit feindseliger Ablehnung bis zur Nichtbeachtung der kindlichen Patienten durch einen Elternteil von frühester Kindheit an gekennzeichnet. Das Kind-Vater-Verhältnis war bei beiden Patienten so hochgradig gestört, daß nicht einmal ein verbaler Kontakt vorhanden war; der eine Vater, eine herrische, kühle, egozentrische Natur und ein sehr ehrgeiziger Intellektueller, skrupellos in der Durchsetzung seiner Ziele, rechnete sein später erkrankendes Kind nicht mit zur Familie, lehnte dessen Kontaktversuche stets brüsk ab und drohte einmal, es totzuschlagen. Jedoch auch das Verhältnis der beiden Patienten zu ihren Müttern war gespannt, es bestand keine verständnisvolle, warmherzige Beziehung zwischen ihnen, wenn auch das Verhältnis besser war als zu den Vätern. Eine der beiden Mütter machte bei der Nachuntersuchung einen kalten, verbitterten Eindruck und war emotional wenig modulationsfähig. Die Ehe war spannungsreich und äußerst disharmonisch.

Alle 3 Patienten dieser Gruppe waren *prämorbid* auffällig, sie waren kontaktgestörte, ernste, scheue, folgsame und sehr empfindsame Kinder. Die beiden Patienten, die in der eben beschriebenen hochpathologischen Familienatmosphäre aufwuchsen, zeigten prämorbide Persönlichkeitszüge im Sinne einer früh einsetzenden „Ich-Defizienz" (SÜLLWOLD-STRÖTZEL und KISKER), d. h. es handelte sich um ich-schwache, wenig durchsetzungsfähige, besonders brave und folgsame Kinder, die nie besondere pädagogische Schwierigkeiten bereiteten, keine eigentliche Trotzphase durchmachten und insgesamt passiv, scheu, gehemmt und wenig eigenständig wirkten.

Die drei mit einer *Wesensänderung* beginnenden Verläufe unterschieden sich von dem als Dementia simplex rubrizierten Krankheitsverlauf durch die Art des Beginns und die Verlaufsdynamik. Die Dementia simplex setzte akut ein und verlief dann schleichend, langsam fortschreitend im Sinne einer zunehmenden „Versandung". Der Verlauf selbst war geradlinig-progredient, d. h. relativ beständig und kontinuierlich. Im Gegensatz hierzu war der Beginn bei den 3 in dieser Gruppe zusammengefaßten Patienten *knickhaft* und setzte auf dem Boden einer langsam sich immer deutlicher herauskristallisierenden Wesensänderung ein. Diese der Psychose vorauslaufende Wesensänderung nahm schließlich so groteske Züge an, daß sie nicht mehr durch „Ich-Defizienz" oder durch konstitutionelle bzw. charakterogene Faktoren erklärt und auch nicht erlebnisreaktiv bzw. als Folge einer neurotischen Fehlhaltung interpretiert werden konnte, sondern im Sinne von JANZARIK als „psychotisch-akzentuiert" imponierte und gleichsam das *„Wetterleuchten"* der später manifest werdenden psychotischen Entgleisung darstellte. Während die *Gesamtentwicklung* somit *schleichend* und zunächst auch progredient war, verliefen die einzelnen rezidivierenden psychotischen paranoid-halluzinatorischen Episoden eher phasisch und hinterließen selbst keine wesentlichen Defektzeichen. Bei 2 Patienten war auch die vorauslaufende Wesensänderung bislang fast voll reversibel, d. h. sie hat sich bei beiden in positivem

Sinne weiterentwickelt. Nur bei einem Patienten war sie so gut wie nicht reversibel; es war bereits vor Ausbruch der paranoid-halluzinatorischen Psychose zu einer tiefgreifenden Änderung der Persönlichkeitsstruktur gekommen, die allerdings durch die psychotischen Episoden nicht augenfällig verstärkt und verschlimmert worden war. Die Entwicklung dieser 3 Psychoseverläufe war bei allen 3 Patienten relativ einheitlich und typisch und unterschied sich deutlich sowohl von den übrigen schleichenden Verlaufsweisen als auch von der unter 4.1.7. beschriebenen Dementia simplex, so daß eine Rubrizierung dieser 3 Verlaufsweisen in einer eigenen Untergruppe gerechtfertigt schien. Als Beispiel für diese Gruppe sei folgender Krankheitsverlauf beschrieben:

Beispiel 13: P. K., männl.

Katamnesenfrist: 16 Jahre.

Familienanamnese: Die Schwester des Vaters litt an einer endogenen Psychose.

Milieu: Beamtenfamilie, geordnete Verhältnisse.

Konstitution: leptosom.

Eigenanamnese: zweitgeborener Zwilling, blasse Asphyxie bei Geburt.

Prämorbid: Einzelgänger, sehr empfindsam.

Beginn: 10 Jahre, schleichend.

Psychopathologisches Bild: Im Alter von 10 Jahren setzte eine schleichende, sich allmählich verstärkende Wesensänderung ein: der Junge wurde zunehmend frech und flatterhaft, ließ in seinen Schulleistungen nach, hatte kein Interesse mehr an Dingen, die ihm sonst Spaß bereiteten und litt unter Angstträumen. Im Alter von 13 Jahren kam es zu einer knickhaften Akzentuierung der Wesensauffälligkeiten: Zeitweise hatte der Junge einen „ganz absonderlicher Gesichtsausdruck" und starrte, „als wollte er einen anspringen". Manchmal habe er „leicht gesponnen" (Angaben des Vaters) und später unverständliches Zeug gesprochen. Bisweilen nahm er die Verhaltensweisen eines kleinen Kindes an. Über seine Zukunft nachdenkend, meinte der Junge, er wolle nicht heiraten, wolle frei bleiben, wolle wie Robinson leben. Eines Tages fuhr er unmotiviert weg in entferntere Städte. Hinterher gab er an, einen Schulkameraden besucht zu haben, dessen Adresse er jedoch nicht angeben konnte. Einmal sprang er plötzlich von seinen Schularbeiten auf, setzte sich in den Zug und fuhr in eine benachbarte Universitäts-Stadt, stellte sich nach 2 Tagen der Polizei und gab bei der Rückkehr auf Befragen an, es sei so über ihn gekommen. Mit 14 Jahren erneuter Knick: mehrere Einbrüche, Moped- und Altmetall-Diebstähle, ein Kioskeinbruch. Deshalb Jugendstrafe und Fürsorgeerziehung. Mit 16 Jahren erneute Jugendstrafe: damals äußerte er, er könne sich nicht hundertprozentig begeistern, er könne nicht über den Gedanken hinwegkommen, „daß der Mensch nicht richtig in der Gemeinschaft drinsteht". Er zeigte keinen merkbaren affektiven Tiefgang und äußerte einmal Selbstmordabsichten. Es sei plötzlich völlig ohne Grund über ihn gekommen, von daheim wegzulaufen mit dem Wunsch, nach Afrika zu fahren, wobei er sich vorgestellt habe, sich dort eine Blockhütte zu bauen, um als freier Mann zu leben und keinem gehorchen zu müssen.

Im Alter von 17 Jahren unterschlug er eine Summe von über 2000 DM, kaufte sich ein Zelt und ein Fernrohr und ging wieder auf Reisen, die er jedoch wieder unterbrach und sich bei der Polizei meldete. Im Alter von 18 Jahren fiel er während des Absitzens einer erneuten Jugendstrafe durch Briefe verworrenen Inhalts auf („...du Nacht, mir tausend Tage fern und jetzt so nah, du setzt mir jetzt das Tier und wählt der Mensch wie seinesgleichen nur im Modestiche seinen Partner, daß er immer ist und tausendfach sich baut und gibt...."). Der Patient berichtete über Wahnideen und Halluzinationen, sein Denken war zerfahren, im Affekt zeigte er sich wenig modelliert, er grimassierte gelegentlich und klagte über Kontaktstörungen. Über sich selbst sagte er, daß er im Alter von 10 Jahren flatterhaft wurde und „ich bin jetzt schon so ausgeloist". Er führte Tagebuch, in dem u. a. zu lesen war: „...du sprichst mit Macht den Geist in meine Feder und lenkst die Hand zu deutlichen Worten, doch muß ich auch deinen Schlüssel kennen..., ich muß jetzt schließen, wie du willst...du kannst mich immer wieder rufen." Die Gedankengänge des Patienten waren äußerst verschroben, unsinnig und das Denken zerfahren. Nach einer Elektroschock- und Insulinschock-Therapie kam es zur Remission, die 4 Jahre lang anhielt; jedoch zeichnete sich der Patient in seinem Berufsleben durch Unstetigkeit aus. Nach 4 Jahren, im Alter von 22 Jahren, war der Patient wiederum auffällig durch Morddrohungen sowie durch eine völlig unmotivierte Brandstiftung. Wegen eines Psychose-Rezidivs Behandlung in einem Psychiatrischen Krankenhaus. Dort wurde er nach einjähriger Behandlung gebessert entlassen.

Bei der *Nachuntersuchung*, 3 Jahre später, bot der inzwischen 26jährige Patient das Bild einer ausgeprägten schizophrenen Persönlichkeitswandlung. Der Kontakt mit dem leptomorphen, sehr gepflegt aussehenden Patienten war zwar gut herstellbar, jedoch kein emotionales Mitschwingen; im Verlauf des ganzen Gesprächs war der Patient gleichbleibend kühl, sachlich, ohne spürbare affektive Beteiligung mit gleichbleibend starrer Mimik. Über sich selbst sagte er, er sei früher „gemütsempfindend" gewesen, „das möchte ich so als Plus bezeichnen". Er habe aber früh erkannt, daß „das ein Minus„ sei. Zu keinem Menschen habe er innige Beziehungen, sie seien „verflacht", „auch durch mein Verschulden". Auf Fragen gab er an, daß ein etwaiges plötzliches Ableben der Eltern ihn nicht beeindrucken würde, das habe er ihnen auch schon öfters gesagt, „das berührt mich gar nicht, obwohl eine gewisse geistige Verbundenheit da ist". Auf die Frage, ob er auch heute noch Mordgedanken habe, antwortete er bejahend und meinte, er könne auch den Untersucher umbringen, falls dieser ihn als gemeingefährlich ansehen und ihn in eine Anstalt einweisen würde, kriminaltechnische Methoden kenne er genügend. Der Gedankenablauf war sprunghaft, teilweise leicht zerfahren. Der Patient geriet immer wieder ins Stocken, beendete oftmals den Satz anders als er ihn inhaltlich oder formal begonnen hatte. Er zeigte ausgesprochene Neigung zum Faseln („die Ursachen liegen in der Tiefe und, möchte ich sagen, hat schon als Kleinkind seine Ursache"). So verstiegen seine Gedankengänge waren, so ambivalent war er in seinen Gefühlsäußerungen und so uneinfühlbar waren seine Erlebnisweisen. So gab er als Lieblingsbeschäftigung an: Beschneiden der Bäume, bevor er einen Ast abschneidet, versetzt er sich in den Baum hinein. Er suche gern Friedhöfe und Leichenhäuser auf, den Sektionsraum ziehe er einem guten Kinostück vor, er versuche sich in die Leiche hineinzuversetzen und stelle sich vor, wie sie verwese, wenn er dann an die Seele im Himmel denke, müsse er lachen. Außerdem besuche er gern Teiche, um Schwäne zu füttern: Zwischen Tieren und Menschen sehe er keinen Unterschied. Weiter berichtete er, daß für ihn das Gespräch wie ein Film ablaufe, er betrachte sie dabei als dritte Person, es komme ihm dabei auch vor, als ob manches bei ihm nicht ganz normal sei. Nach Angstträumen befragt, erzählte er von im Abstand von 2 Jahren auftretenden Zuständen (bislang etwa 3—4mal), in denen er am ganzen Körper „so eine unheimliche Spannung empfinde", als ob er „an ein Stromfeld angeschlossen" sei. Er sei dann „wie erstarrt" und habe Angst. Das Verhältnis zu den Arbeitskollegen sei gut, jedoch sei er Einzelgänger und mißtrauisch. Auf die Frage, was er sich am liebsten wünsche, wünschte er sich: „Heute noch eine Sektion sehen zu dürfen." Wenn er mit seiner Freundin ausgehe und dabei einen Leichenwagen mit einer Leiche in die Pathologie fahren sehe, gehe er schnell hin, um zu sehen, wie die Leiche hineingeschoben würde. Zukunftspläne habe er nicht, da er sich für Politik interessiere. Wenn ihm alle Möglichkeiten offenstünden, würde er „im Mittelalter oder in der Renaissance" leben wollen, damals sei es interessanter gewesen, der Mensch sei „reifer" gewesen, „geistiger". Heute seien die Menschen „lahm, lasch, wohllebig". Er habe den Wunsch, „frei zu handeln, frei zu denken und frei beurteilt zu werden ohne Vorurteil". Seit seiner Entlassung aus dem Psychiatrischen Krankenhaus arbeitet der Patient in einer Eisenfabrik, er wohnt getrennt von seinen Eltern in einem Lehrlingsheim.

4.3. Sondergruppe

Diese Gruppe umfaßt 14 Patienten (11 Jungen, 3 Mädchen), deren Erkrankungen aufgrund des weiteren Verlaufs und der bei der Nachuntersuchung gemachten Beobachtungen nicht mehr mit genügender Sicherheit als „schizophren" angesehen werden konnten und bei denen Zweifel an der ursprünglich gestellten Diagnose „kindliche und präpuberale Schizophrenie" bestanden. In 5 Fällen war die diagnostische Zuordnung allerdings schon bei der klinischen Beobachtung unsicher.

Die durchschnittliche *Katamnesenfrist* betrug im Mittel 15,2 Jahre. Das *durch-schnittliche Alter* der Patienten bei Psychosebeginn lag sehr niedrig: bei 8,9 Jahren. Die jüngsten Patienten waren bei Erkrankungsbeginn 3 bzw. 4 Jahre alt. Nur 4 Patienten waren älter als 10 Jahre.

Sieben Patienten lebten in einer gestörten *Familienatmosphäre,* in 3 Fällen war die Ehe der Eltern geschieden, ein Patient war uneheliches Kind und wuchs ohne Vater auf. 3 Eltern waren stark wesensauffällig. In einer dieser Familien herrschte eine starke intrafamiliäre Dauerspannung mit kalt-feindselig-ablehnendem Verhalten des Vaters der Tochter gegenüber, die mit 12 Jahren an einer Anorexia nervosa mit schizophrenieähnlichen Verhaltensweisen erkrankte. Der Vater, ein autoritärer, kontakteingeschränkter Sonderling, sprach mit seiner Tochter nicht und verkehrte nur schriftlich mit ihr, so sehr lehnte er sie von Anfang an ab. Die Mutter dagegen war cyclothym, gemütvoll, weich, wenig durchsetzungsfähig.

Immerhin waren 5 der 14 Kinder *familiär* mit endogenen Psychosen *belastet,* vorwiegend mit Schizophrenien, einmal kam zusätzlich Epilepsie vor. *Prämorbid* waren 7 Patienten dieser Gruppe wesensauffällig, es handelte sich bei 6 von ihnen um kontaktarme Einzelgänger, ein Junge wurde als verschlossen, jähzornig, aber kontaktfähig und interessiert geschildert (zahlreiche musische Hobbies, Sport).

Einige Beispiele mögen die Schwierigkeiten einer endgültigen Klärung schizophreniformer Zustandsbilder des Kindesalters und der Präpubertät verdeutlichen. Sie können fortbestehen, auch wenn langfristige Verlaufsbeobachtungen und die Ergebnisse subtiler Nachuntersuchungen vorliegen.

Bei einem 8jährigen Jungen wurde die Diagnose einer „kindlichen Schizophrenie mit Wahnstimmung" gestellt, der 10 Jahre später bei der Nachuntersuchung den recht charakteristischen Eindruck eines *schizothymen* bzw. seelisch-asthenischen Menschen machte im Sinne von E. KRETSCHMER (1955) bzw. K. SCHNEIDER (1943).

Der prämorbid unauffällige, wißbegierige Junge, der ein guter Schüler war, wies eine familiäre Belastung mit endogenen Psychosen und Suiciden auf. Er hatte bereits im Alter von 4 Jahren ohne ersichtliche Ursache eine Phase ängstlicher Verstimmung durchgemacht, die plötzlich von einem Tag zum anderen begonnen hatte und etwa $1/2$ Jahr anhielt. Der kleine Junge weigerte sich eines Tages, im Gegensatz zu früher auf einem Fahrrad oder einem anderen Fahrzeug zu fahren, war weinerlich, sehr empfindlich, aß schlecht und magerte stark ab. Danach war er wieder wie früher. — Im Alter von 8 Jahren traten Angstzustände mit Weltuntergangsstimmung, Depersonalisations- und Derealisationserlebnissen, Mikropsien und Makropsien auf. Der Junge zog sich von seinen Spielkameraden völlig zurück, wollte nicht mehr zur Schule gehen und schlief schlecht. — Während solch eines Angstzustandes schrie er einmal: „Mutti, die Welt geht unter, wo bist du denn? die Welt wird dunkel, es ist alles kleiner, ich sehe dich ja gar nicht mehr richtig" und 4 Tage später: „Mutti, es geht wieder los, wo bin ich denn, es wird alles kleiner . . ., ich glaube, meine Augen sind schlecht, es wird alles kleiner . . ., ich glaube, meine Augen sind schlecht, alles ist ganz klein . . . ich glaube, ich werde *nie wieder gesund,* ich glaube, ihr müßt mich *in eine Anstalt bringen*". Ein anderes Mal schrie er: „Hilfe, Hilfe, wo bin ich, das Bett fährt weg, jetzt sind wir ganz tief unten in der Erde drin". — Während des Klinikaufenthaltes gab er einmal an, daß es „mit dem Sprechen manchmal merkwürdig" gewesen sei „es war, als ob es ganz von alleine spräche, als ob ich gar nicht selbst spreche". Auch während der 11wöchigen klinischen Beobachtung traten wiederholt Angstzustände auf, hinterher sagte er darüber, es sei „alles anders" gewesen, das Bett sei schief gewesen, es sei, als ob das Bett mit ihm nach rechts davonfahre. — Bei der neurologischen, liquor-chemischen und pneumencephalographischen Untersuchung zeigte sich kein patholo-gischer Befund, die Intelligenzuntersuchung ergab einen IQ von 110 (HAWIK).

Bei der *Nachuntersuchung* wirkte der Patient etwas unschlüssig, wenig spontan, er überlegte lange, bevor er antwortete und machte einen ernsten, feinfühligen, dif-ferenzierten, nach außenhin kühlen, innerlich aber angespannten und nervösen Ein-druck. Er erzählte, daß die Angstzustände an Häufigkeit und Intensität nachgelassen hätten. Besonders schlimm sei es im Alter von 8—9 Jahren gewesen: „*irgendwie rückte alles von mir ab, ich fühlte mich so eingeengt, es kam einfach, daß ich schrie*". Er berichtete über seine Veränderungserlebnisse: „*plötzlich war alles so ganz un-wirklich*", „*irgendwas war, was mich entrückt hatte, so daß ich mir etwas anders vorkam*". Das *letzte Mal* habe er *vor einem halben Jahr* solch einen Zustand ge-habt. — Zeitweise leide er unter kurzdauernden grundlosen Verstimmungen, es sei dann „alles unheimlich traurig" und er grübele dann darüber nach, was werden solle, wenn die Mutter plötzlich stürbe. Seine Gefühle zu den Menschen seien „irgendwie verblaßt", „zu einer richtigen tiefen Zuneigung kann ich gar nicht mehr kommen". Dies sei allmählich gekommen, früher sei er teilnahmefähiger und seine Gefühle seien herzlicher und inniger gewesen. Er könne nun „keine echten Gefühle mehr zu ande-ren Menschen" mehr haben und stelle sich dabei vor, daß „ich das gar nicht mehr brauche", er könne „ganz für sich" sein. Auch zu seinen Eltern habe er „keine rich-tige tiefe Zuneigung", bei der Freundin sei es „ähnlich". Manchmal sei „diese Gleich-gültigkeit" für kurze Zeit weg. Einen Anlaß gebe es nicht dazu, „das kommt ein-fach so", „ich stell mich einfach darauf ein, gleichgültig und unbeteiligt zu sein". Einen „richtigen" Freund habe er nicht, sein Selbstvertrauen sei gut, er akzeptiere sich selbst. Er könne gut „allein für sich leben". — Nach der Entlassung hat der Patient die Volks- und Mittelschule mit sehr gutem Erfolg besucht, z. Z. macht er eine Schlosser-lehre durch, um den Ingenieurberuf zu ergreifen.

Die bereits früh sich manifestierenden *Angstzustände* mit den sehr eindrucksvollen *Depersonalisations-* und *Derealisationserlebnissen* ließen — auch im Zusammenhang mit der familiären Belastung — an das Vorliegen einer kindlichen Psychose denken. Aufgrund der Nachuntersuchung ist jedoch eine früh einsetzende und protrahiert ver-laufende kindliche bzw. präpuberale Reifungskrise mit ausgeprägten Depersonali-sationserlebnissen im Sinne von J. E. MEYER bei einer schizothymen bzw. asthenischen Psychopathie eher wahrscheinlich. Die Persönlichkeitsstruktur des Patienten steht somit einem sog. „schizophrenen Reaktionstyp" nahe, worunter E. KRETSCHMER (1955) erlebnisreaktive schizophreniforme Psychosen verstand, die sich von akuten Schizo-phrenien oft nicht unterscheiden lassen, die aber nicht wie die „endogene Schizo-phrenie" prozeßhaft weiterverlaufen. Der Patient wirkte im Alter von 17 Jahren feinfühlig und kühl zugleich, im Grunde kontaktgestört, zur Selbstkontrolle und -beobachtung neigend und berichtete über Veränderungs- und Entfremdungserleb-nisse sowie Ich-Störungen gepaart mit Angst und trauriger Verstimmung, die zwar nachgelassen haben, jedoch nicht völlig verschwunden sind.

Bei 2 Patienten dieser Gruppe machten der weitere Verlauf und die bei der Nach-untersuchung erhobenen Befunde die Diagnose einer *symptomatischen paranoid-hallu-zinatorischen* Psychose schizophreniformen Charakters hochwahrscheinlich. Der eine Patient war bereits im Kindesalter durch Angst, Mißtrauen, Verhaltensstörung, Erziehungsschwierigkeiten und Weglaufen auffällig, mit 14 Jahren wurde er wegen Diebstahls (Geld, Schmuck) und Handels mit Morphium straffällig. Er erhielt u. a. eine 4wöchige Gefängnisstrafe. 16jährig kam es zum Ausbruch einer akuten psychotischen Episode, die nach 3 Wochen voll abklang ohne Hinterlassung von postpsychotischen Persönlichkeitsveränderungen.

Der 16jährige Junge phantasierte von einem Mörder, der ihn umbringen wolle, er glaubte verfolgt zu werden, hatte akustische, optische und haptische Halluzinationen. Er fühlte sich beeinflußt von einem fremden Willen, verspürte ein „Klingen im Ohr", hatte Depersonalisationserlebnisse sowie abnorme Körpersensationen („es ist, als ob der Körper beengt wäre, als ob ich in einer Papierrolle drinstecken würde und nicht atmen könnte"). Er sah einen Mörder vor sich stehen und befürchtete, von ihm umgebracht zu werden. Er sprach viel durcheinander, schrie nach der Mutter und glaubte, man wollte ihn im Krankenhaus umbringen. Er hörte Stimmen, meinte, daß hinter ihm jemand stehe, der ihn verfolge, und hatte das Gefühl, daß Stimmen über ihn sprächen. An seinem Hals fühlte er Finger bzw. eine Hand, die ihn berührten. Nach wenigen Tagen in der Klinik remittierte der Patient spontan, hatte keine Angst mehr und fühlte sich frei von psychotischen Symptomen.
Bei der Nachuntersuchung erzählte der sich ungeniert, weltmännisch-augenzwinkernd und sehr selbstbewußt gebende Patient, daß er vor der Kliniksaufnahme an Benzinsucht gelitten habe — er habe damals in einer chemisch-pharmazeutischen Fabrik gearbeitet —, es sei dabei zum Rausch gekommen und er habe dabei Halluzinationen gehabt. Seitdem war er nie wieder psychotisch gewesen. Beruflich tüchtig, erwies er sich bei der Nachuntersuchung jedoch als eine gemütsarme, egozentrische, skrupellose Persönlichkeit.

Bei dem anderen Patienten mit einer exogenen Psychose war im Alter von 9 Jahren während einer leichten Mumps-Erkrankung (leichtes Fieber, geringes Krankheitsgefühl) eine wenige Tage dauernde akute psychotische Episode mit Angst- und Erregungszuständen, Wahnstimmung und optischen Halluzinationen ausgebrochen, die nach wenigen Tagen spontan remittierte.

Der Junge sah eine Reihe von Händen vor seinen Augen herfahren, sah sich und die Kameraden beim Fußballspiel, schrie u. a.: „Jetzt kommen sie, die Hände, ich sehe Fußballer." Er sah einen großen Zahn, der sich vor seinen Augen hin- und herbewegte und zwei große Greifer, die „Korn zwischen sich gequetscht" hatten und zwischen die er hineingefallen sei. Er hatte Angst, daß sie ihn plattdrücken würden oder daß ihn die auf ihn zukommenden Hände erwürgen würden und er dann ersticken müsse. Im weiteren Verlauf ist der Junge nicht mehr erkrankt (Beobachtungszeit: 10 Jahre), bei der Nachuntersuchung war der 19jährige Junge völlig unauffällig, die Charakterstruktur imponierte als ausgesprochen cyclothym.

Mit hoher Wahrscheinlichkeit hat es sich bei der schizophreniformen Episode des Patienten im Alter von 9 Jahren um einen sog. „hyperaesthetisch-emotionellen Schwächezustand" (BONHOEFFER, 1970) nach Mumps-Erkrankung, evtl. mit flüchtiger Begleitencephalitis gehandelt.
Die Wahnsymptome und Halluzinationen dieser beiden Jungen schienen einfühlbar, lebens- und weltnaher und der kindlichen Spiel- und Phantasiewelt verwandter als die Phänomene schizophren-psychotischer Kinder.
Bei 4 Patienten, die mit 8, 10, 11 und 13 Jahren auffällig wurden, bestand bei der Nachuntersuchung der Eindruck einer *Psychopathie*. Der gesamte zu überblickende Krankheitsverlauf sprach bei diesen Patienten für eine abnorme Charakterentwicklung, wobei in einem Fall nicht sicher zu entscheiden war, ob bei einer haltlosen, gemütsarmen Persönlichkeit mit encephalopathischen Zügen — der Patient war ein ehemaliges Frühgeborenes und hatte sich psychomotorisch stark verzögert entwickelt, pathologische neurologische, elektro- und pneumencephalographische Befunde lagen

dagegen nicht vor — nicht doch ein schizophrener Defekt nach blande verlaufender Schizophrenie bestand. Außer flüchtigen Wahnideen kombiniert mit Angstzuständen, waren keine produktiv-psychotischen Symptome vorhanden.

Es schien bei der epikritischen Beurteilung sehr diskutabel, in der Präpubertät geäußerte Gefühle des Sich-nicht-verstanden-Fühlens, des Ausgestoßenseins oder Verfolgtwerdens als wahnhaft zu interpretieren, auch wenn diese Gefühle mit Angst, innerer Unruhe, und dissozialen Handlungen einhergingen. Während der klinischen Betreuung wurden diese Gefühle als Ausdruck von Wahnbildungen angesehen. Ebenso problematisch sind nach unserer Ansicht Angaben über „Stimmenhören" in dieser Altersstufe zu bewerten.

Ein 8jähriger Junge, der wegen stark hervortretender Verhaltensstörungen (Abnahme der Schulleistungen, unberechenbare Handlungen, Unverträglichkeit, Lügen, Stehlen, Interesseverlust, Zerstörungsdrang) klinisch beobachtet worden war, hatte angegeben, zwei „Stimmen" zu hören, eine „gute und eine schlechte", die ihm Befehle erteilten und auch untereinander redeten. Aufgrund des Eindrucks, daß dem vom Patienten Geschilderte für ihn Erlebnischarakter trug, er darunter litt und das Gefühl hatte, die Freiheit seines eigenen Handelns dabei zu verlieren, so daß die „Stimmen" den Charakter von lästigen und quälenden Sinnesempfindungen hatten, wurde der Verdacht auf eine endogene Psychose gehegt, der aber durch den weiteren Verlauf und die Nachuntersuchungen abgeschwächt wurde. Bei der Nachuntersuchung gab der sehr phantasiebegabte, inzwischen 30jährige Patient an, daß er die Stimmen nicht richtig gehört habe, das sei vielmehr „so in mir" gewesen. Als Junge hatte er eine auffallend gesteigerte Phantasie auch in anderer Hinsicht entwickelt und bei der Nachuntersuchung, bei der er sich jovial, lässig-leger, doch deutlich innerlich angespannt gab, wirkte der Patient affektiv flach, gleichgültig, unberührt, impulsiv, stark von außenweltlichen Reizen und augenblicklichen Einfällen gesteuert und stimmungsmäßig sehr labil. Er erschien kontaktarm, nur zu flüchtigen menschlichen Beziehungen fähig und verriet ein stark gestörtes Selbstwertgefühl mit kompensatorischem Imponiergehaben und übersteigertem Geltungsbedürfnis.

Es entstand bei der Nachuntersuchung somit der Eindruck einer affektiv-gleichgültigen, labilen, wenig bindungsfähigen, stark von außenweltlichen Reizen beeinflußbaren, selbstunsicheren Persönlichkeit. Auch infolge der fehlenden Prozeßhaftigkeit wurde die zunächst als Psychose imponierende Erkrankung mit teils dissozialen Handlungsweisen und der stetigen Gefahr des Abgleitens ins Asoziale retrospektiv als knickhaft einsetzende Charakterveränderung bleibender Natur in der Vorpubertät im Sinne eines Heboids (KAHLBAUM) bzw. einer Parathymie (MEGGENDORFER) aufgefaßt.

Bei 2 Patienten dieser Gruppe überwog trotz gleichzeitig vorkommender schizophrener Symptomatik während einzelner psychotischer Episoden, die vereinzelt auch ganz ausschließlich hebephrener Natur waren, sowohl klinisch-phänomenologisch als auch verlaufsdynamisch das cyclothyme Element, so daß beide Krankheitsverläufe, die beide bipolar waren, bei bislang fehlenden postpsychotischen Persönlichkeitsveränderungen den sog. Cyclothymien näherstanden als schizophrenen Prozeßpsychosen. Am ehesten sind sie als Mischpsychose zu bezeichnen.

Ein Krankheitsverlauf entsprach dem einer sogenannten Dementia praecocissima (DE SANCTIS) mit Beginn im 4. Lebensjahr nach völlig unauffälliger prämorbider und insbesondere psychomotorischer Entwicklung. Auf dieses Krankheitsbild wird in Kapitel 5.2. kurz eingegangen werden.

Bei 2 Patienten bestand eine schwere neurotische Fehlhaltung, die eine kindliche Schizophrenie vorgetäuscht hatte. Der eine Patient hatte Beziehungsideen geäußert

und im übrigen ubiquitäre, uncharakteristische, hebephrenieähnliche Verhaltensweisen
an den Tag gelegt (massive Trotzreaktionen, Interesseverlust, unsinnige Handlungen;
er war distanzlos, frech, vorlaut, egozentrisch, negativistisch, gleichgültig und antriebsarm). Die weitere Entwicklung und die ausgiebige Untersuchung des Patienten
15 Jahre nach Erkrankungsbeginn schlossen eine schizophrene Psychose aus, die da-
maligen Verhaltensauffälligkeiten mußten als Reaktion eines empfindsam-scheuen
Kindes in der Präpubertät auf ein stark gestörtes Familienmilieu (Ehe geschieden,
hilflose, ungeschickte Mutter) aufgefaßt werden. — Die andere Patientin litt 12jährig
unter einer schweren Anorexia nervosa mit Wasch- und Betzwang, Negativismus und
merkwürdigen uneinfühlbaren Verhaltensweisen.

Sie zerschlug beispielsweise grundlos Geschirr, kam mit der Arbeit nicht mehr voran und
brachte nichts zu Ende. Das Mädchen wurde immer antriebsärmer, sprach kaum noch, seine
Sprache wurde immer leiser und undeutlicher. Es wurde schlampig und unsauber, schließlich
völlig negativistisch. Es aß nicht mehr und bot mit 14 Jahren alle Symptome einer Pubertätsmagersucht. Es glaubte, nicht mehr schlucken zu können, aß jedoch heimlich. Das Kind war
hochgradig kontaktgestört, stumpf, unbeteiligt, mimisch starr, motorisch hölzern, steif und
ungeschickt. Es äußerte, sich über nichts freuen zu können und niemanden richtig lieb zu haben.

Aufgrund dieses Verhaltens wurde die Diagnose eines schizophrenen Defekts mit
Pubertätsmagersucht gestellt und das Mädchen mit Sedaraupin behandelt. Bei der
Nachuntersuchung konnte ein schizophrener Defekt ausgeschlossen werden. Es hatte
sich damals um einen sehr schweren neurotischen Zustand gehandelt mit Pubertätsmagersucht, der einen schizophrenen Defekt vorgetäuscht hatte, was gar nicht so selten ist. Die neurotische Fehlhaltung war auf dem Boden einer schweren Familien-
milieustörung mit hochgradiger Dauerspannung zwischen den Eltern und insbesondere
zwischen Tochter und Vater entstanden. Der Vater war ein autoritärer, egozentrischer
kontaktgestörter Sonderling, der seine Tochter völlig ablehnte und nur schriftlich mit
ihr verkehrte. Die Patientin selbst war hochgradig ich-schwach, nicht durchsetzungsfähig, ohne eigenen Willen, ohne Selbstvertrauen; sie wurde immer „hin- und herge-
schoben" von ihrem ehrgeizigen Vater und glaubte, stets alles falsch zu machen. So
entwickelte sich bei ihr selbst eine schwere Kontaktstörung, sie wurde antriebsarm
und gleichgültig, lust- und freudlos und erschien emotional kaum schwingungsfähig,
was bei der Intensität und Abnormität der intrafamiliären Dauerspannung mit feindseliger Ablehnung der Patientin durch ihren sonderlingshaften Vater, der seine 22-
jährige Tochter noch schlug, verständlich war. Trotzdem gelang ihr schließlich mit
23 Jahren die Loslösung vom Elternhaus, sie übersiedelte in ein Mädchenwohnheim,
ihr Antrieb nahm zu, sie bestand die Gesellprüfung als Buchbinderin und heiratete im
Alter von 24 Jahren. Es setzte also eine allmähliche, aber anhaltende Besserung ein.
Bei der Nachuntersuchung ließ die differenzierte und insgesamt synton erscheinende
Patientin erkennen, daß sie, im Gegensatz zu früher, jetzt gerne lebe, gerne und zügig
arbeiten könne, sich nicht mehr wie ehedem selbst ablehne, sich zwar noch viel selbst
beobachte und kontrolliere und noch unter Minderwertigkeitsgefühlen und Selbst-
wertkrisen leide, die aber stark abgenommen hätten. Die kindliche Wesensänderung,
deren Hauptzug eine schwere „Ich-Defizienz" (KISKER) darstellte, ist bei gleichzeitig
vorhandener anlagemäßig-konstitutioneller Grundkomponente im wesentlichen als
Reaktion auf die pathologische Familiensituation zu verstehen. Sie spitzte sich später
zu einer schweren neurotischen Fehlhaltung zu. Der Verlauf mit weitgehender Besse-

rung und Stabilisierung der Ich-Funktion und die Nachuntersuchung machten das Vorliegen eines schizophrenen Defektzustandes hoch unwahrscheinlich, wenn auch lange Zeit eine phänomenologische Ähnlichkeit der kindlichen und präpuberalen Verfassung der Patientin mit einer postneurotischen Defizienz bestand.

Der im folgenden kurz skizzierte Krankheitsverlauf eines Jungen, dessen Erkrankung von VILLINGER 1959 als frühkindliche Schizophrenie publiziert worden war, zeigt, daß trotz Beobachtung einer schizophrenieähnlichen kindlichen Psychose über viele Jahre hinweg keineswegs immer eine restlose Klärung der Diagnose gelingt. Auch hier waren imperative „innere Stimmen", über die der Junge berichtete, und flüchtige Wahnideen richtunggebend für die ursprüngliche Diagnose.

Die Ehe der Eltern dieses Patienten wurde nach dessen Geburt geschieden; die junge Mutter trank und rauchte viel während der Schwangerschaft. Der Patient kam nach der Geburt in eine Pflegestelle, da sich die Eltern nicht um ihn kümmerten. Mit etwa 3 Jahren trat bei dem Kinde eine Wesensänderung hervor, das bisher ruhige und freundliche Kind zeigte zunehmende Ruhelosigkeit, Eigensinn, Zerstörungswut und Angriffsfreudigkeit. Zeitweise war es jedoch auch in dieser Zeit freundlich, lebhaft und affektiv gut ansprechbar.

Im Alter von 6 Jahren fielen starke Schwankungen im Verhalten des Jungen auf: Oft kam es zu unmotivierten Zornausbrüchen mit gleichzeitigem Ausstoßen tierischer Laute und starrem abwesenden Blick. Der Junge wirkte gemütsverarmt und roh. Tage später war er wieder „voller Liebreiz". Während der Kliniksbeobachtung, im Alter von 8 Jahren, war der Patient umtriebig, unstet, ohne Ausdauer. Er neigte zu Erregungszuständen, in denen er völlig unbeeinflußbar war. Nach solch einem Erregungszustand hatte er spontan geäußert, eine innere Stimme zu hören, die ihm Anweisungen gebe. Er leide unter Angstgefühlen und fühle sich verfolgt. Auch später wiederholte er diese Angaben, äußerte Verfolgungsideen und Ängste; er wisse dann nicht, was er tue. Die neurologische Untersuchung, das EEG und PEG ergaben keine pathologischen Befunde. Intellektuell wies der Patient durchschnittliche Fähigkeiten auf (IQ nach HAWIK 97/82). Der Junge wurde in ein Psychiatrisches Krankenhaus verlegt, wo er durch seine erhebliche psychomotorische Unruhe und Affektlabilität auffiel; er zeigte jedoch Interesse und Freude an der Arbeit. Im Alter von 11 Jahren bot er das Bild einer Hebephrenie mit einem eigenartigen läppisch-negativistischen Benehmen, Danebenreden, zeitweiligem Mutismus und plötzlichem unmotivierten Weinen. In der Folgezeit wechselte der Patient zwischen substuporösen, depressiven und maniform-läppischen Zuständen. Zeitweise war er autistisch oder aggressiv. Nach 8 Tagen klangen die Symptome jeweils wieder ab, jedoch schwankte der Patient von dieser Zeit an stark in seinem Verhalten. Zeiten relativer Ausgeglichenheit lösten Perioden starker psychomotorischer Unruhe mit Erregtheit- und Drangzuständen, motivlosen Entweichungen, Suicidversuchen und Nahrungsverweigerung ab. Er zeigte wenig Ausdauer, hatte für nichts Interesse, war leer, stumpf, gleichgültig, leicht reizbar, ohne Einsicht.

So sehr die knickhafte Wesensänderung im Alter von 3 Jahren, die paranoid-halluzinatorischen Erlebnisse mit Angst- und Zwangsdenken im Alter von 8 Jahren sowie eine mit 11 Jahren durchgemachte hebephrene Episode an das Vorliegen einer schizophrenen Psychose denken lassen müssen, so schwer ist das Vorliegen einer neurotischen Fehlentwicklung im vorliegenden Falle ganz auszuschließen, wobei den von Geburt an ständig wechselnden Heim- und Anstaltsunterbringungen determinierende Bedeutung für die Störung der Ich-Entwicklung beizumessen wäre. Der Verlauf spricht eher für eine unter dem Einfluß einer hochgradigen Milieuschädigung entstandene, abnorme Charakterentwicklung, die sich in einer herabgesetzten emotionellen Ansprechbarkeit, in mangelnder intentionaler Zielgerichtetheit und starken Anpassungsschwierigkeiten und Verhaltensstörungen ausdrückt.

Auch bei dem letzten Patienten dieser Sondergruppe mußte die Diagnose aufgrund der katamnestischen Erhebungen revidiert werden. Die halluzinatorischen und pro-

duktiv-psychotischen Episoden mit Erregungs- und motorischen Unruhezuständen erwiesen sich retrospektiv als epileptische Äquivalente bei einer *Temporallappen-Epilepsie*. Bei dem Patienten hatte sich schließlich eine epileptische Wesensänderung mit
auffälligen Störungen der Affektivität und eine ausgeprägte Neigung zu oft gefährlichen dissozialen Handlungen herausgebildet. In letzter Zeit traten immer wieder
schwere episodische Verstimmungen und Verhaltensauffälligkeiten mit teilweise
brutalen Aggressionen zutage, die als produktiv-psychotische Dämmerzustände (LAN-
DOLT, MEYER-MICKELEIT) aufzufassen waren. Als Kleinkind hatte der Patient bereits
generalisierte Anfälle mit Bewußtseinsverlust und „Schaum vor dem Mund" gehabt,
wie katamnestisch vom Vater zu erfahren war. Elektroencephalographisch war ein
epileptogener Focus links temporal nachweisbar. Die Ursache der Temporallappen-
Epilepsie dürften die vom Vater katamnestisch beschriebenen cerebralen Anfälle im
Kleinkindesalter bilden, die nach Untersuchungen von SCHOLZ (1951) sowie in jüngster Zeit von CORSELLIS (1970) und FALCONER (1971) zu pathologisch-anatomischen
Schäden des Temporallappens führen können. — Der Dramatik halber sei das Krankheitsbild kurz geschildert:

Der prämorbid zwar als kontaktschwacher Einzelgänger geschilderte Junge war folgsam,
willig und durchschnittlich begabt. Mit etwa 11 Jahren fielen Verhaltensstörungen auf: Geistes-
abwesenheit in der Schule, schlechte Schulleistungen, Mangel an Ausdauer, völlig unmotiviertes
Verlassen der Schule, häufiges Weglaufen, Herumtreiben, kleine Diebstähle. Der Junge zog
sich immer mehr zurück und hörte zeitweise Stimmen, die ihm allerhand zuflüsterten („tu'
das", „nimm das", „das darfst du nicht machen"). Während des Kliniksaufenthaltes im Alter
von 11 Jahren war er zunächst ruhig und unauffällig, zwischendurch aber immer wieder ungezogen, eigensinnig, herausfordernd und frech. Zeitweise geriet er in starke Erregungszustände mit gefährlichen Aggressionen, in denen er völlig unbeeinflußbar war und einmal auf
4 Pfleger gleichzeitig einschlug und zu trat, so daß sie ihn kaum bändigen konnten. Unmittelbar nach einem weiteren solchen Erregungszustand gab der Junge an, daß er eine Stimme gehört habe, die ihm befohlen habe, aus dem Fenster zu springen. — Ein Pfleger hatte ihn daran
gehindert, worauf es zu der Erregung kam. —

In der Folgezeit kam es wiederholt zu Erregungszuständen, der Junge berichtete häufiger
von akustischen Halluzinationen imperativen Charakters. Die katamnestischen Erhebungen
ergaben, daß der Junge später fast ununterbrochen insgesamt 7 Jahre in einem Psychiatrischen
Krankenhaus gewesen ist. Dort war das Verhalten ebenfalls wechselnd, Zeiten relativer An-
gepaßtheit und Unauffälligkeit wechselten ab mit Zeiten, wo er rüpelhaft, frech und aufsässig war, er unternahm dann immer wieder Fluchtversuche mit Diebstählen und Aggressionen. Auffallend waren Selbstbeschädigungen des Patienten, er verschluckte u. a. Draht-
stücke und Teile einer Stahlrahmeneinlage seines Bettes, so daß zweimal eine Magenoperation
notwendig war. Zwischendurch war der Patient monatelang entlassungs- und arbeitsfähig. Seit
1962 kam es etwa alle 2—3 Monate zu sinnlosem Weglaufen, Diebstählen und starkem
Alkoholgenuß, insbesondere bei Mondwechsel. Wenn er „seine Zeiten" hatte, meist einen Tag
vor dem Mondwechsel, war „mit ihm nichts anzufangen"; er war dann nervös und unruhig
und auffallend blaß. An solchen Tagen war er immer besonders gefährdet, versuchte sich Geld
zu beschaffen, lief von zu Hause und von der Arbeitsstelle fort und fing an zu trinken.
Zwischenzeitlich war er jedoch ein tüchtiger, fleißiger und zuverlässiger Arbeiter und gemüts-
warmer, tierliebender Mensch. 1965 trat eine Verschlechterung ein, der inzwischen 22jährige
Patient tötete sinnlos Tiere, schlug die Schwester bewußtlos, streunte herum, trank viel, verübte unmotivierte Einbruchdiebstähle und nächtigte wochenlang im Wald, er war oft „wie ein
gefährliches Raubtier" (Angaben des Vaters). *Begründungen* für sein Verhalten konnte der
Patient *nie angeben*, er habe sich nie etwas dabei gedacht und seine teils kriminellen Handlungen nie vorbereitet. Im Oktober 1965 hatte er nachts einen Stallhasen getötet, am Garten-
zaun aufgehängt und anschließend einen Einbruchdiebstahl begangen, um sich Spirituosen zu
besorgen — ohne Vorsichtsmaßnahme und so vernunftswidrig, daß er auf frischer Tat ertappt
worden war. Später gab der Patient an, daß er den Hasen habe streicheln wollen und ihn erst

getötet habe, als dieser geschrien habe. Er selbst habe „*Blut sehen wollen*". Wegen dieses Delikts erfolgte eine Begutachtung auf seine strafrechtliche Verantwortlichkeit hin. Dabei zeigte der Patient weder formale, noch inhaltliche Denkstörungen, und es waren keinerlei Zeichen einer affektiven Verödung, noch sonstige schizophrene Persönlichkeitszüge nachweisbar. Ein abgeleitetes EEG zeigte einen epileptogenen Fokus temporal links. Seit dieser Zeit befindet sich der Patient dauernd in stationärer psychiatrischer Betreuung.

5. Folgerungen und Diskussion der Ergebnisse

In den folgenden Kapiteln werden zunächst die Ergebnisse der Verlaufsbeobachtungen bei den 57 katamnestisch gesicherten kindlichen Schizophrenien zusammengefaßt besprochen und diskutiert werden. In einem weiteren Kapitel (5.18.) werden die Probleme erörtert werden, die sich aus den in Kapitel 4.3. dargestellten katamnestischen Erhebungen ergeben.

5.1. Verlaufsweisen

5.1.1. Ergebnisse

Überblickt man die in Kapitel 4 dargestellten kindlichen und präpuberalen Psychoseverläufe, so fällt deren *Mannigfaltigkeit* auf. Die übliche Einteilung in „akut" und „schleichend" reicht zu ihrer Charakterisierung nicht aus. Es erschien zweckmäßig, bei dem Versuch einer gruppierenden Einteilung auch die Anzahl der Episoden und den Krankheitsausgang mit einzubeziehen.

In Tabelle 7 sind die einzelnen Verlaufsformen zusammengefaßt dargestellt. Sie lassen sich in *2 Haupt-* und *11 Untergruppen* unterteilen. Die *akut-episodenhaften* Verläufe waren in unserem Krankenmaterial *häufiger* (42) gegenüber den schleichenden (15).

Die *Verlaufsaktivität* innerhalb der beiden Gruppen mit akuten und schleichenden Verläufen war unterschiedlich: die ersten beiden Verlaufstypen der *akuten* Verläufe sind durch 11 einmalig auftretende, davon in 3 Fällen durch relativ flüchtige und kurzdauernde psychotische Episoden gekennzeichnet, die alle defektfrei ausheilten (19,3% von 57). Bei 5 dieser 11 Patienten gingen der psychotvischen Episode mehrere flüchtige jeweils nur wenige Tage anhaltende psychotische Phasen voraus.

Die folgenden beiden Gruppen (3. und 4.) bestehen aus insgesamt 13 häufig (max. 17×) rezidivierenden langdauernden — bis zu einem Jahr anhaltenden — schizophrenen Episoden, die entweder voll oder unter Hinterlassung leichter Defektzeichen ausheilten (22,8%).

Bei den übrigen 18 (31,5%) akut verlaufenden Psychosen ist es zur Ausbildung schwerer und schwerster postpsychotischer Persönlichkeitsveränderungen gekommen. 3 Episoden sind bislang einmalig geblieben und haben zu starken Defektzuständen geführt. Bei einer durchschnittlichen Katamnesenfrist von 26 Jahren ist mit dem Auftreten neuer Schübe bei diesen 3 stark wesensveränderten Patienten kaum mehr zu rechnen. Ein Krankheitsverlauf hat akut-schubweise begonnen, um dann chronisch-progredient mit zunehmender Versandung der Persönlichkeit weiter zu verlaufen. Bei den anderen 14 Patienten haben häufig rezidivierende, maximal 10, oft viele Monate anhaltende schizophrene Schübe mit freien Intervallen unterschiedlicher Dauer miteinander abgewechselt. Bei 2 von ihnen sind in letzter Zeit einzelne Schübe nicht mehr scharf abgrenzbar. Vielmehr hat sich ein labiler Gleichgewichtszustand zwischen postpsychotischem Residualsyndrom und mehr oder weniger florider Prozeß-Psychose von je schwankender Intensität und Aktivität herausgebildet.

Tabelle 7

Akute Verläufe		Chronische Verläufe	
Verlaufsformen	Zahl der Patienten	Verlaufsformen	Zahl der Patienten
1. Akute Episode mit Ausgang bislang in Heilung	6	1. Schleichend-chronischer Verlauf mit starker Besserung	3
2. Akute Episode, der mehrere flüchtige Episoden vorausgegangen sind, mit Ausgang bislang in Heilung	5	2. Chronisch wechselvoller Verlauf ohne wesentliche Progredienz	4
3. Häufig rezidivierende akute psychotische Episoden mit Ausgang bislang in Heilung	4	3. Schleichend-chronischer Verlauf mit starker Verschlechterung	5
4. Häufig rezidivierende akute psychotische Episode mit Ausgang in Heilung unter Ausbildung leichter Defektzeichen	9	4. Psychotisch akzentuierte Wesensänderung, die die später manifeste schizophrene Psychose einleitete und länger als 1 Jahr bestand	3
5. Akuter Schub mit Ausgang in schweren Defekt	3		
6. Akuter schubweise Verlauf mit wiederholten Rückfällen und Ausgang in schweren Defekt	14		
7. Akuter schubweiser Beginn mit anschließender Versandung	1		
Summe	42	Summe	15

Bei den ersten 3 Patienten in der Gruppe mit *schleichendem* Verlauf war die Verlaufsaktivität abnehmend, jedoch bislang nicht völlig sistierend; zu völligen Heilungen kam es bislang nicht, aber zu relativ befriedigenden Sozialremissionen. Bei weiteren 4 Patienten (Gruppe 2) war die Verlaufsaktivität ziemlich konstant ohne große Schwankungen und ohne wesentliche Änderung der Prozeß-Dynamik. Dagegen war sie bei 5 Patienten (Gruppe 3) zunehmend progredient mit Entwicklung sehr schwerer Defizienzzustände und tiefgreifender Umstrukturierung der Persönlichkeit dieser Patienten. Die Aktivitätskurve der Psychosen der 3 letzten Patienten dieser Gruppe, die erst nach einer jahrelang bestehenden, sich langsam akzentuierenden Wesensänderung manifest psychotisch wurden, verlief zunächst in einer leicht ansteigenden Crescendo-Bewegung, um sich dann jäh aufsteigend zu akuten produktiven Schüben zu steigern und dann, schnell abfallend, wieder zu erlahmen. 2 Patienten sind sehr gut, ein Patient ist befriedigend remittiert unter Ausbildung leichter, aber eindeutiger Zeichen einer psychosebedingten Wesensänderung.

11 der 57 (19,3%) Patienten sind im oder vor dem 10. Lebensjahr, also im eigentlichen Kindesalter erkrankt. 7 dieser 11 kindlichen Erkrankungen sind chronische
Verläufe. Nur 4 vor dem 10. Lebensjahr manifeste Psychosen verliefen akut, 2 akut-
rezidivierend, die dritte Patientin hat im Alter von 7 Jahren einen schizophrenen
Schub von etwa 10monatiger Dauer mit anschließendem schweren Defekt durchgemacht. *Die schleichenden Verlaufsformen überwogen also in dieser Altersgruppe.* Dies
wird in Tabelle 8 verdeutlicht, die die in Tabelle 7 mitenthaltenen 11 kindlichen Verlaufsformen nochmals gesondert darstellt. Es handelt sich somit um das Teilkollektiv
der 11 im oder vor dem 10. Lebensjahr, also besonders früh erkrankten Kinder, die
in dem in Tabelle 7 dargestellten Gesamt-Krankengut der 57 untersuchten Schizophrenen mitenthalten sind.

Tabelle 8. Aufgliederung der Verlaufsformen der ausschließlich kindlichen Erkrankungen
(11 Patienten)

Akute Verlaufsformen	Zahl der Patienten	Chronische Verlaufsformen	Zahl der Patienten
Ein akuter Schub mit Aus-gang in schweren Defekt	1	Schleichend-chronischer Ver-lauf mit starker Besserung	1
Akut rezidivierender Verlauf mit Ausgang in schweren Defekt	3	Chronisch wechselvoller Verlauf ohne wesentliche Progredienz	3
		Schleichend-chronischer Verlauf mit starker Verschlechterung	3
Summe	4		7

In Tabelle 9 ist in Form einer 4-Felder-Tafel das Verhältnis von akuten zu schleichenden Verlaufsformen in den 2 Altersphasen, Kindheit und Präpubertät, dargestellt.

Tabelle 9. Aufstellung der Verlaufstypen — akut/schleichend — der 57 Erkrankungen

Verlaufsform	Entwicklungsstufe		Summe
	kindliche	präpuberale	
schleichend	7	8	15
akut	4	38	42
Summe	11	46	57

Das Überwiegen der schleichenden Verlaufsformen bei den im oder vor dem 10.
Lebensjahr erkrankten Kindern einerseits und das Dominieren der akuten Verläufe
in der präpuberalen Gruppe andererseits erwies sich als statistisch signifikant nach
dem exakten Test von FISHER für die 2×2 Tafel mit 2seitiger Hypothesenformu-
lierung. Die Alternativhypothese wird bei $a = 0,05$ angenommen.

5.1.2. Diskussion

Die Tatsache, daß unter den 46 Psychosen mit Manifestationsbeginn in der Präpubertät, also nach dem 10. Lebensjahr, die akuten Verlaufsweisen (38) gegenüber
den schleichenden (8) eindeutig überwiegen, und unter den 11 kindlichen Schizophrenien die schleichenden häufiger sind, stimmt mit den Ergebnissen von Atschkova
(1966), Annell (1963), Despert (1938), Kolvin (1971), Schurmans (1952),
Ssucharewa (1932) und Vrono (1966) überein, die ebenfalls ein Überwiegen schleichender Psychoseformen bei Manifestation vor dem 10. Lebensjahr feststellen konnten. Einige Zahlen seien zum Vergleich genannt: von 33 von Kolvin (1971) untersuchten kindlichen Schizophrenien sind allein 22 schleichend, 4 akut und 7 schleichend
mit eingestreuten akuten Exacerbationen verlaufen. 20 von 25 im Kindesalter ausgebrochenen schizophrenen Psychosen, über die Ssucharewa berichtete, verliefen
schleichend, bei Sulestrowska (1969) zeigten 63% der Erkrankungen einen schleichenden Verlauf, 37% verliefen akut oder subakut. Von den 16 von Ch. Wieck
(1965) beschriebenen schizophrenen Psychosen verliefen nur 4 akut, sie erkrankten im
9.—12. Lebensjahr, die übrigen 12 Kinder mit schleichendem Psychoseverlauf erkrankten dagegen früher. Grebelskaja-Albatz (1934) stellte bei 32 Kindern mit
Erkrankungsbeginn vor dem 8. Lebensjahr in 23 Fällen eine schleichende und nur
9mal eine akute Schizophrenie fest.

Ebenso besteht mit den Erfahrungen von Bartoleschi (1962), v. Krevelen
(1967), Lempp (1966), Lupandin (1966), Ruggeri (1951), v. Stockert (1957),
Stutte (1957) und D. Weber (1955) Übereinstimmung, wonach in der Präpubertät
die akuten Verlaufsformen häufiger sind als die schleichenden. Im Gegensatz hierzu
fand jedoch Uschakow (1965) unter seinen Psychoseverläufen ein Überwiegen chronischer Verlaufsformen. Von 223 von Uschakow beschriebenen Patienten im Alter
bis zu 18 Jahren erkrankten 62,9% an schleichenden Schizophrenien. Dieser Unterschied ist zum großen Teil dadurch zu erklären, daß Uschakow die Verlaufsformen
seiner Patienten nicht entsprechend den einzelnen Altersphasen aufgliedert und die
ungewöhnlich früh beginnenden Formen (ab dem 2. Lebensjahr) mit chronisch-pro-
gredientem Verlauf einen sehr hohen Anteil unter den von ihm untersuchten Patienten bilden; 6 Patienten sind bereits vor dem 4. Lebensjahr erkrankt, insgesamt 63 der
223 Psychosen manifestierten sich vor dem 12. Lebensjahr. Im Gegensatz hierzu fand
Spiel (1961) im Kindesalter ein Überwiegen akut beginnender Verläufe (11 gegenüber 6 schleichenden) und umgekehrt — ebenfalls im Gegensatz zu unseren Befunden — in der Präpubertät eine leichte Häufigkeitszunahme der schleichenden Formen (29 : 23). Da Spiel jedoch häufig nur den Beginn als „akut" oder „schleichend"
bewerten konnte und nicht den Gesamtverlauf, weil die kurzen Beobachtungszeit-
räume hierzu nicht ausreichten, ist ein Vergleich seiner Zahlen mit den unserigen nur
bedingt möglich.

Die Verlaufsweisen der 57 untersuchten kindlichen und präpuberalen Schizophrenien stützen die in der Literatur von den meisten Autoren vertretene Ansicht, daß
kindliche Schizophrenien, die sich vor dem 10. Lebensjahr manifestieren, überwiegend
schleichend verlaufen. Demgegenüber zeigen später ausbrechende Psychosen auch nach
den Erfahrungen anderer Autoren eher einen akut-rezidivierenden Verlauf.

Über die allgemein übliche Charakterisierung kindlicher Schizophrenie-Verläufe
als akut, schleichend, knickhaft beginnend, langsam-fortschreitend oder intermittie-

rend-progressiv hinausgehend wurden in Kapitel 4 die Varianten verschiedener Verlaufsmöglichkeiten detaillierter beschrieben. Die Variationsbreite der Verlaufsformen geht über das bislang bei kleineren Probandengruppen und niedrigeren Katamnesenfristen im pädo-psychiatrischen Schrifttum Berichtete hinaus. Die meisten in Kapitel 2 besprochenen Literaturmitteilungen begnügen sich mit der Feststellung der Remissionen und Heilungsgrade und nehmen zur Verlaufsweise nur pauschalisierend Stellung. Trotz der in Tabelle 7 aufgeführten zahlreichen Verlaufsgruppen kann eine tabellarische Zusammenstellung die Mannigfaltigkeit und den Formenreichtum der beobachteten kindlichen und präpuberalen Krankheitsverläufe nicht wiedergeben. Blande, symptomarme Versandungen, starke Defektbildung nach einem oder häufig rezidivierenden Schüben mit blühender, bunter, akut-psychotischer Symptomatik, jahre- bis jahrzehntelang bestehende halluzinatorisch-katatone Erscheinungsbilder (sog. „Defekt-Katatonien"), paranoid-halluzinatorische Dauerformen, langwährende hebephren-läppische, autistische Verhaltensweisen mit gestelzt-maniriertem Gebaren, einmalige flüchtige, ängstlich-paranoid-halluzinatorische Episoden oder immer wiederkehrende maligne psychotische Störungen mit kaum beeinflußbaren stuporös-katatonen Erregungszuständen mit oder ohne Ausgang in Defektbildungen verschiedenster Ausprägung und Schweregrade kamen vor. Manische und depressive Phasen unterbrachen zeitweise den schizophrenen Krankheitsverlauf oder leiteten ihn ein. Die Vielfalt der Erscheinungs- und Verlaufsweisen überwog und erschwerte das Auffinden von Gesetzmäßigkeiten ebenso wie den Versuch einer Typisierung. Bei den akutrezidivierenden und zu schwerem Persönlichkeitsdefekt führenden Verläufen schien die Verlaufsneigung vom Inhaltsreichen und Bunten zu psychopathologisch farblosen und symptomarmen Zustandsbildern vorzuherrschen. Obwohl sich die Psychopathologie der psychotischen Schübe zu Beginn der Erkrankung bei den ungünstig verlaufenden, zu starkem Defekt führenden schizophrenen Psychosen nicht von den günstigeren Verlaufsformen unterschieden, wurde bei ihnen mit zunehmender Ausprägung der Persönlichkeitsveränderungen die psychopathologische Phänomenologie unproduktiver und inhaltsärmer. Einzelne Schübe waren schließlich bei einem Teil der Fälle nicht mehr regelmäßig und ausnahmslos gut abgrenzbar, teilweise bildete sich ein labiles Gleichgewicht zwischen florider Prozeßaktivität und psychosebedingten Defizienzverfassungen und Strukturverformungen der Persönlichkeit heraus. Dagegen blieb die Psychopathologie der psychotischen Episoden und Schübe bei den günstigen Verlaufsformen auch nach jahre- bis jahrzehntelanger Krankheitsdauer reichhaltig und blühend, die psychotischen Phasen waren gut von gesunden Zeiten abgrenzbar. Es scheint, daß die intakte oder wenig angegriffene Persönlichkeit Einfluß auch auf die Ausgestaltung der Psychopathologie schizophrener Psychosen hat.

5.2. Erkrankungsalter

Vor Erörterung der prognostischen Befunde sind einige Bemerkungen zum *Manifestationsalter* kindlicher Psychosen notwendig, da, wie zu zeigen ist, der jeweilige Zeitpunkt des Psychose-Beginns sowohl für die *Prognose* als auch für die *psychopathologische Symptomatologie* von Bedeutung ist, und da, wie bereits in Kapitel 2 angedeutet wurde, die Meinungen darüber, ab welchem Alter sich eine schizophrene Psychose erstmalig manifestieren könne, unterschiedlich sind und z. T. erheblich von der Auffassung abweichen, die bei Bewertung der hier zur Diskussion gestellten Untersuchungsergebnisse maßgeblich war.

Es erscheint notwendig und ist auch allgemein üblich, das *eigentliche Kindesalter* (bis zum 10. Lebensjahr einschließlich) von der Präpubertät (10.—14. Lebensjahr) abzugrenzen. Dabei sind wir uns dessen bewußt, daß scharfe Grenzen nicht möglich sind, da sie als Variable jeweils von der biologischen und geistig-seelischen Reifung des Kindes abhängen. Wie bereits gezeigt (Kapitel 4) ähneln schizophrene Psychosen der Präpubertät in symptomatologischer und verlaufsdynamischer Hinsicht häufig denen der Pubertät und Adoleszenz. Frühe Wahnformen und Halluzinationen haben ihr eigenes phasentypisches Gepräge (s. Kapitel 5.11.). Ohne Berücksichtigung altersbedingter, reifungsbiologischer und entwicklungspsychologischer Faktoren ist eine Diskussion über schizophrene Psychosen des Kindesalters und der Präpubertät nicht möglich. Die *Acceleration* vor allem der somatophysiologischen Entwicklung, wie sie sich seit Kriegsende in zunehmendem Maße bemerkbar macht, ist bei den dieser Untersuchung zugrundeliegenden Patienten nur bedingt bzw. in der Minderzahl der Fälle in Rechnung zu stellen, da die Katamnesezeiträume sehr lang sind. Außerdem geht die geistig-seelische Reifung bekanntermaßen nicht immer mit der somato-physischen Entwicklung parallel und hält insbesondere mit der körperlichen Acceleration nicht Schritt, so daß in diesen Fällen eine geistige Frühreife meist nicht besteht und damit auch nicht pathoplastisch wirksam werden kann. Die bis zu einem gewissen Grade willkürliche Demarkationslinie „10. Lebensjahr" zwischen Kindheit und Präpubertät ist vor allem deshalb gewählt worden, weil vor diesem Alter ein Pubertätsbeginn ganz unwahrscheinlich ist. Dies war auch bei keinem unserer Patienten der Fall.

Mit Reiser (1963) und Strömgren (1968) sind wir der Ansicht, daß *vor dem 5. Lebensjahr* eine schizophrene Psychose noch nicht mit genügender Sicherheit diagnostiziert werden kann. Bis zu diesem Zeitpunkt finden wichtige psycho-biologische Reifungsprozesse beim Kind statt, die erst die Voraussetzung darstellen für die Entwicklung psychotischer Symptome und die erst eine — wenn auch noch gering ausgeprägte — Selbstbeobachtungs- und Darstellungsfähigkeit beim Kind ermöglichen, so daß es über seine psychotischen Erlebnisse berichten und sich evtl. später davon distanzieren kann. Auch Rutter (1966) stellt fest, daß schizophrene Psychosen „sehr selten vor der Pubertät" auftreten. Der früheste Manifestationstermin lag bei den Untersuchungen von E. Albert (1957), Atschkova (1966) und Ssucharewa (1932) ebenfalls jeweils bei 5 Jahren. Dagegen haben Belov (1962), Cameron (1958), Clardy (1951), Haffter (1961), Kudrjawzewa (1967), Simson (1949), Vedder (1940), Vrono (1966) und Wieck (1965) bereits im Kleinkindesalter (2.—4. Lebensjahr) manifeste Schizophrenien beschrieben. Merkwürdigerweise sah Makita (1966) bei 50 schizophrenen Kindern unter 15 Jahren schizophrene Störungen niemals zwischen dem 4. und 9. Lebensjahr einsetzen. Alle von ihm untersuchten Patienten im Erkrankungsbeginn vor dem 2. Lebensjahr entsprachen allerdings dem Krankheitsbild des frühinfantilen Autismus Kanner. Einige Autoren, z. B. L. Bender (1956) und Lempp (1966), glauben sogar an die Möglichkeit einer angeborenen oder einer bereits im Neugeborenenalter auftretenden Schizophrenie.

Die Diskussion einer bereits im Kleinkindesalter oder früher auftretenden und erst recht um eine angeborene Schizophrenie kommt nach unserer Ansicht einer Spekulation gleich, da in diesem Alter die *Reaktionsmöglichkeiten auf heterogene Noxen relativ einheitlich* sind.

Sie äußern sich in Symptomen wie etwa: Spiel- und Interesseverlust, zunehmende Kontaktlosigkeit, Sprachabbau, Echolalie, Motilitätsstörungen (Stereotypien, Grimassieren, Hyperkinesien), Affektveränderungen und schließlich in dementivem Persönlichkeitsabbau. Den genannten Symptomen begegnen wir sowohl beim Kramer-Pollnow-Syndrom, beim frühinfantilen Autismus Kanner, bei der Dementia infantilis Heller wie auch bei der von S. de Sanctis beschriebenen Dementia praecocissima, wenngleich auch jedes dieser polyätiologischen Syndrome klinisch durch einige mehr oder weniger deutliche Besonderheiten gekennzeichnet ist. — Die Dementia infantilis Heller und das hyperkinetische Syndrom (Kramer-Pollnow) sind, sicher größtenteils organisch bedingt, polyätiologischer Natur (Stutte u. Harbauer, 1967) und sollten a priori nicht zum schizophrenen Formenkreis gerechnet werden, wie es Baumann, Vedder (1956) und Heuyer (1960) tun. Hinsichtlich des Krankheitsbildes der Dementia praecocissima (S. de Sanctis) stimmen wir mit Bürger-Prinz (1967) überein, daß es ebenfalls ein „Syndrom" darstellt, das viele cerebral-organische Erkrankungsformen mit umschließt. Allerdings gibt es hin und wieder in Erstaunen versetzende Krankheitsverläufe, die zu Beginn den eben erwähnten Syndromen gleichen, mit ihnen den Zeitpunkt des Auftretens erster Krankheitserscheinungen gemeinsam haben und sich hinsichtlich der Symptomatologie des klinischen Bildes weitgehend ähneln. Exogene Noxen bzw. nocive Schädigungen in der Vorgeschichte fehlen. Im *Langstreckenverlauf* jedoch *unterscheiden* sich die einzelnen Krankheitsbilder, indem die Entwicklung in eine schwere Demenz ausbleiben kann, wie es bei dem im folgenden skizzierten Krankheitsverlauf der Fall war. Damit ist eine Dementia infantilis Heller, eine Dementia praecocissima und auch ein hyperkinetisches Syndrom im Sinne von Kramer-Pollnow in diesem Fall ausgeschlossen. Er stammt aus der Gruppe der in Kapitel 4.3. besprochenen Sonderfälle und wird nicht in Kapitel 5.18. diskutiert werden, da er die in diesem Kapitel aufgeworfene Problematik der Erörterung frühkindlicher Psychosen eindrucksvoll verdeutlicht.

Der Patient entstammt einer alten wohlhabenden Bauernfamilie mit sehr guter Familienatmosphäre; im Erbumkreis sind bis dahin keine psychiatrisch-neurologischen Erkrankungen vorgekommen. Nach regelrechter frühkindlicher Entwicklung (Laufen mit 1 Jahr, Sauberkeitsgewöhnung mit 2 Jahren, im Alter von 2¹/₂ Jahren bereits ganze Sätze gesprochen) begann die Erkrankung bei dem prämorbid in jeder Hinsicht unauffälligen Kind um das 4. Lebensjahr herum schleichend: Es wurde immer stiller, sprach fast nichts mehr, zog sich von den Spielgefährten immer mehr zurück. Im Alter von 8 Jahren wusch sich der Patient immer die Stelle, die jemand angefaßt hatte, stieß wohlklingende Töne aus, sprach nur noch Ein- oder Zweiwortsätze, nur selten verständlich. Er war völlig autistisch. Das Kind hatte einen Schmatz- und Schnupper-Tic entwickelt. Im Alter von 10 Jahren wurde der Patient stationär aufgenommen, er war völlig uninteressiert, unbeteiligt, saß den ganzen Tag mit gesenktem Kopf in einer Ecke und schaute irgendwo hin, weinte oft grundlos und war mit nichts zu beschäftigen. Er spielte nicht. Bei der Intelligenzprüfung (Bühler-Hetzer) löste er überraschenderweise einige Aufgaben, zeigte Kombinationsfähigkeit technischen Dingen gegenüber, jedoch war der EQ nicht bestimmbar. Bei der neurologischen, Liquor- und pneumencephalographischen Untersuchung ergab sich kein abnormer Befund.

Bei der *Nachuntersuchung* im Alter von 18 Jahren fiel der relativ intelligente Gesichtsausdruck des Patienten auf, er saß in merkwürdig steifer und gebeugter Haltung im Sessel, schaute auf seine Füße, ohne sich zu bewegen und ohne von dem Untersucher Notiz zu nehmen. Er befolgte Aufforderungen nur nach mehrmaliger Wiederholung. Bis auf ein häufiges Grimassieren war die Mimik starr, der Gesichtsausdruck zunächst böse und abweisend, zunächst war nicht einmal ein Blickkontakt herstellbar. Auffallend waren Haltungsstereotypien der Hände, die er im Grundgelenk überstreckt hielt. Später war der Patient aufgelockerter, er schaute den Untersucher oft lange an, lächelte sogar zeitweise. Es bestand eine Echolalie, der Patient wiederholte Silben und Worte. Das Verhalten wechselte zwischen Apathie, automatenhaftem Ausführen von Befehlen und Negativismus. Vom Vater des Patienten war zu erfahren, daß der Patient immer wieder in motorische Unruhe- und Erregungszustände gerät, in denen er völlig negativistisch ist, Dinge zerstört, wegläuft, unartikulierte Schreie ausstößt, oft aggressiv ist, schlecht schläft und fast nichts ißt. Seit 10 Jahren ist der Patient fauler geworden, er hat immer mehr im Antrieb nachgelassen, verrichtet jetzt nur noch ganz einfache Arbeiten. Der Patient schaue ab und zu „wie geistesabwesend" in eine Ecke. Er hat bevorzugte Interessensgebiete: Er beschäftigt sich gerne mit technischen Dingen, so kann er z. B. Traktorfahren und Mopeds anstellen. Auffallend ist die Neigung des Patienten zu Neckereien und Streichen, die ihm große Freude bereiten. So fuhr er z. B. den Traktor auf einen Bach zu, sprang rechtzeitig ab und lachte über die Bemühungen der anderen, das Abstürzen des Treckers zu verhindern. Der Patient neigt zu Stereotypien (Wackelbewegungen mit dem Kopf, Schlagen mit der Hand auf den Schenkel) und hat seltsame verschrobene Angewohnheiten (er führt z. B. den Finger in Pfützen und benetzt wie mit Weihwasser die Stirn). Im ganzen ist der Patient, von den Unruhezeiten abgesehen, gutmütig und lenkbar. Er hat zu niemandem Kontakt und erscheint affektiv leer.

In diesem Fall ist es auch nach jahrzehntelangem Verlauf nicht zu einer schweren Verblödung gekommen; der Patient bietet allerdings das Bild einer hochgradigen Persönlichkeitsabwandlung, die sich in seinen seltsamen uneinfühlbaren Handlungsweisen und absonderlichen, hebephren anmutenden Angewohnheiten und seinem durch Befehlsautomatie einerseits und Negativismus andererseits gekennzeichneten Verhalten zeigt. Dabei ist der Patient ausgesprochen pfiffig, liebt Schabernack und Streiche und hat einseitige (technische) Fähigkeiten und Spezialinteressen entwickelt. Aufgrund des Verlaufs könnte man versucht sein, dieses im 4. Lebensjahr einsetzende psychotische Krankheitsbild der frühkindlichen Schizophrenie zuzurechnen.

Wenn etwa die bekannte russische Kinderpsychiaterin JUDIN (1924) feststellt: „je früher der schizophrene Prozeß begann, umso größer war die Ähnlichkeit des Endzustandes mit dem angeborenen Schwachsinn, da der schizophrene Prozeß bei Kindern zum Stillstand der physiologischen Entwicklung führte", so steckt dahinter durchaus eine berechtigte Hypothese, die zwar einleuchtend ist, jedoch ist sie nicht beweisbar. Die Gefahr ist groß, daß nichtdiagnostizierte bzw. unerkannte organische Prozesse für frühkindliche Schizophrenien gehalten werden. Nach unserer Ansicht ist es deshalb beim heutigen Stand unseres Wissens erforderlich, beim Vorliegen ätiologisch ungeklärter psychoseähnlicher Demenzprozesse des Kindesalters lediglich eine vorsichtige etikettierende Verdachtsdiagnose zu stellen. Allzu schnell wird von einigen Autoren (ATSCHKOWA, BARTOLESCHI, SCHURMANS et al.) bei progredienten kindlichen Demenzformen mit Sprachabbau, Beziehungsabbruch und Interesseverlust von kindlicher Schizophrenie gesprochen.

Wird auf der einen Seite die Diagnose einer kindlichen Schizophrenie zu häufig gestellt, so wird auf der Gegenseite beispielsweise von ABELY, BÜRGER-PRINZ und KATAN das Vorkommen schizophrener Psychosen im Kindesalter bzw. vor dem 10. Lebensjahr negiert. Diese Ansicht muß allerdings durch wohl dokumentierte und gut belegte Untersuchungen als widerlegt gelten. Auch unsere eigenen 11 Krankheitsverläufe, die vor dem 10. Lebensjahr manifest wurden, liefern zudem einen eindeutigen Beweis gegen diese Ansicht. Typische schizophrene Prozeßpsychosen mit der von KRAEPELIN, E. BLEULER und K. SCHNEIDER kennzeichnend beschriebenen Symptomatologie können wie aus dem in Kapitel 4 Dargelegten zu ersehen ist, bereits vor dem 10. Lebensjahr vorkommen.

Man trifft also, wenn man *von den typischen Symptomen der Erwachsenen-Schizophrenie ausgeht* und sie im Kindesalter sucht, sehr wohl bereits in dieser Phase auf Phänomene psychotischer Valenz, die den aus der Psychopathologie des Erwachsenenalters bekannten psychotischen Symptomen entweder gleichen oder ihnen weitgehend entsprechen. Auf die Besonderheiten des altersabhängigen phänotypischen Kolorits und der phasenabhängigen entwicklungsdynamischen Besonderheiten früh auftretender psychotischer Symptome des Kindesalters wird noch eingegangen werden (Kapitel 5.11.).

Auch der umgekehrte Weg ist möglich, nämlich von der Phänomenologie kindlicher Verhaltensweisen ausgehend *psychotische Symptome des Kindesalters unabhängig* von einer bestehenden Ähnlichkeit oder auch nur Vergleichbarkeit mit den aus der Psychopathologie des Erwachsenenalters geläufigen Kriterien zu definieren und zu beschreiben. So ist die Forderung von LEMPP (1969) und SPIEL (1972) zu verstehen, daß kindliche Psychosen nicht einfach in die „Schubladen" der Erwachsenen-Psychiatrie sortiert werden dürfen, weil sonst diese „Schubladen klemmen und die Fälle gequetscht werden" (LEMPP, 1969).

Das eine Vorgehen erscheint uns ebenso legitim wie das andere. Jedoch sollte man sich bei dem — vorläufig noch spekulativen — Bemühen um Beschreibung psychoseähnlicher Syndrome in sehr frühen Altersphasen der *Gefahr nomenklatorischer Verwirrung* bewußt sein und zurückhaltend sein mit den Begriffen „depressiv", „manisch" oder „schizophren" zur Beurteilung kindlicher abnormer Verhaltensweisen. Wir wissen noch zu wenig Sicheres über das psychotische Grundgeschehen endogen-manisch-depressiver oder endogen-schizophrener Prägung und auch zu wenig über die Entwicklungspsychologie des Kindes, als daß das notwendige Suchen nach den Äquivalenten des von der Erwachsenen-Psychiatrie her geläufigen psychotischen Erscheinungsbildes in frühen Altersphasen schon frei von Spekulationen wäre! Es wird deshalb an dem *enggefaßten Schizophrenie-Begriff* festgehalten, wie er für das Kindesalter u. a. von LUTZ, STUTTE, TRAMER und VILLINGER umschrieben worden ist. Aus dem gleichen Grunde wird der zuvor beschriebene Krankheitsverlauf nicht einfach als frühkindliche schizophrene Psychose aufgefaßt.

Wenn man davon ausgeht, daß psychotische Zustandsbilder auch im frühen Kindesalter vorkommen können, sich dann jedoch in *phasen-typischer Abhängigkeit* in anderen und jeweils unterschiedlichen psycho-pathologischen Erscheinungsformen darstellen, so sind u. E. differenzierendere Bezeichnungen als „schizophrene Psychose", „kindliche Schizophrenie", „schizophrenes Syndrom", „childhood psychosis" und ähnliche notwendig. DUCHE (1971), STORK (1967) und VOIZOT (1969) haben für vor dem 6. Lebensjahr beginnende kindliche Psychosen den Begriff *„psychoses de développement"* verwandt, der sicher glücklicher ist als der engergefaßte Begriff „kindliche Schizophrenie" oder „schizophrenes Syndrom des Kindesalters". Er umfaßt nach Meinung dieser Autoren verschiedene klinische Bilder, u. a. die Dementia infantilis HELLER, den frühkindlichen Autismus KANNER, die Dementia praecocissima S. DE SANCTIS und die frühkindliche Schizophrenie, also klinische Zustandsbilder psychotischer Prägung, die die gesamte kindliche Persönlichkeit beeinträchtigen und auch das Bild eines psychomotorischen Entwicklungsrückstandes nachahmen kann. Man muß sich aber dessen bewußt sein, daß es sich bei diesen „Entwicklungspsychosen" nicht um eine Einheit, sondern um polyätiologische Krankheitsbilder handelt, die sich jedoch in ihrer klinischen Phänomenologie sehr ähneln.

Die einzelnen *Entwicklungsstadien* des Kindes müssen in die Nomenklatur mit eingehen. Entsprechend den verschiedenen Altersphasen, in denen die Psychosen jeweils auftreten, sollten verschiedene Psychosegruppen unterschieden werden.

ANTHONY (1958, 1962) hat 3 Gruppen kindlicher Psychosen je nach Manifestationsalter vorgeschlagen:

I.: Psychosen mit frühzeitigem Beginn (1.—3. Lebensjahr) und langsamem Verlauf; die Gruppe umfaßt den frühkindlichen Autismus KANNER, die pseudodefektive kindliche Schizophrenie nach L. BENDER und den „no-onset-type" der kindlichen Schizophrenie im Sinne von L. DESPERT. Der von DESPERT gewählte Name besagt schon, daß ein eigentlicher Anfang und damit eine normale prämorbide Entwicklung nicht abgrenzbar ist.

Die Gruppe II ist nach ANTHONY an das Alter zwischen 3 und 5 Jahren gebunden; sie ist durch akut beginnende Psychosen mit anschließender Regression gekennzeichnet; zu ihr gehören die Dementia infantilis HELLER, die Dementia praecocissima S. DE SANCTIS, die Dementia im Sinne von WEYGANDT, die pseudoneurotische kindliche Schizophrenie nach L. BENDER, DESPERTs „acute-onset-type" und MAHLERs symbiotische Psychose.

In der III. Gruppe faßt ANTHONY die spät beginnenden Psychosen mit fluktuierendem subakuten Beginn, insbesondere die von EKSTEIN (1958) beschriebene „neuro-psychosis" und die pseudopsychopathische Form der kindlichen Schizophrenie im Sinne von L. BENDER zusammen.

Wir stimmen RIMLAND (1964) und RUTTER (1967) zu, wenn sie glauben, daß die 3 eben beschriebenen Psychosegruppen nur bedingt miteinander in Beziehung stehen und daß keinerlei Bezüge zwischen den früh einsetzenden Psychosen, wie sie in den 3 Gruppen zusammengefaßt sind, und der Schizophrenie bestehen. Wie bereits erwähnt, gehen früh einsetzende Psychosen oft mit hirnorganischen Schädigungen einher bzw. sind häufig organischer, also nicht endogener, Natur. Eine familiäre Belastung mit Schizophrenie ist bei ihnen außerdem selten (RUTTER, 1965). Als weiteres wesentliches Kriterium, in dem sich die 3 Gruppen der „childhood psychosis" von der kindlichen Schizophrenie unterscheiden, ist die Tatsache anzusehen, daß dem Ausbruch einer endogenen schizophrenen Psychose „eine abgrenzbare Zeit nicht psychotischer Vorentwicklung" (BOSCH, 1972) vorauszugehen pflegt.

Nach diesen allgemeinen Erörterungen ist zum Erkrankungsalter der Patienten unseres Krankenguts folgendes zu bemerken: 11 der verfolgten und katamnestisch gesicherten 57 Schizophrenieverläufe manifestierten sich im oder vor dem 10. Lebensjahr, der niedrigste Manifestationstermin lag bei 7 Jahren. 2 Patienten, die jeweils vor dem 10. Lebensjahr an einer kurzdauernden depressiven Phase erkrankt waren, wurden nicht zu den kindlichen Schizophrenien gerechnet, da ein Zusammenhang dieser depressiven Phasen (vielleicht hat es sich um sog. Vorposten-Syndrome gehandelt) mit den in der Vorpubertät ausbrechenden schizophrenen Psychosen nicht mit genügender Sicherheit angenommen werden konnte. Ebenso wurden 2 Patienten mit langgezogenem Krankheitsbeginn bereits im frühen Schulalter nicht mit einbezogen, da erst mit 11 bzw. 13 Jahren sichere produktiv-psychotische Symptome nachweisbar waren. Bei zwei weiteren Fällen setzte die „psychotisch akzentuierte Wesensänderung" (JANZARIK) im 9.—10. Lebensjahr ein, doch schien auch hier Vorsicht in der Zuordnung zur kindlichen Altersphase geboten. Alle 6 Patienten sind in der Präpubertät sicher psychotisch erkrankt. Es besteht zwar eine gewisse Wahrscheinlichkeit, daß die bereits vor dem 10. Lebensjahr manifesten Wesensänderungen gegenüber früher bereits psychotischer Natur waren, doch schien dies uns in keinem Fall genügend sicher.

Es ist bei *in der Kindheit knickhaft einsetzenden Wesens- und Verhaltensauffälligkeiten*, die der später manifesten sicheren Psychose vorausgehen, schwer zu entscheiden, ob sie bereits psychotischer Natur sind oder nur mehr oder weniger alarmierend wirkende, aber uncharakteristische Vorläufer der späteren produktiv-psychotischen „Entgleisung" (JANZARIK) darstellen. Dies scheint typisch für die Beurteilung kindlicher Psychosen zu sein, die nicht eindeutig mit einer abrupten und aus der Vorgeschichte nicht begreiflichen psychotischen Wesensänderung und Desintegration der Persönlichkeit, gleichsam wie ein Donnerschlag aus heiterem Himmel, einsetzen. Bei letzteren ist die Bestimmung des exakten Erkrankungsalters eindeutig und unproblematisch. Ähnliche Schwierigkeiten im Hinblick auf die Festsetzung des Krankheitsbeginns bieten auch der schizophrenen Psychose vorausgehende depressive Verstimmungen phasischen Charakters, die bekanntermaßen im Kindesalter nur flüchtig und zudem oft atypisch ausgeprägt sind, so daß sie von der Umgebung oft nicht als besonders ernst angesehen werden. In all diesen Fällen wurde der Manifestationsbeginn der schizophrenen Psychose erst mit dem eindeutigen Manifestwerden psychotischer Symptome angenommen und entsprechend festgelegt.

5.3. Heilungsgrade und prognostische Deduktionen

5.3.1. Definition der Remissionsgrade

Die Graduierung des Ausmaßes einer Besserung bei einer Erkrankung mit der hohen Variabilität von Ausgangsmöglichkeiten wie bei schizophrenen Psychosen erscheint im Einzelfall relativ einfach, doch ist es sehr schwierig, eine Normierung für alle schizophrenen Erkrankungen, also für die Schizophrenie schlechthin, durchzuführen. Die für die Bewertung der Heilungsgrade aufgrund der bei den Nachuntersuchungen gewonnenen Erfahrungen als geeignet angesehene Klassifizierung ist folgende:

1. *Vollremission* (= Heilung): restitutio ad integrum, d. h. völlige Distanzierung des Patienten von den psychotischen Erlebnissen mit Krankheitseinsicht. Uneingeschränkte Berufstätigkeit. Fehlen jeglicher krankheitsbedingter Wesensauffälligkeiten.
2. *Sehr gute Sozialremission:* Wie 1., abweichend lediglich leichte Wesensauffälligkeiten (Stimmungsschwankungen und Neigung zu leichten Verstimmungen, leicht erhöhte Reizbarkeit, Komplexempfindlichkeit gegenüber der psychotischen Erkrankung, evtl. sehr leichte Minderung der affektiven Modulationsfähigkeit oder leichte Kontakteinbuße).
3. *Gute bis befriedigende Sozialremission:* Leichte Defektzeichen im Sinne einer leichten bis mäßigen Senkung des „energetischen Potentials" (leichte Einbuße der Schaffens- und Willenskraft, Leistungen erreichen nicht den Stand von früher. Versagensneigung mit verminderter Belastungsfähigkeit, stärkere affektive Erregbarkeit, Reizbarkeit, Impulsivität, deutlich verminderte emotionale Schwingungsfähigkeit, Verminderung des Taktgefühls, verschrobenes Verhalten (Sonderling).
4. *Mäßige bis schlechte Sozialremission:* Weiterbestehen psychotischer Symptome, stark ausgeprägte Defektzeichen, besonders auf dem Gebiet des Antriebs und des Affekts, eingeschränkte Arbeitsfähigkeit.
5. *Sehr schlechte Sozialremission:* Wie 4., Arbeitsfähigkeit ganz erloschen oder nur unter Einfluß intensiver und verständnisvoller Bemühungen anderer möglich, starke Gleichgültigkeit.
6. *Schwere Versandung:* Mit oder ohne akute psychotische Symptomatik, keinerlei Kommunikation mehr möglich, mutistisch oder verworren.

5.3.2. Ergebnisse

Unter Zugrundelegung der eben beschriebenen Remissionsgrade ergibt sich folgende Aufteilung der untersuchten Krankheitsfälle je nach bisherigem Krankheitsausgang (Tabelle 10).

Tabelle 10. Remissionsgrade der untersuchten 57 Patienten unter Berücksichtigung der Nachbeobachtungszeit

Remissionsgrad	Zahl der Patienten	grober Heilungsverlauf	Zahl der Patienten	Vertrauensgrenzen (5% Niveau)	Medianwerte der Katamnese-Fristen (Wertbereich)
Vollremission	11				
sehr gute Sozialremission	8	gebessert	29 (50,8%)	37—64%	16,5 Jahre (6—38)
gute bis befriedigende Sozialremission	10				
mäßige bis schlechte Sozialremission	10	unverändert	10 (17,5%)	9—30%	17,0 Jahre (9—39 Jahre)
sehr schlechte Sozialremission	12	verschlechtert	18 (31,7%)	20—45%	15,5 Jahre (9—40 Jahre)
schwere Versandung	6				

11 der 57 Patienten sind voll remittiert, das sind 21,9%. Insgesamt 29 Patienten bzw. 50,8% der Gesamtzahl sind gut remittiert. Die Medianwerte der einzelnen Katamnesenfristen lagen bei den gut remittierten Verläufen in derselben Größenordnung wie die übrigen, so daß das günstige Ergebnis katamnestisch zunächst ebenso gesichert ist, wie es die eher zu erwartenden ungünstigen Resultate sind. Der Medianwert der Nachbeobachtungszeit bei den 11 völlig defektfrei ausgeheilten Schizophrenien lag sogar bei 20,0 Jahren und war damit am höchsten von allen Gruppen! Das längste erscheinungsfreie Intervall zwischen psychotischer Episode mit Ausgang in Vollremission und Zeitpunkt der Nachuntersuchung betrug 38 Jahre.

Die guten Remissionen sind auf die präpuberalen Verläufe beschränkt. Wie aus Tabelle 11 hervorgeht, sind alle 11 im oder vor dem 10. Lebensjahr erkrankten Kinder schlecht remittiert. 3 der 4 akuten kindlichen Schizophrenien führten ausnahmslos zu sehr schwerem Defekt und erreichten nur eine sehr schlechte Sozialremission bzw. sind völlig „versandet". Nur bei einem der akut rezidivierenden kindlichen Verläufe war das Ergebnis besser, es wurde eine mäßige Sozialremission erreicht. Bei den 7 schleichend verlaufenden Schizophrenien des eigentlichen Kindesalters erreichten 2 eine befriedigende bis mäßige Sozialremission mit erhaltener, aber reduzierter Leistungsfähigkeit. Bei beiden prämorbid begabten Patienten ist noch ein Internatsbesuch möglich (Oberstufe). Dagegen bedürfen die übrigen 5 Patienten mit starken

Defektzuständen fast dauernder stationärer Betreuung. In Tabelle 11 sind die Re-missionsgrade der 11 im oder vor dem 10. Lebensjahr erkrankten Kinder dargestellt. Es handelte sich somit um ein Teilkollektiv der in Tabelle 10 erfaßten Patienten.

Tabelle 11. Remissionsgrade der im Kindesalter (≤ 10 Jahre) erkrankten Patienten

Remissionsgrad	Zahl der Fälle
mäßige Sozialremission	3
sehr schlechte Sozialremission	5
Versandung	3
Gesamtzahl	11

Die Heilungsaussichten der kindlichen Schizophrenie sind also bei weitem schlech-ter als bei der präpuberalen Form. Dem Erkrankungsalter kommt mithin eine wich-tige prognostische Bedeutung zu.

Auf die beiden Verlaufsformen — akut und schleichend — verteilen sich die sum-marisch lediglich in günstig und ungünstig eingeteilten Remissionen wie folgt (Ta-belle 12):

Tabelle 12

Verlauf	Ausgang		Summe
	günstig	ungünstig	
akut	24	18	42
schleichend	5	10	15
Summe	29	28	57

Bei den akut verlaufenden Formen überwiegen zwar die günstigen Verläufe (¹/₄ mehr günstige Ausgänge als ungünstige) und bei den schleichenden Formen sind die ungünstigen Verläufe doppelt so häufig wie die günstigen. Nach dem Chi²-Test (Chi² = 2,63) kann jedoch die Nullhypothese: „kein Zusammenhang zwischen Ver-laufsform und Remissionsweise" nicht verworfen werden.

5.3.3. Diskussion

Bei der Beurteilung der Heilungsgrade der untersuchten Schizophrenieverläufe läßt sich feststellen, daß die *Prognose der kindlichen und präpuberalen Schizophrenie doch günstiger ist, als von den meisten* in Kapitel 2 zitierten *Autoren angenommen wird.* Für diese Abweichungen der Meinungen und Ergebnisse sind mehrere Gründe vorhanden:

Erstens sind die Katamnesenfristen unterschiedlich lang, wie aus den tabellarischen Zusammenstellungen in Kapitel 2 zu ersehen ist. Schon deshalb sind die einzelnen prognostischen Deduktionen schwer miteinander vergleichbar bzw. haben unterschiedliches Gewicht, weil sie teilweise nicht durch genügend lange Nachbeobachtungszeiträume belegt sind. Katamnesen allein reichen auch nicht aus, um zu genügend sicheren Aussagen über den Weiterverlauf einer psychotischen Erkrankung zu kommen. Oft werden dabei auch nur Heim- oder Anstaltskinder erfaßt, weil das am leichtesten ist. Persönliche und ausgiebige Nachuntersuchungen sind notwendig, um einen Remissionsgrad einigermaßen sicher beurteilen zu können. Häufig bieten gerade die in „freier Wildbahn" ohne psychiatrische Betreuung lebenden Menschen, die einmal psychotisch waren, die größten Überraschungen. Ihre Krankheitsverläufe und Persönlichkeitsentwicklungen waren bei der vorliegenden enquête oft besonders interessant.

Zweitens sind die unterschiedlichen prognostischen Aussagen durch eine unterschiedliche Altersbegrenzung und Altersverteilung der kindlichen Schizophrenien bedingt. Die Prognose früh einsetzender Psychosen ist infolge der Undifferenziertheit des Zentralnervensystems und der damit zusammenhängenden noch mangelnden geistig-seelischen Reifung, die durch den psychotischen Prozeß unterbrochen und zum Stillstand gebracht wird, natürlich besonders ungünstig. Sehr häufig kommt es dabei zur Regression der psycho-physischen Entwicklung des Kindes mit dementivem Abbau.

Drittens ist die unterschiedliche nosologische Differenzierung des kindlichen Schizophrenie-Begriffs als Grund für von den eigenen Ergebnissen abweichende prognostische Aussagen in der Literatur zu nennen. Wie in Kapitel 2. gezeigt wurde, haben diejenigen Autoren, die den frühkindlichen Autismus, der nach einheitlicher Auffassung eine ungünstige Prognose hat, zur kindlichen Schizophrenie rechnen, bei Verlaufsuntersuchungen prognostisch ungünstigere Ergebnisse mitgeteilt, ebenso wie jene Forscher, die Kinder mit einem psychomotorischen Entwicklungsrückstand oder mit Zeichen einer frühkindlichen Hirnschädigung nicht von der Diagnose „kindliche Schizophrenie" ausschließen.

Eine cerebrale Vorschädigung des Kindes muß natürlich von Beginn an als ein ungünstiger und die Prognose einer psychotischen Erkrankung pejorisierender Faktor angesehen werden. Umgekehrt wird die Prognose natürlich günstiger, wenn psychoreaktive Störungen oder Reifungsdisharmonien in die Diagnose einer kindlichen Schizophrenie mit einbezogen werden. Die Ergebnisse der in Tabelle 3 zusammengefaßten prognostischen Untersuchungen der Autoren mit einer ausschließlich oder zumindest vorwiegend psychogenetisch orientierten Schizophrenie-Auffassung sind deshalb teilweise wesentlich günstiger als die eigenen. Während bei den meisten Autoren dieser Gruppe die Verläufe mit völligen Heilungen oder mindestens sehr guten Remissionen größtenteils bei oder sogar über 50% lagen (BOATMAN, CLARDY, KAUFMAN, SANDS, WING) sind die vergleichbar günstigen Verlaufsformen in unserer Untersuchungsreihe mit 33,3% der 57 Gesamterkrankungen repräsentiert.

Unsere Untersuchungsergebnisse über den Heilverlauf kindlicher und präpuberaler Schizophrenien stimmen mit den früher mitgeteilten Befunden von BACHINA, KAESS, LEMPP, LOURIE, LUPANDIN, RUGGERI, STUTTE und SULESTROWSKA im wesentlichen überein und kommen den Ergebnissen von ANNESBY, BELOV, BROWN, SPIEL, SSUCHAREWA, USCHAKOV und VRONO recht nahe (vgl. Tabelle 4). Mit den genannten Autoren besteht ebenso wie mit den übrigen in Tabelle 4 zitierten Forschern Übereinstimmung im Hinblick auf den zugrundeliegenden Schizophreniebegriff, weshalb die Ergebnisse vergleichbar sind. Die ungünstigeren Ergebnisse der übrigen in Tabelle 4 zusammen-gestellten Untersuchungen sind im wesentlichen durch die relativ große Zahl sehr junger Kinder mit frühzeitigem Krankheitsbeginn bedingt, über deren Krankheits-verlauf diese Autoren berichten.

Erstaunlich ist, daß der Prozentsatz der Vollremissionen (21,9%) fast genau mit demjenigen übereinstimmt, den M. BLEULER (1972) bei seinen 208 erwachsenen Pa-tienten gefunden hat (20%). Auch die übrigen Zahlen stimmen mit den Befunden von M. BLEULER in etwa überein (33% leicht auffällige, 24% mittelschwer-kranke und 24% schwerstkranke Patienten). Die angegebenen Vertrauensgrenzen liegen in der-selben Größenordnung wie die unsrigen.

Darüber, daß die Heilungsaussichten der kindlichen Schizophrenie *umso ungünsti-ger* sind, *je früher* sie beginnt, besteht Einigkeit in der Literatur, und unsere Befunde bestätigen diese Meinung. Im Gegensatz zur Ansicht von BÜRGER-PRINZ (1932) kommt dem Erkrankungsalter eine prognostische Bedeutung zu. Unsere Erfahrungen stimmen hierin mit denjenigen von ANNELL (1963), BOLLEA, HEUYER, JUDIN, LEMPP (1966), LEONHARD (1960), SPIEL (1961), SSUCHAREWA (1967), STUTTE (1959), USCHA-KOV (1965), VRONO (1971) und WIECK (1965) überein. Wenn man natürlich, wie BRADLEY, BÜRGER-PRINZ und LUTZ die Diagnose einer kindlichen Schizophrenie re-trograd nur auf Verläufe mit ungünstigem Krankheitsausgang einschränkt, gibt es weder günstige noch ungünstige prognostische Faktoren und auch der mögliche pro-gnostische Einfluß des Erkrankungsalters spielt dann entweder keine oder nur eine relativ untergeordnete Rolle.

JUDIN (1924) hat als erste russische Autorin darauf hingewiesen, daß im Kindes-alter bereits manifest gewordene Schizophrenien auch einen günstigen Verlauf neh-men können, SSUCHAREWA (1932) und VRONO (1966, 1971) haben ebenso wie LEBO-VICI (1962) auf die relativ bessere Prognose der schleichenden kindlichen Verlaufs-formen gegenüber den akut beginnenden bzw. akut-rezidivierenden hingewiesen. Dies ließ sich aufgrund unserer Untersuchungen nicht bestätigen. Von 15 schleichenden Erkrankungen sind 10 sehr ungünstig verlaufen, nur 5 erreichten eine gute bis be-friedigende Sozialremission.

Tabelle 13. Präpuberale Formen (46 Patienten)

Verlaufstyp	Remissionsweise		Summe
	günstig	ungünstig	
akut	24	14	38
schleichend	5	3	8
Summe	29	17	46

Bei der Erwachsenen-Schizophrenie haben akute Verlaufsformen aufgrund der Untersuchungsergebnisse von M. BLEULER, KALINOWSKI, LANGEFLDT, M. MÜLLER, V. MÜLLER, HUSTON und PETERNIK, RUCKDESCHEL et al. eine günstigere Prognose als die schleichenden. Ein ähnlicher Trend bestand zwar auch bei den 57 von uns verfolgten Krankheitsverläufen (s. Tabelle 12), der Unterschied war jedoch statistisch nicht signifikant. Auch wenn nur die 46 *präpuberalen* Verläufe, die aufgrund der häufigeren Remissionen und der psychopathologischen Phänomenologie denen der Adoleszenz und des Erwachsenenalters näher stehen als die frühkindlichen Formen, in Betracht gezogen werden (s. Tabelle 13), ergeben sich keine statistisch signifikanten Befunde, die die Ansicht von der besseren Prognose akut verlaufender Schizophrenien gegenüber den schleichenden belegen können, wie sie für das Erwachsenen-Alter als gesichert gilt. In unserem Untersuchungsgut entsprachen die gefundenen Remissionen bei den schleichend und akuten präpuberalen Verläufen genau den Erwarutngswerten; die Nullhypothese kann nicht verworfen werden.

5.4. Therapie

Obwohl über den Erfolg der verschiedenen bei unseren Patienten angewandten therapeutischen Methoden keine Aussagen gemacht werden können, sollen Häufigkeit und Art der Behandlungsmethoden doch kurz dargestellt werden.

6 Patienten blieben *unbehandelt*, alle haben jeweils nur einen Schub durchgemacht; bei einer Patientin kam es zu einem schweren Defekt, alle übrigen sind voll remittiert. 4 Patienten erhielten *ausschließlich* eine *Elektroschock-Therapie*, zwei sind einmalig, drei wiederholt erkrankt, und alle 4 Patienten sind voll remittiert. Sowohl eine reine Insulin-Therapie als auch eine solche in Kombination mit Neuroleptica wurde bei *keinem* der 57 Patienten durchgeführt. Nur 6 Patienten wurden *ausschließlich* mit *Neuroleptica* behandelt, eine Häufung günstiger oder ungünstiger Remissionen lag bei ihnen ebenso wie bei den 11 Patienten mit einer kombinierten *ES- und Insulin-Therapie* nicht vor. 12 Patienten wurden mit *Elektroschocks und Neuroleptica* und 18 Patienten mit *Elektroschock, Insulin und Neuroleptica* behandelt. Unter den 18 Patienten mit einer Elektroschock-Insulin- und Neuroleptica-Therapie waren ein Drittel günstige und zwei Drittel ungünstige Verläufe, unter den 12 Patienten mit einer kombinierten Elektroschock-Neuroleptica-Behandlung nur ein Viertel günstige Remissionen. Nur bei einem Patienten wurde — soweit bekannt — eine längerdauernde *Psychotherapie* durchgeführt.

Es überrascht, daß eine Elektroschock-Therapie recht häufig angewandt worden war. Das erklärt sich aus dem Zeitpunkt der Erkrankung unserer Patienten, die vorwiegend in der „Schockära" ausbrach. Bei den ausschließlich mit Neuroleptica behandelten Patienten handelt es sich um Kinder, die erst nach den Jahren 1954/55 behandelt worden waren.

Eine Aussage über die Wertigkeit der einzelnen angewandten Behandlungsmaßnahmen kann deshalb nicht getroffen werden, weil die Probandenzahl sehr klein ist; außerdem sind die meisten Patienten mit verschiedenen Methoden behandelt worden. Wie weit der Spontanverlauf jeweils die Therapie überlappt bzw. umgekehrt die Behandlung den Verlauf beeinflußt, läßt sich bei unseren Patienten im einzelnen nicht entscheiden. Natürlich wurden Patienten mit ungünstigen Verläufen besonders häufig, lange und intensiv behandelt, meist mit einer Kombination von ES- und Insulin-Schock, mit oder ohne zusätzliche Neuroleptica-Therapie.

5.5. Familiäre Belastung

5.5.1. Definition

Unter familiärer Belastung mit neuropsychiatrischen Erkrankungen soll hier das Vorkommen solcher neurologischer und psychopathologischer Zustandsbilder in der Aszendenz der Untersuchten verstanden werden, die vorwiegend oder teilweise erbbedingt sind. Selbstverständlich gilt das besondere Interesse den beiden klassischen endogenen Psychosen, Schizophrenie und Depression, die in der Mehrzahl erbbedingt sind. Miteinbezogen werden jedoch exogene Psychosen, Psychopathien, Suicide, Epilepsie und der Schwachsinn, Erkrankungen, die in je unterschiedlichem Maß mit-erbbedingt sind und zusätzlich von Umwelt- und anderen exogenen Faktoren abhängen. Da bei den hier zu erörternden psychiatrischen Erkrankungen in keinem Fall eine genetisch bedingte metabolische Störung (Enzymdefekt) bekannt ist, d. h. keine reine Erbkrankheiten vorliegen, ist im Einzelfall der genetische Anteil vom Ausmaß milieubedingter Einflüsse auf das Zustandekommen des Phänotyps des jeweiligen neuropsychiatrischen Erscheinungsbildes nicht auszumachen.

5.5.2. Ergebnisse

5.5.2.1. Häufigkeit, Verteilung und Art der familiären Belastung

Die Hälfte der 57 schizophrenen Kinder war familiär mit sicher diagnostizierten neuropsychiatrischen Erkrankungen belastet (28 Patienten). — Drei weitere Fälle wurden ausgenommen, da bei ihnen die Angaben, die aus Krankenakten oder von den Patienten bei der Nachuntersuchung gewonnen wurden, zu unpräzis waren (z. B. „Nervenschock", „Nervenzusammenbruch", „Anstaltsaufenthalt" ohne eruierbare Diagnose bei einem Urahnen), um mit genügender Sicherheit eine neuropsychiatrische Erkrankung mit erblicher Disposition annehmen zu können. — Im Erbumkreis von 7 Patienten kamen nur schizophrene Psychosen, in 7 weiteren Fällen schizophrene Psychosen in Kombination mit anderen neuropsychiatrischen Erkrankungen vor (depressive Psychosen, Suicide, Epilepsie, progressive Paralyse, Schwachsinn, Chorea HUNTINGTON). 7 weitere Patienten waren z. T. hochgradig mit Suiciden belastet. In der Aszendenz der restlichen 7 Kinder kamen 3mal Debilität, 2mal endogene depressive und 2mal Generations-Psychosen, jeweils ausschließlich, vor.

In Tabelle 14 sind die einzelnen in den verschiedenen Sippen vorkommenden neuropsychiatrischen Störungen nach Häufigkeit, Art und Verteilung auf die einzelnen Verwandschaftsgrade aufgestellt.

Die *Häufigkeit* im Erbumkreis unserer Patienten vorkommender *schizophrener Psychosen* ist am *größten* (24mal), Mütter, Großeltern und Geschwister der Großeltern sind am häufigsten befallen. Es folgen die *Suicide* (19mal), die am zweithäufigsten sind. Großeltern und Geschwister der Großeltern sind am meisten betroffen. *Endogen-depressive Psychosen* kamen 10mal vor. Auffallend ist, daß 5mal die *Mutter* schizophren war, in keinem Fall aber der Vater. 8mal war die *engere Familie* betroffen: 3 Geschwister und 5 Mütter waren schizophren. Das entspricht einem Fünftel bzw. einem Achtel der Gesamterkrankungen unter den Familienangehörigen mit Schizophrenien.

Tabelle 14. Grad der Verwandtschaft

Art der Belastung	Eltern		Geschwister	Großeltern		Geschwister der Eltern		Geschwister der Großeltern		Urgroßeltern	
	Vater	Mutter		väter-licherseits	mütter-licherseits	väter-licherseits	mütter-licherseits	väter-licherseits	mütter-licherseits	väter-licherseits	mütter-licherseits
Schizophrenie		5	3	1	5	5	2		1	2	
Depression	2	2			2	3		1			
Suicid	1	1		1	4	1	8		1		1
Schwachsinn	1	1		1		1		1			
organische Psychosen, einschließlich Generations-psychosen		1			1	1					
Epilepsie					1		1				
Chorea Huntington	1			1							

In 4 *nur* mit Schizophrenien belasteten Fällen waren 3 oder mehr Familienmit-glieder an einer schizophrenen Prozeßpsychose erkrankt, bei allen 4 war jeweils die engere Familie betroffen! Die Belastung mit Schizophrenie war also jedesmal hochgradig. Zwei diesen Familien entstammende Patienten sind trotzdem und trotz häufig rezidivierenden Verlaufs voll remittiert, ein Patient bot bei der Nachuntersuchung leichte Defektzeichen, die letzte Patientin schließlich, die bereits mit 7 Jahren erkrankte, ist hochgradig persönlichkeitsverändert und muß dauerinstitutionalisiert sein. Interessant ist, daß die Psychosen der Familienangehörigen dieser 4 Patienten *alle* prozeßhaft zu schwerem Defekt verliefen, in 3 Fällen bestand somit ein auffallender Gegensatz zwischen der bisherigen Verlaufsweise der kindlichen Psychose und derjenigen der übrigen Familienmitglieder. Die Katamnesenfrist betrug bei den 4 Patienten 14, 17, 19 und 24 Jahre, ist also lang genug, um dieser Aussage Gewicht zu geben.

Bei 4 Patienten, die mit schizophrenen Psychosen *und anderen* neuropsychiatrischen Erkrankungen belastet waren, waren ebenfalls mehr als 3 Familienangehörige erkrankt, bei ihnen war dreimal die engere Familie (Eltern, Geschwister) mitbetroffen. Zwei Verläufe hatten zu leichten, die anderen zu schweren Defektzuständen geführt. Eine dieser 4 Patientinnen war hochgradig mit Suiciden und Schizophrenien belastet, die Patientin selbst setzte 13 Jahre nach Krankheitsausbruch durch *Strangulation* ihrem Leben ein Ende. Ihre Mutter und Großmutter mütterlicherseits hatten sich ebenfalls im Rahmen einer schizophrenen Psychose *stranguliert*. Auch der Großvater mütterlicherseits (Alkoholiker) hatte *Suicid* begangen. Merkwürdig ist weiterhin, daß die Mutter in einem psychotischen Verwirrtheitszustand versucht hatte, die Patientin zu *erwürgen* und der Sohn dieser Patientin im Alter von 6 Jahren wegen erheblicher Trotzreaktionen und Angstzustände stationär behandelt werden mußte, wobei er dadurch auffiel, daß er kleinere Patienten wiederholt am Hals *würgte*. Die familiäre Homophänie in dieser Familiengeschichte ist also recht eindrucksvoll.

Schließlich waren noch in 3 ausschließlich mit *Suiciden* belasteten Fällen 3 oder mehr Familienangehörige befallen, die Krankheitsverläufe waren alle recht ungünstig, 2 waren schleichend-progredient, einer akut rezidivierend.

Bei allen übrigen 17 Patienten waren *weniger als 3 Familienangehörige* betroffen.

5.5.2.2. Verlauf und familiäre Belastung

Von den 42 Patienten mit akut-rezidivierendem Verlauf waren 18 mit neuro-psychiatrischen Erkrankungen familiär belastet (43%). Unter den 15 Patienten mit schleichenden Psychosen waren 10 belastet (66,6%). Die Gruppe mit schleichendem Verlauf wies also eine um 23% höhere erbliche familiäre Belastung auf als die Gruppe mit akut rezidivierenden Verlaufsformen. Die Aufteilung der familiär belasteten Fälle auf die verschiedenen — etwas zusammengefaßt dargestellten — Verlaufstypen ist aus Tabelle 15 ersichtlich.

Von den insgesamt 29 Patienten mit günstigerem Krankheitsverlauf sind 15 Patienten familiär belastet, bei den 28 schlecht remittierten sind es 13. Es besteht somit *keine positive Korrelation zwischen Prognose und Auftreten neuropsychiatrischer Erkrankungen in der Aszendenz der Patienten*. Eine signifikante Korrelation zwischen Prognose und Vorkommen oder Fehlen schizophrener Psychosen in der Familie der

Patienten liegt ebenfalls nicht vor, von den 14 Patienten, die familiär ausschließlich oder u. a. mit schizophrenen Psychosen belastet sind, sind 8 gut und 6 schlecht remittiert.

Tabelle 15. Verlaufsweisen und familiäre Belastung

Verlaufsweise	Familiäre Belastung		Summe
	belastet	nicht belastet	
1. *Akut* rezidivierende Verläufe mit Voll- bis befriedigender Sozialremission	11	13	24
2. *Akut* schubweiser Verlauf mit Ausgang in schweren Defekt	7	11	18
3. *Schleichender* Verlauf mit befriedigender bis mäßiger Sozialremission	5	2	7
4. *Schleichender* Verlauf, Ausgang in schweren Defekt	3	2	5
Psychotisch akzentuierte Wesens- änderung, später Übergang in Psychose	2	1	3
Gesamt	28	29	57

8 dieser 14 Patienten wiesen 3 und mehr (max. 5) schizophrene Verwandte auf, bei 6 von ihnen war auch die engere Familie (Eltern, Geschwister) betroffen. 5 dieser 8 hochgradig mit Schizophrenie belasteten Patienten sind gut, 3 schlecht remittiert.

Auf die Schilderung dieser 5 Psychosen, die trotz hochgradiger familiärer Belastung mit defektuösen Prozeß-Schizophrenien günstig verliefen, — 2 von ihnen sind voll, ohne Hinterlassung jeglicher Defektzeichen remittiert — soll verzichtet werden, obwohl uns dieser Befund sehr wichtig erscheint. Er belegt, daß *kindliche bzw. präpuberale Schizophrenien auch bei hochgradiger familiärer Belastung mit schweren schizophrenen Prozeßpsychosen und gleichzeitigem Mitbetroffensein der engeren Familie günstig verlaufen können.* Weder eine familiäre Belastung mit neuropsychiatrischen Erkrankungen allgemein noch ein gehäuftes Vorkommen schizophrener Psychosen innerhalb der engeren Familie oder in der Aszendenz im Besonderen stellen somit für unsere Patienten ein prognostisch ungünstiges Kriterium dar.

5.5.3. Diskussion

Der in unserem Krankengut gefundene Prozentsatz an familiären Belastungen von 50% entspricht dem Untersuchungsergebnis von SSUCHAREWA (47% von 35 Patienten) und liegt über dem von SPIEL (^{1}/$_3$ von 74 Fällen) und etwas unter dem von USCHAKOV (61,9% von 223 Patienten) gefundenen Anteil an familiär belasteten Pa-

tienten in ihrem Untersuchungsgut, das allerdings bei USCHAKOV auch Adoleszenten
mit enthält. Auch GREBELSKAJA-ALBATZ sowie USCHAKOV fanden bei schleichend verlaufenden Psychosen eine familiäre Belastung häufiger (60%/o bzw. 70%/o) als bei akuten Verläufen (52%/o). Diese Zahlen entsprechen praktisch den unsrigen. Umgekehrt
war die Mehrzahl der von GEZLOVA beschriebenen Patienten mit „katastrophalem"
Krankheitsverlauf erbbiologisch mit neuropsychiatrischen Erkrankungen belastet,
während im Gegensatz zu unseren Untersuchungsbefunden bei remittierenden Verläufen keine Belastung nachweisbar war. Da das Erkrankungsalter der von GEZLOVA
untersuchten Patienten sehr niedrig war und es sich z. T. wohl nicht um frühkindliche
Schizophrenien im strengen Sinn gehandelt hat (vgl. Kapitel 5.2.), sind die verschiedenen Ergebnisse schlecht vergleichbar. SPIEL fand ebenso wie BOCK bei seinen früh
(vor dem 10. Lebensjahr) erkrankten Patienten eine höhere familiäre Belastung als
bei den älteren Kindern. Dagegen waren nur 4 unserer 11 Kinder mit Frühschizophrenie familiär mit Schizophrenien und depressiven Psychosen sowie Suiciden belastet.

Die Beobachtungen von DELAY, DENIKER und GREEN, die in den Familien von 50
schizophrenen Erwachsenen weder Psychosen noch Neurosen gefunden haben, können
bei unseren 57 Patienten nicht bestätigt werden.

Die Tatsache, daß 5 Mütter aber keiner der Väter der Patienten schizophren waren, steht im Einklang mit den Angaben in der Literatur (M. BLEULER, BLUMENFELD,
LEMPP, USCHAKOV, ZERBIN-RÜDIN). Sie läßt sich dadurch erklären, daß die Mütter
zum Zeitpunkt der Geburt statistisch ein doppelt so hohes Erkrankungsrisiko haben
(ESSEN-MOELLER, 1963), da sie bei der Heirat durchschnittlich jünger sind als die
Väter und außerdem später erkranken und somit bei Erkrankungsbeginn bereits Kinder haben, während Männer bei Schizophrenie-Ausbruch meistens noch nicht verheiratet sind und auch unverheiratet bleiben.

Die Erfahrung von KWIATOWSKA, daß schizophrene Kinder, deren Mütter schizophren waren, einen schwereren Psychoseverlauf durchmachten, als die Kinder mit
schizophrenen Vätern, kann durch unsere Untersuchung nicht verifiziert werden, da
schizophrene Väter fehlten. Ein Kind mit einer schizophrenen Mutter (starker Defekt)
remittierte voll, 2 wiesen leichte und 2 schwere Defektzeichen auf.

In Übereinstimmung mit der Mehrzahl der Autoren, die sich mit kindlichen Schizophrenien beschäftigt haben, konnte festgestellt werden, daß die familiäre Belastung
mit neuropsychiatrischen Erkrankungen im allgemeinen und speziell mit schizophrenen Psychosen kein Kriterium mit prognostischer Valenz darstellt (ANNELL, ANNESBY,
BOCK, LEMPP, STUTTE, USCHAKOV, WIECK). M. BLEULER, ERLENMEYER-KIMLING und
LANGFELDT fanden bei ihren Untersuchungen an Erwachsenen-Schizophrenien ebenfalls keine statistisch faßbare Korrelation zwischen Schweregrad des Verlaufs einer
Schizophrenie und dem Vorkommen oder Fehlen schizophrener Psychosen in der Familie. BASHINA beobachtete sogar bei den Fällen mit „Endzustand" nach einer kindlichen Schizophrenie seltener eine familiäre Belastung als in anderen Fällen. M.
BLEULER stellte ähnlich wie MITSUDA (1957), JANSSON u. ALSTRÖM (1967) u. a. bei
günstig verlaufenden Schizophrenien im Vergleich zu defektuösen Formen eine gleiche
oder größere Zahl von Schizophrenien unter den Verwandten fest. Diese Tendenz
zeigte sich auch bei unseren Patienten: zweimal kamen bei familiär stark mit schizophrenen Psychosen belasteten Patienten (bis zu 5 Familienangehörigen mit Schizophrenien) Vollremissionen, einmal eine leichte Defektbildung vor, denen nur ein

schwerer Prozeßverlauf gegenüberstand bei dreifacher familiärer Belastung mit Schizophrenie.

Gleichzeitiges Vorkommen günstiger und stark defektuöser Schizophrenie-Verläufe in ein- und derselben Familie wurde 4mal beobachtet, ein Tatbestand, der in der Literatur immer wieder angezweifelt wird (s. M. BLEULER). M. BLEULER beobachtete dies jedoch bei 5 von 208 erwachsenen Schizophrenen. Das Zusammentreffen günstiger und ungünstiger Schizophrenieverläufe innerhalb einer Familie erscheint uns als ein Argument für die nosologische Einheitlichkeit prognostisch gutartiger und ungünstiger Schizophrenien (M. BLEULER, EGGERS-STUTTE).

Bei insgesamt 7 von 57 kindlichen bzw. präpuberalen Schizophrenien (13%) kam in der Familie mehr als eine schizophrene Erkrankung vor, M. BLEULER fand dasselbe bei 24 von 208 Patienten (12%).

Die von MC CABE (1971) et al. publizierte Beobachtung, daß Schizophrenien des Erwachsenenalters mit im Erbumkreis vorkommenden schizophrenen Psychosen und Neurosen eine schlechtere Prognose haben als solche, die mit affektiven Psychosen familiär belastet sind, konnte bei unseren Probanden nicht bestätigt werden.

Ein gehäuftes Vorkommen affektiver Psychosen in der Aszendenz solcher Patienten mit einer kindlichen Schizophrenie, die manisch-depressiv begonnen hatte oder in deren Verlauf cyclothyme Phasen vorkamen, war nicht festzustellen. Dies ist auch nicht zu erwarten aufgrund der Untersuchungsbefunde von ANGST (1966), der feststellen konnte, daß Psychosen mit manisch-depressivem Beginn, die als Schizophrenien enden, und Psychosen mit schizophrener und gleichzeitig vorkommender manisch-depressiver Symptomatik aufgrund des Familienbildes den Schizophrenien näher stehen als den Cyclothymien.

Es wurde jedoch beobachtet, daß bei den 57 kindlichen und präpuberalen Schizophrenien gehäuft schizophrene und depressive Psychosen aber auch Suicide in der Aszendenz vorkommen. Daß Schizophrenien und manisch-depressive Psychosen unter den Eltern gehäuft vorkommen, ist bekannt (M. BLEULER, 1972; CAMMER, 1970; ZERBIN-RÜDIN, 1963). Unter den Eltern unserer 57 schizophrenen Patienten waren 5 schizophren (Mütter) und 4 endogen-depressiv (2 Väter, 2 Mütter). Ein Vater und eine Mutter begingen Suicid. Eine Häufung von Suiciden unter den Eltern Schizophrener ist nach Feststellungen von M. BLEULER (1972) bislang nicht nachgewiesen worden. Nach unseren Untersuchungen ist allerdings anzunehmen, daß die familiäre Belastung mit Suiciden unter Mitberücksichtigung insbesondere der Großeltern und der Geschwister der Eltern (s. Tabelle 14) bei schizophrenen Patienten eine nicht unerhebliche Rolle spielt. Bei 19 mit Suiciden behafteten Familienangehörigen unserer Patienten steht die Belastung mit Suiciden nach derjenigen mit Schizophrenie an 2. Stelle.

5.6. Prämorbider Charakter

5.6.1. Definition

Mit PETRILOWITSCH (1964), der sich auf die Strukturtheorie von KRUEGER u. WELLEK stützt, verstehen wir unter Persönlichkeits- bzw. Charakterstruktur ein „ganzheitliches Gefüge von Verhaltensbereitschaften" bzw. „Erlebnis- und Leistungspotenzen". Ein dynamisches Persönlichkeitsmodell zu entwickeln, das besonders für die Beschreibung kindlicher Charaktere geeignet wäre, ist schwierig, da die kindliche Persönlichkeit noch nichts Fertiges ist, sondern sich noch in einem Reifungsprozeß befindet. Das der Persönlichkeit zugrundeliegende System von „Formkräften" bzw. „das Gefüge von dispositionellen Anlagen, Einstellungen, Bereitschaften, Instinkten und Begabungen" (PETRILOWITSCH) ist beim Kind noch wenig differenziert. Im Kindesalter ist daher beispielsweise auch die Unterscheidung zwischen anlagebedingten und situagenen Verhaltensauffälligkeiten oftmals besonders schwierig. Noch weniger als im Erwachsenenalter läßt sich infolgedessen beim Kind eine fest umrissene Charakterstruktur beschreiben und definieren, eine Beschreibung kann nur Akzente setzen. So verstanden, ist es allerdings auch beim Kind möglich, Charaktereigenschaften, Wesenszüge und Verhaltenseigentümlichkeiten zu erkennen und zu beschreiben. Sie müssen aber unter dem Aspekt der möglichen Weiterentwicklung und -formung betrachtet werden. Deshalb ist eine summarische Unterteilung kindlicher Charaktere in auffällig/unauffällig oder sogar cyclothym/schizothym sehr problematisch und kann allenfalls als vorläufig gelten. Die noch im Wandel begriffene und deshalb kaum global klassifizierbare Charakterartung des Kindes erfährt insbesondere in der Pubertät und Adoleszenz noch Akzentuierungen und Konturierungen, die bis dahin oft nicht oder nur ungenügend vorhersehbar sind. Bei der Beurteilung der prämorbiden Persönlichkeitszüge unserer Patienten wurde deshalb von vornherein nur rein deskriptiv vorgegangen. Später, vor die Notwendigkeit einer summarischen Betrachtung und Interpretation der gefundenen Zahlen bei der Beurteilung der prognostischen Valenz prämorbider Charakterartung gestellt, war jedoch eine grobe Einteilung prämorbider Charakterzüge in auffällig und unauffällig unumgänglich. Die grundsätzliche Gefahr einer damit implizierten Wertung, somit deren Abhängigkeit vom soziokulturellen Hintergrund wird durchaus gesehen. Sie ist jedoch hier nicht relevant, da es nur darauf ankam, informativ prämorbid syntone Charaktere von solchen mit eher schizoiden Persönlichkeitsmerkmalen voneinander abzutrennen. An sich wäre ein subtiles Studium des psycho- und soziodynamischen Wechselspiels zwischen prämorbider Persönlichkeit, Familienumwelt und der für die jeweilige seelische Entwicklung des Kindes bedeutungsvollen Erlebnisse und Ereignisse, die zu einer sorgfältigeren Erfassung „dynamischer Vorgänge im psychologischen Lebensraum" (KISKER, 1957) des präpsychotischen Kindes geführt hätten, notwendig gewesen. Dies war jedoch aufgrund der rein katamnestischen Natur der Untersuchungen mit langen Katamnesenfristen nur in Einzelfällen möglich.

Der Differenzierungs- und Entfaltungsprozeß, der im allgemeinen zu einer Zunahme an Feinheit und Regulierung der Ausdrucks- und Reaktionsmöglichkeiten führt, wird durch den Einbruch der schizophrenen Psychose zumindest zeitweise unterbrochen und häufig in andere Bahnen gelenkt. Wegen dieses Einschnitts in die Persönlichkeitsentwicklung wird von „prämorbider Persönlichkeit" gesprochen, was aus den obengenannten Gründen nur eine abkürzende Beschreibung für die Variationsbreite der seelischen Struktur des Kindes sein kann.

Da es sich um eine katamnestische Studie handelt, war es bei der Beurteilung der prämorbiden Wesensart notwendig, sich auf die — im allgemeinen sehr differenzierten — Feststellungen in Krankengeschichten zu stützen, die bei der Nachuntersuchung durch retrospektive Angaben der Angehörigen und der Patienten selbst ergänzt wurden.

5.6.2. Ergebnisse

5.6.2.1. Charakterartung der 57 Patienten

Primärcharakterlich völlig unauffällig waren 26 Patienten (45,6⁰/o). Sie wurden als kontaktfähig, fröhlich, ausgeglichen, emotional schwingungsfähig, liebevoll, zärtlich, fleißig, lebenslustig, sportlich, ohne neurotische Tendenzen und als gute oder durchschnittliche Schüler mit altersgemäßen Interessen und Hobbies geschildert. Als Beispiel für eine als „prämorbid unauffällig" rubrizierte Charakterartung sei folgendes durch die Krankenakte und die Nachuntersuchung gewonne Bild eines 14jährigen Mädchens genannt: „ausgeglichen, aufgeschlossen, vergnügt, sensibel, gewissenhaft, fleißig, gute Schülerin, singt und tanzt gerne, musiziert, hilft im Haushalt, gutes Verhältnis zu Eltern und Geschwistern, hat Freundinnen".

31 Patienten (54,5⁰/o) zeigten dagegen prämorbid bereits Wesenszüge und Verhaltensweisen, die auf eine Störung im Kontaktbereich, im Anpassungsverhalten und im Durchsetzungsvermögen hindeuteten oder Hinweise für psychasthenische Charakterzüge, für ein stark introvertiertes Verhaltensmuster oder ein Defizit im Bereich der Expansivität boten. Es handelte sich um kontaktschwache Einzelgänger, zur Überempfindlichkeit neigende übersensible, leicht beleidigte Kinder, die sich ernst, still und grübelnd in sich zurückzogen, häufig wenig anhänglich und liebevoll waren, Zärtlichkeiten zurückwiesen, teilweise auch sehr ich-bezogen und eigensinnig oder eigenbrötlerisch-sonderlingshaft und ängstlich waren. Diese Züge traten wegen der psychologischen Affinität vieler dieser Eigenschaften in Gruppen bei einem Individiuum auf. Als Beispiel sei die Schilderung der prämorbiden Wesensart eines 10jährigen Jungen aus dem Krankenblatt wiedergegeben: „still, gehemmt, scheu, verträumt, gutmütig, Einzelgänger; in der Schule trotz guter Leistungen überängstlich, aber ehrgeizig, WC-Angst".

5.6.2.2. Häufigkeit der primärcharakterlichen Persönlichkeitsstörungen

28mal wurde über Störungen im Kontakt-Bereich berichtet, allein 16 der 31 Patienten wurden als Einzelgänger geschildert, 6 wurden als scheu und schüchtern, 4 als kontaktgestört und 2 als wenig zärtlich bzw. als Zärtlichkeiten zurückweisend beschrieben. Die *Kontaktstörung* steht damit an der Spitze der Charakterauffälligkeiten. 14mal wurden Persönlichkeitsmerkmale geschildert, die auf eine im Vordergrund stehende *Introvertiertheit* (mit sich daraus ergebender Kontaktschwäche) hindeuten (verschlossen, in-sich-gekehrt, grüblerisch, eigensinnig, still-ernst). Es folgen der Häufigkeit nach: *psychasthenische Züge* (insgesamt 13mal vorkommend; am häufigsten wurden hier die Items „sehr empfindsam" und „leicht beleidigt" genannt) und Störungen im Bereich der *Aggressivität* und der *Anpassung* (8mal), ebenfalls auch mit Kontaktschwierigkeiten im Gefolge. Bei 5 Patienten war u. a. ein *Defizit* ihrer *Expansivität* zu verzeichnen (Gehemmtheit, übermäßige Langsamkeit und Gutmütigkeit) und 4 Patienten boten deutliche Zeichen der *Ich-Schwäche*.

Nach Häufigkeit (in Prozent) geordnet verteilen sich die Störungen bei den 31 prämorbid auffälligen Kindern wie folgt (Tabelle 16), wobei sich die unterschiedenen Verhaltenseigentümlichkeiten z. T. überlappen.

Tabelle 16. Aufteilung der in Grundstörungen zusammengefaßten prämorbiden
Charakterauffälligkeiten nach der Häufigkeit des Vorkommens bei 31 Patienten

Symptom	Zahl der Patienten	(%)
Kontaktstörungen	28	(90%)
Introvertiertheit	14	(45%)
Psychasthenische Züge	13	(42%)
Anpassungsstörungen und gesteigerte Aggressivität	8	(26%)
Defizit im Bereich der Expansivität	5	(16%)
Ich-Schwäche	4	(13%)

Unter den Charaktermerkmalen der 31 prämorbid auffälligen Kinder sind also
ganz überwiegend schizoide Wesenszüge zu finden. Demgegenüber wiesen die prämorbid *unauffälligen Patienten* vorwiegend cyclothyme Wesenseigenschaften auf, die
in der Entwicklungspsychologie als typisch für das gesunde Kind der vorpuberalen
Phase gelten.

5.6.2.3. Milieu und prämorbider Charakter

16 der 31 prämorbid auffälligen Patienten lebten in einer gestörten Familienatmosphäre (51%). 10mal war die Familie, in der die Kinder aufwuchsen, durch Tod
eines Elternteils (5mal) oder durch Scheidung (4mal) und in einem Fall durch Asylie-
rung des psychotischen Vaters unvollständig. In den übrigen 7 Fällen war die Familienatmosphäre durch psychotische oder psychopathische Eltern gestört. Bei den 26
prämorbid Unauffälligen war die Familie 17mal gestört. Das sind immerhin 65%,
was recht bemerkenswert ist.

5.6.2.4. Prognostische Deduktionen

Prämorbid syntone, psychisch harmonische Charaktere hatten ungleich *bessere
Heilungsaussichten* als die prämorbid auffälligen Kinder: 20 der 29 Patienten mit
sehr guter bis befriedigender Remission, also insgesamt günstigem Krankheitsverlauf,
waren prämorbid unauffällig (69%), während 9 Kinder (31%) introvertiert, auti-
stisch-gehemmt, ich-schwach oder überempfindlich und mißtrauisch-ängstlich waren.
Auf der anderen Seite zeigten bei den 28 schlecht ausheilenden Fällen 22 Kinder
(79%) prämorbid auffällige Wesensmerkmale und nur 6 Patienten (21%) waren prämorbid ausgeglichen. Der Chi²-Test (Chi² = 13,15) führt zur Annahme der Alternativhypothese, daß prämorbid syntone Charaktere positiv mit günstigen Verlaufsweisen korreliert sind und umgekehrt. Der *prämorbide Charakter* erweist sich damit
bei den von uns untersuchten Patienten als ein Kriterium *von prognostischer Bedeutung*.

Cyclothyme Perönlichkeiten scheinen in der Lage, auch der symptomatologisch
schizophrenen Psychose einen cycloiden Verlauf aufzuzwingen, gemäß dem Prinzip

der „strukturell-dynamischen Kohärenz" (JANZARIK). Wie stark der Krankheitsverlauf von der charakterologischen Struktur der jeweiligen Primärpersönlichkeit bestimmt werden kann, zeigt eindrucksvoll der als Beispiel 4 beschriebene Verlauf einer
phänotypisch malignen schizophrenen Psychose, deren Erscheinungsbild bereits in der
Präpubertät außergewöhnlich bunt und mannigfaltig war, insbesondere in der Ausgestaltung der verschiedenartigsten Wahnthemen, in der Ausbildung von abenteuer-
lichen Derealisations- und Depersonalisationserlebnissen, merkwürdigen akustischen,
optischen, cönaesthetischen, haptischen und olfaktorischen Halluzinationen, Ich-
Erlebensstörungen, Denkstörungen sowie therapeutisch unbeherrschbaren Drang- und
Unruhezuständen. In den psychotischen Phasen — es sind bislang 13! — war das
prämorbid syntone und cyclothyme Mädchen so sehr ver-rückt und bot so abwegig-
uneinfühlbare und befremdende Verhaltensweisen, daß in der Querschnittsbetrach-
tung ein nur einigermaßen günstiger Krankheitsausgang ohne Hinterlassung schwerster Zeichen einer Persönlichkeitsdesintegration mit hochgradiger Defektbildung kaum
vorstellbar gewesen wäre. Die Patientin beschmierte sich beispielsweise mit Kot,
wusch ihr Haar in der Klosettschüssel, tränkte ihr Nachthemd mit Urin und zog es
dann an, laut schreiend darin umherlaufend, und versuchte immer wieder, sich selbst
durch Verschlucken von Klammerfedern oder Glasscherben oder durch Einführen
von Nadeln in ihre Venen zu beschädigen oder sich mit Tuchfetzen zu strangulieren.
Trotzdem sind alle 13 mehrere Monate anhaltende Episoden bislang (Katamnesenfrist 14 Jahre) voll ausgeheilt. Bei dem rein phasischen Psychoseverlauf handelte es
sich nicht um cycloide Verstimmungen, die letztlich in ihrer vitalen Traurigkeit und
Gehemmtheit bis zu einem gewissen Grad nachvollziehbar sind, sondern um völlig
uneinfühlbare, befremdende psychopathologische Phänomene, denen im Unterschied
zu denjenigen Depressiver etwas merkwürdig Groteskes, Bizarres, Verschrobenes an-
haftet, wie es auch bei den gedanklichen Äußerungen Schizophrener der Fall ist.

5.6.2.5 Ich-Defizienz und Krankheitsverlauf

Zwei Patienten zeigten prämorbide Persönlichkeitszüge im Sinne einer früh einsetzenden „Ich-Defizienz", wie sie auch KISKER und SÜLLWOLD-STRÖTZEL aufgrund
ihrer Untersuchungen zur prämorbiden Persönlichkeitsstruktur jugendlicher Schizophrener bei 9 von 27 Patienten fanden. Beide Kinder waren früh sauber, waren bereits als Kleinkinder sehr folgsam und zeigten einen Mangel an altersgemäßer Spontaneität und Lebhaftigkeit. Sie hatten keinen rechten Kontakt zu anderen Kindern,
waren scheu und gehemmt und zeigten ein vermindertes Aktivitätsbedürfnis. Trotz
dieser „Bravheit" wurden beide Kinder von einem Elternteil völlig abgelehnt und
feindselig behandelt; in den Familien herrschte eine durch „starre Dauerspannung
bestimmte Konfliktstruktur" (SÜLLWOLD-STRÖTZEL und KISKER), die sicher in erheblichem Maße für das Ausbleiben einer altersgemäßen durchsetzungsfähigen Persönlichkeitsstruktur bei diesen beiden Kindern verantwortlich war. Beide Patienten remittierten sehr gut (Katamnesenfrist 18 bzw 12 Jahre). Bei beiden Patienten kam es
im Alter von 10 bzw. 13 Jahren zu einer knickhaft einsetzenden „psychotisch akzentuierten Wesensänderung" (JANZARIK). In dieser mehrere Jahre währenden Phase
starker und unmotivierter Verhaltensauffälligkeiten fehlten augenfällige psychotische
Symptome im eigentlichen Sinne, aber es handelte sich um eine deutliche knickhafte
und von der bisherigen prämorbiden Persönlichkeitsartung, wie sie vor dem 10. bzw.

13. Lebensjahr bestand, abzugrenzende Wesensänderung. Erst später wurde, bei dem einen Patienten im Alter von 14, bei dem anderen mit 16 und 18 Jahren die schizophrene Psychose eindeutig manifest. Sie hatte beide Male paranoid-halluzinatorischen Charakter.

5.6.3. Diskussion

Rund die Hälfte der untersuchten Patienten (54,4%) war prämorbid auffällig. Zu dem gleichen Ergebnis kam SPIEL (1961) bei seinen 74 Patienten, deren Etikettierung als „schizophren" mit ähnlich strengen Maßstäben durchgeführt wurde, wie dies bei unseren Probanden der Fall war. Aufgrund des unterschiedlichen Psychosebegriffs schwer vergleichbar sind dagegen die Befunde, die KOLVIN et al. bei 80 psychotischen Kindern erhoben hatten. 45% der 47 vor dem 3. Lebensjahr erkrankten Kinder erschienen prämorbid auffällig, die beobachteten Verhaltens- und Wesenseigentümlichkeiten konnten jedoch nicht sicher von den Symptomen der beginnenden Psychose abgegrenzt werden. Es handelte sich bei diesen früh erkrankten Kindern vorwiegend um autistische und cerebral geschädigte Kinder. Frühkindliche Schizophrenien waren dagegen eher in der Gruppe mit späterem Manifestationsalter (5.—15. Lefensjahr) enthalten. 87% der 33 Patienten dieser Altersgruppe waren prämorbid auffällig, wobei die Hauptmerkmale Scheuheit, Beziehungsstörungen, Ängstlichkeit und Sensivität waren. Diese schizoiden Charakterzüge wurden von KOLVIN allein bei 58% der prämorbid auffälligen Patienten mit Erkrankungsbeginn nach dem 5. Lebensjahr gefunden.

Sowohl kindliche als auch erwachsene Schizophrene zeigen prämorbid in einem hohen Prozentsatz schizoide Persönlichkeitsmerkmale, was sowohl durch die eigenen als auch durch die Beobachtungen von ALANEN (1964), M. BLEULER (1972), DOBREVA und ZAIMOVA (1969), HOLMBOE, ASTRUP (1957), KOLVIN (1971), LEMPP (1966), SSUCHAREWA (1938) und VILLINGER (1959) belegt wird.

Die Befunde von ANNELL (1963), NAMECKE (1964), NUTTAL u. SOLOMON (1970), SCARINCI (1962) und STUTTE (1959), die auf eine günstige prognostische Bedeutung prämorbid syntoner Charakteranlagen hinweisen, können bestätigt werden. Zu ähnlichen Ergebnissen bei erwachsenen Schizophrenen kamen HOLMBOE und ASTRUP LANGFELDT, MAUZ, M. MÜLLER, POLONIO und REDLICH. M. BLEULER fand ähnlich wie GROSS, HUBER und SCHÜTTLER nur schwache Korrelationen zwischen prämorbidem Charakter und Verlaufs- bzw. Remissionstyp bei erwachsenen Schizophrenen. BÜRGER-PRINZ (1935), LEMPP (1966) und WIECK (1965) sind dagegen der Ansicht, daß dem prämorbiden Charakter überhaupt keine prognostische Bedeutung zukommt. Da BÜRGER-PRINZ einen prozeßhaften, zum Defekt führenden Psychoseverlauf zur Voraussetzung für die Schizophreniediagnose macht, kommen günstige Verläufe bei seinen Patienten nicht vor, so daß der Vergleich zwischen gutartigen und bösartigen Schizophrenien gar nicht möglich ist. LEMPP und WIECK stützen sich auf ein relativ kleines Probandengut von 23 bzw. 16 Patienten, ihre Katamnesenfristen sind kurz (6 bzw. 1—2 Jahre) und insbesondere die Patienten von WIECK sind sehr jung (12 sind vor dem 5 Lebensjahr erkrankt und haben deshalb schon eine ungünstige Prognose, teilweise handelt es sich wohl auch nicht um frühkindliche Schizophrenien, sondern um psychoseartige Demenzformen).

Eine signifikante Beziehung zwischen prämorbider Wesensauffälligkeit und gestörter Familienatmosphäre konnte nicht gefunden werden. M. BLEULER (1972) stellte in seinem Krankengut eine statistisch signifikante Korrelation „zwischen schauderhaften Kindheitsverhältnissen und krankhaftem schizoidem Wesen" fest. M. BLEULER beschränkte sich bei dieser Aussage lediglich auf diejenigen prämorbid auffälligen Patienten mit „krankhaft schizoidem Wesen", die er auch als schizoide Psychopathen bezeichnet. Ein Vergleich mit unseren Erhebungen ist deshalb nicht möglich, da sie sich auf alle Patienten mit prämorbiden Wesensauffälligkeiten beziehen und bei keinem unserer prämorbid auffälligen Patienten die enggefaßte Etikettierung „schizoide Psychopathie" angewandt worden war, da dies im Kindesalter noch nicht opportun ist und die meisten prämorbid auffälligen Kinder zwar schizoide Charakterzüge zeigen, aber nicht so ausgeprägt, daß sie bereits als schizoide Psychopathen gekennzeichnet werden könnten.

Die prämorbide Entwicklung der beiden Kinder mit einer früh einsetzenden „Ich-Defizienz" im Sinne von KISKER und SÜLLWOLD-STRÖTZEL wies in späteren Jahren einen deutlichen Knick auf mit stärker zu Tage tretenden Verhaltensauffälligkeiten, die nun nicht mehr durch Ich-Schwäche und neurotische Fehlhaltung erklärbar oder als präpuberale Reaktionsweisen auf elterliches Versagen und intrafamiliäre Spannungen zu verstehen waren (vgl. Fallbeispiel 3 in Kapitel 4.2.4.). Die auf dem Boden einer früh nachweisbaren „basalen Schwäche der Ich-Konstitution" später einsetzende knickhafte Wesensänderung entsprach der von JANZARIK (1961, 1968) beschriebenen „psychotisch-akzentuierten Wesensänderung", die dann Jahre später erst in die Psychose überleitete. In beiden Fällen stellte also nicht bereits die von frühester Kindheit an bestehende „aberrierende egopathische Entwicklung" (KISKER), sondern erst eine zweite von ihr abzugrenzende Phase die Voraussetzung für die später manifeste Psychose dar. Die früh einsetzende „Ich-Defizienz" *und* die erst später manifest werdende ‚psychotisch-akzentuierte Wesensänderung" formten sich bei diesen beiden Patienten gemeinsam zu einem „Abwandlungsprozeß" im Sinne von HÄFNER, der schließlich in die schizophrene Psychose überging.

Die beiden schizophrenen Patienten mit egopathischer Entwicklung im Kleinkindes- und Schulalter bei entsprechend gestörter Familienatmosphäre und anschließend einsetzender psychotisch akzentuierter Wesensänderung erreichten nach Durchlaufen der psychotischen Episoden eine sehr gute Sozialremission. Die Symptome der Ich-Schwäche waren nach den psychotischen Episoden nicht mehr so deutlich. Demgegenüber bestanden nun leichte Wesensauffälligkeiten auf affektivem und emotionalem Gebiet. Im Gegensatz zu den 9 Patienten von KISKER (1968), die alle eine chronische Verlaufsform vom hebephrenen Typ durchmachten, verliefen die schizophrenen Episoden dieser beiden Patienten akut-rezidivierend. Beide Patienten erhielten eine ES- und Insulinschock-Therapie, die Katamnesenfrist betrug 12 und 18 Jahre.

In Abweichung von den Ergebnissen von KISKER (1968) und SÜLLWOLD-STRÖTZEL (1965) kam bei unseren beiden Patienten zu der Ich-Defizienz noch eine später einsetzende, von der vorausgegangenen aberrierenden egopathischen Entwicklung deutlich abhebbare psychotisch-akzentuierte Wesensänderung hinzu, die erst die Matrix für die spätere psychotische Entgleisung bildete. Die bisherigen Krankheitsverläufe unterstützen auch nicht die von KISKER (1968) geäußerte Vermutung, daß egopathische kindliche Strukturen später in deletär verlaufende Hebephrenien einmünden.

5.7. Intelligenz

5.7.1. Ergebnisse

Die Beurteilung der Intelligenz der untersuchten Patienten erfolgte aufgrund der Schulleistungen und — in den meisten Fällen — der bei der Intelligenzprüfung erzielten Resultate. Die Intelligenzprüfung wurde in fast allen Fällen während der klinischen Beobachtung und meistens nach dem HAWIK, nur selten nach BINET-KRAMER durchgeführt. Eine überdurchschnittliche Intelligenz wurde bei einem IQ über 115 bzw. bei hervorragenden Schulleistungen in Gymnasium und Realschule angenommen; als Merkmale einer durchschnittlichen Intelligenz wurden durchschnittliche Schulleistungen und ein IQ zwischen 95 und 110 angesehen, während aus mäßigen Schulleistungen und evtl. Klassenwiederholungen oder einem IQ unter 95 nur eine mäßige intellektuelle Begabung oder Debilität gefolgert wurde. Der niedrigste IQ nach HAWIK lag bei 64. Bei insgesamt 3 Patienten lag der IQ unter 80. Die Verteilung nach den prämorbid vorhandenen intellektuellen Fähigkeiten ergab bei den 57 Patienten folgendes Bild (Tabelle 17).

Tabelle 17. Aufteilung der 57 Patienten nach Intelligenzniveau

Intelligenzgrad	Patienten
überdurchschnittlich begabt	13 (22,8%)
durchschnittlich begabt	38 (66,7%)
mäßig begabt bzw. debil	6 (10,5%)
Summe	57

Imbezille Kinder kamen nicht vor. Weitaus die meisten Patienten waren durchschnittlich und überdurchschnittlich intelligent. Sie sind in überwiegendem Maße bei den Verläufen mit günstigem Ausgang zu finden. 29 der 57 Patienten (51%) mit mindestens durchschnittlicher Intelligenz erreichten eine Voll- oder mindestens eine befriedigende Sozialremission. Die 6 mäßig begabten oder debilen Patienten erreichten nur eine schlechte Defektheilung, alle 3 sog. Pfropf-Hebephrenien verliefen sehr ungünstig. 4 überdurchschnittlich begabte und 18 durchschnittlich intelligente Kinder remittierten schlecht.

Die folgende Tabelle stellt die gefundenen Zahlen übersichtlich dar:

Tabelle 18

Intelligenzniveau	Remissionsgrade		Summe
	voll bis befriedigend	schlecht	
überdurchschnittlich	9	4	13
durchschnittlich	20	18	38
schlecht	—	6	6
Summe	29	28	57

Wie aus der Tabelle hervorgeht, finden sich bei den überdurchschnittlich intelligenten Kindern häufiger günstige Remissionen als vom Zufall her zu erwarten wäre, während auf der anderen Seite die schlecht begabten Kinder ausnahmslos ungünstig remittierten. Die durchschnittlichen Intelligenzen verteilen sich in etwa gleich auf die verschiedenen Remissionen, die Häufigkeitsverteilung unterscheidet sich nicht von einer zufälligen. Der Chi²-Test (Chi² = 7,19) führt zur Annahme der Alternativhypothese, daß der dargestellte Zusammenhang zwischen Intelligenzgrad und Remissionsweise besteht. Da allerdings ein Feld der Kontingenztafel unbesetzt ist, verliert der Chi²-Test an Aussagesicherheit. Verhält man sich konservativ, so erhöht man die Zahl der Freiheitsgrade um die Zahl der nicht besetzten Felder. Dann ergibt sich hier ein kritischer Wert Chi² = 7,815, der größer ist als der berechnete Chi²-Prüfwert.

5.7.2. Diskussion

Über die Anzahl von Minderbegabten unter schizophrenen Kindern und Jugendlichen liegen nur wenig Mitteilungen in der Literatur vor: SPIEL (1969) fand unter 40 Kindern mit schizophrenen Psychosen 5 schwachsinnige, SCHACHTER 1963 unter 30 schizophrenen Kindern und Jugendlichen 2 mit Schwachsinn. Die Zahlen entsprechen in etwa den unsrigen. Unter 115 psychotischen Kindern mit Erkrankungsbeginn vor dem 10. Lebensjahr, die von ANNELL auch katamnestisch untersucht wurden, befanden sich 63 Kinder mit einem IQ unter 80; es muß aber bedacht werden, daß nur 43 dieser Kinder an einer schizophrenen Psychose litten und sehr viele neurologische Auffälligkeiten boten. Die Zahl läßt sich somit schlecht mit den eben zitierten und unseren Befunden vergleichen. Interessant ist, daß niedriger IQ (unter 80) in Kombination mit Stereotypien bei den von ANNELL untersuchten Kindern prognostische Kriterien für die Entwicklung einer schizophrenen Psychose darstellten. Eine erbbiologische und pathogenetische Affinität zwischen Schizophrenie und Schwachsinn scheint jedoch nicht zu bestehen, wie erbgenetische Untersuchungen gezeigt haben (KALLMANN, 1938; LUXENBURGER, 1938; ZERBIN-RÜDIN, 1967). Auch STUTTE (1967) kommt aufgrund seiner Untersuchungen über psychotische Störungen bei kindlichen Oligophrenien zu dem Ergebnis, daß Oligophrenie und Schizophrenie weder eine gemeinsame genetische Matrix zu haben scheinen noch Schwachsinn einen manifestationsbegünstigenden Einfluß auf eine latente Disposition zur Schizophrenieentstehung besitzt.

Frühkindliche Schizophrenien, die, weil von dem bekannten Phänotypus der juvenilen oder Erwachsenen-Schizophrenie abweichend, atypisch und unerkannt verlaufen können, können schnell zu einem so starken Defektzustand führen, daß ein dementielles Bild entsteht, das von einer Oligophrenie oder von einer hirnorganischen Demenz nicht unterscheidbar ist und somit einen primären oder sekundären Schwachsinn vortäuscht. Je früher eine kindliche Psychose auftritt, umso stärker ist die Destrukturisation, die das Kind trifft, umso größer ist die Gefahr, daß ein postpsychotischer dementiver Defektzustand als primärer Schwachsinn verkannt wird. Es ist also durchaus möglich, daß sich unter schwachsinnigen Kindern solche mit einem unerkannten psychotischen Schub befinden oder daß als sog. Pfropf-Hebephrenien imponierende Psychosen nichts anderes als besonders früh sich manifestierende Schizophrenien sind, deren erster Schub — oder gar erste Schübe — nicht erkannt worden sind.

Echte Pfropf-Schizophrenien (BRUGGER, 1928; IRLE, 1960; MAYER-GROSS, 1932; WEYGANDT, 1936) auf dem Boden einer bereits prämorbid bestehenden primären Oligophrenie kommen sicher vor — IRLE (1960) fand beispielsweise unter 750 Schizophrenien 4,2% primär Oligophrene. Während bei den sog. Pfropf-Schizophrenien ein echtes primäres intellektuelles Defizit vorliegt, kann durch mangelnde affektive Beziehungen der Eltern ihrem Kind gegenüber und durch fehlende edukative Stimuli beim Kind eine *Pseudodebilität* entstehen, die durch einen situagenen geistigen Entwicklungsrückstand entsteht („oligophrenisation", LEBOVICI). Auch solche Kinder können psychotisch werden, wodurch eine Pfropf-Psychose vorgetäuscht werden kann.

Die sich bei unseren gut begabten Patienten zeigende Tendenz, daß schizophrene Patienten mit guter Intelligenz eine Neigung zu günstigen Remissionen haben, ist auch von ANNESBY (1961) und STUTTE (1959) bei kindlichen und jugendlichen und von ACHTE (1961) bei erwachsenen Schizophrenen festgestellt worden. Häufiger und eindeutiger sind die von verschiedenen Autoren getroffenen Feststellungen, daß schlechte intellektuelle Fähigkeiten bzw. Minderbegabung mit einer ungünstigen Verlaufsweise korreliert sind (ASCHTKOVA, 1966; ANNELL, 1963; DUCHE, 1971; KOTHE, 1957; LESTANG-GAULTIER, 1967; OFFORD, 1971; SOSSIOUKALO, 1963), was ebenfalls in Einklang mit unseren Untersuchungsbefunden steht. RUTTER (1965) fand bei seinen Patienten, daß der IQ die strengste Beziehung zur Prognose hatte; wie in Kapitel 2. dargelegt, handelt es sich bei den von RUTTER untersuchten Patienten vorwiegend um frühkindliche Autisten, zum größten Teil mit Sprachstörungen und Zeichen einer frühkindlichen Hirnschädigung und nicht um frühkindliche Schizophrene im eigentlichen Sinne. Daß die prämorbide Intelligenzentwicklung und insbesondere das Sprachvermögen bei Patienten mit einem frühkindlichen Autismus für die Prognose der Erkrankung von ausschlaggebender Bedeutung ist, wurde bereits in Kapitel 2. dargelegt und ist durch mehrere Verlaufsuntersuchungen bestätigt worden (BOSCH, EISENBERG, KANNER, RUTTER, D. WEBER). Dies ist verständlich, da autistische Kinder meistens Zeichen einer frühkindlichen Hirnschädigung aufweisen (D. WEBER) und in einem hohen Prozentsatz (79%) intellektuell minderbegabt sind (RUTTER) und die Weiterentwicklung dieser Kinder deshalb natürlich wesentlich von ihrem intellektuellen und sprachlichen Niveau abhängt. Zwischen der Prognose schizophrener Psychosen, die im allgemeinen intellektuell und sprachlich normal begabte Patienten in einer späteren Entwicklungsphase treffen, und prämorbidem Intelligenzniveau bestehen dagegen keine so strengen Beziehungen. Daß sog. Pfropf-Schizophrenien eine ungünstige Prognose besitzen, kann sowohl durch die eigenen Untersuchungen als auch durch die Mitteilungen in der Literatur als belegt gelten.

Wie bereits in Kapitel 4. angedeutet wurde, unterschieden sich die 3 Pfropf-Hebephrenien in ihrem *psychopathologischen Bild* nicht von den anderen Psychosen; sie waren alle sehr eindrucksvoll und variationsreich, die Wahngestaltung war auch bei intellektuell minderbegabten Kindern bunt und mannigfaltig und entbehrte keineswegs des für das Kindesalter so charakteristischen Formenreichtums. Die drei Patienten mit Pfropf-Psychosen waren bei Erkrankungsbeginn 7, 10 und 12 Jahre alt, eine der beiden Psychosen verlief schleichend, die Psychosen des 7 und 12jährigen Patienten dagegen akut-rezidivierend. Phänomenologisch unterschieden sich die Psychosen bei überdurchschnittlich begabten Kindern nicht von denjenigen der durchschnittlich und unterdurchschnittlich begabten.

5.8. Familienumwelt

5.8.1. Allgemeines

Für die psychische Entwicklung des Kindes ist die familiäre Umgebung, in der es aufwächst, von ausschlaggebender Bedeutung. Diese Feststellung ist so unumstritten, daß sie beinahe einer „Binsenweisheit" gleichkommt. Über das Ausmaß des Einflusses sozial-psychischer Faktoren auf die Entstehung und auch auf die Prognose schizophrener Psychosen bestehen jedoch recht unterschiedliche Meinungen. Indem die klassische Psychiatrie die Schizophrenie als „endogene" Psychose und somit als einen eigengesetzlich ablaufenden Prozeß auffaßte, maß sie bestehenden Umwelt- und Konfliktsituationen nur eine untergeordnete Bedeutung für die Auslösung psychotischer Erkrankungen zu, die allenfalls „das Sosein des schizophrenen Erlebniswandels" (KISKER, 1962) mitprägen konnten; keineswegs wurden sie jedoch als pathogenetisch bedeutsam angesehen. Diskordanzanalysen bei eineiigen Zwillingen (ESSEN-MÖLLER, 1941; M. FISCHER, 1969, 1972; INOUYE, 1961; KALLMANN, 1946, 1950; KRINGLEN, 1968, 1971; MOSHER, 1971; TIENARI, 1968) deuten jedoch darauf hin, daß Umwelteinflüsse bei genetisch prädisponierten Patienten für die Manifestation schizophrener Psychosen mitverantwortlich sein können. M. BLEULER (1972) hat in eindrucksvoller Weise beschrieben, wie häufig und wie stark sehr viele seiner schizophrenen Patienten in ihrer Kindheit wohlgeordnete Familienverhältnisse entbehrt hatten.

Es soll hier untersucht werden, in welcher Weise und wie oft eine Störung des Familienmilieus bei unseren Patienten vorlag und ob sie den Psychoseverlauf beeinflußt hat. Die Daten über die Familienatmosphäre, in der die Kinder aufgewachsen waren, wurden aus der Krankengeschichte und durch die bei der Nachuntersuchung erhobenen Befunde gewonnen. Die meisten Eltern wurden persönlich kennengelernt, mit einem Teil von ihnen besteht heute noch Kontakt. Da es sich um eine katamnestische Studie handelt, war eine „mikroskopierende psychologische Analyse" (KISKER) bzw. eine „observation naturaliste" (HENRY) der Familiensituation, wie sie z. Z. des Psychoseausbruchs bestand, durch mehrtägigen Aufenthalt in der Familie psychotischer Kinder nicht möglich. Durch solch eine Methode werden sonst unentdeckt gebliebene Feinheiten des Familienlebens zu Tage gefördert. Aber dieses Vorgehen bietet auch Gefahren, es werden zu viele Befunde gesammelt, und die Abgrenzung zum Normalen wird schließlich sehr schwierig, häufig unmöglich. Es kam jedoch bei unseren Untersuchungen darauf an, daß die Grenzen zu den dem Bereich des „Normalen" näherstehenden leichten Wesensauffälligkeiten, neurotischen Tendenzen und geringgradigen Fehlhaltungen möglichst scharf blieben. Die von KISKER u. STRÖTZEL (1961) erhobene Forderung, daß bei psychiatrischen Familienuntersuchungen mehrere geschulte Beobachter die Familiendaten zu sammeln hätten, konnte ebenfalls aufgrund der katamnestischen Natur der Untersuchung nicht erfüllt werden. Sie stellt natürlich eine Idealforderung dar, die das Studium möglichst lebenslanger Krankheitsverläufe von Anbeginn an durch ein mehrgliedriges Team zum Ziel hat. — Als Kontrollgruppe standen 14 nichtschizophrene Patienten gleichen Alters den 57 schizophrenen Probanden gegenüber.

5.8.2. Ergebnisse

33 Patienten lebten in einer gestörten Familienatmosphäre (58%). 5 von ihnen sind innerhalb des ersten Lebensjahrzehntes erkrankt. Es folgt eine Aufteilung nach gestörter Erziehungsfunktion der Eltern, nach Unvollständigkeit der Familie und nach intrafamiliären Spannungen, wobei bei mehreren Patienten die Familienatmosphäre in mehrfacher Hinsicht gestört war und deshalb ein Patient mehrfach aufgeführt worden ist.

Allein bei 26 Patienten waren die Eltern nicht zu einer geordneten Erziehungs- und Pflegetätigkeit fähig und/oder deren Erziehungs- und Lebensstil war nicht geeignet zur Identifikationsbildung beim Kind: 8mal war mindestens ein Elternteil psychotisch, 3mal debil, einmal ein Elternteil debil und der andere psychotisch, 10mal waren die Eltern stark wesensauffällig (charakteropathisch oder neurotisch) und 4mal herrschten asoziale Verhältnisse.

Eine andersgeartete Störung des häuslichen Milieus war durch Unvollständigkeit der Familie gegeben; das traf in 11 Fällen zu (6mal durch Tod, 5mal durch Scheidung). In einem weiteren Fall fehlte die Familie ganz (Heimkind).

Starke intrafamiliäre Spannungen kennzeichneten eine weitere Art von Familienstörungen, wie dies bei 6 Patienten der Fall war (in 2 Familien herrschte eine konfliktgeladene Dauerspannung zwischen den Eltern mit feindseliger Ablehnung der Patienten durch einen Elternteil, 3mal bestand ein anhaltend stark gestörtes Verhältnis zum Stiefvater bzw. zur Stiefmutter und in einem Fall waren vorübergehend durch Scheidung Spannungen vorhanden, die durch ein gutes Verhältnis zum Stiefvater behoben wurden).

In der Kontrollgruppe mit 14 nichtschizophrenen Patienten der gleichen Altersgruppe (s. Kapitel 4.3. und 5.18.) lebten 8 Kinder in einem gestörten Familienmilieu: 3mal waren die Eltern geschieden und beide Elternteile waren jeweils stark wesensauffällig, ein Kind war unehelich geboren und wuchs in einem Heim auf, einmal herrschte eine konfliktgeladene Dauerspannung in der Familie mit feindseliger, ablehnender Haltung eines Elternteils dem Kind gegenüber. Eine Mutter war debil, eine weitere emotional kühl und affektiv wenig schwingungsfähig und das 8. Kind lebte in sehr primitiven Familienverhältnissen, der Vater war ein arbeitsscheuer, explosibler Psychopath, die Mutter litt an einer Defektschizophrenie.

Von den 29 schizophrenen Patienten, die voll- oder zumindest befriedigend remittierten, wuchsen 15 (51,7%) in einer gestörten Familienumwelt auf, während bei den 28 ungünstig verlaufenden Erkrankungen 18mal (64,3%) eine ungünstige Familiensituation bestand. Auf der anderen Seite sind von den 33 Patienten mit un-

Tabelle 19. Beziehung zwischen Milieustörungen und Remissionsweise

| Milieu | Remission | | Summe |
	günstig	schlecht	
günstig	14	10	24
ungünstig	15	18	33
gesamt	29	28	57

günstigem Milieu immerhin 15 gut remittiert (45,5%). Der eben geschilderte Zusammenhang ist in Tabelle 19 dargestellt.

Nach dem Chi²-Test (Chi² = 0,873) kann die Nullhypothese, daß kein Zusammenhang zwischen Familienumwelt und Verlaufstyp besteht, nicht verworfen werden. *Das Familienmilieu erwies sich damit nicht als ein prognostisch bedeutsamer Faktor.*

5.8.3. Diskussion

Die eigenen Befunde ebenso wie diejenigen anderer Untersucher spiegeln die erstaunlich hohe Zahl gestörter Familienverhältnisse wider, in denen schizophrene Patienten aufwachsen. Die im pädopsychiatrischen Schrifttum und in der Erwachsenenliteratur mitgeteilten Zahlen schwanken im allgemeinen zwischen 33% und 66% der untersuchten Patienten (POLLACK, SPIEL, SPOERRY je 33%, M. BLEULER 36%, BIERMANN, G. HUBER et al., LEMPP je 44%, USCHAKOV 53%, LESTANG-GAUTLIER und DUCHE 60%, H. U. HUBER 66%). Aus diesem Bereich fallen die Untersuchungsergebnisse von ACHTE (25%) und ERNST (97%) heraus. Die Differenzen erklären sich durch Unterschiede im methodischen Vorgehen und in der Bewertung von Familienstörungen durch die verschiedenen Untersucher. Die eigenen Ergebnisse kommen den von USCHAKOV (1965) und LESTANG-GAULTIER u. DUCHE (1967) bei Verlaufsuntersuchungen schizophrener Kinder erhobenen Befunden am nächsten.

Aus der hohen Zahl an gestörten Familienverhältnissen läßt sich noch nichts sagen über den Anteil, den diese bei der Auslösung oder sogar Entstehung der schizophrenen Psychosen jeweils gehabt haben; er mag im Einzelfall groß, gering oder gar völlig belanglos gewesen sein. Für die Ätiologie kindlicher Schizophrenien sind *viele Kräfte* von Bedeutung, die in jedem Einzelfall unterschiedlich wirksam sind: außer erbgenetischen und Milieufaktoren sind noch andere in ihrer jeweiligen Durchschlagskraft unwägbare Einflüsse ätiologisch bedeutsam, etwa psychodynamische, konstitutionelle, charakterogene, entwicklungsphasische, situative und erlebnisbedingte bzw. lebensgeschichtlich verstehbare Momente. Durch die unterschiedliche Valenz und durch die bei jedem Patienten verschiedenartige Kombination der genannten Faktoren erklären sich die Mannigfaltigkeit und der Formenreichtum der klinischen Bilder und der Verlaufsgestalten der untersuchten Psychosen.

Diese grundsätzliche Auffassung wird erhärtet durch folgende Beobachtung: in der Kontrollgruppe mit 14 nichtpsychotischen Patienten fanden sich in gleicher Häufigkeit Familienmilieustörungen. Sie unterschieden sich auch — soweit katamnestisch erfaßbar — qualitativ nicht von denjenigen, die bei den schizophrenen Kindern gefunden worden waren. Dies spricht gegen eine Spezifität von Familienstörungen bei schizophrenen Patienten, wie sie von einigen in Kapitel 2. besprochenen amerikanischen Autoren behauptet wird (BRODEY, CAMERON, KAUFMAN et al., LIDZ RANK, ROSENBAUM, WOLMAN u. a.) In Übereinstimmung mit unseren Feststellungen stehen die Beobachtungen von ALANEN (1958, 1960) und ebenso diejenigen von LANGEN u. JAEGER. Letztere konnten in einer Gruppe von 37 jugendlichen Schizophrenen weder eine Häufung noch eine besondere Charakteristik von familiären Störungen gegenüber 2 Kontrollgruppen mit normalen Jugendlichen einerseits und unspezifisch psychisch auffälligen Probanden andererseits feststellen. Auch NIELSEN (1954) fand ebensowenig wie POLLACK et al. (1969) Unterschiede zwischen Art und Häufigkeiten von

Familienstörungen, wie sie bei schizophrenen Patienten und gesunden Probanden vorkamen; in beiden Gruppen waren Frequenz und Art der elterlichen Wesensauffälligkeiten gleich. Die Kindheit der von NIELSEN untersuchten schizophrenen Patienten wich nicht von derjenigen der Kontrollgruppe ab. BLOCK et al. (1958) stellten ebenfalls keine Unterschiede zwischen den Eltern schizophrener und neurotischer Kinder fest. Auch in der Anwendung psychodiagnostischer Testverfahren konnte BLOCK (1969) keine statistisch signifikanten Ergebnisse über spezifische Eltern-Kind-Beziehungen erzielen, wie sie u. a. von BECK, CAMERON, ESMAN, GERARD und SIEGEL, KAUFMAN et al., LU, TIETZE u. a. beschrieben worden sind. Der Vergleich der Testbefunde der Eltern von schizophrenen Kindern mit denjenigen von Eltern somatisch kranker Kinder ergab keine Unterschiede. NISSEN (1971) fand bei depressiven Kindern, die schizophren wurden (8,6% von 105 Patienten), dieselben Milieubedingungen wie bei den übrigen Patienten mit depressiven Symptomen in der Kindheit. Bei einer vergleichenden Untersuchung der Familien von 510 Schizophrenen und 50 Probanden einer Kontrollgruppe fanden WARING u. RICKS (1965) „chaotische Familienverhältnisse" in der Kontrollgruppe sogar häufiger als bei den schizophrenen Patienten; der Typus der sog. „schizophrenogenen Mutter" wurde in beiden Familiengruppen gleichhäufig gefunden. Ebenfalls konnten von BURTON u. BIRD (1963), CORBOZ (1958), COSTELLO (1968) und SHARP et al. (1965) keine signifikanten Unterschiede zwischen den Familienverhältnissen von schizophrenen und nichtschizophrenen Jugendlichen bzw. schizophrenen und soziopathischen, neurotischen oder gesunden Probanden gefunden werden. LOWE (1966) fand in den Familien von Kindern mit einer autistischen, symbiontischen und „undifferenzierten" schizophrenen Psychose zahlreiche Ähnlichkeiten. Die Eltern der psychotischen Kinder waren gebildeter und sozial höhergestellt als bei Kindern mit nichtpsychotischen Verhaltensstörungen. Bei letzteren überwogen die „broken homes". Bei einer Gegenüberstellung von Müttern schizophrener, cerebral geschädigter und gesunder Kinder zeigte sich, daß die Mütter schizophrener Kinder weniger pathologische Wesensauffälligkeiten boten als die Mütter der cerebral geschädigten Kinder (KLEBANOF, 1950). WAXLER u. MISHLER (1971) wiederum verglichen das elterliche Verhalten gegenüber dem schizophrenen Kind und gegenüber dessen Geschwistern und konnten keine Unterschiede in der elterlichen Beziehung zu ihren gesunden und zu ihren später an einer schizophrenen Psychose erkrankenden Kindern feststellen.

Die eigenen wie die Befunde der eben zitierten Autoren, die sich auf exakte Vergleichsuntersuchungen an gut ausgewählten Kontrollgruppen stützen, widerlegen alle Theorien von spezifisch gestörten Familienverhältnissen, charakteristischen Eltern-Kind-Beziehungen und besonders kennzeichnenden Mutter- oder Vater-Typen, wie sie für die kindliche Schizophrenie typisch sein sollen. Die von BATESON, JACKSON u. HALEY, KISKER u. STRÖTZEL, LENNARD et al., LIDZ u. FLECK, WEAKLAND, WYNNE u. SINGER beschriebenen und als typisch angesehenen intrafamiliären Kommunikationsstörungen können zwar in charakteristischer Weise in den Familien Schizophrener vorkommen, müssen es aber nicht. Derartige elterliche Fehlhaltungen, die eine „Strukturverschiebung in der Familie" (WEAKLAND) bedingen, können ebenso zu neurotischen Störungen beim Kind führen. Zwei unserer 57 schizophrenen Patienten lebten in einer Familienatmosphäre, für die eine „durch starre Dauerspannung bestimmte Konfliktstruktur" (SÜLLWOLD-STRÖTZEL u. KISKER) kennzeichnend war und wie sie u. a. von LIDZ beschrieben worden ist. Eine weitere, jedoch nichtschizophrene Patientin, die eine schwere Anorexia nervosa entwickelte, wuchs in einer genauso zu charakterisierenden Familienatmosphäre auf!

Auch die sog. „schizophrenogene Mutter" (KASANIN u. KNIGHT) ist in ihrer Bedeutung für die Auslösung schizophrener Psychosen beim Kind überbewertet worden, wenn sie auch von verschiedenen Autoren (ALANEN, FREEMAN u. GRAYSON, CAHN und NEVERS, KAMMERER, LIDZ, REISBY, SEARLES, SHEPHARD, GUTHRIE u. TIETZE) trefflich beschrieben worden ist. Jedoch entsprachen lediglich 2 Mütter unserer schizophrenen Kinder diesem Typus. Die eine war selbstbezogen, dabei überbetriebsam und unfähig zu einer „Wir-Beziehung"; außerdem litt sie unter einer zwanghaft anmutenden Pedanterie, kombiniert mit stark querulatorischen Zügen und einer pessimistisch-nörglerischen Einstellung dem Leben und ihrem Schicksal gegenüber. Die andere Mutter war gleichgültig, affektiv kalt, gemütsmäßig wenig schwingungs- und teilnahmefähig, kontakteingeschränkt und ohne Verständnis für die Erkrankung ihrer überdurchschnittlich intelligenten Tochter, die sie beispielsweise mit den Worten bedachte: „den Doofen passiert ja nichts".

Andere Mütter waren jedoch warmherzig, gutmütig, lebhaft, tatkräftig, feinfühlend und realitätszugewandt. Ihre Kinder erkrankten vielfach besonders schwer und häufig! Viele schizophrene Kinder haben „perfectly normal parents" (WOLFF, 1970). Keineswegs waren die Mütter unserer Patienten im allgemeinen nachsichtig, lasch und unsicher in ihren Beziehungen zu ihren Kindern, wie es PITTFILD u. OPPENHEIM (1964) bei ihren Untersuchungen von 100 Müttern schizophrener Kinder festgestellt hatten. Während HOTCHKISS et al. (1955) bei 22 Müttern von heranwachsenden Schizophrenen nur überbesorgt-dominierende, süßlich-nachsichtige, verführerische, überkontrollierend-zwanghafte und unbeteiligte, kühle und starre Naturen fanden, kamen bei unseren Patienten zwar auch solche Mutter-Typen vor, doch waren sie in der Minderzahl. Zahlreiche Mütter dagegen waren in ihrer Haltung ihren kranken Kindern gegenüber schlechthin vorbildlich und verdienen höchsten Respekt. Für zwei schwerst defektuöse Patienten wäre ohne die stetige aufopferungsvolle und tatkräftige Hilfe ihrer Mütter ein Leben außerhalb eines psychiatrischen Krankenhauses nicht möglich gewesen. Somit waren sie trotz ihrer hochgradigen Persönlichkeitsveränderung in der Lage, ihr Dasein relativ sinnvoll auszufüllen. Ähnliche Erfahrungen machte M. BLEULER beim Studium der Kindheitsverhältnisse von schizophrenen Erwachsenen. Wenn auch eine große Zahl seiner Patienten aus ungünstigen Familienverhältnissen stammte, so ergab sich für ihn auch „ein gegenteiliger starker Eindruck. Die Eltern bringen oft ein bewunderungswürdiges Maß von Hingabe für die Familie auf. Der Beispiele sind viele, wonach das schwierige Kind, das später schizophren wurde, mit größtem Verständnis erzogen und ihm Geduld und Liebe entgegengebracht wurde."

Die Rolle des Vaters ist für die geistig-seelische Ontogenese des Kindes sicher von ähnlich großer Wichtigkeit wie die der Mutter. Die persönlichkeitsprägende Bedeutung der Vater-Kind-Beziehung sollte jedenfalls nicht unterschätzt werden. Weit weniger Beachtung als den Müttern Schizophrener ist jedoch bislang den Vätern psychotisch Erkrankter gewidmet worden. Nach CHEEK (1968) spielen die Väter schizophrener Patienten nur eine periphere Rolle, während zwischen Mutter und später erkrankendem Kind eine symbiotisch-enge Beziehung bestehe. McCORD et al. (1962) kamen zu einem ähnlichen Ergebnis, für sie waren die Väter überdies passiv, abweisend und emotional wenig schwingungsfähig, während die Mütter dominierend und überprotektiv waren und ebenfalls zum Kind eine symbiotische Beziehung hatten. Dagegen fand ROSENKÖTTER (1959) die Väter Schizophrener in allen Fällen unausgeglichen, unbeherrscht und jähzornig, während umgekehrt die Mütter schwach, selbstunsicher und ambivalent waren. Wiederum anders charakterisiert WOLMAN (1961) die Väter schizophrener Kinder, die er als desinteressiert, gleichgültig und wenig fürsorglich beschreibt. Nach BOWEN, DYSINGER u. BASAMANIA (1959) können sowohl die Mütter als auch die Väter eine enge Beziehung zum später erkrankenden Kind haben, wenn es jeweils der andere Elternteil erlaubt; zwischen den Eltern bestehe eine emotionale Schranke, das Kind übernehme die Rolle des erfolglosen Moderators der emotionellen Differenzen zwischen den Eltern.

Diese recht differierenden Befunde können durch unsere Untersuchungen weder bestätigt noch widerlegt werden. Sie sprechen ebenfalls für die Uneinheitlichkeit und Nicht-Spezifität von Eltern-Typen bzw. Charaktereigenschaften von Eltern schizophrener Patienten. Die Väter zweier Kinder unserer Probanden zeigten Persönlichkeitszüge wie sie von LIDZ (1949), ELLISON u. HAMILTON (1949), sowie REICHARD u. TILLMANN (1950) und ROSENKÖTTER (1959) beschrieben worden sind: Väter, die in ständigem Konflikt mit ihrer Familie leben und als tyrannisch, herrschsüchtig, jähzornig und unbeherrscht zu kennzeichnen sind. Beide Väter sprachen nicht oder kaum mit ihren Kindern bereits lange, bevor sie erkrankten. Der eine rechnete sein Kind nicht mit zur Familie und wies Kontaktversuche seines Kindes jedesmal brüsk ab. Wiederholt hatte er damit gedroht, es totzuschlagen. Es handelte sich um einen egozentrischen, skrupellosen und sehr ehrgeizigen Intellektuellen. Auch zwischen dem anderen Vater und dessen später erkrankender Tochter herrschte eine feindselig-ablehnende Haltung ohne jegliche Zeichen von Wärme und Liebe. Außer diesen beiden Vaterpersönlichkeiten waren noch 6 Väter grob auffällig (2 Suicidanten, 1 Minderbegabter und ein trunksüchtiger Vater, ein arbeitsscheuer Sonderling und ein intellektuell hochbegabter, depressiv-versponnener Jurist, der die Welt nur als Jammertal ansah und meinte, daß es Sünde sei, Kinder zu zeugen).

Im Gegensatz zu den Ansichten und Hypothesen zahlreicher Autoren und in Übereinstimmung mit den empirischen und an Kontrollgruppen verifizierten Beobachtungen anderer Forscher konnten also für die Schizophrenie spezifische psycho- und soziodynamische Störungen in der Familienumwelt der untersuchten Kinder nicht festgestellt werden, jedoch konnten charakteristische, in der Literatur wiederholt beschriebene Phänotypen familiärer Mißverhältnisse und elterlicher Fehlhaltungen beobachtet werden. Eine Häufung dieser Auffälligkeiten gegenüber nichtschizophrenen Patienten fand sich gleichfalls in Übereinstimmung mit zahlreichen Untersuchungsbefunden anderer Autoren bei unseren Patienten nicht.

Die Frage, ob es spezifische ätiologisch und prognostisch bedeutsame Milieufaktoren gibt, wird, wie bereits angedeutet, von verschiedenen Autoren unterschiedlich beantwortet, je nach dem, ob sie mehr an eine organische Verursachung oder an einen psychodynamischen Entstehungsmodus schizophrener Psychosen glauben. Allzu leicht werden auch gut und detailliert beobachtete und beschriebene Einzelerfahrungen verallgemeinert und zu einer Theorie oder Hypothese ausgebaut, die durch exakte Kontrolluntersuchungen nicht bestätigt oder — weil nur in einem kleinen Bereich zutreffend —, als nicht allgemeingültig und spezifisch beurteilt werden können. Darüberhinaus sind für die verschiedenen Auffassungen und Lehrmeinungen über die ätiologische und prognostische Valenz milieureaktiver Gegebenheiten die unterschiedlichen

Schizophrenieauffassungen der einzelnen Forscher, die sich mit dieser Frage beschäftigen, verantwortlich. Wenn beispielsweise LEBOVICI kindliche schizophrene Psychosen als schwere Entwicklungsdisharmonien auffaßt, die durch eine Ich-Reifestörung bedingt sind, oder in ähnlicher Weise LIDZ schizophrene Psychosen mit einer „Anomalie" bzw. mit einem „Verfehlen der Persönlichkeitsentwicklung" gleichsetzt, so sind damit so ubiquitäre Störungen gemeint, die auch nichtpsychotischer Natur sein können. Es ist dann leicht zu verstehen, daß Störungen der Eltern-Kind-Beziehung beispielsweise eine wichtige ätiologische Bedeutung zugemessen wird, denn diese haben in der Tat einen großen Einfluß auf die Persönlichkeitsentwicklung des Kindes und können durchaus zu einer atypischen Entwicklung (KAPLAN), zu einer schweren Ich-Schwäche (KAUFMAN), zu einem Verlust der Ich-Funktion (LINDINGER) oder zu einer kindlichen Fehlhaltung im Sinne der Vectoriasis praecocissima (WOLMAN) führen. Diese Störungen sind jedoch keine spezifisch psychotischen! Wie und wodurch aber geschieht der Sprung in die Psychose? Das ist die entscheidende, aber auf dem Boden unseres heutigen Wissensstandes nicht zu beantwortende Frage.

Nach unseren Untersuchungen erwies sich das Familienmilieu nicht als prognostisch bedeutsamer Faktor, die Untersuchungsbefunde von ACHTE (1961), ALANEN (1958), ANNELL (1963), ANNESBY (1963) und DELAY, DENIKER u. GREEN (1962) können somit bestätigt werden. M. BLEULER (1972) fand bei erwachsenen weiblichen schizophrenen Patienten keine statistisch erfaßbaren Beziehungen zwischen Kindheitsverhältnissen und Psychoseverlauf, während bei den männlichen Schizophrenen seines Kankenguts nur ein unsignifikanter Hinweis auf eine Abhängigkeit zwischen Verlauf und Herkommen bestand. Der Ansicht von RUBINSTEIN, daß die Prognose umso schlechter sei, je pathologischer die Familiensituation sei, und von der Familientherapie abhänge, kann aufgrund unserer Beobachtungen nicht zugestimmt werden. Der von ihm angewandte psychodynamisch orientierte Schizophrenie-Begriff ist weiter gefaßt als der unsrige und dürfte in erster Linie für die Unterschiedlichkeit der Auffassungen verantwortlich sein.

Wenn auch Milieustörungen ohne Einfluß auf Verlauf und Ausgang der untersuchten psychotischen Erkrankungen waren, so erwies sich demgegenüber die Haltung der Angehörigen in den postremissiven Phasen als bedeutungsvoll für das weitere Schicksal gerade von stark persönlichkeitsveränderten Patienten, die durch ihre Psychose große Schwierigkeiten überwinden mußten bei der Rehabilitation und Wiedereingliederung in das Leben außerhalb psychiatrischer Institutionen. Hier wurde durch aufopferungsvolle und sorgend-tatkräftige Hilfe von nahen Angehörigen (Mütter, Geschwister) oft ans Wunderbare Grenzendes erreicht. Ein hochgradig wesensveränderter Patient mit einer sprachträgen Defektkatatonie im Sinne von LEONHARD konnte sogar in einem Walzwerk beruflich eingegliedert werden.

5.9. Anzahl und Dauer der psychotischen Episoden

5.9.1. Ergebnisse

Wie aus Tabelle 20 hervorgeht, erstreckt sich die Dauer der einzelnen psychotischen Episoden bei den *akut-rezidivierenden Verläufen* auf einen Zeitraum von mindestens 4 Tagen und max. 2 Jahren (je ein Patient). Meistens dauerte die einzelne psychotische Episode 3—5 Monate. Unter den ungünstigen akut-rezidivierenden, zu starkem Defekt führenden Psychosen verlief lediglich eine in großen Intervallen: die erste Episode hielt 10 Monate lang an, darauf folgte ein 1jähriges erscheinungsfreies Intervall, das in eine Phase bislang 17 Jahre lang währender, fast ununterbrochener psychotischer Aktivität einmündete (Halluzinationen und katatone Erregungszustände, gefährliche Selbstbeschädigungen und Suicidideen). Ähnliches wurde auch bei 2 Patienten mit schleichendem Krankheitsbeginn und -verlauf beobachtet: ein im Alter von 9—10 Jahren erkranktes Mädchen ist seit nunmehr 25 Jahren anhaltend psychotisch, ebenfalls unter dem Bild einer Defektkatatonie mit optischen und akustischen Halluzinationen, gelegentlichen paranoiden Ideen und hochgradigen Erregungszuständen. Bei der zweiten Patientin besteht seit 6 Jahren ein vergleichbares Bild, nachdem die Psychose schleichend mit lang anhaltenden depressiven Phasen im Alter von 12 Jahren begonnen hatte, die dann in die schizophrene Psychose übergingen.

Bei den 15 *günstigen, akut verlaufenden* Psychosen mit Ausgang in *Vollremission* kamen jeweils bislang max. 11 Episoden vor, die durchschnittliche Katamnesenfrist betrug 17 Jahre. 6 Patienten erkrankten bislang nur einmal (durchschnittliche Katamnesenfrist 18 Jahre), bei weiteren 5 Patienten gingen der länger anhaltenden (2 bis 4 Monate) schizophrenen Episode mehrere flüchtige, auf wenige Tage beschränkte psychotische Episoden voraus (durchschnittliche Katamnesenfrist 22 Jahre). Nur 4 Patienten machten einen akut-rezidivierenden Psychoseverlauf durch (durchschnittliche Katamnesenfrist: 10 Jahre; 5, 6, 10 und 11 Episoden wurden bislang bei den einzelnen Patienten beobachtet, die längste hielt 1 Jahr an).

Bei den 9 zu *leichtem Defekt* (gute bis befriedigende Sozialremission) führenden Verläufen kamen bislang mindestens 3 und max. 17 psychotische Episoden vor, meist von 3—4monatiger Dauer, die Katamnesenfrist betrug durchschnittlich 14 Jahre.

Bei den 3 akut *zu schwerem Defekt* verlaufenden Psychosen ist bislang jeweils nur ein Schub aufgetreten. Bei einer durchschnittlichen Katamnesenfrist von 26 Jahren ist bei diesen Patienten kaum mehr mit einem weiteren Schub zu rechnen. Zwei Schübe hielten je einen Monat, einer 2 Jahre an (Beginn im 8. Lebensjahr).

14 Patienten erkrankten wiederholt, max. 10mal, und sind sehr schlecht remittiert (stark ausgeprägter Defekt oder Versandung). Die durchschnittliche Katamnesenfrist betrug in dieser Gruppe 19,3 Jahre. Ein weiterer Psychoseverlauf entsprach klinisch-phänomenologisch und verlaufsdynamisch dem einer Dementia simplex (akuter Beginn, anschließend allmählich sich verschlimmernde Versandung).

Die ersten Defektzeichen traten in der Gruppe der insgesamt 18 Patienten mit sehr ungünstiger Remission bei akut-rezidivierendem Verlauf 12mal nach dem 1. Schub, 3mal nach dem 2. Schub und 3mal nach dem 3. Schub auf. Bei den 9 Patienten, bei denen die Psychose zur Ausbildung leichter Defektzeichen geführt hatte, war in 4 Fällen der Zeitpunkt des 1. Auftretens von Defizienz-Symptomen nicht sicher feststellbar, einmal traten sie nach der 2. Episode, 3mal nach dem 3. und einmal nach dem 7 Schub erstmalig in Erscheinung.

Eine summarische Übersicht über Zahl und Dauer der psychotischen Episoden bei den soeben besprochenen akut-rezidivierenden Krankheitsverläufen sowie den Zeitpunkt des ersten Auftretens etwaiger Defektzeichen und die Remissionsgrade in Abhängigkeit von der Katamnesenfrist gibt Tabelle 20.

In Abb. 3 sind die Zahl der psychotischen Schübe und das zeitliche Auftreten leichter ◐ und schwerer ● Defektzeichen bei den akut-rezidivierenden Psychose-Verläu-

Tabelle 20. Beziehungen zwischen Remissionsgrad, Auftreten von Defektzeichen und Zahl bzw. Dauer der psychotischen Episoden

Gruppe [a]	Zahl der Patienten	Zahl der Episoden	Dauer der Episoden	erstes Auftreten von Defektzeichen	durchschnittliche Katamnesenfrist	Remissionsgrad
1—3	15	max. 11	min. 4 Tage, max. 1 Jahr, durchschnittl. 3—4 Monate	—	17 Jahre	Vollremission
4	9	bis zu 17	3—5 Monate	nicht genau feststellbar: 4mal nach dem 3. Schub: 3mal nach dem 7. Schub: 1mal nach dem 2. Schub: 1mal	14 Jahre	sehr gute bis befriedigende Sozialremission
5—7	18	max. 10	bis zu 2 Jahren, meist 3—5 Monate	nach dem 1. Schub: 12mal nach dem 2. Schub: 3mal nach dem 3. Schub: 3mal	23 Jahre	sehr schlechte Sozialremission bis Versandung

[a] s. Tabelle 7 in Kapitel 5.1.

fen mit leichtem Defekt (Gruppe 4) und schwerem Defekt (Gruppe 5—7) graphisch dargestellt.

Bei den *schleichenden* Verläufen ließen sich psychotische Schübe nur bei den 3 Patienten mit einer psychotisch-akzentuierten knickhaft einsetzenden Wesensänderung

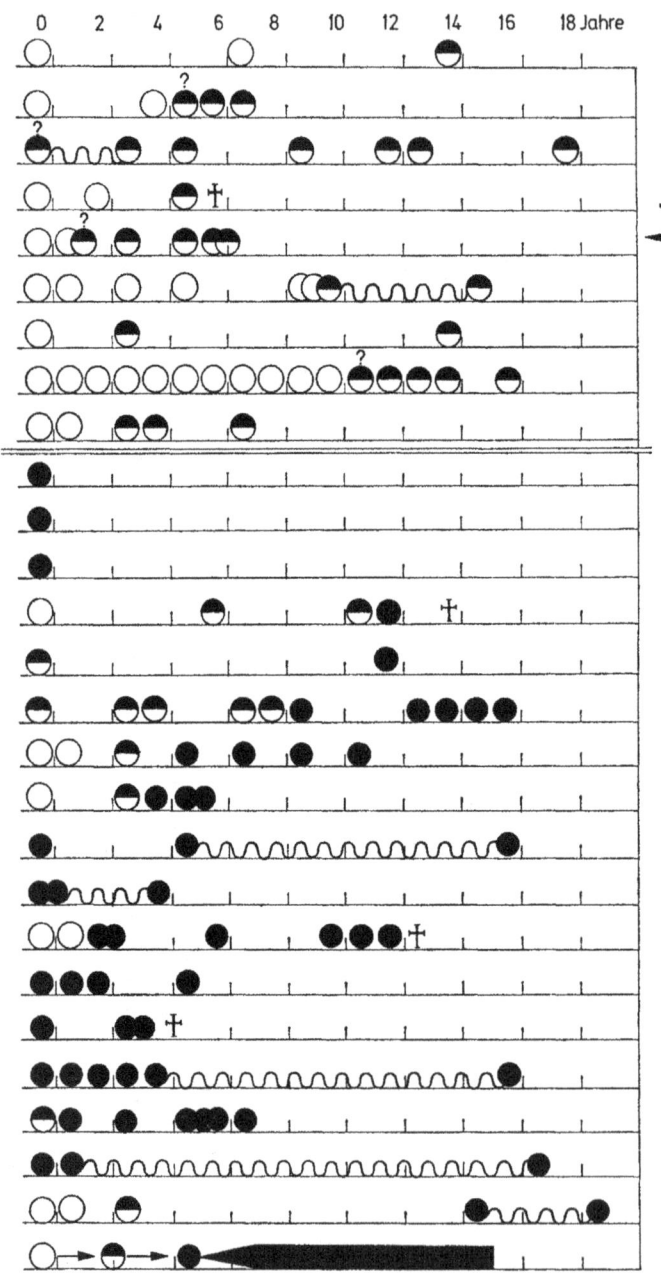

○ = voll ausheilende Episode

◐ = Schub mit leichtem Defekt

● = Schub mit schwerem Defekt

〰 = häufig rezidivierende Schübe (häufiger als alle 10–12 Wochen)

◀ = zunehmende Versandung

Abb. 3. Darstellung der Zusammenhänge zwischen Zahl der Schübe und zeitlichem Auftreten leichter und schwerer Defektzeichen

mit anschließender Psychose abgrenzen (Kapitel 4.2.4.). Die Schübe hielten bis zu einem halben Jahr an; die Katamnesenfrist betrug 10, 12 und 16 Jahre. Die psychotischen Schübe verstärkten die schon vorher sich zeigende Persönlichkeitsänderung nicht oder nur unwesentlich (bei einem Patienten). Von den übrigen 12 Patienten mit schleichendem Erkrankungsbeginn und -verlauf ließen sich lediglich bei den 3 Patienten, die sich gebessert hatten, nach 2—3jährigem Krankheitsverlauf akzentuierte remissive Phasen abgrenzen, in denen ein Schul- bzw. Universitätsbesuch sowie eine Berufsausbildung möglich war, ohne daß jedoch die psychotische Aktivität ganz in den Hintergrund getreten wäre.

Ähnlich, aber noch weniger scharf, ließen sich bei den 4 weiteren Patienten, deren Psychose im wesentlichen chronisch-gleichmäßig und ohne deutlich erkennbare Progredienz aber auch ohne wesentliche Besserung verlief, nach mehrjährigem Krankheitsverlauf bis zu einem ³/₄ Jahr anhaltende Phasen mit leichten Besserungen erkennen, aber ohne daß von eigentlichen Schüben gesprochen werden könnte. Am treffendsten wäre der Ausdruck „Flachwellen mit instabiler interimsartiger Besserung". Die durchschnittliche Katamnesenfrist betrug 14 Jahre. 3 Patienten waren etwa 10 Jahre lang psychotisch, bevor solche Flachwellen einsetzten.

Bei den übrigen 5 Patienten verschlechterte sich der Zustand zunehmend, die Progredienz war stetig und eindeutig (durchschnittliche Katamnesenfrist 12 Jahre). Eine von ihnen ist seit 20 Jahren anhaltend psychotisch! 3 der 5 Patienten sind im oder vor dem 10. Lebensjahr erkrankt. Alle Patienten bedürfen dauernder stationärer psychiatrischer Betreuung.

5.9.2. Diskussion

Die Häufigkeit der psychotischen Episoden scheint auf den Krankheitsausgang ohne Einfluß zu sein. Bei den vollremittierten kamen max. 11 mehrere Monate lang anhaltende Episoden vor, bei den sehr gut bis befriedigend remittierten Patienten bis zu 17 und bei den schlecht remittierten Patienten max. 10. Durch die langen Katamnesenfristen werden diese Befunde in ihrer Gültigkeit gestützt. Die Dauer der Episoden unterschied sich bei den günstig verlaufenden Erkrankungen ebenfalls nicht wesentlich von denjenigen bei ungünstigem Krankheitsverlauf. Die von LANGEFLDT, MAUZ, MAYER-GROSS und M. MÜLLER vertretene Ansicht, daß die Heilungsaussichten bei erwachsenen Schizophrenen umso günstiger ist, je kurzdauernder und je seltener die psychotischen Episoden sind, kann aufgrund unserer Erfahrungen bei im Kindesalter erkrankten Schizophrenen somit nicht bestätigt werden.

Für MAUZ sind die ersten 3—4 Jahre nach Ausbruch der Erkrankung von ausschlaggebender Bedeutung, da sich in diesem Zeitraum zu entscheiden pflege, ob es zur Ausbildung eines schweren Defekts komme oder nicht. Außerdem weist MAUZ auf die Wichtigkeit des 3. Schubes bei in mehreren Schüben verlaufenden schizophrenen Psychosen hin. Bleibe bis dahin ein progredienter Verlauf zu schwerem Defekt aus, so sei damit nach dem 3. Schub „kaum mehr zu rechnen". Diese Erfahrung kann durch unsere Ergebnisse insofern bestätigt werden, als in der überwiegenden Mehrzahl der nicht voll remittierten Patienten sich die *ersten* Defektzeichen nach dem 1. Schub ausbildeten, weniger häufig unmittelbar nach dem 3. psychotischen Schub und nur ganz vereinzelt erst später. Bei den zu *schwerem Defekt* verlaufenden Psychosen mit ungünstiger Prognose hatten sich in *allen* Fällen innerhalb der ersten 3 Schübe, meistens nach dem 1. Schub (vgl. Tabelle 20) *erste Defektzeichen* manifestiert. Allerdings — dies schränkt die Gültigkeit der von MAUZ getroffenen Feststellung ein — sind bei 2 Patienten mit zu schwerem Defekt verlaufenden Psychosen zwar die ersten Defektzeichen nach dem 1. bzw. 2. Schub manifest geworden, schwere Defektzeichen bildeten sich bei diesen beiden Patienten jedoch erst nach dem 4. bzw. 6 Schub aus!

Die von MAUZ vertretene Ansicht von der entscheidenden Bedeutung der ersten 3—4 Jahre nach dem Psychosebeginn für eine starke Defektbildung konnte für die 3 Patienten bestätigt werden, die *einmalig* psychotisch waren (1 Schub) und bei denen danach eine hochgradige Persönlichkeitsabwandlung im Sinne eines schweren Defekts bestand. Auch bei den 5 Patienten mit *schleichendem*, zu schwerem Defekt führenden Psychoseverlauf, war der Defekt nach spätestens 3—4 Jahren deutlich manifest geworden und so stark ausgeprägt, daß mit einer günstigen Weiterentwicklung in keinem Fall mehr zu rechnen war. Jedoch lediglich bei 9 der 14 Patienten mit stark defektuösen *akut-rezidivierendem* Verlauf hatte sich der Defekt innerhalb von 4 Jahren nach Erkrankungsbeginn ausgebildet (vgl. Abb. 3), bei den restlichen 5 Patienten hatte eine eindeutige Defektbildung erst 5 (2 Patienten), 6, 9 und 12 Jahre (je 1 Patient) nach dem ersten schizophrenen Schub eingesetzt. Dieses von den Erfahrungen, die MAUZ bei erwachsenen Schizophrenen gewonnen hatte, abweichende Ergebnis, könnte mit aller Vorsicht so interpretiert werden: wie bereits in den Kapiteln 5.1. bis 5.3. gezeigt wurde, kommt dem Lebensalter sowohl eine pathoplastische als auch prognostische Bedeutung zu. Hier könnte man sich denken, daß im 2. Lebensjahrzehnt eine Defektbildung bzw. ein progredienter Verlauf zu schwerem Defekt bei einigen Patienten zunächst hintan gehalten wird bzw. sich protrahierter entwickelt, während dies nach MAUZ, der sich auf das Erwachsenenalter bezieht, bereits innerhalb der ersten 3—4 Krankheitsjahre offenbar wird. Da drei dieser 5 Patienten prämorbid auffällig waren, dürfte eine etwaige prognostisch günstige Wirkung des prämorbiden Charakters (vgl. Kapitel 5.6.) hier keine Rolle gespielt haben.

5.10. Prodrome

5.10.1. Definition

Während in der Erwachsenen-Literatur BUMKE (1929), MAYER-GROSS (1932), HUBER (1967) und zuletzt GROSS (1969) Mitteilungen über „Prodrome" schizophrener Erkrankungen des Erwachsenenalters machen, haben sich C. SCHNEIDER (1942), VILLINGER (1958) und SPIEL (1961) zu diesem Problem bei der Frühschizophrenie geäußert. Unter Prodromen sind die *Vorboten* kindlicher Schizophrenien zu verstehen, die *flüchtig* sind und vor dem Einsetzen der eigentlichen Psychose auftreten. Sie äußern sich in plötzlichen mehr oder weniger uncharakteristischen grundlosen, uneinfühlbaren Verhaltensschwierigkeiten und Verstimmungszuständen, „transitorischem Mutismus, traumhaften Erlebnissen mit oder ohne Wahnstimmung und in Regressionen" (VILLINGER). Bei 74 vor dem 14. Lebensjahr erkrankten Kindern fand SPIEL (1961) Mutismus, Verstimmungs- und Angstzustände sowie Verhaltensschwierigkeiten als Prodromalerscheinungen kindlicher Schizophrenien. Differenziertere Angaben macht C. SCHNEIDER (1942) über Prodrome bei der frühkindlichen Schizophrenie und beschreibt sie wie folgt: „läppisch gefärbtes Bild, Konzentrationslosigkeit, Hypervigilität und Unstetigkeit der Aufmerksamkeit, Sprunghaftigkeit des Denkens, Initiativearmut, affektive Leere, sprunghafter Wechsel der dynamischen Gefühle" und zwischen dem 13. und 14. Lebensjahr vorkommend: „weltanschauliche Skrupel".

Bei manchen dieser Kinder finden sich kurzdauernde, für sie völlig ungewöhnliche und nicht zu ihrer eigentlichen Persönlichkeitsartung passende Unarten und Frechheiten, wie beispielsweise der Gebrauch häßlicher und unanständiger Ausdrücke, plötzliches Weglaufen, Schulschwänzen oder kleine Diebstähle, unvermittelte tätliche Aggressionen gegen Familienangehörige und der Drang, vorher geliebte Tiere zu quälen oder sinnlos Dinge zu zerstören. VILLINGER (1959) hält es für sehr wahrscheinlich, daß „uneinfühlbare Angstzustände, Bedeutungserlebnisse, Beziehungs- und sonstige paranoide Ideen oder halluzinatorische Vorgänge" bei der Entstehung von Prodromalerscheinungen kindlicher Schizophrenien eine Rolle spielen.

Der Begriff „Prodrom" stimmt nur teilweise überein mit dem Begriff der „prépsychose", der in der französischen Kinderpsychiatrie gebräuchlich ist (AJURIAGUERRA, DUCHE, DIATKINE, LEBOVICI, STORK). Im präpsychotischen Zustand des Kindes ist der Wirklichkeitssinn meistens noch erhalten bzw. nicht entscheidend verändert, aber es besteht die ständige Gefahr des Abgleitens in die Psychose. Bei präpsychotischen Kindern ist nach LEBOVICI u. DIATKINE (1963, 1970) eine extreme Ich-Schwäche vorhanden, die u. a. zu einer unzulänglichen Entwicklung von Verteidigungsmechanismen führt, was sich wiederum in Verhaltensstörungen äußert wie in Phobien, Zwängen, impulsiven Handlungen, wobei letztere eine Art „obsessionnalisation du comportement" (AJURIAGUERRA, 1970) bedeuten. Präpsychotische Zustandsbilder im Kindesalter stellen keineswegs immer Vorläufer einer Psychose dar, sondern können sich ebenso in Richtung einer Neurose oder Psychopathie entwickeln. Präpsychotische Zustände (sog. „états prépsychotiques") im Sinne der französischen Autoren sind im Grunde *Reifungskrisen* mit einem essentiell gestörten „Mangel an Realitätskontrolle". Letzterer stellt nach ihrer Ansicht ein Hauptsymptom kindlicher Psychosen dar, weshalb diese Zustandsbilder als „präpsychotisch" bezeichnet und als bedeutsame Vorstufen für die Entwicklung einer Psychose angesehen werden.

5.10.2. Ergebnisse

Im Vorfeld von 31 der 57 kindlichen Schizophrenien (55%) kamen Prodrome vor. Sie hielten meistens nicht länger als 1—2 Wochen, ganz vereinzelt bis zu 8 Wochen und nur einmal 1 Jahr lang an. Größtenteils waren sie einmalig und gingen kontinuierlich in die Psychose über. Bei 4 Patienten kamen 2—4 flüchtige bis zu 14 Tagen dauernde Prodromalerscheinungen vor, wobei die letzte jeweils fließend in die schizophrene Episode überging. Es handelte sich dabei um kurzdauernde wahnhaft-depressive oder maniforme Verstimmungszustände, einmal um ein halluzinatorisches Erlebnis mit optischen Halluzinationen und ängstlich-wahnhafter Erregung. Lediglich 3mal waren die Prodrome phasenhaft abgrenzbar und gingen der schizophrenen Psychose um Jahre voraus: im Sinne von HUBER (1968), würde es sich in diesen 3 Fällen um sog. *Vorpostensyndrome* handeln. Das Intervall zwischen ihrem Auftreten und dem Ausbruch der eigentlichen Psychose betrug 1, 2 und 6 Jahre. Bei

allen 3 Patienten handelte es sich um wenige Tage bis Wochen dauernde wahnhaft-
depressive Verstimmungszustände mit Mutismus, Nahrungsverweigerung, Selbstbezichtigungsideen, grundlosem Weinen, Schlaflosigkeit, Antriebshemmung und — bei
einem 12jährigen Patienten — mit Suicidgedanken. Bei einem der 3 Patienten manifestierte sich die depressive Verstimmung im Alter von 6 Jahren, die anderen beiden
Patienten waren zu diesem Zeitpunkt 12 Jahre alt.

Die klinische *Phänomenologie* der Prodrome unterschied sich nicht von der
eingangs beschriebenen; symptomatologisch war sie recht reichhaltig und bunt. Insgesamt kamen 40 verschiedene Symptome vor, die in wechselnder Häufigkeit und
in wechselnder Kombination die einzelnen Prodromalerscheinungen bei den verschiedenen Patienten charakterisierten. Die 10 *häufigsten Symptome* waren: be-
drückte Stimmung (15mal = 48%), Antriebsminderung und Interesselosigkeit,
Schlaflosigkeit (je 10mal = 32%), flüchtige Wahnideen, Angst (je 8mal = 26%),
Frechheit und Widersetzlichkeit (7mal = 23%), grundloses Weinen, Konzentrationsstörungen, Unruhe und gesteigerte Erregung (je 6mal = 19%), Mutismus,
Schulschwierigkeiten und cönaesthetische Beschwerden (je 5mal = 16%). Seltener
waren Autismus, Nahrungsverweigerung, Suicidideen und Minderwertigkeitsideen
(je 4mal). 4 Kinder fühlten sich gegenüber anderen zurückgesetzt oder glaubten,

Tabelle 21. Prozentuale Häufigkeit der Prodromalsymptome

Symptome	Zahl der Patienten (%)	Symptome	Zahl der Patienten (%)
1. Bedrücktheit	15 (48,3%)	21. unmotivierte Heiterkeit	3 (9,7%)
2. Antriebsminderung	10 (32,3%)	22. Weglaufen	2 (6,5%)
3. Schlaflosigkeit	10 (32,3%)	23. Gesteigerter Antrieb	2 (6,5%)
4. Wahninhalte	8 (25,8%)	24. Appetitlosigkeit	2 (6,5%)
5. Angst	8 (25,8%)	25. Aggressionen	2 (6,5%)
6. Widersetzlichkeit	7 (22,6%)	26. „Nervosität"	2 (6,5%)
7. Grundloses Weinen	6 (19,4%)	27. Halluzinationen	2 (6,5%)
8. Konzentrationsstörungen	6 (19,4%)	28. Suicidversuche	2 (6,5%)
9. Unruhe, Erregung	6 (19,4%)	29. Schulschwänzen	1 (3,2%)
10. Mutismus	5 (16,1%)	30. Konzentrationsstörungen	1 (3,2%)
11. Schulschwierigkeiten	5 (16,1%)	31. Tagträumereien	1 (3,2%)
12. Coenästhetische Beschwerden	5 (16,1%)	32. Ratlosigkeit	1 (3,2%)
		33. Putzsucht	1 (3,2%)
13. Autismus	4 (12,9%)	34. Zerstörungsdrang	1 (3,2%)
14. Nahrungsverweigerung	4 (12,9%)	35. Grübeln	1 (3,2%)
15. Suicidideen	4 (12,9%)	36. Suicidabsichten	1 (3,2%)
16. Minderwertigkeitsideen	4 (12,9%)	37. Eigentumsdelikte	1 (3,2%)
17. Zurückgesetzt-Fühlen	4 (12,9%)	38. Schriftänderung	1 (3,2%)
18. Schulangst	3 (9,7%)	39. Jactatio capitis	1 (3,2%)
19. Stupor	3 (9,7%)	40. Veränderungsangst	1 (3,2%)
20. Rededrang	3 (9,7%)		

andere Kinder könnten sie nicht mehr leiden bzw. verachteten sie. Die Häufigkeit der einzelnen Symptome, die als Prodromalerscheinungen bei den untersuchten kindlichen Schizophrenien auftraten, ist aus Tabelle 21 ersichtlich.

Die von 8 Patienten geäußerten Wahnideen waren flüchtig und unbeständig. Ein 12jähriges Mädchen glaubte, ein Kind zu bekommen und meinte, Babywäsche stricken zu müssen. Ein anderes litt unter Beziehungs- und Verfolgungsideen, es fühlte sich u. a. vom Onkel verfolgt und glaubte, es sei eine Hure und bekomme ein Kind. Sendungsideen neben Vergiftungs- und Beziehungsideen und religiöse Wahnvorstellungen wurden von einem 13jährigen Mädchen geäußert. Ein 12jähriges Mädchen schließlich wähnte, sterben zu müssen, u. a. weil es vermeintlich einen Gürtel zerschnitten habe. Vier weitere Patienten äußerten Vergiftungs- und hypochondrische Ideen. Das Auftreten dieser Wahninhalte war auf wenige Stunden bis Tage beschränkt. Ebenfalls flüchtige Halluzinationen kamen nur zweimal vor.

Es wurde versucht, durch Auszählung der vorkommenden Symptompaarungen (Art und Häufigkeit) statistisch signifikante Symptomverbindungen zu finden. Dies gelang nur 3mal; die Symptomkombinationen Bedrücktsein/grundloses Weinen ($\chi^2 = 6,55$; $p = 0,05$), Wahnideen/Erregung und Wahnideen/grundloses Weinen ($\chi^2 = $ jeweils 8,33; $p = 0,01$) erwiesen sich als statistisch signifikant. Sowohl Wahnideen als auch das Symptom „grundloses Weinen" waren je 2mal mit einem anderen Symptom gekoppelt.

Elfmal kamen depressive und 2mal manische Prodrome vor. 4mal waren sie mit leibhypochondrischen Beschwerden kombiniert. Bei einem Patienten äußerte sich das Prodrom monosymptomatisch in Form eines unternommenen Suicidversuchs (Strangulation), der 12jährige Junge band sich einen Strick um den Hals mit der Begründung „ich will weg von der Welt". Bei einem weiteren Patienten traten Suicidversuche im Rahmen eines Prodroms zusammen mit mehr uncharakteristischen depressiv gefärbten Symptomen auf wie Schlaflosigkeit, Konzentrationsstörungen, Schulschwierigkeiten, Interesseverlust, Minderwertigkeitsideen, Kontaktschwierigkeiten.

Bei 12 der 31 Patienten waren die Prodromalerscheinungen relativ uncharakteristisch und wenig profiliert und durch Symptome gekennzeichnet wie Konzentrations-, Schlaf- und Appetitstörungen, Tagträumereien, vorher nicht gekannte widersetzliche Verhaltensweisen mit Frechheit und Aufsässigkeit gegenüber den Erziehungspersonen, extreme Stimmungsschwankungen, vermehrte Nervosität und Unruhe, uncharakteristische cönaesthetische Beschwerden.

Ein stuporöses Erscheinungsbild mit Mutismus, Nahrungsverweigerung, Negativismus und völligem Antriebsverlust boten 3 Kinder. Ein 9jähriger Junge neigte zu dissozialen Handlungen, verbunden mit Weglaufen, zunehmender Isolierung von der Mitwelt, Schulschwänzen, tätlichen Aggressionen gegen die Angehörigen und sinnlosem Zerstörungsdrang.

Eine Beziehung zwischen Auftreten von Prodromen und Psychoseverlauf bzw. Prognose der Erkrankung bestand nicht, wie aus Tabelle 22 ersichtlich ist. Alle 6 Patienten, die jeweils nur einmal an einer einzigen voll ausheilenden schizophrenen Episode erkrankten, hatten Prodrome, während die drei Kinder, die einen zu schwerem Defekt führenden schizophrenen Schub durchmachten, keine Prodromalerscheinungen aufwiesen. Bei den 8 Patienten mit voll remittierenden, akut-rezidivierenden Episoden, kamen 5mal, bei den 9 Kindern mit rezidivierenden und leichte Defektzeichen hinterlassenden Episoden 7mal Prodrome vor. Im Rahmen der 14 akut-rezidivieren-

den Schübe mit Ausgang in schweren Defekt traten 8mal Prodrome auf. Bei den 15
Patienten mit schleichendem Psychoseverlauf gingen dem Einsetzen der Psychose trotz
des schleichenden Erkrankungsbeginns 5mal eindeutige Prodrome und einmal zusätzlich ein sog. „Vorpostensyndrom" (HUBER, 1968; GROSS, 1969) voraus.

Tabelle 22. Prodrome und Verlaufstyp

Verlaufstyp	Zahl der Patienten	Zahl der Prodrome
eine Episode, Vollremission	6	6
rezidivierende Episoden, Vollremission	8	5
rezidivierende Episoden, leichte Defektzeichen	9	7
ein Schub, schwerer Defekt	3	—
rezidivierende Schübe, schwerer Defekt	14	8
schleichender Verlauf mit Besserung	3	3
schleichender Verlauf ohne Besserung	4	1
schleichender Verlauf mit starker Defektbildung	5	1
psychotische akzentuierte Wesensänderung mit später manifester Psychose	3	—

Eine Beziehung zwischen prämorbidem Charakter und Prodromalerscheinungen ließ sich ebenfalls nicht herstellen. Das Verhältnis von prämorbid auffälligen
zu prämorbid syntonen Kindern war 12/19. Bei den 13 Kindern mit cyclothymen
Prodromen standen 6 Patienten mit vorher cyclothymen Persönlichkeitszügen 7 Patienten mit eher schizoiden Charakterzügen gegenüber.

5.10.3. Diskussion

Die *Häufigkeit* der beobachteten Prodrome bei unseren Patienten entspricht
derjenigen, die SPIEL (1961) bei den von ihm untersuchten kindlichen und präpuberalen Schizophrenien fand. WIECK (1965) dagegen fand vor dem 12. Lebensjahr niemals Prodrome; nach seiner Ansicht treten sie allenfalls in der Präpubertät
oder Pubertät auf und seien sehr selten. Gegenteilige Erfahrungen teilt USCHAKOV
(1967) mit, der angibt, nie akut-psychotische Episoden ohne vorausgehende Prodrome gesehen zu haben. USCHAKOV definiert allerdings letztere sehr weit, indem
er die Prodromalperiode als die Zeitspanne zwischen Beginn der ersten Symptome
bis zu dem Zeitpunkt ansieht, in dem sich sowohl bei akuten als auch bei langsamen Formen produktive psychopathologische Symptome mit den „graduellen Persön-
lichkeitsmodifikationen" assoziieren. Dem muß jedoch kritisch entgegengehalten werden, daß es gerade auch schleichende Prozeß-Psychosen *ohne jemals auftretende produktive Symptome* gibt. Die von USCHAKOV gegebene Definition entspricht nicht der
von uns gewählten, und die von ihm beschriebenen Beispiele zeigen, daß es sich nicht
bei allen um echte Prodrome handelt. Häufig werden vielmehr chronisch-latente Vor-

stadien bzw. psychotisch akzentuierte Wesensänderungen ohne produktive Symptome geschildert, denen erst später katatone Episoden folgen.

Die Dauer kindlicher Prodrome erwies sich aufgrund unserer Beobachtungen als kürzer und flüchtiger als diejenige von Prodromen schizophrener Psychosen des Erwachsenenalters, die wochen-, monate- und sogar jahrelang anhalten können (GROSS, 1969; HUBER, 1967; JANZARIK, 1968). Damit liegt eine Parallelität zu endogenen Depressionszuständen des Kindesalters vor, deren *Kurzphasigkeit* als alterstypische Besonderheit angesehen werden kann (BÜRGER-PRINZ, 1965; NISSEN, 1971; REMSCHMIDT, 1971; STUTTE, 1972).

Die Bedeutung sog. präpsychotischer Zustandsbilder bei Kindern für die Entstehung kindlicher Psychosen wird von einigen Autoren (DIATKINE, GREEN, LEBOVICI, MALE et al.) hoch veranschlagt, wie bereits in Kapitel 5.9.1. angedeutet. DIATKINE u. LEBOVICI sehen die entscheidende ursächliche Störung bei präpsychotischen Entwicklungen im Kindesalter in einer mangelhaft funktionierenden Realitätskontrolle verbunden mit einer Ich-Schwäche. Beide Gegebenheiten prädisponieren nach Meinung der Autoren zur Entstehung einer kindlichen Schizophrenie. Das Kind mit einem mangelhaft ausgeprägten oder überhaupt nicht entwickelten Realitätssinn lebe unter dem Einfluß reichhaltiger Phantasien, aus denen heraus sich anfänglich Fremdheitsgefühle und schließlich Depersonalisations- und Derealisationserlebnisse entwickeln, die wiederum später zu einer „wahnhaften Auffassung von der Welt" führen könnten. Nach unserer Ansicht kommt primär-charakterlichen und konstitutionellen Faktoren u. a. Ich-Schwäche und mangelndem Realitätssinn neben anderen Gegebenheiten eine ätiologische Bedeutung für die Schizophrenieentstehung zu (vgl. Kapitel 5.8.3.). Es ist verständlich, daß ein mangelhaft ausgeprägtes Realitätsbewußtsein und Ich-Schwäche zur Schizophrenieentstehung prädisponieren können. Solche Charakterzüge sind häufig bei schizoiden und schizophrenen Persönlichkeiten beschrieben worden. Hier soll jedoch nicht die Frage erörtert werden, wie und weshalb sich aus einem präpsychotischen Prodromalstadium heraus eine schizophrene Psychose entwickelt, sondern umgekehrt, wie das Entstehen von Prodromen selbst gedeutet werden könnte.

Geht man also von der Tatsache der einbrechenden Psychose aus, so muß die Erlebnisqualität dieses Einbruchs und deren prägender Einfluß auf die Persönlichkeit herausgestellt werden. Man kann dann, wie CONRAD (1958) es tut, den nosologischen Begriff „Prodrom" durch den erlebnisqualitativen Begriff „Trema" ersetzen. Damit wird ein Zustand erhöhter psychischer Spannung bezeichnet, in dem sich die präpsychotische Persönlichkeit vor Ausbruch der Psychose befindet. Dieser Spannungszustand ist nach den Erfahrungen von CONRAD häufig mit Unruhe, Angst, manchmal auch mit dem Gefühl freudigen Gehobenseins oder der Schuld und Hoffnungslosigkeit verbunden. Immer kommt es in dieser Phase der Auseinandersetzung mit der einbrechenden Psychose zu einem Verlust an Freiheit. Dieser Verlust von Freiheit aber führt, wie unsere Beobachtungen zeigen, bei der überwiegenden Zahl der Patienten in der Prodromalphase zu *Angst* und/oder zu *depressiven Verstimmungen*, zumal wenn Angst verdrängt wird. So sind die Prodrome von 11 der untersuchten Kinder zu verstehen, die in ihrer Phänomenologie rein *depressiven Verstimmungszuständen* entsprachen. Auch im Rahmen von Prodromen auftretende *depressive Einzelsymptome* wie Bedrücktheit, Antriebsminderung, Interesseverlust, Schlaf- und Appetitlosigkeit, grundloses Weinen, Konzentrationsstörungen, Grübelneigung und Suicid-

ideen, -absichten und -versuche sind auf diese Weise deutbar. Sie waren neben Angst-
symptomen weitaus am zahlreichsten unter den Prodromalerscheinungen (vgl. Tabelle 21). Daß es in diesem angstgeladenen, präpsychotischen Spannungszustand zu
Erregungen und *Unruhezuständen* kommen kann, ist psychologisch verständlich als
Abwehrmechanismus. Bei einigen Patienten wurde versucht, die Angst durch *Aggressionen* abzureagieren, jedenfalls können die aggressiven Verhaltensweisen teilweise
als Maßnahmen zur Angstabwehr verstanden werden. So dürften auch die von BLU-
MENEFLD (1967), BOCK (1969), DZARTHOV (1965) und HEUYER (1956) bei kindlichen
und jugendlichen Schizophrenen beschriebenen, in der Prodromalphase auftretenden,
psychopathieähnlichen Verhaltensweisen mit antisozialen Handlungen zu interpretieren sein.

Allerdings könnte es sich dabei durchaus auch um vorgepreschte psychotische Ein-
sprengsel handeln. Dies läßt sich katamnestisch nicht mehr unterscheiden, dazu be-
dürfte es der Anwendung exakter tiefenpsychologischer Untersuchungsmethoden
während der Prodromalphase bei jedem einzelnen Kind. Dies gelingt natürlich nur
selten und dann oft nur zufällig: HOFMANN u. QUATEMBER (1967) hatten die „einmalige Gelegenheit" fünf erwachsene Patienten klinisch und testpsychologisch zu
untersuchen, die zunächst wegen eines neurasthenischen Beschwerdebildes psychiatrisch
exploriert worden waren und bei denen sich innerhalb eines kurzen Zeitraumes von
5—21 Tagen aus einem neurasthenischen Vorstadium heraus ohne jedes klinisch faßbare schizophrene Symptom ein eindeutiger schizophrener Schub entwickelt hatte.
Bei der Erstuntersuchung zeigten alle 5 Patienten sowohl klinisch-psychiatrisch als
auch testpsychologisch (Rorschachtest) das Bild einer neurasthenisch-neurotischen Persönlichkeit, das im hohen Maße „ausgeprägte Abwehrmechanismen im Sinne einer
Affekt- und Angstverdrängung" zeigte, die bei der Zweituntersuchung kurze Zeit
später bei klinisch manifester Schizophrenie nicht mehr nachweisbar waren. Hier ist
also nachgewiesen worden, daß in der Prodromalphase schizophrener Psychosen Abwehrmechanismen das klinische Bild zumindest stark beeinflussen, wenn nicht gar beherrschen können.

Andere Patienten flüchten in Tagträumereien, wie dies bei einem unserer Kinder
sowie bei einem 1890 von CHASTENET beschriebenen 14jährigen Mädchen der Fall
war. Auch die von DAUNER, REMSCHMIDT u. ERMERT (1972) beschriebenen Phan-
tasie- und Größenideen als Form einer gedanklichen Angstabwehr konnten bei einer
Patientin beobachtet werden. Ihre im Prodromalstadium entwickelten, flüchtigen
Sendungs- und Größenideen können als Angstabwehr durch Projektion bei Ich-Re-
gression interpretiert werden, wobei Projektions- als Abwehrmechanismen und
Psychotisches miteinander verflochten sind.

Eine Überlagerung psychotischen Geschehens mit Abwehrhaltung findet sich auch
bei den flüchtigen Wahnsymptomen und Halluzinationen, die bereits in der Prodromalphase auftraten. Sie waren — für die Wahnideen konnte das statistisch belegt werden — mit starker Erregung oder mit depressiven Symptomen wie „grundloses Weinen" gekoppelt.

Zwei Patienten unternahmen in der Prodromalphase *Suicidversuche*, 5 weitere
Patienten äußerten Suicidgedanken oder Suicidabsichten. Auf die Suicidgefahr schizophrener Patienten in der Tremaphase hat CONRAD hingewiesen. Der Suicid mag
einigen Patienten in dieser Phase als einzig möglicher Ausweg erscheinen, um der un-
erträglichen Spannung zu entfliehen, sei nun die Angst oder die depressive Verstim-

mung oder beides übermächtig. Alle 7 Patienten mit Suicidintentionen boten Zeichen der Angst oder depressive Symptome.

Die sich in der Prodromalphase zeigende *Verunsicherung* äußerte sich bei 4 Kindern in der plötzlich auftretenden Furcht, gehänselt oder von Spielkameraden und Mitschülern nicht mehr gelitten zu werden.

Prodromalerscheinungen, wie sie in diesem Kapitel beschrieben worden sind und die hier als Ausdrucksformen der Auseinandersetzung des Kindes mit der bevorstehenden und sich in der Art eines Wetterleuchtens zeigenden Psychose angesehen werden, verlocken darüberhinaus zum Nachdenken darüber, welches die ersten spürbaren Anzeichen einer Veränderung im Erleben des schizophrenen Kindes sind. Wenn DAUNER, REMSCHMIDT u. ERMERT (1971) feststellen, daß „am Anfang der Psychose" eine „Veränderung der Umwelt" stehe bzw. die „erste faßbare Veränderung im Erleben Schizophrener" die Umweltveränderung sei, so würde damit eine naive Absolutsetzung der Umwelt unterstellt, die erkenntnistheoretisch nicht haltbar und vertretbar ist. Nicht die Umwelt ist verändert, sondern der polar-köexistentielle Zusammenhang, der „Gestaltkreis" (V. v. WEIZSÄCKER), der die Art des Erlebens und die Umwelt als ein funktionales Ganzes umschließt, ist gestört. Angstabwehrmechanismen können damit auch nicht als „Anpassungsvorgang der Patienten an die psychotisch veränderte Umwelt" aufgefaßt werden. Die beschriebenen Angstabwehrmaßnahmen werden dagegen eher als *Schutzmechanismen* gegen eine als bedrohlich erlebte Gefährdung des eigenen Selbst durch den drohenden Psychoseeinbruch zu interpretieren sein. *Furcht* im Sinne des Sich-Fürchtens hängt ja, darauf hat u. a. LERSCH (1954) hingewiesen, mit der „Strebungsthematik des Selbsterhaltungstriebes" (LERSCH) zusammen, wobei die Gefährdung nicht als „unmittelbar aktuell und tatsächlich" sondern als möglich erlebt wird. Das Bedrohtheitsgefühl wird in der Prodromalphase bzw. im „Trema" erlebt und durch die Ahnung des Ausgeliefertseins an fremde und unheimliche Kräfte. Irgendwie spürt das Kind die Gefahr, „nicht mehr Initiator seiner eigenen Erlebnisse und Handlungen zu sein" (PETRILOWITSCH, 1959). Das aber erzeugt Angst, depressive Verstimmung, Erregung, Unruhe und Spannung, und das wiederum führt zu den beschriebenen und in Tabelle 21 zusammengestellten Prodromalerscheinungen kindlicher Schizophrenien.

5.11. Psychopathologische Symptomatologie

5.11.1. Psychopathologische Symptome in Abhängigkeit vom Lebensalter

5.11.1.1. Ergebnisse

Es gilt als allgemeine Auffassung und Lehrmeinung, daß die psychopathologische Symptomatologie beim schizophrenen Kind umso ärmlicher sei, je jünger das Kind sei. Wahnideen und Halluzinationen seien im Kindesalter, insbesondere vor dem 10. Lebensjahr, selten und wenn sie bereits in früher Zeit vorkämen, seien sie instabil, schlecht definierbar und flüchtig (ANNELL DESPERT, HEUYER, MICHAUX, SSUCHAREWA, USCHAKOV, VILLINGER). Gegenüber diesen produktiven Symptomen ständen „negative Symptome" (SSUCHAREWA, 1967) im Kindesalter im Vordergrund des psychotischen Erscheinungsbildes.

Diese Ansichten sollen auf ihre Gültigkeit hin anhand der 11 Schizophrenie-Verläufe an unserem Material geprüft werden, die im oder vor dem 10 Lebensjahr begonnen haben, Es werden dabei nur die Symptome beachtet, die vor dem bzw. im 10. Lebensjahr manifest waren.

Von den 11 hierher gehörenden Kindern (4 mit akutem, 7 mit schleichendem Verlauf) hatten 10 *Kontaktstörungen*. Eine *Antriebsminderung* kam bei 9 und *Erregungszustände* bei 7 Kindern vor. 8mal war eine *Aggressivitätssteigerung* zu verzeichnen und zwar 6mal bei den 7 schleichenden und 2mal bei den vier akuten Verläufen. *Angst* kam insgesamt nur 5mal vor, davon bei allen 4 Kindern mit akutem, nur einmal bei schleichendem Krankheitsverlauf. Umgekehrt zeigten 5 Kinder mit schleichendem und nur ein Kind mit akutem Psychose-Verlauf das Symptom *affektiver Kälte*. Eine *Abnahme der Schulleistungen* wurde nur bei Kindern mit schleichendem Beginn (6 Patienten) beobachtet, was verständlich ist, da sich der Krankheitsprozeß bei akutem Beginn so schnell entwickelt, daß ein Schulversagen ebenso plötzlich auftritt wie die Psychose selbst und hinter den augenfälligen Symptomen zurücktritt. 6 der 11 Kinder fielen durch ihr *distanzlos-läppisches Verhalten* auf (2mal bei akutem, 4mal bei schleichendem Beginn).

Lediglich bei Kindern mit akutem Krankheitsablauf vorkommende Symptome waren: transitivistische *Depersonalisationserlebnisse*, *Personifizierung* von *Dingen*, *Grübelneigung*, *Zwänge*, *Sterbensfurcht*, *Todessehnsucht*, *Suicidversuch*, unmäßige *Eßlust*, *Ins-Zimmer-Koten*, *Weltuntergangserlebnisse* sowie *Geruchs- und* obsessionelle *Halluzinationen*. Diese Symptome traten jeweils nur bei einem Kind auf.

Ausschließlich bei Kindern mit schleichendem Psychoseverlauf kamen dagegen folgende Symptome vor: *Stereotypien* (4mal), *Negativismus* (4mal), *Logorrhoe* (2mal), Stupor (2mal), automatenhafte, *eckige, steife Bewegungen* (2mal), *Clownerien* (2mal), *Eigentumsdelikte* (2mal), *kleinkindliches Spiel* (1mal). Bei den ausschließlich in der Gruppe mit schleichenden kindlichen Schizophrenien vorkommenden Symptomen handelte es sich um unproduktive, negative Symptome, während die Symptome, die nur bei Kindern mit akutem Psychoseverlauf auftraten, teilweise produktiver Natur waren. Weitere Symptome, die in beiden Gruppen auftraten, waren: *Nahrungsverweigerung* (5mal), *sinnlose Impulshandlungen* (3mal), *verworrenes Reden* (3mal), *inadäquates Lachen, Schreien* und *Schimpfen* (3mal), *Weglaufen* (3mal), *sexuelle Enthemmung* (3mal), *Schlaflosigkeit* (3mal), *Essen von Abfällen* (2mal), *Selbstbeschuldigungen* (2mal), *WC-Angst* (2mal), *Mutismus* (2mal), *undeutliche Sprache* (2mal).

Halluzinationen kamen bei den 4 Kindern mit akutem Krankheitsbeginn insgesamt 10mal in verschiedener Form vor: sie waren 3mal akustischer, 3mal cönaesthetischer, 2mal optischer, 1mal zwanghafter und 1mal olfaktorischer Natur. Bei den Kindern mit schleichendem Psychose-Verlauf traten dagegen nur 3mal Halluzinationen auf: je einmal akustische, cönaesthetische und optische Halluzinationen. Dieser Unterschied erwies sich nach dem Chi²-Test als statistisch signifikant auf dem 1%-Niveau ($\chi^2 = 12,13$).

Wahnideen kamen 6mal vor: Vergiftungsideen 4mal, Beziehungsideen 2mal. Ein 10jähriger Junge hatte ein Gebäude aus wahnhaften Ideen errichtet, die sich mit Raumfahrproblemen und mit dem Weltall beschäftigten.

Zusammenfassend lassen sich für das *schizophrene Kind mit Erkrankungsbeginn im oder vor dem 10. Lebensjahr* aus den aufgezählten Einzelzügen Gruppen mit zusammengehörigen Symptomen bilden, wobei versucht wird, Verhaltenseigenschaften psychologisch auf dahinterstehende Wesenszüge zu reduzieren. Es lassen sich voneinander abgrenzen: *Kontaktstörungen* mit einer Abwendung von der kindlichen Bezugswelt und einer offenbarwerdenden Unfähigkeit, Bindungen aufrecht zu erhalten, oder — auf dem Gegenpol — mit distanzlos-läppischem Gebaren; *Alterationen der Grundstimmung* oft mit *Angst* und *Mißtrauen;* gesteigerte *Stimmungslabilität* oder *gefühlsmäßige Abstumpfung*, die bis zur Gefühlskälte und Roheit gehen kann. — Ein vorher tierliebes, 7jähriges Mädchen quälte unmotiviert seine Lieblingskatze. Vorher zärtliche und anhängliche Kinder wurden plötzlich lieblos, hart, widerspenstig und zeigten keinerlei Emotionen ehemals geliebten Bezugspersonen gegenüber. — Als *Sprachstörungen* sind einzuordnen: agrammatischer Redestil („Kauderwelsch", „richtiges Chinesisch"), Echolalie und Phonographismus. *Antriebsstörungen* äußerten sich entweder in starker Antriebsminderung, Apathie, Phlegma, Schwung- und Initiativelosigkeit, Mutismus oder in Antriebssteigerung mit Erregungszuständen, Aggressionen, Logorrhoe, evtl. gekoppelt mit sinnlosen Impulshandlungen oder gar dissozialen Handlungsweisen und Weglaufen bzw. Herumtreibereien. Unter dem Begriff „*Disharmonisierung der Motorik*" lassen sich Stereotypien, Bizarrerien, geschraubt-manirierte oder automatenhaft-eckig-steife Bewegungen des Kindes („wie eine aufgezogene Puppe") zusammenfassen. Auch *kataleptische Haltungen* wären hierzu zu rechnen. Die Maniertheit, eine verschiedene Bereiche umgreifende Störung, äußert sich bei einigen Kindern auch in *Sprache, Schrift* und *Zeichnungen*. Als *depressiv gefärbte Symptome* lassen sich Grübelneigung, Nahrungsverweigerung, Schlaflosigkeit, Selbstbeschuldigungen, Suicidabsichten und -versuche beschreiben. Eine Nivellierung im affektiv-emotionalen Bereich, gekoppelt mit einer Antriebssteigerung, zeigte sich bei manchen schizophrenen Kindern in *sexueller Enthemmung* oder in wahllosem Essen von Abfällen.

Wahnideen äußerten sich in ihrer Frühform in sog. *transitivistischen Depersonalisationserlebnissen* — ein 7jähriges Mädchen beispielsweise identifizierte sich, dabei stundenlang vor dem Spiegel stehend, mit einer Spielkameradin —. Aber auch *Vergiftungs-* und *Beziehungsideen* sind in dieser Altersphase schon möglich, wie unsere Beobachtungen zeigten (vgl. Tabelle 23). Weitere Wahninhalte in dieser Altersphase können sich auch in Form von *Beeinflussungs-* und *Bedrohtheitserlebnissen* manifestieren, wie dies bei zwei 10jährigen Patienten der Fall war („die Sonne fällt vom Himmel"; „der Regen wird nicht mehr aufhören und alle Menschen werden ertrinken". Ein 10jähriges Mädchen hatte „eine Beeinflussung aus der elektrischen Leitung gemerkt", aus ihr seien Strahlen herausgekommen, die es am Kopf, an den Armen, an der Brust „und überhaupt überall hin" getroffen hätten).

Hinsichtlich des zeitlichen Ablaufes erschienen die Wahnsymptome des frühen Kindesalters relativ kurzdauernd, wechselnd und flüchtig. Bei keinem der vor dem 10. Lebensjahr erkrankten Kinder kam es bereits zur Ausbildung eines Wahnsystems. In diesem Alter wurden wahnhafte Ideen fast spielerisch, wenn auch mit ängstlichem Affekt, oft in Form von Fragen, vorgetragen („sind meine Pulsadern noch ganz?", „gibt es Totenköpfe, die sprechen können?", „hier riecht es, ist das Gas, ist das giftig?").

Bisher wurden die vor dem und im 10. Lebensjahr auftretenden psychotischen Symptome, insbesondere der kindliche Wahn, besprochen. Es sollen nun vergleichend *Besonderheiten präpuberaler Wahnformen* dargestellt werden. Im Gegensatz zur

Wechselhaftigkeit, Flüchtigkeit und Unbeständigkeit in der frühen Kindheit — vor dem 10. Lebensjahr — wurden die Wahnsymptome in der Präpubertät reichhaltiger, beständiger und schienen einer gesteigerten phantasieartigen Produktionskraft des älteren Kindes zu entspringen. In der präpuberalen Phase nahmen die Wahnsymptome nicht nur an Buntheit, sondern auch an Häufigkeit zu. Auch ihr Charakter änderte sich, sie waren nun vorwiegend paranoider und hypochondrischer Natur, hin und wieder traten in diesem Alter auch religiöse, depressive und Sendungs- bzw. Größenideen auf. 6 Mädchen hatten im 13. und 14. Lebensjahr den Wahn, ein Kind zu bekommen (vgl. Tabelle 23). In diesem Alter kam es zumindest in Ansätzen zu einer *Wahn-Systematisierung* und zu einer vermehrten gedanklichen Auseinandersetzung des Kindes mit den Wahninhalten, einhergehend mit einer stärkeren Stabilisierung derselben. Die Patienten wurden jetzt auch Einwänden Gesunder gegenüber aufgeschlossener, nicht im Sinne einer Korrektur oder des Sich-Beschwichtigen-Lassens, sondern sie begannen, die Einwände in ihr Wahngebäude einzubauen oder letzteres entsprechend umzugestalten.

Eine mehr oder weniger weitgehende Systematisierung ihrer Wahninhalte war bei 10 der 57 schizophrenen Patienten zu finden! Sie fiel in die Altersphase zwischen dem 11. und 14. Lebensjahr. Die Grundthemen bzw. „Leitmotive" waren recht verschieden. Bei einem 12jährigen Jungen beispielsweise kreisten die Wahnvorstellungen nur um den Leib, der von allen möglichen Krankheiten heimgesucht wurde und vielerlei merkwürdige Veränderungen durchgemacht hatte; der Junge wähnte außerdem,

Tabelle 23. Häufigkeit der verschiedenen Wahninhalte in Abhängigkeit vom Lebensalter

Wahninhalte	Alter			
	7—8	9—10	11—12	13—14
transitivistische Depersonalisationserlebnisse	1	1		
cönaesthopathische Interpretationen	1	5	3	3
Beziehungsideen	1	1	14	17
Vergiftungsideen	1	1	6	10
Minderwertigkeitsideen	—	2	4	5
Bedrohtheitserlebnisse	—	3	5	5
Märchenhafte Inhalte	—	1	1	1
Beeinflussungsideen	—	1	6	11
Hypochondrische Ideen	—	—	7	15
Verfolgungsideen	—	—	6	14
Größen- und Sendungsideen	—	—	2	8
Beeinträchtigungen	—	—	2	2
Religiöse Ideen	—	—	1	4
eingebildete Schwangerschaft	—	—	—	6

unheilbar krank zu sein, vergiftet und von bösen Mächten beeinflußt zu werden. Oder es standen wahnhafte Erfindungen, die zur Vernichtung der gesamten Menschheit dienen sollten, im Mittelpunkt des Wahnsystems. Recht kindlich und *märchenhaft* anmutend waren die Wahngebäude eines 10jährigen Jungen und eines 13jährigen Mädchens. Letzteres wurde in Kapitel 4.1.2. (Beispiel 3) beschrieben. Der 10jährige Junge, der sich von Wernher von Braun ein neues Gehirn einbauen lassen wollte, beschäftigte sich mit den Gestirnen, dem Weltraum und spann phantastische Geschichten aus, in denen das „Mondmännchen" stets eine entscheidende Rolle spielte, ähnlich wie bei dem 13jährigen Mädchen, „die Olive" bzw. das „Sternkind" (s. Kapitel 4.1.2.). Mit 11 Jahren gab der Junge an, daß Stimmen ihm dies alles eingeben. Der begabte Junge, der jetzt 17 Jahre alt ist (Gymnasiast), baute sein Wahngebäude mit zunehmendem Alter mehr und mehr aus, 12jährig nahm er „Weltraumgespräche" auf Tonband auf. Im Alter von 13 Jahren hörte er „Gottes Stimme" und stand unter dem Einfluß imperativer akustischer Halluzinationen. Er glaubte, nicht „von dieser Welt" und auch nicht das Kind seiner Eltern zu sein, sondern er komme vom Syrius, wohin er im Jahre 2000 zurück müsse, um von diesem Planeten aus den Frieden zu verkünden.

9 der 10 Kinder mit früh ausgebildetem Wahnsystem waren *überdurchschnittlich intelligent, feinsinnig* und *empfindsam* und zeigten bereits frühzeitig eine *Neigung zu Grübeleien* über religiöse, weltanschauliche oder philosophisch-metaphysische Fragen.

Geschlechtsspezifische Unterschiede zwischen den bei Jungen und Mädchen beobachteten Wahninhalten ließen sich, abgesehen vom Wahn junger Mädchen, ein Kind zu bekommen, *nicht* finden.

Die Altersverteilung der häufigsten bei den kindlichen und präpuberalen Patienten vorkommenden Wahninhalte ist in Tabelle 23 dargestellt.

An *Häufigkeit* überwogen die paranoiden Wahninhalte, insbesondere Beziehungsideen. Sie kamen bei 33 der 57 Patienten vor, wie aus Tabelle 23 ersichtlich ist. Besonders häufig waren auch hypochondrische Ideen (22mal), die oft mit dem Wahn, sterben zu müssen, dem Tode geweiht zu sein oder keine Lebenskraft mehr zu haben, kombiniert waren. 20mal kamen Verfolgungsideen, je 18mal Vergiftungsideen und Beeinflussungserlebnisse vor. Seltener wurden Bedrohtheitserlebnisse (13mal) und Minderwertigkeits- und Selbstbezichtigungsideen geäußert (11mal). Seltene Themen waren demgegenüber Größen- und Sendungsideen (je 5mal) sowie Beeinträchtigungsideen (4mal) und rein märchenhafte Wahninhalte (3mal).

Tabelle 23 zeigt, daß transitivistische Depersonalisationserlebnisse, cönaesthopathische Interpretationen und Beziehungs- sowie Vergiftungsideen bei unseren Patienten am frühesten auftraten. Cönaesthopathien sind bei den 11 im oder vor dem 10. Lebensjahr erkrankten Kindern besonders stark repräsentiert (54,6%) im Vergleich zu den 46 präpuberalen Patienten, wo sie nur bei 13% vorkamen. In der präpuberalen Phase dagegen sind paranoide und hypochondrische Wahninhalte vorherrschend.

Nur bei 4 Krankheitsverläufen kamen *nie* Wahnideen vor. Es handelte sich dabei um 2 kataton-stuporöse Formen mit halluzinatorischer Symptomatik, um eine kindliche schleichend-hebephrene Verlaufsform (Beginn im 9.—10. Lebensjahr) und um eine Dementia simplex.

Während also Wahnideen im Verlauf von insgesamt 53 kindlichen und präpuberalen Schizophrenien auftraten, kamen *akustische Halluzinationen* bei 41, *optische* bei 25 und *cönaesthetische* Halluzinationen bei 17 Patienten vor. *Haptische* und *olfaktorische* Halluzinationen waren demgegenüber selten und kamen jeweils weniger als 10mal vor (7mal bzw. 5mal).

Auch bei den kindlichen Halluzinationen interessiert die Frage, ob sich *alterstypische Besonderheiten* finden lassen. Bei den im oder vor dem 10. Lebensjahr erkrankten Kindern kamen bereits akustische, cönaesthetische, optische, olfaktorische und Zwangs-Halluzinationen vor. Letztere sind optischer und akustischer Natur gewesen und waren mit vielgestaltigen und mannigfachen Zwangssymptomen gekoppelt, unter denen ein 9jähriges Mädchen litt und gegen die es sich verzweifelt zur Wehr setzte. Typisch für diese „hallucinations obsessionelles" (SEGLAS) war die Entsprechung von halluzinatorischem Inhalt und Zwangssymptomatik bzw. die völlige Einbeziehung und Unterordnung des halluzinatorischen Geschehens und Erlebens in die Thematik der Zwangsgedanken und -befürchtungen, die mit Sterbens-, Todes-, Erstickungs- und Vergiftungsfurcht sowie mit zahlreichen Krankheitsvorstellungen verbunden waren. Auffallend war auch die „geringe sinnliche Lebhaftigkeit" (ZIEHEN) dieser Zwangs-Halluzinationen: es handelte sich dabei um relativ unbestimmte Bilder und Visionen und kaum hörbare leise Stimmen.

Das Mädchen sah Gesichter von Frauen, „die gucken mich so böse an, die haben so große schreckliche Augen und kommen immer näher, als wollten sie mich packen". Sie raunten ihm leise zu: „Du mußt sterben." Auch fühlte sich das Mädchen von jemandem angefaßt, der zu ihm sage: „Du mußt sterben." Das war auch die Thematik seiner Zwangshandlungen und -befürchtungen: es mußte auf alle Steine treten, sonst müsse es sterben, es mußte seiner Mutter alles sagen, damit es nicht sterben müsse. Es litt unter der Idee, eine Nadel verschluckt zu haben und mußte sich u. a. vorstellen, daß Knochen in den Speisen seien, an denen es ersticken könne, oder daß es einen Gehirnschlag bekomme, verunglücke oder blind werde.

Die *cönaesthetischen Halluzinationen* waren recht eindrucksvoll und für die Altersstufe charakteristisch, es soll deshalb näher auf sie eingegangen werden. Ein 7jähriges Mädchen äußerte: „ja, die Menschen in meinem Kopf, die reden immer etwas... du Krabbe, du Drecksau, lauter häßliche Worte sagen sie mir". Es fühlte eine Schlange in seinem Bauch („ich hab' so Bauchweh, ganz schrecklich ist das, da ist eine Schlange drin, ich bin vergiftet"). Sehr eindrucksvolle Sensationen hatte ein 10jähriger Junge: „der Nabel platzt", „das Geschlecht geht entzwei", „ein Blitz geht durch mich durch", „das Herz bleibt stehen". Ein 9jähriger Junge spürte Steine in seinem Kopf.

In der präpuberalen Phase wurde u. a. über folgende cönaesthetische Sensationen geklagt: „es ist ein Gefühl, als ob Rauch durch meinen Körper zieht" (11jähriger Junge); weiter: „komisches Gefühl im Hals", „Stechen im Rücken, Zucken in den Armen", „der Kopf wird immer länger und größer". Ein 12jähriges Mädchen fühlte sich unter Strom gesetzt, „das gab so einen Knacks bei mir im Kopf und dann zogen die Schmerzen die Wirbelsäule entlang". Es hatte das Gefühl, „als ob mir die Hände gespreizt würden" und verspürte ein „Zucken durch den ganzen Körper". Ein 14jähriges Mädchen hatte u. a. das Gefühl, als ob es im Eiskasten liege und Strom durch den ganzen Körper gehe.

Im Unterschied zu den in einer hypochondrisch-cyclothymen Depression geklagten Beschwerden mit ängstlich-besorgter Überbewertung kleiner in gesunden Zeiten gar nicht beachteter Sensationen handelte es sich bei den cönaesthetischen Halluzinationen schizophrener Prägung um ganz andersartige Leibempfindungen von eigenständiger unvergleichlicher Qualität, die keine Verwandschaft mit sonst empfundenen, am eigenen Körper erlebten Gefühlen hatten. Sie sind deshalb auch nur schwer nachvollziehbar und konnten von den kleinen Patienten nur mühsam und oft bildhaft beschrieben werden. Sie sind damit den sog. „heteronomen Leibgefühlsstörungen" im Sinne von GLATZEL (1969) zuzurechnen.

Dabei ist differentialdiagnostisch häufig nicht zu unterscheiden, ob es sich um Leibgefühlsstörungen primärer oder sekundärer Natur handelt. Dies ist wohl typisch für kindliche Psychosen. Bei Erwachsenen, die eher zur Selbstbeobachtung und -reflexion in der Lage sind, ist die diagnostische Entscheidung meistens leichter, ob Leibgefühlsstörungen primär somatische Sensationen, also Halluzinationen sind, oder sekundär, weil wahnhaften Ursprungs sind. Im Kindesalter ist es dagegen oft noch nicht möglich, halluzinatorisches Erleben, das der Körpergefühlsphäre entspringt, und wahnhaftes Vorstellen voneinander zu trennen, was wiederum mit dem zu diesem Zeitpunkt noch wenig entwickelten Abstraktions- und Differenzierungsvermögen des Kindes zusammenhängen dürfte.

Sofern die Selbstwahrnehmung betroffen ist, schlägt sich ein verändertes Persönlichkeitsgefühl in Trug- und Wahnwahrnehmungen nieder. Äußerungen wie „das Geschlecht geht entzwei", „ein Blitz geht durch mich durch" oder „ich bin nicht mehr ich selbst" und „ich bin in zwei kleine Menschlein geteilt" — (letztere Äußerung eines schizophrenen Kindes wurde von SSUCHAREWA [1967] mitgeteilt) — deuten darauf hin, daß auch bereits kindliche Schizophrene eine Empfindung von der in ihnen vor sich gehenden Persönlichkeitsveränderung sowie *Spaltungserlebnisse* haben können.

Während im Kindesalter diese Vorstellungen und Empfindungen recht leibnah, konkret, bildhaft und noch nicht oder allenfalls wenig rationalisiert sind und dabei sehr dramatisch, urtümlich und eindrucksvoll wirken, sind sie später deutlich mehr durchrationalisiert, abstrakter und erscheinen eher unanschaulich und wahnhaft-versponnen. Dabei wird die entwicklungsbedingte Zunahme rational-kritischer Überformung der Gefühlsqualitäten sichtbar. So sagte ein im 14. Lebensjahr erkrankter Patient bei der Nachuntersuchung „ich bin ein gespaltener Mensch" und „ich weiß, daß mein Ich gespalten ist, etwa in einen apollinischen und dionysischen Teil oder zwischen Tiefe und Oberflächlichkeit".

Bei den *akustischen Halluzinationen* handelte es sich meistens um Stimmen, teilweise imperativer Natur. Ein 12jähriger Junge hörte beispielsweise „die Stimme des Teufels", die ihm Anweisungen gab und ihm alles mögliche Obszöne sagte. Häufiger wurden Stimmen von Nachbarn, Freunden oder Bekannten gehört, die Handlungen kommentierten oder Drohungen („ich bring' dich um"), Beschimpfungen und Beleidigungen ausstießen. Selten wurden auch „wispernde Stimmen" wahrgenommen oder Musik aus dem Fußboden oder den Wänden gehört. Zwei Kinder hörten die Stimme Gottes bzw. himmlische Stimmen religiösen Inhalts.

Interessant sind kindliche Versuche, sich gegen die akustischen Halluzinationen und quälenden Stimmen zu wehren. Ein im Alter von 10 Jahren erkranktes Mädchen sagte — inzwischen 12jährig — dazu: „am besten wird man die los, wenn man nicht antwortet oder quasselt".

Viel mannigfaltiger und bunter waren *optische* Halluzinationen, sie waren sehr heterolog. Teilweise handelte es sich um *Gestalten* („weise Gestalt auf dem Flur", „Hexe, Engel, Schlange, Teufel, kleine Männchen", „toter Kopf auf der Straße"), teilweise auch um groteske märchenhafte *Szenen:* so sah ein 11jähriger Junge „einen

Riesen aus Rauch sich um einen Apfel ringeln und den Menschen in die Münder kriechen" und abends übergroße Männer mit Leuchtschildern durch die Räume gehen.
Ein 12jähriges Mädchen sah Vater und Mutter an der Decke in einer Unterhaltung
begriffen und hörte dann das „Welttelephon" sprechen. Bei einigen Kindern hatten
die optischen Halluzinationen bedrohlichen Charakter oder eine Beziehung zum Tode,
sie sahen beispielsweise Totenköpfe, einen Totenkranz im Garten, einen Friedhof und
einen Sarg darin, „ein Bild an der Decke, von wo das Unheil herkommt" oder Menschen, die durch das Fenster Benzin gossen („schönes Autobenzin"), womit der Patient
übergossen und verbrannt werden sollte.

Anschließend sei noch auf im Verlauf der kindlichen und präpuberalen Schizophrenien vorkommende *Zwangssymptome* eingegangen. Bei 6 der 57 Patienten waren
Zwangssymptome zu beobachten. Sie waren in 5 Fällen relativ flüchtig und auf den
Beginn der Psychose beschränkt. Bei einem Patienten waren sie jedoch *dauerhaft* und
bestanden nach anfänglich flüchtiger paranoid-halluzinatorischer Symptomatik *jahrelang ohne begleitende* oder allenfalls nur zusammen mit im Hintergrund sich zeigender *psychotischer Symptomatik*, somit in diesem Fall über lange Strecken das Bild
einer schweren Zwangsneurose vortäuschend, bevor nach 12jährigem Krankheitsverlauf eine mehrere Wochen anhaltende schizophrene Episode kataton-paranoid-hallu-
zinatorischer Symptomatik durchbrach. Die Zwangssymptome äußerten sich bei den
5 Patienten in *Zwangsdenken*, teilweise mit *Gedankenketten, Zwangsvorstellungen,
Zwangsbefürchtungen, Zwangsimpulsen, Zwangshandlungen* und *Zwangsritualen.*
Der früheste Manifestationstermin von Zwangsphänomenen im Rahmen der untersuchten kindlichen Schizophrenien lag bei 9 Jahren.

Die Zwänge wurden von den Kindern als solche und nicht als Eingebungen oder
Beeinflussungen erlebt. Sie wurden vielmehr als sinnlos oder, wie ein Patient sagte,
„blödsinnig" erkannt. Die Kranken setzten sich gegen sie zur Wehr.

Eine Fülle von uneinfühlbaren absurden Zwangshandlungen, Zwangsgedanken und -be-
fürchtungen entwickelte ein bei Krankheitsbeginn 11jähriger Junge. Die Zwangsvorstellungen
und -handlungen sollten ihm als Schutz gegen vermeintliche Strafen und bevorstehendes Un-
glück dienen. Er tyrannisierte seine Eltern mit unsinnigen, ritenhaften Wiederholungszwängen.
Beispielsweise näherte und entfernte er sich in einem oft stundenlang anhaltenden Zeremoniell
in stereotyper Weise von seinem Stuhl, um ihn dann im Sprung zu erreichen, einige Zeit reglos zu verharren und dann wieder von neuem zu beginnen. Oder er gab den Eltern absurde
Befehle, die Türe häufig hintereinander zu öffnen und zu schließen, die Vorhänge auf- und
zuzuziehen oder so lange starr auf einem Fleck stehenzubleiben, während er unmotivierte
Bewegungen mit den Armen ausführte und leise unverständliche Worte vor sich hinmurmelte,
bis er sagte: „gut". Wurde er in seinen Handlungen gestört oder weigerten sich die Eltern mitzumachen, geriet der Patient in Verzweiflungs- und Erregungszustände, in denen er schrie und
tobte. Auch hatte er sich hunderte von Beschwörungsformeln und Bannsprüchen ausgedacht,
die er immer in der gleichen Reihenfolge, die schlimmste Bedeutung zuerst, sprechen mußte,
beispielsweise „kein Beinbruch, kein Armbruch, keine Verletzung" oder „kein Mord, kein
Raub, kein Diebstahl". Bei jeder eintretenden Veränderung einer jeweiligen Situation mußte
der Junge sein Sprüchlein hersagen, um immer dann wieder von vorne zu beginnen, wenn eine
neue Veränderung eintrat. Zwangsbefürchtungen äußerten sich besonders in der Furcht, epi-
leptisch oder zuckerkrank zu werden oder die Bluterkrankheit oder eine Tuberkulose zu er-
werben.

Zwangssymptome kamen bei dem zuletzt geschilderten Patienten häufig in Kombination mit *depressiven* Symptomen vor (Traurigkeit, Einsamkeitsgefühle, Wein-
krämpfe, Weltuntergangsstimmung, Suicidideen, Lust- und Interesselosigkeit, An-

triebshemmung, Schlaf- und Appetitlosigkeit, Grübelneigung, leibhypochondrische Befürchtungen) oder sie waren mit *cönaesthetischen Sensationen* kombiniert (Kopf-druck, „Ziehen" an den Extremitäten oder im Rücken, Herzsensationen, Schmerzen, die „vom rechten Auge bis zum linken Eckzahn ziehen"). Zeitweise wurden die Zwangsphänomene durch die zuletzt beschriebenen Symptome auch in den Hinter-grund gedrängt, so daß blande, depressiv-dysphorische und unbestimmte leibhypo-chondrisch-cönaesthopathische Syndrome das klinische Bild streckenweise beherrsch-ten. Wiederholt unternahm der Patient in solchen Phasen ernsthafte aktive *Suicid-versuche*. Im Alter von 23 Jahren wurde die Zwangssymptomatik gänzlich durch eine mehrere Wochen lang anhaltende psychotische Episode verdrängt.

5.11.1.2. Diskussion

Produktive Symptome wie Wahnideen und Halluzinationen sind also keineswegs so selten bei kindlichen Psychosen, wie manche Autoren annehmen (AUBIN, DE NEGRI, HOMBURGER, KANNER, KOTHE, MICHAUX, RUTTER, TRAMER, WIECK). Im Gegensatz zur Ansicht von DESPERT kommen auch vor dem 10 Lebensjahr schon Wahnideen vor, die denjenigen Erwachsener ähneln. Der Feststellung von LUTZ, daß vor der Pubertät ausbrechende Psychosen sich durch ihre Armut an produktiven Symptomen und durch ihre Monotonie auszeichnen, kann aufgrund der Eigenbeobachtungen nicht zuge-stimmt werden. Vielmehr fiel die Buntheit der vorkommenden Wahninhalte und Halluzinationen auf, ähnlich wie es auch LUPANDIN (1971) bei den von ihm unter-suchten Schizophrenen beobachten konnte.

Das früheste Alter, in dem Wahnsymptome und Halluzinationen beobachtet wur-den, war 7 Jahre. Das entspricht auch den Beobachtungen von BARTOLESCHI, LE-STANG-GAULTIER u. DUCHE, LUTZ, SIMSON und SPIEL.

In Übereinstimmung mit den Beobachtungen von LAROCHE, SSUCHAREWA, STUTTE und USCHAKOV scheinen sog. *transitivistische Depersonalisationserlebnisse* als frühe Wahnformen bei der kindlichen Schizophrenie typisch zu sein (vgl. auch EGGERS, 1967). Wie bereits dargestellt, identifizieren sich die kleinen Patienten mit Menschen, Tieren oder auch Gegenständen ihrer Umgebung oder projizieren ihre Wahn- und Angsterlebnisse in sie hinein. Es handelt sich dabei nicht im eigentlichen Sinn um Wahn-Ideen, sondern um „délires imaginatifs" (HEUYER). Außerdem werden Dinge *physiognomisiert* und *personifiziert*. Gegenstände der Umgebung erhalten lebendige oder gar menschliche Züge (ein 7jähriges Mädchen: „der Zug niest und hustet ja").

Bis zum 3. Lebensjahr ist „diese Art der Welt-Anschauung" (OERTER), die durch das physiognomische Sehen und durch die Personifizierung von Objekten der Um-gebung gekennzeichnet ist, physiologisch. In diesem Alter ist die Subjekt-Objekt-Be-ziehung besonders unmittelbar, gefühls- und affektbetont (STÖRRING), wie später nie wieder. Im Trotzalter dagegen pflegt das physiognomische Wahrnehmen allmäh-lich einer mehr cognitiven Verarbeitung der Welt-Erfahrung Platz zu machen. Bis zum Beginn des Schulalters geht die Phase der physiognomischen Anschauungsweise zu Ende, es kommt zu einer „Desillusionisierung und Versachlichung des Weltbildes" (REMPLEIN), und es entwickelt sich ein rationales Gegenstandsbewußtsein.

Während im 5.—6. Lebensjahr für gewöhnlich tote Gegenstände nicht mehr anthropomorphisiert werden, kommt es beim schizophrenen Kind zum Rückfall in urtümliche Verhaltensweisen, in die Phase des physiognomisch-animistischen Erlebens. Die Bedeutung der *Affektivität* für die physiognomische Umwelterfahrung des Kindes wurde u. a. von OERTER (1969) und WERNER (1959) hervorgehoben. Dies wird auch in der Ballade vom Erlkönig dargestellt, in der das Kind im ängstlichen Affekt, der sich bis zur Todesangst steigert, Gegenstände der Umgebung wie Zweige Büsche, Nebel als bedrohliche und angsteinflößende Sagengestalt erlebt.

Die *Affektivität* ist in der Psychose stark gestört und äußert sich, wie eingangs gezeigt, in Angst- und Bedrohtheitserlebnissen, teilweise mit Weltuntergangs- und Todesstimmung. Auf die Bedeutung der Angst für die Wahnentstehung bei kindlichen Psychosen haben D. WEBER (1967) und WEINSCHENK (1965) hingewiesen. Bei den endogenen Psychosen ist eine außerpsychische Ursache der Angst noch unbekannt. Beim gesunden Kind ist sie dagegen situativ bedingt und kann ähnliche wahnhafte Bedrohtheits- und Untergangsstimmungen erzeugen wie beim psychotischen Kind.

So berichtet BELLA CHAGALL über einen Besuch als kleines Mädchen im rituellen Bad, wo sie geängstigt von der ungewohnten Umgebung beim Ruf der alten Badefrau „Koscher" zusammenzuckt: „ich zucke zusammen wie vom Donner gerührt, stehe bebend da und warte. Gleich wird von dem schwarzen Balken der Decke ein Blitz niederfahren und uns alle töten. Oder aus der steinernen Wand werden sich Fluten ergießen und uns alle ertränken". Die Ähnlichkeit mit der Äußerung eines 10jährigen schizophrenen Kindes: „der Regen wird nicht mehr aufhören und alle Menschen werden ertrinken" ist evident! Beim psychotischen Kind ist die wahnhafte Angst jedoch nicht an eine bestimmte konkrete Situation gebunden oder Folge eines beunruhigenden Ergebnisses, sie ist gewissermaßen autochthon. Außerdem ist sie beständiger und von außen unbeeinflußbar, während sich das gesunde Kind beruhigen läßt, wie beispielsweise BELLA CHAGALL durch das Auftauchen ihrer Mutter aus dem Wasser.

Es finden sich also Parallelen zwischen urtümlichen Verhaltensweisen, wie sie für die frühe Kindheit in der animistisch-physiognomischen Phase charakteristisch sind, und denjenigen Schizophrener in späteren Altersphasen. Beim wahnkranken Psychotiker ist eine *pathologische Affektivität* ein wesentlicher Grund für die Physiognomisierung des Welt-Erlebens, das dem gesunden älteren Kind, ebenso wie dem Jugendlichen und Erwachsenen seltsam, uneinfühlbar und grotesk erscheint.

Neben der *Emotionalität* stellt der *Antrieb* eine wichtige Komponente dar, die für die Wahnentstehung von Bedeutung ist. Beide stehen in einem wechselvollen Verhältnis zueinander. JANZARIK (1967) hat dieses Verhältnis als „polare Spannung" zwischen Gerichtetheit und emotionaler „Präsenz des psychischen Feldes" beschrieben. Bei der psychotischen Wahnbildung wird dieses spannungsvolle Verhältnis gestört, es kommt zu einer „Entgleisung der seelischen Dynamik" (JANZARIK). Ohne eine gesteigerte Dynamik ist eine Wahnproduktion gar nicht denkbar. Wie die vorliegenden Ergebnisse zeigen, äußert sich eine Antriebssteigerung auch häufig in Erregtheit, die sich motorisch oder verbal entladen kann und oft in produktiv-psychotischen Phasen zu registrieren ist.

In der *zeitlichen Reihenfolge* treten *cönaesthetisch-leibhypochondrische Wahninhalte* gleichzeitig mit oder nach den transitivistischen Depersonalisationserlebnissen auf, keinesfalls jedoch früher. Dies steht in Übereinstimmung mit den Beobachtungen von SAAREDRA, SSUCHAREWA, v. STOCKERT und USCHAKOV. Die Cönaesthopathien sind häufig von primären unbestimmten Interpretationen begleitet, weshalb USCHAKOV treffenderweise von cönaesthopathischen Interpretationen bzw. von interpretativen Cönaesthopathien spricht. In diesen Phänomenen zeigt sich, worauf bereits im vorigen Kapitel eingegangen worden ist, das *Verflochtensein* von *Wahnhaftem* und *Halluzinatorischem* beim psychotischen Kind (vgl. EGGERS, 1967). Möglicherweise, und das scheint sich beim psychotischen Kind besonders deutlich zu zeigen, haben Wahnwahrnehmungen und Trugwahrnehmungen überhaupt eine gemeinsame Wurzel, wie auch KOLLE (1957) annimmt. Bemerkenswert ist in diesem Zusammenhang eine Beobachtung von BOSCH (1958) über *Phantasiegefährten* bei einem hirngeschädigten Kind, das die phantasierten Gestalten („Zungenleute" bzw. „Zungenmännchen") ausschließlich innerhalb des eigenen Leibes erlebte. In der Hinwendung zum eigenen Leib unter gleichzeitiger Abkapselung von der Mitwelt bei diesem Kind wie auch bei unseren kindlichen Patienten tut sich die autistische Beziehungsstörung kund, von der diese Kinder betroffen sind.

In der *präpuberalen* Phase erreicht die Entwicklung *cognitiver Fähigkeiten* eine Stufe rational-kritischer Reflektionsfähigkeit. Denken und Wahrnehmen sind nicht mehr so innig miteinander verwoben, das Kind bewältigt seine Umwelt jetzt mehr und mehr kritisch-intellektuell im Kontrast zu der früheren mehr naiv-realistischen, gefühlsbetonten Umwelterfassung. Die Erfahrung und das Erkennen werden zunehmend rationalisiert, in der Präpubertät erfährt das Subjekt-Objekt-Bewußtsein sowie das Abstraktionsvermögen eine zunehmende Differenzierung. Gleichzeitig tritt eine Bereicherung und Vertiefung des Motivationsgefüges ein, die eine Annäherung an die Lebensthematik der Erwachsenenwelt mit sich bringt.

Die *Wahninhalte* werden entsprechend *präziser* und schärfer formuliert. Die *Thematik wechselt,* sie ist nicht mehr so leib-bezogen, der eigene Körper steht nicht mehr so sehr im Mittelpunkt und ist nicht mehr alleiniges Ausdrucks-Symbol der eigenen Befindlichkeit. Die Themen werden schließlich (im 13.—14. Lebensjahr) abstrakter (vgl. Tabelle 23). Beziehungs- und Vergiftungsideen kamen — allerdings vereinzelt — schon vor dem 10. Lebensjahr vor, Vergiftungsideen wurden schon bei einem 7jährigen psychotischen Mädchen beobachtet. Dies ist etwas früher als LAROCHE angibt, der meint, daß *Vergiftungsideen* etwa nach dem 9.—10. Lebensjahr vorkommen können. Sie wurden allerdings in der präpuberalen Phase häufiger.

Im Einklang mit dieser Auffassung von der Abhängigkeit der Wahninhalte von der Entwicklung des Kindes bzw. dessen geistig-seelischen Reifung stehen die eigenen Befunde wie auch die in der Literatur mitgeteilten Beobachtungen (KUDRJAWZEWA, LAROCHE, SSUCHAREWA, USCHAKOV): zeitlich am frühesten treten transitivistische Depersonalisationserlebnisse sowie der cönaesthetisch-leibhypochondrische Inhaltstyp auf, vereinzelt in Gesellschaft mit Beziehungs- und Vergiftungsideen. Darauf folgen später Inhalte, die bereits ein reflektierendes bewußteres Erfassen sozialer Rollengefüge zur Voraussetzung haben: paranoide Wahnsymptome, die an Gewicht gewinnen, und hypochondrische Ideen. Verfolgungsideen traten in Übereinstimmung mit LAROCHE, MOREAU DE TOURS, USCHAKOV und VINCHON erstmalig im 11.—12. Lebensjahr auf. Mit 13—14 Jahren kommen weitere, die kindliche Welt transzendierende Inhalte wie Größen-, Sendungs-, religiöse, sexuelle, depressive, Selbstbeschuldigungs-, Maternitäts- und Liebes-Wahnideen hinzu.

Ebenso wie es JANZARIK (1968) und PAULEIKHOFF (1954) bei 100 bzw. 500 Erwachsenen feststellen konnten, waren *Beziehungsideen* bei unseren Patienten *am*

häufigsten. Dieser Wahninhalt scheint der psychotischen Erlebnisweise des Wahnkranken unabhängig vom Erkrankungsalter besonders angemessen zu sein
(EGGERS, 1967; PAULEIKHOFF, 1954).

Diese Themen verteilten sich auch in beiden Untersuchungen gleichmäßig auf
das weibliche und männliche Geschlecht. PAULEIKHOFF sieht darin einen Hinweis
für die Unabhängigkeit dieses Wahnsymptoms von individuellen Persönlichkeitszügen der Kranken. Während PAULEIKHOFF bezüglich anderer Wahnthemen teilweise deutliche Unterschiede zwischen Männern und Frauen fand — religiöse, po-
litische, technische und Eifersuchts-Themen waren bei Männern und Versündi-
gungsideen bei den Frauen häufiger —, konnten bei unseren Probanden keine geschlechtsspezifischen Unterschiede in der Verteilung der Wahnsymptome gefunden
werden, mit Ausnahme des einen Wahntyps, ein Kind zu bekommen bzw.
schwanger zu sein, der nur bei Mädchen in der präpuberalen Phase vorkam. Das
ist verständlich, da die volle geschlechtliche Ausdifferenzierung sich erst in der Pubertät vollzieht. Ebenso wird die Berufswahl und -ausbildung für gewöhnlich erst
nach dem 14. Lebensjahr aktuell, so daß berufliche und technische Themen, die bei
den von PAULEIKHOFF untersuchten Patienten bei Männern bevorzugt vorkamen,
im Kindesalter und in der Präpubertät keine dominierende Rolle spielen. Eine
wahnhaft-eingebildete Schwangerschaft als Wahntyp ist allerdings von der Natur
her weitgehend geschlechtsgebunden.

Die Tatsache, daß bereits in der präpuberalen Phase eine *Systematisierung* von
Wahnideen möglich ist, ist wenig bekannt. Die meisten Autoren, insbesondere
BARUK, DESPERT, DUCHE, KANNER, MICHAUX und USCHAKOV glauben nicht, daß
Kinder und selbst Jugendliche bereits in der Lage seien, Wahnideen zu ordnen,
zu synthetisieren und ein Wahnsystem aufzubauen. Lediglich STUTTE u. DAUNER
(1971) berichten über einen $11^{1}/_{2}$jährigen schizophrenen Jungen mit einem erstaunlich fein verzweigten und inhaltsreichen Wahnsystem. Bei 10 der von uns
untersuchten 57 schizophrenen Patienten war bereits in der präpuberalen Phase
eine mehr oder weniger weitgehende Systematisierung der Wahninhalte festzustellen, die auf eine vermehrte gedankliche Auseinandersetzung der Kinder mit den
Wahninhalten schließen lassen. Diese „Systematisierung" hatte allerdings ein eigenes Kolorit, das sich von den Produktionen Erwachsener durchaus unterschied. Das
Wahngebäude mutete teilweise märchenhaft und phantastisch an, die einzelnen
Elemente waren nicht immer so fest gefügt, wie es für das Wahnsystem bei erwachsenen Schizophrenen typisch ist.

Die bisher besprochenen Ergebnisse zeigen, daß bei der phänomenologischen
Ausgestaltung der Früh-Schizophrenie im Grunde schon alle Register gezogen werden, die später bei der Erwachsenenform das so typische und variationsreiche
Klangbild hervorrufen. Dabei entbehrt das klinische Bild der kindlichen Schizophrenie nicht der eigenartigen, alterstypischen Färbung, die durch die Entwicklungsdynamik und -typik des kindlichen Reifeprozesses bedingt ist.

Dies wurde für die frühkindlichen Wahnformen bereits deutlich gemacht und
diskutiert. Auch bei den Halluzinationen zeigen sich phasentypische Besonderheiten:
während *optische* Halluzinationen bei der klinischen Phänomenologie von Erwachsenen-Schizophrenien nur eine untergeordnete Rolle spielen (JANZARIK, 1968),
neigen psychotische Kinder zu visuellen Erlebnissen. Das hängt vielleicht mit der
Affinität zu den zwischen Vorstellung und Wahrnehmung stehenden eidetischen

Phänomenen zusammen, die JAENSCH u. KROH häufig bei Kindern in der Phase des anschaulich-konkreten Denkens gefunden haben. Fast die Hälfte (25) der untersuchten 57 Patienten litt unter optischen Halluzinationen; sie hatten häufig märchenhafte und teilweise groteske Gestalten und Szenen zum Inhalt.

Dies kommt auch in den kasuistischen Mitteilungen von KOTHE, SPIEL und SSUCHAREWA zum Ausdruck. Optische Halluzinationen waren zwar häufig, sie sind aber nicht häufiger als akustische Halluzinationen, wie es HARBAUER (1969) annimmt; immerhin kamen bei 38 der 57 Kinder akustische Halluzinationen vor.

Die in unserem Material gefundene *unterschiedliche Verteilung* von produktiven Symptomen (wie Halluzinationen und Wahnideen) auf schleichende und akute im oder vor dem 10. Lebensjahr beginnende Schizophrenien entspricht Erfahrungen von SSUCHAREWA (1967). Halluzinationen kamen bei akuten kindlichen Verläufen dieser Altersstufe in statistisch-signifikanter Weise häufiger vor als bei schleichend verlaufenden kindlichen Psychosen. Auch Wahnideen waren bei den akuten Verläufen mit Manifestation im oder vor dem 10. Lebensjahr häufiger als bei den schleichenden, doch war der Unterschied hier nicht statistisch signifikant. Die globale Feststellung ist aber berechtigt, daß produktive Symptome (Wahnideen und Halluzinationen) bei schleichenden frühkindlichen Schizophrenien seltener sind als bei akut verlaufenden.

Ebenso wie bei den von JANZARIK (1967) untersuchten 100 Schizophrenie-Verläufen blieben auch im Verlauf der 57 im Kindesalter ausgebrochenen Schizophrenien das Ausbleiben wahnhafter oder halluzinatorischer Symptome eine seltene Ausnahme. Nur 4 Verläufe blieben bislang frei von paranoiden oder halluzinatorischen Inhalten; es handelte sich dabei um 2 kataton-stuporöse Dauerformen (Katamnesenfrist 14 bzw. 23 Jahre), eine kindliche Hebephrenie (Katamnesenfrist 18 Jahre) und eine Dementia simplex (Katamnesenfrist: 10 Jahre).

Während in der älteren Erwachsenen-Literatur das Vorkommen von Zwangssymptomen im Rahmen schizophrener Psychosen für sehr selten oder gar als ausgeschlossen angesehen worden ist (BUMKE, JANET, KRAEPELIN, STÖCKER, VURPAS u. CORMAN), wird im pädopsychiatrischen Schrifttum erstaunlich oft auf das Vorkommen von Zwangssymptomen bei der kindlichen Schizophrenie hingewiesen (AJURIAGUERRA, ALDERTON, BENDER, L. BINSWANGER, DESPERT, HARBAUER, HEUYER, HIFT, KANNER, LAROCHE, LUTZ, SPIEL, V. STOCKERT, TRAMER, TSCHECHOVA, USCHAKOV). Immerhin waren bei 10,5% der untersuchten 57 Patienten Zwangssymptome zu beobachten, so daß Zwangssymptome bei kindlichen Schizophrenien *häufiger* zu sein scheinen als bei Erwachsenen-Psychosen. Das ist damit zu begründen, daß Zwangsvorgänge im Kindesalter nichts Ungewöhnliches darstellen. Für STUTTE (1963) sind Zwangsphänomene „in Form von Zwangsgedanken, Beschwörungsritualen gegen altersgemäße Ängste und Befürchtungen, spielerisches Jonglieren mit Thesen und Antithesen, Zählzwänge und dergleichen" sogar eine „fast physiologische Seinsbefindlichkeit" des Kindes.

Zwangssymptome, die als inhaltlich unsinnig beurteilt werden — so auch bei unseren 6 Patienten — *unterscheiden* sich vom *Wahn*, mit dem sich das psychotische Kind identifiziert und der eben gerade nicht als unsinnig erlebt wird. Deshalb besteht für den Psychotiker kein Anlaß, sich gegen Wahnideen zur Wehr zu setzen, während sich unsere psychotischen Kinder gegen die sie beherrschenden Zwänge auflehnten und sie zu bekämpfen suchten.

Zwangssymptome können ebenso wie Depersonalisationserscheinungen (J. E. MEYER, 1957) der schizophrenen Psychose vorausgehen oder gleich zu Beginn in Erscheinung treten, wie es bei 5 Patienten der Fall war und worauf bereits früher (1969) hingewiesen worden ist. Sie sind dann flüchtig, verschwinden bald und werden von anderen psychotischen Symptomen ersetzt. Andererseits können Zwangssymptome aber auch jahrelang die Psychose begleiten oder sogar verdrängen und eine Art *protektive Wirkung* gegen psychotische Desintegration entfalten (EGGERS, 1968, 1969; SPIEL, 1955; STENGEL, 1959). Zeitweise kann es allerdings durchaus so sein, wie FOSSI (1962) und GEBSATTEL (1937) feststellen, daß der hinzutretende schizophrene Wahn für den Zwangskranken geradezu als eine Befreiung von seinen quälenden absurden Zwangsgedanken empfunden wird. Dies konnte gerade in jüngster Zeit bei einem jetzt 28jährigen und bei Psychosebeginn 11jährigen Patienten beobachtet werden.

Im Gegensatz zu WIECK wurden bei unseren Patienten bereits vor dem 10. Lebensjahr eindrucksvolle und vielgestaltige Zwangssymptome registriert. Ähnlich berichten auch BRUNSWICK, LAROCHE, LESTANG-GAULTIER, SIMSON, SPIEL, TSCHECHOWA und USCHAKOV über Zwangsmechanismen als Frühsymptome kindlicher Schizophrenien, wobei sie sich zunächst in Form von Iterationen, Stereotypien und anderen motorischen Zwangsbewegungen manifestieren und erst später einen komplizierteren, rituellen Charakter annehmen (USCHAKOV). AJURIAGUERRA beschreibt zwanghafte Impulshandlungen und Phobien, die im präpsychotischen Zustand als unzulängliche Verteidigungsmechanismen gegen die drohende Psychose fungieren und zu einer Art „obsessionnalisation du comportement" führen.

Die hereinbrechende Psychose erzeugt *Angst*, die bei unseren Patienten mit Zwangssymptomen sehr deutlich ausgeprägt war und sicher auch für die *Genese* von Zwangssymptomen mitverantwortlich ist (EGGERS, 1968; REMSCHMIDT, 1970; TASCHEV, 1970).

Auf die angstbedingte *Affinität* eines 11jährigen schizophrenen Jungen mit sehr mannigfaltigen und die Psychose über Jahre hinweg beherrschenden Zwangshandlungen, -befürchtungen und -vorstellungen *zu magischen Erlebnisweisen* wurde bereits früher (1969) hingewiesen. PETRILOWITSCH (1969) hält diese Affinität des Zwangskranken zu magischen Erlebnisweisen „nicht für ein konstituierendes Merkmal der Zwangsvorgänge, sondern für eine Reaktion auf diese". U. E. ist jedoch diese Affinität ebenso als Reaktionsform auf den Psychoseeinbruch erklärbar, der das „Gefühl des Ausgeliefertseins an das Wirken höherer Mächte" (PETRILOWITSCH, 1956) mindestens in gleichem Maße zu fördern vermag wie Zwangsvorgänge. Auf die Neigung anankastischer, aber nicht psychotischer Kinder zu einer magisch-animistischen Weltbetrachtung, haben DÜHRSSEN (1968), FEDOR-FREIBERG (1964) und STUTTE (1963, 1969) aufmerksam gemacht.

Die im Rahmen schizophrener Psychosen des Kindesalters und der Präpubertät auftretenden Zwangssymptome unterschieden sich nicht grundsätzlich von jenen bei anderen Psychosen, Zwangsneurosen, psychasthenischen Psychopathien, beim paranoischen Syndrom (BERNER, 1965) oder bei postencephalitisch bedingten organischen Zustandsbildern (MAYER-GROSS u. STEINER, 1921). Zwangsphänomene sind also ubiquitärer Natur (BINDER, 1936; EGGERS, 1968). Die Ansicht von KAILA (1949), daß der Charakter schizophrener Zwänge farb- und affektloser als bei Zwangsneurosen sei und die Patienten kaum quäle, so daß sie ihren Zustand nicht als Krankheit empfinden, kann aufgrund der vorliegenden Beobachtungen nicht allgemein bestätigt werden, bei einigen Patienten war das Gegenteil der Fall.

Zwangssymptome können zumindest streckenweise so sehr das klinische Bild beherrschen, daß eine Zwangsneurose vorgetäuscht wird, wie es bei einem der 6 Patienten vorkam und wie dies auch von LAROCHE (1961), MURAMATSU (1962) und SPIEL (1961) beschrieben worden ist. BRUNSWICK (1928) untersuchte einen im Alter von 23 Jahren von FREUD behandelten Patienten („Wolfram") nach, der erstmalig im 3. Lebensjahr auffällig geworden war und im Alter von 4 Jahren eine Zwangsneurose entwickelte. FREUD hat diesen Fall 1926 ausführlich in seiner Arbeit „Geschichte einer infantilen Neurose" dargestellt. BRUNSWICK stellte später bei dem Patienten die Diagnose einer schizophrenen Defekt-Psychose wegen seines autistisch-verschrobenen Verhaltens mit Schwunglosigkeit, Initiativeverlust und Unfähigkeit zu zielgerechter Arbeit und wegen seiner grotesk anmutenden hypochondrisch-paranoiden Wahnideen (er glaubte beispielsweise, er sei das Opfer einer durch Elektrolyse hervorgerufenen Entstellung der Nase geworden).

Wegen dieser *Wechselbeziehung* zwischen einmal mehr zwangsneurotischem und einmal mehr paranoidem Anstrich der durch Zwangssymptome gekennzeichneten Psychosen, wurden diese Formen von HOCH u. POLATIN (1949) als „pseudoneurotisch" beschrieben. Auch ALDERTON (1966), RISTIC u. WOLF (1966) sowie ZEC (1966) sprechen von pseudoneurotischen Schizophrenien, wenn neben psychotischen Symptomen Zwänge und Phobien im Vordergrund stehen. Mit dem Begriff „pseudoneurotische Schizophrenie" soll nicht ein Übergang von Zwangsneurose in Schizophrenie charakterisiert werden, den es zweifellos gibt (BRUNSWICK, LAROCHE, CHR. MÜLLER), sondern er charakterisiert eine eigene Unterform schizophrener Zustands-Verlaufstypen. Genetisch wäre diese Unterform durch Abwandlung des schizophrenen Grundprozesses durch Zwänge und Phobien und andere neurotische Mechanismen zu verstehen, die als Abwehr- und Reparationsvorgänge fungieren. Von solch einer Unterform kann natürlich nur dann gesprochen werden, wenn Zwangssymptome und Phobien wirklich bildbeherrschend sind und dies auch zumindest über große Verlaufsstrecken hinweg bleiben. Flüchtige Zwangssymptome, wie sie bei 5 Patienten und dort nur zu Beginn der Psychose auftraten, konstituieren noch keine pseudoneurotische Schizophrenie. Dabei stellt letztere noch keine selbständige syndromatische oder nosologische Einheit dar, sondern sie erscheint uns ebenso wie andere Unterformen schizophrener Psychosen nur eine mehr oder weniger deutlich von der Vielfalt möglicher Zustands- und Verlaufsbilder sich abhebender Prägnanztyp (vgl. auch Kapitel 5.11.3.).

Neben Zwangsmechanismen stellt nach SIMKO (1968) die cönaesthetisch-hypochondrische Verarbeitung eine der beiden am häufigsten vorkommenden „Larvierungstypen" der schizophrenen Psychose dar. Sie können, wie es bei einem der 6 Patienten der Fall war, innerhalb ein- und desselben Krankheitsverlaufs auftreten. Diese Umformungen und Larvierungen sind nur möglich, wenn bereits die *Primärpersönlichkeit* besondere Züge aufweist, die bei unseren Patienten global als seelisch-asthenisch oder schizothym charakterisiert werden können („still, scheu, zurückhaltend, selbstunsicher, ängstlich, einzelgängerisch"). Hinter ihnen verbirgt sich in diesem Fall die Fähigkeit zu einer besonderen Verarbeitungsweise schizophrener Erlebnisse, die summarisch als „pseudoneurotisch" beschrieben werden kann. Dieser Verarbeitungsweise in Form von Zwängen und Phobien, die als Verteidigungs- und Abwehrmechanismen dienen, kommt möglicherweise eine gegenregulatorische Kraft zu, die gegen den an sich ungünstigen Einfluß schizoider Charakterzüge auf den Verlauf schizophrener Psychosen gerichtet ist und ihn wenigstens teilweise abschwächt. Auch JAHRREISS (1926) konnte bei 6 von 16 schizophrenen Patienten mit im Verlauf der Psychose auftretenden Zwangserscheinungen ähnliche wie die oben beschriebenen Persönlichkeitszüge feststellen, wie sie übrigens auch bei Patienten mit einer anankastischen Depression zu beobachten sind (LAUTER, 1962).

5.11.2. Zeitliches Auftreten von Wahnsymptomen und Halluzinationen und deren Weiterentwicklung innerhalb der einzelnen Verläufe

5.11.2.1. Akute Verlaufsweisen

Bei den akut-rezidivierenden Verläufen traten Wahnsymptome und/oder Halluzinationen stets bereits im 1. Schub auf; 4 von ihnen wiesen während des gesamten Psychoseverlaufs ausschließlich Wahnideen neben sonstigen psychotischen Symptomen auf, jedoch keine Halluzinationen. Dagegen kamen in einem anderen Verlauf keine Wahnsymptome, jedoch Halluzinationen und sonstige schizophrene Phänomene vor. 5 andere akut-rezidivierende Verläufe begannen u. a. mit Wahnideen bei Fehlen von Halluzinationen, die erst später — nach 2—4 Jahren — erstmalig auftraten. 4mal kamen bei Psychosebeginn Halluzinationen ohne Wahnsymptome vor, sie waren cönaesthetischer, optischer und akustischer Natur. Wahnideen traten in diesen 4 Verläufen erst 1—3 Jahre später auf. Bei den übrigen akut-rezidivierenden Erkrankungen traten Wahnsymptome *und* Halluzinationen gemeinsam gleich zu Beginn in Erscheinung.

Im *Initialstadium* der akut-rezidivierenden Psychosen kamen bereits mannigfaltige Wahnformen vor, die paranoischen und hypochondrischen Themen standen dabei im Vordergrund. Dreimal traten bereits in diesem Krankheitsstadium Sendungsideen auf. 3 der 6 Mädchen mit einem „Schwangerschaftswahn" hatten bereits zu Beginn ihrer Erkrankung, während des 1. Schubes, die Wahnvorstellung, ein Kind zu bekommen, sie waren zu diesem Zeitpunkt 12, 13 und 14 Jahre alt. Bei den 3 anderen Mädchen trat dieser Wahn im 2. (Alter: 17 Jahre), 3. (Alter: 17 Jahre) und 4. Schub im Alter von 16 Jahren auf.

Bei den häufig rezidivierenden Verläufen kam es innerhalb ein und desselben Psychoseverlaufs in 7 Fällen zu einem *Wechsel* der Wahnthematik, sei es vom Paranoiden (Beziehungs-, Bedrohtheits-, Verfolgungs- und Beeinträchtigungsideen) zum Depressiven (Minderwertigkeits-, Versündigungs-, Selbstbeschuldigungs-, Verarmungs-, Selbstentwertungsideen), wie es in 3 Fällen vorkam, oder vom Paranoiden zum Hypochondrischen und wieder zurück zum Paranoiden (1 Fall). Die Richtung ging teilweise auch vom vorwiegend Hypochondrischen zum Paranoiden (2 Fälle). Ein Verlauf entwickelte sich vom Depressiven (3 Schübe lang ausschließlich Selbstbezichtigungsideen) über ein hypochondrisches Stadium in Richtung des Paranoiden. Die Halluzinationen waren bei dieser Patientin zunächst optischer, dann akustischer und zuletzt olfaktorischer Natur (Erkrankungsbeginn: 12 Jahre, Katamnesenfrist

24 Jahre). In allen 7 Verläufen kamen teilweise gleichzeitig, teilweise intervallär neben paranoiden, hypochondrischen und depressiven Inhalten auch andere Wahnthemen wie Beeinflussungs- und Vergiftungsideen, religiöse, Sendungs-, Größen- und Erfindungsideen, eingebildete Schwangerschaft und transitivistische Depersonalisationserlebnisse vor.

Relativ konstant dagegen war die Wahnthematik in 12 Fällen. Bei 8 Patienten blieben die Wahninhalte von Anfang an bunt und variationsreich. Trotz jahrelangen Verlaufs verloren sie weder an phänomenologischem Reichtum noch an Dynamik. Die mittlere bisherige Verlaufsdauer lag bei 16, die kürzeste bei 10 und die längste bei 20 Jahren. In 3 Fällen war die sehr reichhaltige und vielgliedrige Wahnsymptomatik paranoid-hypochondrisch-depressiver Natur, während des gesamten bisher zu überblickenden Krankheitsverlaufs kamen nebeneinander paranoide, hypochondrische und depressive Wahnideen vor. 3 Patienten wiesen eine vorwiegend paranoide und 2 Patienten eine überwiegend hypochondrische Wahnthematik auf, die gleichfalls durch den gesamten bisher zu überblickenden Psychoseverlauf konstant blieb.

Bei den restlichen 4 Patienten dagegen war es mit zunehmender Krankheitsdauer zu einer Verdünnung der Wahnsymptomatik gekommen, d. h. die Entwicklung lief vom phänomenologisch Reichhaltigen, Bunten zum Einfachen, Farblosen. Die Katamnesenfristen betrugen bislang 15, 16, 17 und 19 Jahre. Während die anfängliche Wahnsymptomatik variationsreich, meist paranoid-depressiv-hypochondrischer Natur war, verlor die Wahnsymptomatik im Verlauf der Psychose immer mehr an Profil. Bei 2 Patienten ging die Richtung ins Depressive, bei einem Patienten waren die Wahnsymptome nurmehr rein hypochondrischer Natur und bei dem letzten Patienten dieser Gruppe verflüchtigten sich die Wahnsymptome bis auf gelegentliche Beeinträchtigungsideen fast gänzlich.

Die Halluzinationen waren am häufigsten akustischer (30mal) und optischer (22mal) Natur, demgegenüber traten die cönaesthetischen (sie waren am dritthäufigsten), die olfaktorischen und haptischen (sie waren am seltensten) zurück. In 35 der 42 akut-rezidivierenden Verläufe kamen Halluzinationen, meistens in wechselnder Kombination miteinander vor. In 7 der 35 Verläufe waren die Halluzinationen monosymptomatisch, einmal ausschließlich optischer und bei 6 Patienten nur akustischer Natur, davon einmal während 10 aufeinanderfolgenden psychotischen Schüben konstant nachweisbar!

In 12 Verläufen blieben Wahnsymptome und Halluzinationen während des gesamten Psychose-Verlaufs nebeneinander bestehen (mittlere Katamnesendauer 16,5 Jahre). Bei 3 anderen Patienten blieben Halluzinationen bislang bestehen (Katamnesenfrist 12, 18 und 20 Jahre), während die Wahnsymptome nach dem 1., 2. und 3. Schub sistierten. Umgekehrt sistierten in 5 Fällen die Trugwahrnehmungen (4mal nach dem 2., 1mal nach dem 3. und 1mal nach dem 4. schizophrenen Schub), während die Wahnsymptome bislang fortbestehen (mittlere Katamnesenfrist 15 Jahre). Bei einem Patienten traten Wahnsymptome und Halluzinationen nur während des 1. Schubes auf, Wahnsymptome kamen im weiteren Psychoseverlauf (insgesamt 5 Schübe) überhaupt nicht mehr, Halluzinationen nur nochmals im 4. Schub vor. Umgekehrt lagen die Verhältnisse bei einem weiteren Patienten, bei dem Wahnsymptome und Halluzinationen während der ersten beiden Schübe gemeinsam auftraten, wonach lediglich im 7. Schub nochmals flüchtige Wahnideen vorkamen, die übrigen 8

schizophrenen Schübe entbehrten produktiv-psychotischer Symptome (Katamnesenfrist 16 Jahre).

5.11.2.2. Schleichende Verlaufsformen

Nur einer der 15 schleichenden Psychose-Verläufe wies niemals Wahnideen oder
Halluzinationen auf, sondern nur „negative", unproduktive Symptome, die jedoch
zunächst ein sehr wechselvolles und faszinierendes psychotisches Bild ergaben, das
dann mit zunehmender Krankheitsdauer eintöniger wurde (Erkrankungsbeginn: 10.
Lebensjahr). Im Verlauf einer Psychose mit Manifestationsbeginn im 9. Lebensjahr
traten nur einmal, 5 Jahre danach, flüchtig Größen- und leibhypochondrische Ideen
auf. Auch bei 2 weiteren Erkrankungen kamen ausschließlich Wahnideen vor: in
einem Fall ging die Entwicklung von anfänglichen Minderwertigkeitsideen im Alter
von 11 Jahren in Richtung von Beziehungsideen im Alter von 18 Jahren (Katamnesenfrist: 8 Jahre). Ein bei Erkrankungsbeginn 14jähriger Junge litt zunächst unter
Verfolgungs-, später unter Beziehungs- und schließlich unter Selbstbeschuldigungs-,
Nichtigkeits- und hypochondrischen Wahnideen, während seit dem 24. Lebensjahr
etwa nur noch hypochondrische Wahnthemen bildbeherrschend sind (Katamnesenfrist 19 Jahre).

4 Verläufe begannen mit Wahnsymptomen, auf die später Halluzinationen folgten (in einem zeitlichen Abstand von 1, 4, 5 und 8 Jahren). Nur bei einem im 9. Lebensjahr erkrankten Patienten mit schleichendem Psychose-Verlauf traten Halluzinationen auf (mit 13 Jahren), bevor sich Wahnideen manifestierten (mit 14 Jahren).

Die restlichen 6 schleichenden Verläufe waren durch gleichzeitiges Auftreten von
Wahnsymptomen und Trugwahrnehmungen gekennzeichnet, davon nur einmal unmittelbar mit Beginn der psychotischen Entgleisung im Alter von 10 Jahren. Bei den
anderen 5 Patienten lag ein zeitliches Intervall von jeweils 1, 2, 3, 6 und 8 Jahren
zwischen Psychosebeginn und (gemeinsamer) Erstmanifestation von Halluzinationen
und Wahnsymptomen.

Bei 8 Patienten waren die Halluzinationen nur akustischer, bei zwei weiteren
akustischer und optischer Natur. Eine Patientin litt unter akustischen, optischen und
cönaesthetischen Halluzinationen. Optische und cönaesthetische Halluzinationen waren auf die ersten 1—3 Jahre nach Manifestationsbeginn beschränkt, während akustische Halluzinationen bis zu 20 Jahre lang andauernd nachweisbar blieben!

Ein *Wechsel* in der Wahnsymptomatik war nur in 3 Fällen zu beobachten: einmal
vom Paranoiden zum Hypochondrischen innerhalb von 9 Jahren (bisherige Beobachtungszeit 19 Jahre), einmal in einem Zeitraum von 3 Jahren von Sendungs- und
Größenideen zu paranoiden Wahnsymptomen, die seit 11 Jahren beständig sind, und
bei einem 3. Patienten vom Depressiven zum Paranoiden (Katamnesenfrist 8 Jahre).
Bei 10 Patienten blieben die Wahnthemen dagegen weitgehend konstant.

5.11.2.3. Diskussion

Bemerkenswert ist also das oft späte Auftreten von Wahnideen und Halluzinationen bei den schleichenden Verläufen, erst Jahre nach Psychosebeginn, während
bei den akuten Verlaufsformen das Einsetzen der Psychose mit der Erstmanifestation
von Wahnsymptomen und Trugwahrnehmungen bis auf wenige Ausnahmen zusam-

menfällt. Phänomenologisch sind die Wahnproduktionen und Halluzinationen ebenso wie deren Verlaufsdynamik bei den akuten Verlaufsweisen im allgemeinen bewegter als bei den schleichenden, wenn man von den akut-psychotischen Exacerbationen bei den von JANZARIK beschriebenen psychotisch akzentuierten Wesensänderungen mit später manifester psychotischer Entgleisung absieht (3 Verläufe). Immerhin erreichen 6 der 12 übrigen schleichenden Verläufe noch innerhalb des ersten Jahrzehnts Phasen lebhafter psychotischer Aktivität mit einer Akzentuierung der paranoid-halluzinatorischen Thematik! Diese Zeiten bewegt-florider Aktivität sind jedoch in ihrer zeitlichen Begrenzung kürzer als bei den akut-rezidivierenden Verläufen und entsprechend dem chronischen Gesamtcharakter der Verlaufstypen nicht episodenhaft bzw. schubweise abgrenzbar.

Eine bevorzugte Verlaufsrichtung vom Wahn zur Halluzinose, wie sie JANZARIK (1968) und SCHIMMELPENNING (1965) bei ihren Verlaufsstudien beobachten konnten, fand sich nur in 4 Fällen. 3mal handelte es sich um akut-rezidivierende, 1mal um eine schleichende Verlaufsform. Die isolierten Halluzinosen dauerten bislang maximal 15 Jahre bei einem Gesamtverlauf von 12, 15, 18 und 2mal je 20 Jahren. Diesen 4 sich in einem „Prozeß zunehmender Ausgliederung psychotischer Krankheitsvorgänge" (PETRILOWITSCH, 1969) in Richtung einer Halluzinose entwickelnden Psychosen stehen jedoch 5 akut-rezidivierende Verläufe entgegen, bei denen Halluzinationen im Laufe der Zeit völlig verschwanden und Wahnsymptome ganz die Vorherrschaft gewannen bei sonst bunter psychopathologischer Symptomatik. Die Beobachtungszeit lag bei diesen 5 Fällen zwischen 10 und 20, im Mittel bei 15 Jahren. Bei den schleichenden Psychosen war eine solche Verlaufsrichtung nicht zu erkennen, jedoch kamen unter ihnen 2 langjährige Verläufe mit dominierenden Wahnideen ohne halluzinatorische Symptomatik vor. Es mag sein, daß die im Vergleich zu JANZARIK und SCHIMMELPENNING unterschiedlichen Befunde durch verschieden lange Beobachtungszeiten bedingt sind; sie betrugen bei den Untersuchungen von JANZARIK über 20 Jahre. Andererseits mag hierin eine Verlaufsbesonderheit kindlicher und präpuberaler Schizophrenien gegenüber den Spätformen liegen. Relativ groß ist auch die Zahl der von uns katamnestizierten Verläufe, in denen bislang ununterbrochen Halluzinationen und Wahnsymptome gemeinsam auftreten (18 Verläufe).

Übereinstimmend mit JANZARIK konnte eine Dominanz der akustischen Halluzinationen gefunden werden, sowohl was die Häufigkeit im allgemeinen als auch die monosymptomatischen Formen im speziellen betrifft. Die 4 Dauerhalluzinosen im Spätstadium der Erkrankung waren alle akustischer Natur. Dagegen kamen am Anfang auch sehr häufig optische Halluzinationen vor, es scheint hier eine Altersabhängigkeit vorzuliegen, wie sie auch von JANZARIK (1968) beobachtet wurde.

Als das häufigste *Schicksal* des Wahns wird von JANZARIK (1968) der „Untergang in die halluzinatorische Verworrenheit" bezeichnet, wobei der „halluzinatorische Erscheinungswechsel" für gewöhnlich die „inhaltliche Kontinuität verlorengehen oder doch untergehen" läßt. Bei den 4 Verläufen, in denen die Wahnsymptomatik durch Halluzinationen schließlich ganz verdrängt wurde, konnte dies bestätigt werden.

Das war jedoch nicht das übliche. Wenn Halluzinationen mit Wahnideen zusammen vorkamen, so erschienen beide auch im 2. oder 3. Jahrzehnt der Erkrankung als „gleichberechtigte Partner".

Was das Schicksal wahnhafter Einzelthemen betrifft, so zeichneten sie sich bei 14 Patienten durch Beständigkeit aus, sie blieben bislang bis zu 22 Jahre im wesentlichen unverändert bestehen. Dies traf bei den untersuchten Krankheitsverläufen insbesondere für hypochondrische und paranoide Themen zu. 9 andere Patienten dagegen produzierten immer wieder neuartige Themen reichhaltigster Symptomatik, ebenfalls oft über 1—2 Jahrzehnte hinweg.

5.11.3. Unterformen

44 der 57 kindlichen und präpuberalen Psychosen entsprachen dem *paranoid-halluzinatorischen Typ.* 3 von ihnen entwickelten sich schließlich in Richtung einer *cönaesthetischen* Unterform, wie sie von HUBER (1957) herausgearbeitet worden ist. Bei den 3 Patienten waren bereits zu Beginn, im Alter von 10, 12 und 13 Jahren eindrucksvolle cönaesthetische Halluzinationen vorhanden, wurden aber anfänglich von anderen Halluzinationen und mannigfaltigen Wahnsymptomen komplettiert. 2 Verläufe waren *kataton-stuporös,* der eine davon wies nur zu Beginn ganz flüchtige paranoide Inhalte auf. Ein Verlauf entsprach einer Dementia simplex ohne Wahnsymptome und Trugwahrnehmungen. 3 reine *hebephrene* Verlaufstypen kamen vor, 2 weitere hatten hebephren-paranoiden, einer hebephren-katatonen Charakter. 2 Patientinnen litten unter häufig rezidivierenden, jeweils bis zu einem Jahr anhaltenden psychotischen Episoden mit mannigfaltigen, wechselvollen *Wahnideen* und zahlreichen verschiedenartigen anderen psychotischen Symptomen wie Stereotypien, Maniriertheit, Negativismus, Ambivalenz, Ambitendenz, Depersonalisations- und Derealisationserlebnissen, Angst- und Verstimmungszuständen mit Bedrohtheitserlebnissen, Ich-Erlebensstörungen sowie einzelnen katatoniformen Erregungs- und Stuporzuständen. Beide Verläufe können somit nicht als rein paranoide Formen bezeichnet werden, ebensowenig wie die sich in Form von 2 psychotischen Episoden manifestierende Psychose eines bei Erkrankungsbeginn 13jährigen Jungen, die durch folgende Symptome gekennzeichnet war: Stupor mit Nahrungsverweigerung, Mutismus, Negativismus, Initiativeverlust und Vergiftungsideen (erste Episode) sowie durch religiöse Wahnstimmung, Unruhe, Angst, Schlaflosigkeit, Logorrhoe, Denkzerfahrenheit, kataton-stuporöse Zustände mit Katalepsien, Mutismus, Negativismus, Stereotypien, Grimassieren und Kotschmieren (2. Episode, 1 Jahr später; 16jährige rezidivfreie Phase). Bei einem weiteren Patienten schließlich kamen bislang ebenfalls nur 2 Episoden stuporösen Charakters vor (Katamnesenfrist 18 Jahre), die aber von akustischen und optischen Halluzinationen begleitet waren, während Wahnsymptome ganz fehlten.

Die zuletzt beschriebenen Verläufe, die sich nur schwer in die vier geläufigen Untertypen der Schizophrenie zwingen lassen, bestätigen die von HUBER u. JANZARIK vertretene Ansicht, daß sog. Unterformen nicht mehr darstellen als mehr oder weniger prägnante Typologisierungsversuche aus einer „fließenden Mannigfaltigkeit von Verlaufsgestaltungen" (HUBER, 1967) bzw. besonders „plastische Kombinationsformen an den Endpunkten und Schnittpunkten von *Übergangsreihen*" (JANZARIK, 1968). *Rein paranoide* Formen kamen bei unseren Verläufen in Übereinstimmung mit den Erfahrungen von K. LEONHARD und D. WEBER bei kindlichen und präpuberalen Schizophrenien *nicht* vor.

Der Verlauf der untersuchten Schizophrenien bestätigt auch die Untersuchungsergebnisse von JANZARIK (1961, 1968), daß die paranoid-halluzinatorische Form am häufigsten ist und zahlreiche Unterformen schizophrener Psychosen schließlich in die wahnhaft-halluzinatorische Grundform übergehen oder sie wenigstens phasenweise durchlaufen. Unter den 44 als paranoid-halluzinatorisch eingestuften Verlaufsweisen befanden sich 5, die anfänglich ein hebephrenes Bild boten, bevor es eindeutig paranoid-halluzinatorischen Charakter annahm. Ein Verlauf war jahrelang durch eigenartige Zwangssymptome verschiedenster Art und Ritualhandlungen gekennzeichnet bei Fehlen von Wahnideen, Halluzinationen und Denkstörungen, bevor er in eine mehrere Monate lang anhaltende akute paranoid-halluzinatorische Episode katatoner Prägung einmündete. Auch ein zunächst als cönaesthetisch imponierendes psychotisches Krankheitsbild ging im Verlauf von 20 Jahren schließlich in eine paranoid-halluzinatorische Psychose über.

Die von WIECK aufgrund von Querschnittsstudien bei 16 kindlichen und präpuberalen Schizophrenien gewonnene Erkenntnis, daß präpuberale Schizophrenien vorwiegend hebephren-katatonen Charakter haben, kann aufgrund der eigenen Erhebungen nicht bestätigt werden. Überraschend hoch sind auch die von ANNELL aufgrund ihrer Verlaufsuntersuchungen gewonnenen Zahlen über die Häufigkeit hebephrener, einfacher und katatoner Schizophrenieformen bei 43 schizophrenen Kindern: 12 Schizophrenia simplex-Verläufe, 7 Hebephrenien, 12 Katatonien, 8 periodische Katatonien und 4 „Mischformen". Diese erheblichen Unterschiede sind nur durch verschieden angelegte differentialtypologische Maßstäbe bei der Beurteilung und Etikettierung psychotischer Zustandsbilder des Kindesalters zu erklären. Hier zeigen sich Nachteile einer vereinfachenden abkürzenden Rubrizierung psychotischer Zustands-Verlaufsbilder in Unterformen.

Auch über die *prognostische Bedeutung* der Untergruppen schizophrener Psychosen bestehen sowohl hinsichtlich der kindlichen (BACHINA, HIFT, SPIEL, USCHAKOV, VRONO) als auch der Erwachsenen-Schizophrenie (CORNU, LANGFELDT, M. MÜLLER, RUCKDESCHEL) recht unterschiedliche Meinungen. Im allgemeinen werden der katatonhalluzinatorischen Form die relativ besten Heilungsaussichten zugesprochen und die einfachen und hebephrenen Formen als ungünstig angesehen (EVENSEN, HEIMANN, LANGFELDT, LUTZ, M. MÜLLER, V. MÜLLER, RUCKDESCHEL).

Diese Meinungen und Erfahrungen können durch unsere Untersuchungen wegen der kleinen Probandenzahl nur mit Vorsicht unterstützt werden. Die Psychose verlief bei 5 der 6 hebephrenen Formen und bei der Patientin mit einer Dementia simplex sehr ungünstig und führte bei dem 6. Patienten mit einer Hebephrenie nur zu einer befriedigenden Sozialremission. Dies stimmt mit der Ansicht von PETRILOWITSCH (1969, 1970) überein, der auf die günstigere Prognose des „intensiven Krankheitstypus" mit bunten, bewegten psychopathologischen Phänomenen gegenüber den amorphen, blande verlaufenden Psychosen mit „Tiefendimension" hingewiesen hat. Dieser Beurteilung entsprechen auch die Erfahrungen von SADOUN (1957) und STUTTE (1959). Demgegenüber betrachten USCHAKOV (1965) und VRONO (1965) paranoid-halluzinatorisch-katatone Schizophrenieformen des Kindes- und Jugendalters als prognostisch ungünstig, während sie paranoiden und einfachen Formen ähnlich wie BACHINA (1963) und HIFT, HIFT u. SPIEL (1960) eine relativ gute Prognose beimessen. Die gegensätzlichen Auffassungen über die prognostische Valenz sog. Untergruppen schizophrener Psychosen sind einerseits durch unterschiedliche Nomenklaturen und Einteilungskriterien und andererseits durch die verschiedenen Altersgruppen bedingt, an denen die einzelnen Untersucher ihre Ergebnisse gesammelt haben.

5.11.4. Prognostische Bedeutung von Einzelsymptomen

Die Beziehungen zwischen Remissionsweisen und einzelnen psychopathologischen Einzelsymptomen sind in Tabelle 24 zusammengefaßt.

Tabelle 24. Beziehungen zwischen psychopathologischen Symptomen und Remissionsweise

Psychopathologische Symptome	Verlauf	
	günstiger Verlauf (Voll- bis befriedigende Remission)	ungünstiger Verlauf (mäßige bis sehr schlechte Remission)
Wahnideen	25	20
akustische Halluzinationen	21	15
motorische Erregungen	17	17
Stereotypien	5	6
Negativismus	10	9
Denkzerfahrenheit	12	9
Gedankenentzug	6	4
cönaesthetische Halluzinationen	8	7
optische Halluzinationen	16	10
Depersonalisations- und Derealisationserlebnisse	15	5
Wahnstimmung	7	5
Depressive Symptome	8	10

Bei unseren Patienten erwiesen sich lediglich die Symptome Depersonalisationserlebnisse und Derealisationserlebnisse als prognostisch bedeutsam. Bei den günstigen Verläufen kamen Depersonalisationserlebnisse 7mal, Derealisationserlebnisse 8mal vor; bei den ungünstigen Verlaufsformen kamen erstere 3mal, letzere 2mal vor. Der Unterschied erwies sich als statistisch signifikant, wobei die Alternativhypothese mit $\alpha = 0,05$ angenommen wurde. Alle übrigen psychopathologischen Einzelsymptome erwiesen sich nicht als prognostisch bedeutsam, die Unterschiede in der Verteilung bei den günstigen bzw. ungünstigen Verlaufsformen erwiesen sich als statistisch nicht signifikant.

Auch von verschiedenen Autoren als prognostisch ungünstig angesehene Faktoren wie Gedankenentzug, Denkzerfahrenheit, Bedrohtheitserlebnisse, Stereotypien und Negativismus (M. MÜLLER); religiöse und kosmische Erlebnisse, Ambivalenz, gespannter Stupor, Stimmen, die in der 3. Person über den Kranken schlecht reden, leibliche Halluzinationen (ARNOLD); Befehlsautomatie, somatische und hypochondrische Wahnideen (KALINOWKSY) und Beeinflussungsideen, Derealisations- und Depersonalisationserlebnisse (LANGFELDT) kamen bei ungünstigen Verläufen nicht signifikant häufiger vor als bei günstigen. Das Symptom „*Denkzerfahrenheit*", das einheitlich von allen zitierten Autoren als ungünstiges Symptom angesehen wird, war bei den günstigen Verläufen in unserer Probandengruppe sogar häufiger zu beobachten als bei den ungünstigen (Verhältnis 12 : 9!) wie aus Tabelle 24 ersichtlich ist. Ähnlich verhielt sich dies bei den Symptomen *Gedankenentzug* und *Gedankenabreißen* (Verhältnis 6 : 4), die ebenfalls allgemein und von mehreren Forschern (Arnold, Evensen, Langfeldt, M. Müller, Ruckdeschel, Stutte) als prognostisch ungünstig betrachtet werden. Es kann dagegen die Erfahrung von C. Schneider (1942) gestützt werden, daß der Symptomverband des Gedankenentzugs sowohl eine „lebhafte Neigung" zur Ausheilung zeigt, als auch „Zeichen eines fortschreitenden Zerfalls sein kann". *Stereotypien* und *Negativismus*, von Annell, Evensen, Langfeldt, M. Müller und Sadoun in prognostischer Hinsicht als dubiöse Symptome bewertet, fanden sich bei günstigen und ungünstigen Verlaufsweisen fast gleichhäufig. Auch die *cönaesthetischen Halluzinationen* waren auf beide Verlaufsgruppen fast gleich verteilt und konnten deshalb im Gegensatz zu Saaredra nicht als prognostisch ungünstige Zeichen beurteilt werden. *Derealisations- und Depersonalisationserlebnisse*, Symptome, die nach Achte und Langfeldt die Prognose schizophrener Psychosen bei Erwachsenen erheblich verschlechtern, fanden sich bei unseren Patienten mit gutartigem Krankheitsverlauf 3mal so häufig wie bei den schlecht remittierten (s. Tabelle 24). Umgekehrt kamen *depressive Symptome*, die nach Meinung von Jansson u. Alström, King, Nadsharov, Plzak, Sadoun, Shanfield und Vaillant prognostisch günstig sind, bei den schlechten Remissionen etwas häufiger vor als bei den guten Remissionen (Verhältnis 10 : 8).

Die Feststellung, daß psychopathologische Einzelsymptome keine zuverlässigen Kriterien für die Prognosestellung darstellen, deckt sich mit den an Erwachsenenverläufen gewonnenen Erfahrungen von Holmboe u. Astrup (1957) und Huber (1968). Weitbrecht (1968) hält das „für eine ungeheuer aufregende Aussage". Die Allgemeingültigkeit unserer Feststellungen wird natürlich durch die Kleinheit der Zahl eingeschränkt, es ist aber interessant, daß sie mit gut durchgeprüften und zahlenmäßig größeren Beobachtungen wie denjenigen von Holmboe u. Astrup sowie Huber übereinstimmen.

Eine besondere Stellung im Hinblick auf die Prognose nehmen allerdings *Zwangssymptome* ein, die in Übereinstimmung mit Petrilowitsch (1970) überwiegend bei wenig intensiven und protrahierten Verläufen und nur selten in akuten und intensiven Krankheitsphasen vorkamen. Bei den günstigen Verläufen waren sie doppelt so häufig anzutreffen wie bei den ungünstigen. Bereits in früheren Arbeiten (1968, 1969) wurde dargelegt, daß Zwangsphänomenen im Verlauf schizophrener Psychosen eine Art Abwehr- und Schutzfunktion gegen die Gefahr psychotischer Desintegration der Persönlichkeit zukommt, ähnlich wie es auch von Abely, Alderton, Baciocchi, Feldmann, Lebovici, Spiel und Stengel beobachtet worden ist. Pujal, Savy u. Sormani (1967) sprechen sehr anschaulich von einer „cicatrisation d'épisodes psychotiques par obsessionnalisation", von einer Vernarbung psychotischer Episoden durch Zwangssymptome.

Bei einem Patienten, dessen Krankheitsverlauf nunmehr über 17 Jahre beobachtet wird, besteht ein latentes Gleichgewicht zwischen Zwangssymptomen, die streckenweise, alles andere verdrängend, ganz im Vordergrund stehen, und psychotischer Symptomatik, die ebenfalls gelegentlich stärker durchbricht und dabei die Zwangsphänomene mehr in den Hintergrund drängt. Zu einem schweren Persönlichkeitsdefekt ist es bei diesem Patienten ebensowenig wie zu einem prozeßhaft-progredienten Fortschreiten der Psychose bislang gekommen.

Wenn STUTTE (1969) eine „Inadäquatheit und Abstumpfung des Affekts", KALINOWSKY (1948) „affektive und intellektuelle Verblödung", EVENSEN (1904) und LANGFELDT (1956) eine „Verflachung des Gemütslebens" und HARRIS u. NORRIS (1964) „flaches inadäquates affektives Verhalten" als Hinweiszeichen für eine schlechte Prognose werten, so erscheint dies gefährlich aus zweierlei Gründen:

1. Sind die geschilderten Symptome häufig nicht primär psychotischer Natur, sondern sekundäre Auswirkungen der Psychose, nämlich erste Defektzeichen. Es ist aber unsinnig, Defektsymptome als prognostisch bedeutsame Kriterien zu werten, da sie bereits ein „fait accompli" darstellen, den sie somit nicht mehr voraussagen können.

2. Können unmittelbar nach einer psychotischen Episode oder bereits bei deren Abklingen an eine defektive Persönlichkeitsabwandlung erinnernde, aber völlig reversible Verhaltens- und Wesensänderungen im Sinne einer „Reduktion des energetischen Potentials" in Erscheinung treten (affektive Verflachung, Kontakteinbuße, Antriebsverarmung). Dies war bei 4 unserer voll remittierten Patienten der Fall und erwies sich keineswegs als aussagekräftig für den zu erwartenden Remissionsgrad. Eine Patientin sollte auf Antrag der Ärzte wegen der im Anschluß an die akut-schizophrene Psychose bestehenden hochgradigen gefühlsmäßigen Abstumpfung, Gleichgültigkeit, Antriebslosigkeit, Affektlabilität und Kontaktarmut sterilisiert werden! Sie ist nunmehr seit 35 Jahren völlig erscheinungsfrei geblieben und führt ein in jeder Hinsicht ausgefülltes Leben. Solche unmittelbar nach Abklingen einer psychotischen Episode sichtbarwerdende Verhaltens- und Seinsweisen der Kranken dürfen mithin nicht bereits als „Defekt" gewertet werden. Sie sind teilweise als Ausdruck einer „Abwehr einer hohen Verletzlichkeit oder einer besonders intensiven konflikthaften Gefühlsdynamik" (HÄFNER) nach durchgemachter Psychose zu verstehen. Dieser Zustand der Erschöpfung und Ermüdung nach der psychotischen „Entgleisung" (JANZARIK), der mit Antriebsminderung, Beeinträchtigung der Konzentrations- und Leistungsfähigkeit, Kontakterschwernis, innerer Gereiztheit und Unruhe, erhöhter Affektlabilität und Verstimmbarkeit und mit einer Minderung der intentionalen und emotionalen Spannkraft einhergeht und voll reversibel ist, wurde von HEINRICH (1967) als „postremissives Erschöpfungssyndrom" bezeichnet und vom sog. schizophrenen Defekt abgegrenzt. Es stellt *kein* prognostisch ungünstiges Kriterium dar, wie unsere 4 Fälle zeigen, und ist als Reaktionsform in der Remissionsphase befindlicher Kranker auf die durchgemachte Psychose und die damit verbundene vorübergehende Ent-Ordnung des Ich-Welt-Verhältnisses beim Psychotiker zu verstehen.

Phänomenologisch ähnlich können in ihrer Genese ganz andersartige, pharmakogen bedingte depressive Zustandsbilder mit Gehemmtheit, Antriebsminderung und herabgesetzter emotionaler Schwingungsfähigkeit aussehen, wie sie u. a. von HIPPIUS u. SELBACH (1961) bei 20% ihrer mit Perazin behandelten schizophrenen Patienten beobachtet worden sind. Auch sie können verfrüht und voreilig bereits als Defektzeichen verkannt oder fälschlicherweise als prognostisch ungünstige Symptome mißdeutet werden.

5.12. Cyclothyme Prodrome und Phasen

5.12.1. Einleitung

Aufgrund der Verlaufsbeobachtungen bei 57 kindlichen Schizophrenien soll der Frage nachgegangen werden, ob und ggf. in welcher Weise und unter welchen Bedingungen cyclothyme Prodrome und cyclothyme Phasen zu Beginn oder im Verlauf der Erkrankungen aufgetreten sind. Die Erörterungen beschränken sich hierbei auf *rein* cyclothyme Prodrome bzw. Phasen. Sie wiesen *nur* cyclothyme Symptome auf, es fehlten bei ihnen hebephrene, paranoid-halluzinatorische, kataton-stuporöse oder sonstige schizophrene Phänomene. Es blieben also im Rahmen schizophrener Episoden zusätzlich auftretende depressive oder manische Symptome unberücksichtigt, ebenso wie depressive Reaktionen auf eine schizophrene Erkrankung, depressive „postremissive Erschöpfungssyndrome" (HEINRICH, ROTH, STEINBERG et al.), „interremissive Störungen der Vitalgefühle" (GLATZEL), depressive Insuffizienzsyndrome bei abklingenden Schizophrenen (HUBER, JACOB, PETRILOWITSCH) oder depressive Verstimmungen bei chronischen Schizophrenen ohne phasischen Charakter.

5.12.2. Ergebnisse

Eine Übersicht über die im Verlauf der 57 kindlichen Psychosen vorkommenden cyclothymen Phasen und Prodrome gibt Tabelle 25.

Tabelle 25. Cyclothyme Phasen bzw. Prodrome im Verlauf von 57 kindlichen Schizophrenen

Depressive Prodrome	11 Fälle
Manische Prodrome	2 Fälle
Depressive Phasen *vor* Ausbruch der Schizophrenie	7 Fälle
Depressive Phasen *nach* Ausbruch der schizophrenen Psychose	2 Fälle
Manisch-depressive Phasen *vor* Ausbruch der Schizophrenie	4 Fälle

5.12.2.1. Cyclothyme Prodrome

Depressive und manische Prodrome vor dem Einsetzen der schizophrenen Psychose traten insgesamt 13mal auf. *Depressive Prodrome* kamen bei 11 Kindern vor, sie beschränkten sich auf die *akuten* Verlaufsweisen, unabhängig vom Krankheitsausgang. In 4 Fällen trat eine Vollremission ein, bei 7 Patienten kam es nur zu einer mäßigen bis sehr schlechten Sozialremission. Die Prodrome, die manchmal eine asthenisch-leibhypochondrische Komponente aufwiesen, gingen größtenteils kontinuierlich in die schizophrene Psychose über, 2mal jedoch mit einem zeitlichen Intervall von 1—2 Wochen der Psychose voraus. Sie hielten meistens nur wenige Tage, längstens 2—4 Wochen an.

Manische Prodrome wurden 2mal beobachtet, 1mal einige Tage anhaltend und dann in die schizophrene Psychose einmündend, die gut remittierte; im anderen Fall in Form von 3 jeweils im Abstand von 28 Tagen auftretenden und je 3 Tage andauernden manischen Verstimmungen mit Unruhe, Schlaflosigkeit, gehobener Stimmungslage, gesteigertem Antrieb und Sendungs- bzw. Größenideen; unmittelbar an den letzten Verstimmungszustand schloß sich die schizophrene Psychose an, die nach mehreren Wochen voll ausheilte.

In Tabelle 26 sind die 13 cyclothymen Prodrome zusammengefaßt dargestellt. Aus ihr ist ersichtlich, daß nur in einem Fall eine familiäre Belastung mit Erkrankungen aus dem cyclothymen Formenkreis vorlag. Prämorbid cyclothyme Persönlichkeitszüge waren nicht häufiger als auffällige Charaktere. Ebensowenig überwogen günstige Krankheitsverläufe gegenüber ungünstigen.

Tabelle 26. Cyclothyme (depressive und manische) Prodrome: 13 Fälle

	+	∅	Summe
Familiäre Belastung mit Cyclothymien	1	12	13
Prämorbid cyclothyme Persönlichkeiten	6	7	13
günstiger Krankheitsverlauf	6	7	13

5.12.2.2. Cyclothyme Phasen

Außer den Prodromen kamen auch *phasenhaft abgrenzbare Verstimmungszustände* vor, die sich in ihrer Symptomatologie nicht von cyclothym-depressiven Phasen unterschieden. Bei 7 Patienten traten sie *vor Beginn* der schizophrenen Psychose auf und liefen ihr max. 15 Jahre voraus. 4mal traten sie *nur vor Ausbruch* der schizophrenen Psychose auf, in 3 weiteren Verläufen *auch noch später* im Wechsel mit schizophrenen Schüben. Die Defektheilungen überwogen (5 Defektheilungen, 2 Vollremissionen).

Zweimal traten endogen-depressive Phasen erstmalig 7 Jahre *nach Beginn* der schizophrenen Psychose auf, nachdem bereits mehrere schizophrene Schübe und Episoden abgelaufen waren. In einem Fall wechselten dann schizophrene und cyclothyme Episoden einander ab; bislang sind hier noch keine Zeichen einer Persönlichkeitsveränderung aufgetreten (Katamnesenfrist 19 Jahre). Bei dem anderen Patienten haben sich nach insgesamt 4 schizophrenen Schüben im Alter von 14, 15, 17 und 20 Jahren bislang 2 agitiert-somatisierte, hypochondrisch-depressive Phasen manifestiert. Es bestehen hier bereits deutliche Zeichen einer postpsychotischen Persönlichkeitsveränderung (Katamnesenfrist 15 Jahre).

Bei 5 Patienten *wechselten sich manische und depressive Phasen ab, bevor* die schizophrene Psychose ausbrach, die in 3 Fällen zu Defektheilungen führte und nur in einem Fall voll ausheilte.

Wie aus Tabelle 27 hervorgeht, ist die familiäre Belastung mit Cyclothymien auch bei den Schizophrenieverläufen mit vorauslaufenden, nachfolgenden oder unterbrechenden cyclothymen Phasen auffallend gering, während cyclothyme Persönlichkeiten mehr als doppelt so häufig sind als solche mit eher schizoiden primär-charak-

Tabelle 27. Cyclothyme (depressive und manisch-depressive) Phasen: 13 Fälle

	+	∅	Summe
Familiäre Belastung mit Cyclothymien	2	12	13
Prämorbid cyclothyme Persönlichkeiten	9	4	13
Günstiger Krankheitsverlauf	5	8	13

terlichen Zügen. Günstige Krankheitsausgänge sind weniger häufig als ungünstige; d. h. ein Vorwiegen günstiger Verläufe liegt hier sicher nicht vor.

Drei der 57 Schizophrenie-Verläufe sind bisher *in depressive Psychosen übergegangen:* 3, 7 und 8 Jahre nach Psychoseausbruch (Katamnesefristen: 15, 16 und 18 Jahre). Eine familiäre Belastung mit Cyclothymien bestand bei keinem der 3 Patientem, nur eine war prämorbid cyclothym.

Bei den 15 *schleichend-chronischen Schizophrenien* liefen die cyclothymen Phasen dem Einsetzen der Psychose teilweise um Jahre *voraus* (max. 6 Jahre), *ohne später* im Verlauf des schizophrenen Prozesses nochmals aufzutreten. Bei chronischen Defekt-Psychosen mit noch vorhandener, aber wenig florider psychotischer Aktivität kam es in keinem Fall zur Ausbildung echter cyclothymer Phasen; depressive oder submanische Verstimmungszustände hatten dort eher den Charakter dysthymer „Flachwellen" (HUBER), es fehlten gleichsam „Kraft" und Penetranz, die den vor Beginn des schizophrenen Prozesses auftretenden cyclothymen Phasen noch eigen waren.

5.12.3. Folgerungen aus dem Vorkommen cyclothymer Prodrome und Phasen bei den besprochenen Schizophrenie-Verläufen

In Tabelle 28 sind die cyclothymen Prodrome und Phasen nochmals zusammengefaßt dargestellt. Wie aus ihr zu ersehen ist, ließ sich bei Psychoseverläufen mit cyclothymen Prodromen oder Phasen weder ein eindeutiges Überwiegen von Primärpersönlichkeiten finden, bei denen man eine Affinität zu cyclothymen Phasen bzw. Psychosen erwarten könnte, noch war ein Dominieren cyclothymer Psychosen in der Ascendenz der Patienten festzustellen. Auch verliefen die Schizophrenien mit cyclothymen Phasen und Prodromen keineswegs günstiger als die übrigen untersuchten schizophrenen Psychosen.

Tabelle 28. Cyclothyme Prodrome und cyclothyme Phasen: 26 Fälle

	+	∅	Summe
Familiäre Belastung mit Cyclothymien	3	23	26
Prämorbid cyclothyme Persönlichkeiten	15	11	26
Günstiger Krankheitsverlauf	11	15	26

Es kann somit festgestellt werden, daß sich *kindliche und präpuberale Schizophrenien mit cyclothymen Phasen bzw. Prodromen* von Schizophrenien *ohne* cyclothyme Episoden weder in prognostischer, verlaufstypologischer und erbbiologischer Hinsicht unterschieden noch eindeutige Unterschiede in der prämorbiden Charakter- und Persönlichkeitsstruktur der Patienten bestanden.

5.12.4. Diskussion

Während im Verlauf schizophrener Psychosen des Erwachsenenalters bereits von KRAEPELIN, E. BLEULER, GAUPP und LANGE sowie später auch von anderen Autoren (ARNOLD, M. BLEULER, E. KRETSCHMER, MENNINGER-LERCHENTAL, PETRILOWITSCH, RENNERT, WEITBRECHT et al.) das Vorkommen cyclothymer Phasen beschrieben worden ist, wird hierzu in Verlaufstudien kindlicher Schizophrenien nur selten oder gar nicht Stellung genommen. Demgegenüber ist auf die Tatsache, daß manisch-depressive Psychosen des Kindesalters später in Schizophrenien übergehen können, wiederholt hingewiesen worden (ANNELL, NISSEN, PAWLITZKI, REMSCHMIDT, v. STOCKERT, STUTTE, VILLINGER). CORBOZ (1958), CREAK (1937) und WIECK (1965) bestreiten das Vorkommen cyclothymer Phasen oder Prodrome vor dem 12. Lebensjahr überhaupt. HEUYER beschrieb zwar depressive Phasen, die im Rahmen kindlicher Schizophrenien auftraten, rechnete sie aber als „états de depressions atypiques" bei akutem Verlauf mit günstigem Krankheitsausgang nicht zu den kindlichen Schizophrenien. Ebenso wie bei unseren 57 Probanden sind von SCHAMANINA (1966), SPIEL (1961), SSUCHA-REWA (1932) und USCHAKOV (1967) bei vor dem 14. bzw. 15 Lebensjahr erkrankten schizophrenen Patienten der Psychose vorausgehende oder mit ihr einsetzende depressive oder manische Verstimmungszustände beobachtet worden.

Die Bedeutung depressiver und manischer Prodromalerscheinungen als mögliche kindliche Reaktionsweisen auf die einbrechende Psychose ist bereits in Kapitel 5.10. diskutiert worden. Deshalb sei hier nicht mehr darauf eingegangen. Bemerkenswert ist, daß sie unabhängig von der prämorbiden Persönlichkeitsstruktur auftreten, zumindest ist ihr Auftreten in unserem altersselektionierten Patientengut nicht an eine prämorbid cyclothyme Charakterartung gebunden.

Bei den cyclothymen Phasen kamen prämorbid cyclothyme Persönlichkeitsmerkmale immerhin bei 62% der 13 Patienten vor. Es ist daher nicht auszuschließen, daß einer prämorbid cyclothymen Persönlichkeitsstruktur vielleicht doch ein die Manifestation „cyclothymer Wellen" (H. H. MEYER) im Verlauf kindlicher Schizophrenien begünstigender Einfluß zukommt. Diese Vermutung kann jedoch aufgrund der kleinen Zahl nur mit aller Vorsicht getroffen werden.

Erbgenetische Gesichtspunkte spielten jedoch, das kann sicher gesagt werden, bei der Manifestation cyclothymer Prodrome und Phasen keine Rolle. Unsere Untersuchungsbefunde bestätigen vielmehr die Ansicht von ANGST, daß Psychosen, die manisch-depressiv beginnen und als Schizophrenien enden, sowie Psychosen mit gleichzeitigem Vorkommen von cyclothymen und schizophrenen Symptomen aufgrund des Familienbildes den Schizophrenien näherstehen als den Cyclothymien.

Bei 2 Patienten dürfte die durch Pharmako-Therapie geförderte Ablösung schizophrener Symptome durch depressive Erscheinungsweisen eine Rolle gespielt haben, wie dies bei Erwachsenen-Schizophrenien u. a. von BATTEGAY, HIPPIUS u. SELBACH, KRANZ, PETRILOWITSCH, SCHMITT und ZISKIND beschrieben worden ist. In einem weiteren Fall handelte es sich jedoch um einen Spontanverlauf; die Reduzierung schizophrener Psychosen auf symptomarme, vital-depressive Basis-Syndrome kann auch unabhängig von einer Psychopharmako-Therapie auftreten (HUBER, 1967).

Weit häufiger zeigte sich jedoch die umgekehrte Verlaufsrichtung: der Trend vom „Affektiven zum Schizophrenen" (WEITBRECHT, 1966) war in unserem Probandengut größer als umgekehrt. Offenbar alteriert der schizophrene Grundprozeß die noch in Reifung befindliche kindliche Persönlichkeit so sehr, daß eine Entwicklung in Richtung depressiver, depressiv-dysthymer, depressiv-hypochondrischer Zustandsbilder weniger häufig vorkommt als im Erwachsenenalter.

Die von E. KRETSCHMER (1955) aufgezeigten 3 Möglichkeiten von „intermediären" Psychosen: erstens, manisch-depressive Phasen mit Übergang in eine schizophrene Prozeß-Psychose; zweitens, kontinuierliche schizophrene Prozesse mit manisch-depressiven Phasen und drittens, remittierender Verlauf mit manisch-depressiven und schizophrenen Phasen konnten auch bei unseren Patienten mit „cyclothymen Wellen" beobachtet werden. Über diese 3 Verlaufsmöglichkeiten hinaus kam bei 3 Patienten der Übergang von schizophrenen in depressive Psychosen vor.

Bestimmte Faktoren, die für den Wechsel von cyclothymer und schizophrener Symptomatik mit ausreichender Wahrscheinlichkeit verantwortlich gemacht werden können, fanden sich in Übereinstimmung mit den Beobachtungen von PAULEI-KOFF (1957) nicht.

Während verschiedene Autoren wie JANSSON u. ALSTRÖM (1968), KING (1971), PLZAK (1966), SCHAMANINA (1966), SADOUN (1957) und VAILLANT (1964) cyclothyme Episoden im Verlauf schizophrener Psychosen des Erwachsenenalters als prognostisch günstige Zeichen werten und andere Forscher solche Verläufe als „Randpsychosen" (KLEIST), „schizophreniforme Psychosen" (LANGFELDT), „formes pseudo-schizophréniques de la mélancholie" (RISER) oder „Pseudo-Schizophrenien" (RÜMKE) mit günstiger Prognose von den prognostisch infausten Prozeß-Schizophrenien im eigentlichen Sinne abgrenzen, zeigten unsere Beobachtungen, daß schizophrene Verläufe des Kindesalters und der Präpubertät mit cyclothymen Prodromen und Episoden nicht günstiger verliefen als die übrigen. Übereinstimmend mit ARNOLD (1966, 1969) und HOFMAN (1969) zeigten die untersuchten Schizophrenie-Verläufe mit zeitweise auftretender cyclothymer Symptomatik keine Abweichungen von der schizophrenen „Kerngruppe", weder in prognostischer, verlaufstypologischer noch erbpathologischer Hinsicht. Schizophrenien mit cyclothymen Phasen stellen also keine eigene Schizophrenie-Variante dar. Die Unabhängigkeit des Auftretens der cyclothymen Episoden von Faktoren wie der prämorbiden Charakterstruktur, der Art der familiären Belastung, peristatischen Momenten und dem Krankheitsausgang spricht für die Endogenität der beschriebenen cyclothymen Phasen und Prodrome. Da sie sowohl bei Prozeß-Schizophrenien mit deletärem Ausgang als auch bei günstig verlaufenden Psychosen, bei akuten und chronischen Verläufen vorkamen, haben sie sich in ihrer Eigengesetzlichkeit als nicht besonders durchschlagskräftig erwiesen. Das Auftreten cyclothymer Phasen im Rahmen endogener Psychosen des Kindesalters und der Präpubertät gibt somit noch keinen Hinweis für den weiteren Psychoseverlauf.

Die Tatsache, daß schizophrene Episoden bzw. Schübe und cyclothyme Phasen gleichzeitig in ein- und demselben Krankheitsverlauf — unabhängig vom Ausgang — vorkommen können, zeigt, daß das Denken in Formenkreisen höchst fragwürdig ist. (EGGERS, 1969). Anstatt „harte künstliche Trennungslinien" (KIEL-HOLZ u. HOLE, 1969) zu ziehen, ist eine kompliziertere, aber wirklichkeitsgerechtere Modellvorstellung wie etwa die RENNERtsche Konzeption eines Spektrums mit fließenden Übergangsreihen zwischen den beiden relativ beständigen Polen phasisch verlaufender Cyclothymie und prozeßhaft-progredienter Prozeß-Schizophrenie sinnvoller. Ein weiteres Argument gegen eine starre Trennung zwischen cyclothymen und schizophrenen Psychosen ist durch die Tatsache gegeben, daß auch nach Cyclothymien bleibende Persönlichkeitsveränderungen auftreten können, die sich von schizophrenen Defektzuständen nicht unterscheiden lassen (ALBRECHT, GLATZEL, JACOB, JANZARIK, LAUTER, LEWIS, LUNDQUIST, STRANSKY, WEITBRECHT).

Es stellt sich die Frage, weshalb in solch großer Zahl, nämlich bei fast der Hälfte der untersuchten 57 Patienten, cyclothyme und schizophrene Erlebnisweisen bei ein- und demselben Patienten vorkommen. Möglicherweise ist die Pubertät, die im Sinne von Petrilowitsch (1969) als „typischer Auslöser amorpher Psychoseformen" gilt, die kritische Phase, in der zunächst cyclothym erscheinende Psychosen einen schizophrenen Anstrich erhalten infolge der phasenspezifischen Integrations- und Koordinierungsschwäche und der Unausgewogenheit in der Ich-Struktur dieses Alters. Andererseits erweist sich der schizophrene Prozeß in einigen Fällen nicht immer als so penetrant und durchschlagskräftig, so daß phänotypisch circuläre Episoden neben schizophrenen Schüben bei ein und demselben Krankheitsverlauf vorkommen konnten.

Über das Vorkommen kindlicher Cyclothymien haben zwar Annell, Harbauer, Landwehr, Remschmidt, Spiel und Stutte ebenfalls berichtet. Es gibt aber eine Reihe von Autoren, die die Möglichkeit des Auftretens phasischer Psychosen vor der Pubertät negieren (Asperger, Corboz, Creak, Hall, Tramer, Wieck). Die vorliegenden Studien beweisen, daß es zumindest im Rahmen schizophrener Erkrankungen bereits im Kindesalter sich manifestierende cyclothyme Phasen gibt. Die jüngste Patientin war bei Erstmanifestation einer zweifelsfreien depressiven Phase, die voll ausheilte, 8 Jahre, ein anderes Mädchen 9 Jahre alt.

Das diagnostische Erkennen von cyclothymen Phasen im Kindesalter ist schwierig, da sie in dieser Altersphase oft flüchtig und die einzelnen Perioden nur undeutlich abgrenzbar sind. Hinzu kommt, daß cyclothyme Phasen im Kindesalter für gewöhnlich nicht zu solch eindrucksvollen und auf die Umgebung alarmierend wirkenden Verhaltens- und Wesensauffälligkeiten führen, wie dies bei kindlichen Schizophrenien der Fall ist. Häufig werden sie auch als reaktiv gedeutet. (v. Stockert). Infolge der diagnostischen Schwierigkeiten beim Erkennen früh auftretender cyclothymer Erkrankungen wurde die Diagnose der depressiven Phase, die im Alter von 8 Jahren bei der später an einer schizophrenen Prozeßpsychose erkrankten Patientin (Beispiel 8) aufgetreten war, vom Verfasser retrospektiv bei der Exploration der Eltern im Rahmen der Katamneseerhebung gestellt. Die Bedeutung und Berechtigung eines solchen Vorgehens gerade in der psychiatrischen Forschung ist in der Literatur mehrmals belegt (Binswanger, Brunswick, Stutte).

5.13. Auslösende Faktoren

5.13.1. Einleitung

Wenn über die Bedeutung exogener oder endogener Faktoren für die Auslösung schizophrener Psychosen nachgedacht und deren Einfluß auf die Verlaufsweise und damit die ihnen evtl. zukommende prognostische Valenz untersucht werden soll, so muß zunächst zwischen *Disposition* und *Anlaß* unterschieden werden. Bei ersterem spielen die in Kapitel 5.8. diskutierten Milieueinflüsse und Familiensituationen eine Rolle, die bereits in frühester Kindheit noch vor Erkrankungsbeginn zu Ich-Schwäche, Beziehungsstörungen, Veränderungen des Denkstils, der Sprechweise und zu emotionellen Störungen geführt haben. So war schon bei einigen Patienten der Boden geschaffen für die später sich manifestierende Psychose.

Solche *hintergründigen chronischen Belastungssituationen,* die eine Disposition
für die Entstehung einer Schizophrenie herbeiführen, das Kind gleichsam vulne-
rabler und anfälliger machen, sind abzugrenzen von Ereignissen, die unmittelbar
der Psychose vorausgehen und diese ohne Umweg über eine Persönlichkeitsalteration auslösen. Nur sie sollen hier zur Diskussion gestellt werden.

Beide Gegebenheiten sind natürlich nicht immer scharf zu trennen. Die Lebensgeschichte, die als Unifikation von Persönlichkeit und Milieu aufzufassen ist, also
jener Bedingungen, die im wesentlichen die Disposition ausmachen, kann sich kon-
flikthaft zuspitzen und so selbst Anlaß für die Manifestation einer schizophrenen
Episode werden, so daß es keiner besonderen Auslösefaktoren mehr bedarf. Ist dagegen das Ausmaß der vorbestehenden Disposition gering, so wird die Auslösesitua-
tion umso akzentuierter sein müssen, falls eine solche vorhanden ist.

Unter Auslösung wird natürlich nicht, das sei, um Mißverständnisse zu vermeiden, sicherheitshalber betont, eine Verursachung schizophrener Psychosen verstanden. Ätiologische und auslösende Faktoren sind verschiedene Dinge. Sie wirken
sozusagen auf verschiedenen Ebenen, wenn sie auch an der Erst- oder Remanifestation von psychotischen Episoden beide mitbeteiligt sind. Auslösende Ereignisse grei-
fen nur *begünstigend* in den ätiologisch eigenständigen Prozeß der Psychosemani-
festation ein, ohne selbst ätiologisch wirksam zu werden. Sie geben eigentlich nur
den Weg in die psychotische Dekompensation frei, wenn sie in einem „ungünstigen, kritischen Moment" (LLAVERO) das komplizierte und verschränkte Verhältnis zwischen Disposition und psychischen und geistigen dekompensatorischen Kräften stören.

Um über die auslösende Wirkung situativer Momente hinausgehend eine Aussage über deren *pathogenetische* Bedeutung zu machen, bedarf es eher des Studiums
von „hintergründig gespannten und chronisch-konflikthaften Lagen" (JANZARIK)
als einer Registrierung akuter und dramatischer Anlässe. Hier muß, das sei nochmals betont, scharf geschieden werden zwischen pathogenen Situationen und akuten psychoseunspezifischen Anlässen.

Objektive Gradmesser zur Abschätzung der Bedeutung von auslösenden Ereignissen gibt es nicht. Es bleibt daher nur übrig, sich auf solche Konstellationen zu
beschränken, die in einem *unmittelbaren zeitlichen Zusammenhang* mit einer
sich manifestierenden schizophrenen Episode stehen. BRÄUTIGAM (1965) weist zusätzlich auf die Bedeutung von Anlässen hin, die in einem „verstehbaren" Zusammenhang zur Psychose stehen. Die Bewertung solcher Zusammenhänge ist
allerdings sehr schwierig, da hier subjektivem Ermessen und Interpretieren ein
kaum zu begrenzender Spielraum bleibt. Außer einer engen zeitlichen Verknüpfung von Anlaß und Psychosebeginn ist noch zu fordern, daß das auslösende Ereignis einen genügenden Grad an *Intensität* und *Nachhaltigkeit* aufweist, wenn eine
Bedeutung als auslösender Faktor angenommen werden soll.

Die genannten Kriterien stellen Mindestforderungen dar; ob sie immer aus-
reichen, den Anlaßcharakter äußerer Ereignisse zu beweisen, läßt sich im Einzelfall
schwer entscheiden.

5.13.2. Ergebnisse

Bei insgesamt 13 Patienten brachen einzelne psychotische Episoden, insbesondere Rezidive, unmittelbar nach exogenen oder psychogenen Traumen aus. Bei
einer Patientin waren 3 von insgesamt 11 psychotischen Episoden, bei 3 Patienten

jeweils 2 von 5, 6 und 7 psychotischen Episoden durch exogene Anlässe ausgelöst worden. Bei den übrigen 9 Patienten war immer nur eine psychotische Episode ausgelöst worden, 2 von ihnen haben überhaupt nur eine Episode durchgemacht (Vollremission).

Bei 5 der 13 Patienten waren jeweils bei den ersten psychotischen Episoden auslösende Faktoren beteiligt. In den übrigen Fällen waren es die 2. und 3., einmal zusätzlich die 6. und einmal ebenfalls zusätzlich die 9. Episode.

Somatische Auslösungsfaktoren kamen 14mal, psychogene 4mal vor. Bei den psychoreaktiven Auslösungsfaktoren handelte es sich 2mal um Liebesenttäuschungen, bei einem 9jährigen Mädchen manifestierte sich die Psychose nach dem Umzug der Familie in eine andere Stadt und bei der letzten Patientin brach die später eindeutig schizophrene Psychose, die zunächst als „Entwurzelungsdepression" gedeutet worden war, an dem Tag aus, an dem sich ihre Mutter einer Carcinom-Operation unterziehen mußte. Die 14 somatischen Auslösefaktoren bestanden in Tonsillitiden und Erkältungskrankheiten (5mal), Varicellen (1mal), Operationen (3mal), Tonsillektomie, Nasenscheidewand-Operation, Menarche (2mal), Fehlgeburt (1mal), Schlag aufs Auge (1mal) und Sturz vom Fahrrad (1mal).

Alle 4 Patienten mit psychoreaktiven Auslösefaktoren waren weiblichen Geschlechts. Von den 13 Patienten waren nur 2 Jungen, es überwog also das weibliche Geschlecht eindeutig bei den Patienten mit auslösenden Ereignissen.

Auslösende Faktoren kamen nur bei akut-rezidivierenden Verläufen vor, bei den 15 schleichenden Verlaufsweisen waren auslösende Momente nicht gegeben. 3 der 13 Patienten sind sehr schlecht remittiert, alle übrigen sind voll (5), sehr gut (3) oder befriedigend (2) remittiert. Die günstigen Verlaufsweisen überwogen somit klar.

5.13.3. Diskussion

Bei knapp 23% der 57 Patienten wurden auslösende Faktoren registriert, das entspricht genau den Ergebnissen von GROSS, HUBER u. SCHÜTTLER (1971), die allerdings bei einer erheblich größeren Probandenzahl und bei Erwachsenen-Schizophrenien gewonnen wurden. Sie fanden ebenfalls bei 23% ihrer Patienten einen eindeutigen im Sinne einer Auslösung zu wertenden zeitlichen Zusammenhang zwischen psychischen oder somatischen Auslösefaktoren und Erst- oder Remanifestation schizophrener Erkrankungen. Auch GROSS et al. fanden eine psychisch-reaktive Auslösung seltener als eine somatisch bedingte, ebenso wie dies bei unseren Erhebungen der Fall war. Die Autoren gehen jedoch nicht auf eine Interpretation dieses Faktors ein, wie sie im folgenden versucht werden soll. USCHAKOV stellt ebenfalls nur bei 8% seiner 225 schizophrenen Kinder und Jugendlichen akute psychogene Faktoren unmittelbar nach Ausbruch der Psychose fest.

Die hier gefundene *Häufigkeit* der Psychoseauslösung besagt freilich nicht allzu viel, denn sie kann kaum genau bestimmt werden, da sich die Angaben bei katamnestischen Erhebungen auf Krankenblattunterlagen stützen müssen, die nicht immer vollständig sind. Nach langen Jahren bei der Nachuntersuchung ist es oft nicht mehr möglich, genügend genaue Informationen über möglicherweise relevante belastende situative Momente bzw. auslösende Ereignisse zu erhalten. Dies gilt besonders für psychoreaktive Faktoren, die, sofern es sich um heikle persönliche Problematik handelt, leichter verdrängt werden und über die häufig auch nicht gern berichtet wird.

Eine weitere große Schwierigkeit liegt in der Beurteilung des Bedeutungsgehalts, den eine psychisch belastende Situation für den Erkrankten hat. Der „Grad der persönlichen Betroffenheit" (Häfner) ist zumal bei retrospektiven Erhebungen nicht faßbar. Psychische Auslösefaktoren mögen demnach eher häufiger vorkommen, als dies in den gefundenen Zahlen erfaßt ist. Andererseits mögen manche Patienten rückblickend an sich unbedeutende und harmlose Ereignisse überbewerten und ihnen eine Bedeutung verleihen, die ihnen nicht zukommt. Das dürfte besonders bei jenen Patienten der Fall sein, die ihre endogene Psychose auf bestimmte belastende Situationen und Überbeanspruchungen zurückführen und ihren „Nervenzusammenbruch" damit verharmlosen wollen.

Bei den psychoreaktiven Auslösungen handelte es sich in allen 4 Fällen um tiefgreifende Störungen bzw. Eingriffe im personalen Verhältnis der Patienten zu ihnen nahestehenden Bezugspersonen (lebensbedrohliche Erkrankung der Mutter, Liebesenttäuschung durch Freunde, Trennung von Spielkameraden durch Umzug). Hier sind also äußere Anlässe mit der Psychose verknüpft, die viel stärker und tiefer als die erwähnten somatischen Erkrankungen in die *innerste Erlebnissphäre*, den endothymen Grund und seinen gemühaften Kern, der kindlichen Persönlichkeit eindringen. Erotische Themen standen bei den von Kisker u. Strötzel untersuchten schizophrenen Jugendlichen als auslösende Momente im Vordergrund. Entbergungen und ethische Konflikte waren dagegen weniger häufig; also waren auch hier vorwiegend interpersonale Bezugsstörungen maßgebend.

Die somatischen Auslösungsfaktoren sind nicht auf einen einheitlichen Nenner zu bringen, Infektionskrankheiten, Generationsvorgänge, Operationen im Bereich der oberen Luftwege und Bagatelltraumen waren es, die in einem unmittelbaren zeitlichen Zusammenhang mit dem Manifestationsbeginn eines psychotischen Schubes standen. Eine Häufung von Schädel-Hirn-Traumen als auslösende Momente, wie es von Blankenburg, Kinkelin und Tölle bei manischen Psychosen des Erwachsenenalters beobachtet worden ist, war bei unseren Patienten nicht gegeben. Dagegen haben zahlreiche Kinderpsychiater wie Kothe, Lutz, Pinding, Ssucharewa, Stutte, Sulestrowska, Uschakov und Villinger über die besonders häufige Manifestation schizophrener Psychosen des Kindesalters unmittelbar im Anschluß an körperliche Erkrankungen berichtet.

Spezifische äußere auslösende Faktoren konnten nicht gefunden werden. Über die Typizität psychoreaktiver auslösender Momente kann aufgrund der kleinen Zahl der Probanden keine sichere Aussage gemacht werden.

Daß häufiger als Erstmanifestationen Remanifestationen schizophrener Episoden ausgelöst wurden, deckt sich mit den von Huber (1968, 1971) gemachten Erfahrungen.

Die Tatsache, daß auslösende Faktoren nur im Rahmen akut-rezidivierender Psychosen gefunden wurden, stimmt mit den Befunden der russischen Kinderpsychiaterin Ssucharewa überein. Huber et al. machen leider trotz ihrer großen Probandenzahl keine Angaben zu diesem Thema.

Aus der Tatsache, daß nur 3 der 13 Patienten, in deren Psychoseverlauf auslösende Faktoren nachweisbar waren, schlecht und alle übrigen Patienten gut remittierten, kann infolge der geringen Zahl nicht schon auf eine prognostisch günstige Wirkung auslösender Anlässe geschlossen werden. Immerhin fügt sich dieser Befund in die Ergebnisse anderer Erhebungen glatt ein: Achte, Heimann et al., Holmboe u. Astrup,

HUBER, LANGFELDT, NAMECKE, POLONIO und WYSS kamen infolge ihrer katamnestischen Erhebungen bei Erwachsenen-Schizophrenien zu der Erkenntnis, daß exogen
oder psychisch ausgelöste Schizophrenien günstig verlaufen. Angaben in der kinderpsychiatrischen Literatur liegen hierzu nicht vor.

Abschließend muß die Erörterung über den Stellenwert auslösender Momente im
Rahmen schizophrener Erkrankungen des Kindesalters und der Präpubertät noch
eingehender diskutiert werden, obwohl die Frage nach der Bedeutung akuter Anlässe
für die Erst- oder Remanifestation schizophrener Episoden bereits bei den metho-
disch-kritischen Vorüberlegungen zu diesem Kapitel angeschnitten worden war.

Es soll noch Stellung genommen werden zu Auffassungen, die auslösenden Anlässen eine kausale Bedeutung zumessen, zweitens gegen solche, die nur dann von
Anlässen sprechen, wenn eine Verzahnung von Konflikten und psychotischen Erleb-
nisstrukturen gegeben ist und drittens gegen den Einwand, daß Belastungsfaktoren
Folge einer beginnenden psychosebedingten Wesensänderung seien und ihnen damit
ein Anlaßcharakter eigentlich nicht zukomme.

Erstens: die Art der beobachteten akuten Anlässe, die der Erst- oder Remanifestation von schizophrenen Episoden bei unseren 13 Patienten vorausgingen, spricht *ge-*
gen die *Annahme einer kausalen Bedeutung* für die Psychoseentstehung bzw. gegen
eine pathogenetische Wirkung auslösender Faktoren. Eine kausale Beziehung zwischen Anlaß und Psychose wäre nur dann anzunehmen, wenn eine „Verschränkung"
(JANZARIK, KISKER) von dem auslösenden Ereignis mit der Struktur der Psychose
gegeben wäre. Dies war bei den schizophrenen Psychosen der besprochenen 13 Patienten in keinem Fall, insbesondere auch nicht bei den durch psychoreaktive Faktoren
ausgelösten psychotischen Episoden, festzustellen.

Zweitens: der Anlaßcharakter eines initialen Ereignisses oder einer auslösenden
Konfliktsituation wird zwar durch eine in der Psychose nachweisbare Verschränkung
des auslösenden Erlebnisvorganges mit der Struktur der Psychose bewiesen; das *Feh-*
len eines solchen Nachweises *schließt* aber den *Anlaßcharakter* eines dekompensieren-
den bzw. eines entordnenden Ereignisses *keineswegs aus*. Es ist durchaus vorstellbar,
daß endogene nach eigenen Gesetzmäßigkeiten ablaufende Prozeß-Psychosen auch
von anlaßhaften Ereignissen in Gang gesetzt bzw. ausgelöst werden, auch wenn kein
struktureller Zusammenhang mit der Psychose besteht. Warum sollte es nicht möglich sein, daß von der Psychose völlig unabhängige Anlässe einen in eigenen Bahnen
ablaufenden Prozeß auslösen? Gerade hier wird das von BRÄUTIGAM beschriebene
„Mißverhältnis zwischen Anlaß und Folge" besonders deutlich. Nach unserer Meinung ist also — im Gegensatz zu KISKER u. STRÖTZEL — das Vorliegen eines Anlasses
nicht unbedingt an eine strukturelle Verbindung mit der Psychose gebunden.

Drittens: der u. a. von HÄFNER (1971) zitierte Einwand gegen die Auslösefunk-
tion von belastenden Ereignissen: Belastungsfaktoren könnten *Folge* der beim Psychotiker bereits vor Psychosebeginn latent vor sich gehenden *Persönlichkeitsveränderung*
sein, so daß ihnen somit ein Anlaßcharakter für die Psychose nicht zukommt, trifft so
nicht zu. Natürlich könnte z. B. der Bruch einer Freundschafts- oder Liebesbeziehung
Folge einer vorausgehenden Wesensänderung vor allem im Bereich der Gefühlssphäre
und ein bereits sich zeigender Verlust an Liebesfähigkeit sein. Dadurch ist aber für
oder gegen eine Anlaßfunktion einer durch das veränderte Verhalten eines Patienten
bedingten Konfliktsituation noch nichts gesagt, denn die dadurch hervorgerufene
Verschärfungssituation, in der sich der Patient befindet, verstärkt ja wiederum in

einer Art „circulus vitiosus" die Belastung des Patienten. Auch von der Person des Kranken unabhängige Erlebnisse können durch eine beginnende *krankhafte Erlebnisverarbeitung* in ihrer auslösenden Wirkung verstärkt werden. Eine bereits vorhandene Wesensänderung vor Psychoseausbruch oder Remanifestation weiterer Schübe spricht also nicht gegen einen Auslösemechanismus von mit dieser Persönlichkeitsalteration zusammenhängenden oder gar durch sie verursachten Konflikt- und Belastungssituationen. Ein vorgezeichneter Patient ist im Gegenteil vielleicht noch gefährdeter; d. h. die Gefahr einer Auslösung psychotischer Schübe und insbesondere von Rezidiven durch Ereignisse und akute Konfliktsituationen ist u. U. größer für ihn, auch wenn diese Folge seiner Wesensänderung sind.

5.14. Straftaten

5.14.1. Ergebnisse

7 der 57 Patienten (12,3%) begingen zu Beginn oder im Verlauf ihrer Psychose Straftaten. Es handelte sich um 2 Mädchen und 5 Jungen. Bei einem Patienten, der im 13. Lebensjahr erkrankte, bestanden sie in zahlreichen *Verkehrsdelikten*, 2—3 Jahre nach Psychosebeginn, 5 Jahre danach desertierte er aus der Bundeswehr, nachdem er dort wegen seines auffälligen Verhaltens auf seinen Geisteszustand hin untersucht werden sollte — er hatte sich z. B. mit einer Pistole in ein WC eingeschlossen und damit die Türe durchschossen mit der Begründung, „es einmal auszuprobieren". Zwei weitere Patienten unternahmen zu Beginn ihrer Psychose im Alter von 9 bzw. 12 Jahren kleinere *Eigentumsdelikte* (innerhalb der Familie). Bei beiden Patienten waren die Vergehen u. a. Ausdruck der bereits mit Psychosebeginn sich zeigenden Wesensänderung. Relativ geringfügig waren auch die beiden Diebstähle, die ein im 12. Lebensjahr erkrankter Patient 4 Jahre später, unmittelbar vor einem weiteren psychotischen Schub beging. Bei ihm bestanden bereits nach dem 1. Schub leichte Defektzeichen.

Wesentlich ernster als die bisher geschilderten waren dagegen die Straftaten der übrigen 3 Patienten, die alle mehrmals eine Jugend- und später Gefängnisstrafe verbüßen mußten: ein im Alter von 10 Jahren erkrankter Junge geriet 7 Jahre später in tätliche Auseinandersetzungen mit seiner Mutter und fuhr ohne Erlaubnis mit einem fremden Wagen. Im Alter von 21 Jahren verbüßte er eine 4monatige Gefängnisstrafe wegen Diebstahls, er hatte u. a. die Strickjacke seiner Wirtin gestohlen! Ein Jahr später wurde erneut eine Gefängnisstrafe wegen eines Einbruchdiebstahls (Kiosk) verhängt. Es folgten in den nächsten 2 Jahren weitere Eigentumsdelikte, so daß der Patient im Alter von 24 Jahren, 14 Jahre nach Erkrankungsbeginn, erneut in Strafhaft kam, von wo er wegen seines absonderlichen Gebarens (er zerstörte u. a. so leise wie möglich das Inventar seiner Zelle) in ein Psychiatrisches Krankenhaus eingeliefert wurde. Ähnlich verhielt es sich bei den anderen beiden Patienten, die, im Alter von 10 und 13 Jahren erkrankt, ebenfalls wiederholt straffällig wurden. Der bei Erkrankungsbeginn 10jährige Junge erhielt seine erste Jugendstrafe im Alter von 14 Jahren wegen wiederholter Diebstähle (Altmetall, Moped, Kioskeinbruch). Mit 17 Jahren äußerte er Selbstmordabsichten, lief von zu Hause weg, wollte nach Afrika fahren und dort eine Blockhütte bauen. Nach Verbüßung einer weiteren Jugendstrafe wegen Diebstahls machte sich der Patient mit 18 Jahren einer Geldunterschlagung schuldig (2000,— DM), kaufte sich ein Fernrohr und ging damit zur Bahnhofsmission;

dort wurde er festgenommen. Aus der Untersuchungshaft wurde er schließlich aufgrund seines absonderlichen Verhaltens zur psychiatrischen Begutachtung eingewiesen. Später, nach 2 phasenhaft abgrenzbaren schizophrenen paranoid-halluzinatorischen Schüben, hat der Patient 23jährig einen Brand gelegt mit der Begründung, er wolle damit beweisen, daß er nicht schwachsinnig sei. Die letzte Patientin, die mit 13 Jahren erkrankte, wies bereits nach dem 1. Krankheitsschub deutliche Defektzeichen auf mit sexueller Enthemmung, Verwahrlosungszeichen und aggressivem wie distanzlosem Verhalten. Es erfolgte deshalb Unterbringung in einem Erziehungsheim. In den folgenden Jahren kam es zu einem immer weiter fortschreitenden sozialen Abgleiten der Patientin. Wegen Verletzung der Unterhaltspflicht für das uneheliche Kind, völliger sexueller Verwahrlosung und wiederholten Beischlafdiebstählen erhielt die Patientin mehrere Haftstrafen im Alter von 19, 20 u. 21 Jahren. Seit dem 22. Lebensjahr ist eine erstaunliche Besserung und Stabilisierung eingetreten.

An *erster Stelle* standen bei den strafbaren Handlungen also *Eigentumsdelikte*, die in 3 Fällen so schwer waren, daß Arreststrafen die Folge waren. Nur einer der 7 Patienten hatte keine Diebstähle, sondern *Verkehrs-* und *militärische Delikte* begangen. *Brandstiftung* kam 1mal vor. *Sittlichkeitsdelikte* und *aggressive Handlungen*, die zu Straffälligkeit führten, kamen überhaupt nicht vor.

Vorstrafen oder strafbare Handlungen vor Ausbruch der Erkrankung waren bei keinem der besprochenen 7 Patienten bekannt. Alle Straftaten standem in Zusammenhang mit der schizophrenen Psychose.

Die Straftaten wurden 2mal nur zu Beginn und bei den übrigen 5 Patienten erstmalig 3, 4 (2 Patienten), 6 und 11 Jahre nach Psychosebeginn begangen. Die 7 Patienten waren zu diesem Zeitpunkt jeweils 9, 13, 14, 15, 16, 19 und 21 Jahre alt. 3 Patienten begingen die Straftaten unmittelbar vor Ausbruch eines psychotischen Schubes. Die übrigen 4 Patienten begingen sie in intervallären Phasen ihrer Erkrankung mit meist nur relativ geringfügiger psychotischer Aktivität; lediglich bei 2 von ihnen kamen kriminelle Handlungen zusätzlich auch im Rahmen akut-psychotischer Schübe vor.

6 der 7 kindlichen und präpuberalen Schizophrenien, in deren Verlauf es zu strafbaren Handlungen kam, waren paranoid-halluzinatorischer Natur, eine hatte rein katatonen Charakter. Zwei Verläufe waren schleichend-progredient, die übrigen akut-rezidivierend. Nur einer der 7 Patienten ist bislang voll remittiert (Nachbeobachtungszeit: 21 Jahre); einer hat eine befriedigende Sozialremission erreicht, alle übrigen Patienten sind sehr schlecht remittiert und sind größtenteils dauerinstitutionalisiert (3 Patienten). Eine Patientin hat Selbstmord begangen.

Vier der 7 Patienten waren *prämorbid* auffällig: scheue Einzelgänger, schüchtern und empfindsam; eine Patientin war zusätzlich unzufrieden, rasch beleidigt und zänkisch; ein Patient war schwer lenkbar, wild und zeigte nur mäßige Schulleistungen. Die 3 übrigen Patienten boten prämorbid cyclothyme Persönlichkeitsmerkmale und waren synton.

Nur 2 Patienten lebten in einer geordneten *Familienatmosphäre!* Die Ehe der Eltern von 2 Patienten war geschieden, bei einem von ihnen war Fürsorgeerziehung notwendig, da die Mutter nicht zu einer ordnungsgemäßen Erziehung des Jungen in der Lage war. In einer Familie war die mütterliche Linie hochgradig mit schizophrenen Prozeß-Psychosen belastet, die alle im Suicid endeten; die Mutter der Patientin hatte in einem psychotischen Verwirrtheitszustand versucht, die Patientin zu erwürgen, und sich selbst später stranguliert. Die Eltern eines weiteren Patienten waren Vetter und Cousine und lebten in primitiven Verhältnissen. Der letzte Patient schließlich war in asozialen Verhältnissen aufgewachsen (Vater und Mutter bereits jeder in erster Ehe geschieden, wollten sich erneut scheiden lassen, Vater Trinker, Straßenmusikant auf der Reeperbahn; Mutter wiederholt in stationärer psychiatrischer Behandlung wegen „psychopathischer Verhaltensweisen").

Es erhebt sich die Frage nach der *Motivation* bzw. nach dem Zusammenhang zwischen Tatmotiv und Psychose. Bei den beiden Patienten, die zu Beginn ihrer Psychose kleinere Diebstähle begingen, sind die Delikte als Folge einer sich deutlichmachenden Wesensänderung aufzufassen, die sich auch in anderen Symptomen wie depressiven Verstimmungen, aggressiven Verhaltensweisen, Appetit- und Schlafstörungen, Angstzuständen, Schulschwänzen, Lebensüberdruß, sexueller Enthemmung und zunehmender Isolierung äußerte. Imperative akustische Halluzinationen und Wahnideen spielten bei diesen beiden Patienten noch keine Rolle. Beide befanden sich aber bereits in einer tiefgreifenden Beziehungsstörung zur Mit- und Umwelt. Diese *autistische Abkapselung* in eine eigene, andersartige Welt mit pathologischen Vorstellungen und Maßstäben, die von den Normen und Wertungen gesunder Menschen abweichen, dürfte in der Hauptsache für die Eigentumsdelikte in dieser Phase der Erkrankung verantwortlich sein.

Eine *Nivellierung ethischer Wertungen* und Strebungen ebenso wie der affektivemotionalen Ansprechbarkeit des Gewissens und Gemüts war bei 4 Patienten nachweisbar, die bereits deutliche und teilweise schwere postpsychotische Persönlichkeitsveränderungen und Defizienzzeichen aufwiesen. Hier dürften somit zumindest 2 Komponenten bei dem Zustandekommen von Straftaten mit eine Rolle spielen: Rückzug aus der natürlichen Verbundenheit mit der Umwelt in eine autistische Eigenwelt *und* psychosebedingte *Strukturverformung der Persönlichkeit,* die insbesondere den ethischen und emotional-affektiven Bereich erfaßt.

Aber auch das *Denken* wird bei manchen Patienten durch die Psychose umstrukturiert; es wirkt daher nicht im Sinne einer intellektuellen Sozialanpassung korrigierend auf das Verhalten, das dadurch dem Außenstehenden seltsam, uneinfühlbar, verschroben und abstrus erscheint. Die uneinfühlbare Motivierung der Straftaten Schizophrener zeigte sich beispielsweise bei einem Patienten in der merkwürdigen Begründung, die er für die von ihm durchgeführte Brandstiftung gab, er wolle dadurch beweisen, daß er nicht schwachsinnig sei.

Bei 2 Patienten dürften *imperative Halluzinationen* und *paranoide Wahnideen* die kriminellen Handlungen verursacht haben, die in Zeiten stärkerer psychotischer Aktivität erfolgten.

Bei dem einzigen Patienten, der keine Eigentumsvergehen, sondern Verkehrs- und militärische Delikte begangen hat, äußerte sich die autistische Wesensänderung in einer Unfähigkeit, zwischenmenschliche Regeln und staatsbürgerliche Pflichten einzuhalten, die wiederum für die geschilderten Vergehen verantwortlich zu machen ist.

5.14.2. Diskussion

a) Häufigkeit. Die Zahl der untersuchten Patienten ist zu klein, um eine zutreffende Aussage über den Anteil krimineller Verhaltensweisen unter schizophrenen Patienten des Kindes- und Jugendalters machen zu können. Immerhin war mit

12,3% der 57 Patienten die Zahl der Schizophrenen, die im Verlauf ihrer Psychose Straftaten begingen, erstaunlich hoch. Ein Vergleich mit Untersuchungen, die die gleiche Altersphase betreffen, ist leider aufgrund fehlender exakter Zahlenangaben nicht möglich. Aufgrund ihrer an erwachsenen Probanden gewonnenen Erfahrungen kommen HÄFNER (1972), HOFF (1962), GRUHLE (1933), A. SCHMIDT (1970), WANNER (1954) und WIERMSA (1966) zu der Ansicht, daß die Kriminalität Geisteskranker nicht über derjenigen der Durchschnittsbevölkerung liegt. Der prozentuale Anteil von Straftätern in einem schizophrenen Patientenkollektiv betrug bei JOHANSON 11% (138 Patienten), LINDELIUS 8,1% (123 Patienten), KAILA 5,3% (847 Patienten), CONRAD 4% (107 Patienten), ZEH 1,8% (112 Patienten) und GIOVANNONI 1% (1142 Patienten). Unsere Befunde kommen also denen von LINDELIUS und JOHANSON am nächsten. Die Unterschiede zwischen den einzelnen Untersuchungsergebnissen erklären sich in erster Linie durch verschieden lange Katamnesenfristen; sie betrug beispielsweise bei GIOVANNONI nur 4 Jahre, er gelangte zu einer sehr niedrigen Zahl an straffälligen Patienten. Darüberhinaus kommen Altersunterschiede und unterschiedlich gehandhabte diagnostische Kriterien hinzu. Die Allgemeingültigkeit dieser Aussagen wird weiterhin dadurch eingeschränkt, daß die Dunkelziffer vor allem bei relativ geringfügigen Straftaten nicht unerheblich sein dürfte.

b) Geschlecht. Daß bei unseren Patienten ein deutliches Überwiegen des männlichen zuungunsten des weiblichen Geschlechts festzustellen war (Verhältnis 5 : 2), wird durch die bei Erwachsenen erhobenen Befunde sehr gestützt. JOHANSON (1958) und KAILA (1941) fanden nur bei männlichen Patienten kriminelle Handlungen, LINDELIUS lediglich bei 0,7% von 147 Frauen (gegenüber 8,1% von 123 Männern). Nach den Erhebungen von A. SCHMIDT (1970) sind unter kriminellen Geisteskranken durchschnittlich nur etwa ein Zehntel Frauen zu beobachten. Unter 150 von LANZ-KRON (1963) untersuchten schizophrenen Mördern waren allerdings gut ein Fünftel Frauen. Es handelt sich hierbei allerdings um einen ganz spezifischen kriminellen Akt und die angewandten diagnostischen Kriterien sind recht weit gefaßt, so daß dieser Befund schlecht mit den übrigen vergleichbar ist.

c) Art der Straftaten. Auch hier gilt das bereits in Kapitel 5.14.2. a Gesagte; eine allgemeingültige Aussage zu diesem Thema ist wegen der geringen Probandenzahl nicht möglich. Die an größeren Probandengruppen gewonnenen Erfahrungen von CONRAD, GIOVANNONI, JOHANSON, LINDELIUS und WANNER werden durch unsere Befunde jedenfalls keineswegs widerlegt. Auch kann der Ansicht von HÄFNER u. BÖKER zugestimmt werden, daß die Straftaten Schizophrener und deren Ausführung wenig Unterschiede zur allgemeinen Kriminalität aufweisen. In Übereinstimmung mit JOHANSON fanden wir keine Sexualdelikte. Auch bei GIOVANNONI und WANNER machten Sexualdelikte nur einen sehr geringen Prozentsatz unter den Straftaten schizophrener Patienten aus. A. SCHMIDT beobachtete eine ganz überwiegende Häufung von aggressiven kriminellen Handlungen und Tötungsdelikten, so wie sie von anderen Untersuchern und durch die eigenen Befunde nicht bestätigt werden können.

d) Untergruppen, Verlaufsformen. Ebenso wie bei den unsrigen waren auch bei den Untersuchungen von A. SCHMIDT (1970) und WANNER (1954) die paranoid-halluzinatorische Form unter den schizophrenen Patienten mit Straftaten am häufigsten. Das nimmt nicht Wunder, da diese Form die häufigste und dominierende unter den Schizophrenieformen ist. Nicht bestätigt werden konnte dagegen die Ansicht von SPIEL (1961), daß Kriminalität und Verwahrlosungszeichen vor allem bei schleichen-

den Psychosen vorkommen. Dies ist auch aufgrund von Untersuchungen bei erwachsenen Schizophrenen nicht zu erwarten; auch Häfner u. Böker konnten übrigens bei
ihren Untersuchungen keine Unterschiede in der Häufigkeitsverteilung von Straftaten bei akut-schubhaften und schleichend-progredienten Schizophrenie-Verläufen
beobachten.

    e) Prämorbider Charakter, Personenstand, Familienatmosphäre. Nach Häfner
u. Böker sowie Hoff neigen prämorbid soziopathische schizophrene Persönlichkeiten
mit aggressiven Verhaltensweisen bevorzugt zu Gewalttaten. Gewalttaten lagen bei
unseren Patienten nicht vor. Aus der Tatsache, daß die schizoiden Persönlichkeiten
bei unseren 7 Probanden leicht gegenüber den syntonen überwogen, läßt sich nichts
über einen möglichen Zusammenhang zwischen prämorbidem Charakter und Vorkommen von Straftaten aussagen. Ausgesprochen soziopathische prämorbide Charaktere mit aggressiven Neigungen waren bei unseren Patienten nicht zu beobachten.

    Wie bei A. Schmidt, der ein Überwiegen lediger geisteskranker Probanden (68%)
gegenüber den verheirateten (24%) fand, waren alle 7 Patienten ledig. Freilich waren unsere Patienten alle noch recht jung. Häfner u. Böker konnten keinen signifikanten Unterschied im Personenstand zwischen Tätern und Vergleichsgruppe finden.
So bleibt ein Zusammenhang zwischen Personenstand und kriminellen Handlungen
fraglich.

    Obwohl in der überwiegenden Mehrzahl, nämlich bei 5 von 7 Probanden, ein
broken home in der Kindheit vorlag, kann die Frage, ob ungünstige Kindheitsverhältnisse das spätere Auftreten von Straftaten bei schizophrenen Patienten begünstigt,
aufgrund dieses Tatbestands nicht beantwortet werden. Von den zitierten Autoren
wurde zu diesem Problem nicht Stellung genommen.

    f) Entstehungsbedingungen. Hoff u. Schinko (1962) beschreiben 3 Möglichkeiten
für die Entstehung von Straftaten bei schizophrenen Patienten: das sog. „Initialdelikt" im Sinne von Stransky, imperative Stimmen, die den Patienten zur Ver-
übung von kriminellen Handlungen auffordern, und eine pseudopsychopathische Lebensführung als Folge der schizophrenen Psychose. Ein sog. Initialdelikt lag bei 2
unserer Patienten vor, wenn man von einem weiteren Patienten absieht, bei dem Eigentumsdelikte den 2. Schub 4 Jahre nach Psychosebeginn einleiteten, bei dem aber
bereits eine psychosebedingte Wesensänderung nach dem 1. Schub mit entsprechender
pseudopsychopathischer Lebensführung nachweisbar war. In allen übrigen Fällen
lag, wie gezeigt, ebenfalls eine psychosebedingte Persönlichkeitsveränderung vor,
die mitverursachend für die Entstehung von strafbaren Handlungen war. Bei 2 von
ihnen bestand in Zeiten stärkerer florider Prozeßaktivität zusätzlich der Verdacht auf
ein Mitwirken von imperativen Halluzinationen und paranoiden Wahnideen. Diese
Beobachtungen stimmen mit denjenigen von Hoff (1962), A. Schmidt (1970), Wanner (1954) und Wiermsa (1966) überein.

    Bei den persönlichkeitsveränderten Patienten macht sich ein „Abbau der seelischen
Führung" (Gruhle) und eine Ziellosigkeit von Willens- und Antriebskräften bemerkbar. Beides führt dann zu ungeordneten, planlosen Strafhandlungen, wie sie für
unsere Patienten typisch waren. Die Umstrukturierung des Denkens bei schizophrenen Patienten führt außerdem dazu, daß verständliche Motive für ihre Straftaten
fehlen.

    g) Zeitliches Auftreten. Bei 2 Patienten konnte die Feststellung von Gruhle veri-
fiziert werden, daß die schizophrene Psychose oft erst längere Zeit nach der begange-

nen Straftat deutlich zum Vorschein komme. In beiden Fällen war jedoch eine deutliche, schleichend einsetzende psychotische Wesensänderung vorhanden, die sich neben kriminellen Handlungen auch in anderer Hinsicht äußerte.

Im Gegensatz zu den Befunden von A. SCHMIDT, bei denen die Altersgruppe von 21—30 Jahren am häufigsten vertreten war, lag der Altersgipfel bei unseren Patienten im 2. Lebensjahrzehnt. Dieser Unterschied erklärt sich durch das unterschiedliche Ausgangsmaterial der beiden Untersuchungen. Die Ansicht von WANNER, daß der größte Teil schizophrener Delikte in den Zeitraum nach dem 1. Jahr nach Psychosebeginn fällt, kann jedenfalls aufgrund unserer Ergebnisse bestätigt werden.

Die Tatsache, daß die Straftaten unserer Patienten häufig in intervalläre Phasen ohne stärker zu Tage tretende floride psychotische Aktivität fallen, hängt z. T. auch wohl damit zusammen, daß akute psychotische Schübe meistens zu Klinikseinweisung führen. Strafbare Handlungen sind aber unter therapeutischer Betreuung und Aufsicht viel weniger wahrscheinlich als außerhalb beschützender Institutionen. Andererseits gelingt es aber den Patienten immer wieder, Suicidversuche auch während stationärer psychiatrischer Betreuung in unbewachten Momenten zu unternehmen. Ebenso besteht natürlich auch die Möglichkeit zu kriminellen und gefährlichen heteroaggressiven Akten. Nur werden letztere nicht strafrechtlich verfolgt. Außerdem ist es oft schwierig zu entscheiden, ob bei diesen Handlungen, die einer gesteigerten Aggressivität entspringen und teilweise auch Folge imperativer akustischer Halluzinationen sind, wirklich eine echte Kriminalität vorliegt. Häufig handelt es sich dabei lediglich um Reaktionsweisen des verängstigten und in seiner Kritikfähigkeit herabgesetzten Psychotikers auf das ungewohnte Klinikmilieu mit den dazugehörigen beengenden und bedrohlich erscheinenden Sicherheitsmaßnahmen, die er zudem pathologisch verarbeitet und interpretiert und gegen die er sich durch Tätlichkeiten, pseudokriminelle Handlungen und Entweichungsversuche zur Wehr setzt. Es ist also äußerst fraglich, ob es eine echte Anstaltskriminalität überhaupt gibt, sicher kommt ihr nur eine geringe Bedeutung im Vergleich zu kriminellen Handlungsweisen außerhalb psychiatrischer Institutionen zu. Eine Rolle spielt hierbei sicherlich auch der verschiedene Standort, von dem aus eine Handlung bewertet wird: die Öffentlichkeit wertet als kriminell, was im Rahmen einer Psychiatrischen Klinik exkulpierend als Krankheitssymptom verstanden wird.

5.15. Todesgedanken, Suicidabsichten und -versuche, Suicide

5.15.1. Einleitung

Es gibt wohl kaum einen Menschen, der sich nicht irgendwann in seinem Leben mit dem Tod auseinandergesetzt hätte. Naturgemäß ist es in erster Linie der alte oder kranke Mensch, der sich mit dem Tod beschäftigt. Todesgedanken beim Kind sind demgegenüber eher ungewöhnlich, kommen aber in frühen Altersphasen vor, insbesondere im Zusammenhang mit dem Tod von Angehörigen oder Bekannten, mit eigener Krankheit oder schweren Erkrankungen in der Familie bzw. der Umgebung des Kindes, oder sie sind hervorgerufen durch das Miterleben eines Unfalls, durch Gespräche, durch Friedhofsbesuche oder durch das Sterben von Tieren. In diesem Kapitel soll Näheres in Erfahrung gebracht werden über die Einstellung zum Tod bei schizophrenen Kindern. Dabei ist zu differenzieren zwischen Todesgedanken, die einer wahnhaften Todesfurcht entspringen, und Äußerungen, die Todes-Sehnsucht bzw. den Wunsch zu sterben zum Inhalt haben. Eine besonders radikale Form der Auseinandersetzung mit dem Tod stellen Selbstmordgedanken und -handlungen dar. Soweit solche im Rahmen der 57 kindlichen Schizophrenieverläufe vorkamen, werden sie ebenfalls diskutiert werden.

5.15.2. Ergebnisse

Die Patienten, die im Verlauf ihrer Psychose Todesgedanken oder Suicidabsichten hatten und Selbstmordhandlungen unternahmen, sind in Tabelle 29 aufgeführt.

Tabelle 29. Auseinandersetzung mit dem Tod bei 57 schizophrenen Kindern

Todesgedanken	14 Patienten
Suicidabsichten	9 Patienten
Suicidversuche	11 Patienten
Suicide	3 Patienten
Summe	37 Patienten

5.15.2.1 Todesgedanken

14 Patienten äußerten — zu Beginn ihrer Psychose — Todesgedanken, ohne jemals Suicidabsichten zu bekunden. Die meisten von ihnen glaubten, sie müßten sterben, und fürchteten sich vor dem Tod. Bei einem 9jährigen Mädchen waren Todesgedanken und Sterbensangst mit sehr eindrucksvollen Zwangsvorstellungen, -handlungen und -befürchtungen verknüpft.

Es *mußte* auf alle Steine treten, da es sonst *sterben* müsse. Es glaubte u. a., eine Nadel verschluckt zu haben und meinte, seine Mutter habe es nicht mehr lieb. Es konnte nichts „Dickes mehr essen", nur noch Suppe, sonst bekäme es „Depressionen". Immer wieder äußerte das Mädchen, das es *sterben* müsse, und sagte zur Mutter: „Wenn ich dir nicht alles sage, was ich denke, dann muß ich sterben." Wiederholt sprach es über Erstickungsängste, es befürchtete, irgendwelche Krankheiten, z. B. einen „Gehirnschlag" zu bekommen oder blind zu werden. Der *Tod* wurde dabei von dem Kind nicht als schlimmes oder bedrohliches Ereignis angesehen, sondern die Vorstellung des Im-Grabe-Liegen-Müssens war für das Mädchen beängstigend und furchterregend. Die Befragung ergab, daß das 9jährige Kind noch keine Vorstellung vom Wesen des Todes hatte. — Das Mädchen litt unter recht typischen und eindrucksvollen „obsessions hallucinatiores" bzw. „hallucinations obsédantes" (SEGLAS) akustischer und optischer Natur, die ebenfalls ausschließlich Sterbens- und Todesthemen zum Inhalt hatten (vgl. Kapitel 5.11.1.1.).

4 Mädchen glaubten zu ersticken und keine Luft mehr zu bekommen. Ein 11- und ein 12jähriger Junge hatten Angst, umgebracht bzw. vergiftet zu werden. Ein 14jähriges Mädchen meinte, daß sein Onkel es töten wolle. Ein 11jähriger Junge schrie: „ich gehe tot" (1. Schub), mit 14 Jahren (3. Schub) halluzinierte er ein Bild an der Zimmerdecke, von wo Benzin auf ihn gegossen würde, mit dem er angesteckt und wie eine Fackel lebendig verbrannt würde. Die übrigen 6 Kinder mit Todesgedanken hatten keine genauen Angaben über die von ihnen befürchtete Todesart gemacht, litten aber unter starken Angstgefühlen. Eine Patientin schloß sich mit der Bibel ein mit der Begründung, daß sie nun sterben müsse.

Die 14 Patienten waren zu dem Zeitpunkt ihrer Todesäußerungen zwischen 9 und 14, meistens 12 und 13, Jahre alt und standen im Beginn ihrer psychotischen Erkrankung. *Prämorbid* war nur eine Patientin auffällig: überempfindlich, grüblerisch, kontaktschwach, sensibel. Alle übrigen Kinder waren synton und zeigten cyclothyme Persönlichkeitsmerkmale. *Psychopathologisch* waren die psychotischen Episoden mit einer Ausnahme paranoid-halluzinatorischer Natur; nur in einem Fall entsprach der Psychosetyp dem einer Dementia simplex. Hier hatte der Krankheitsverlauf zu starken Persönlichkeitsveränderungen geführt. Bis auf eine weitere (Erkrankungsbeginn bereits im 9. Lebensjahr) waren alle übrigen Patienten bei der Nachuntersuchung nur relativ leicht oder gar nicht persönlichkeitsverändert, 8 Patienten sind voll remittiert.

Kinder, die bereits bei Psychoseausbruch neben den eben geschilderten Todesgedanken auch Todeswünsche bzw. eine Sterbenssehnsucht erkennen ließen, finden sich nicht in der Gruppe von 14 Patienten. Solche Kinder haben stets später im Verlauf ihrer Psychose Suicidideen geäußert, Suicidversuche unternommen oder Suicid begangen. Sie werden daher in den folgenden Abschnitten besprochen.

5.15.2.2. Suicidideen

Suicidgedanken und *Suicidabsichten* äußerten *9 Patienten,* ohne jemals Suicidversuche zu unternehmen. Im Gegensatz zu den eben erwähnten, ängstlich-wahnhaften Todesgedanken ohne Verknüpfung mit Selbsttötungsabsichten wurden Selbstmorddrohungen und -absichten auch im späteren Verlauf der schizophrenen Psychose bis zu 20 Jahre nach Erkrankungsbeginn, oft zum wiederholten, teilweise auch zum ersten Mal geäußert. 2 Patienten drohten nur zu Beginn ihrer Psychose im Alter von 11 bzw. 12 Jahren mit Selbstmord, während die übrigen 7 Patienten auch noch später Suicidabsichten hegten. 2 Patientinnen äußerten erstmalig im 7. Schub (Alter 21 Jahre) bzw. im 8. Schub (Alter 32 Jahre) der schizophrenen Psychose Suicidgedanken unter dem Einfluß imperativer akustischer Halluzinationen bzw. in einem akutpsychotischen, erregt-verworrenen Zustand. Nur eine der beiden Patientinnen hatte zu Beginn der Erkrankung Todesgedanken gehabt.

Insgesamt 6 der 9 Patienten hatten bei Psychoseausbruch im Alter von 11—13 Jahren wahnhafte Todesvorstellungen bzw. glaubten, sterben zu müssen. Ein 12jähriger Junge, der familiär hochgradig mit Suiciden belastet war und an einer malignen progredienten Prozeß-Psychose erkrankte, befahl beispielsweise seinem Bruder: „Nimm das Messer und schneide mir den Hals durch" und sagte: „Das Beste wäre, wenn sie mich totmachen würden". Später hat er häufig rezidivierende schizophrene Schübe durchgemacht mit gefährlichen und bizarren Selbstbeschädigungen und häufig geäußerten Suicidabsichten, ohne jedoch bislang einen ernsthaften Suicidversuch unternommen zu haben.

5 Patienten waren *prämorbid* auffällig gegenüber 4 Kindern mit überwiegend cyclothymen Wesenszügen. 2 Patienten waren hochgradig mit Suiciden *familiär belastet,* 3mal kamen schizophrene Psychosen in der Aszendenz vor, die Familien der übrigen 4 Patienten waren frei von neuropsychiatrischen Erkrankungen. Nur eine Patientin dieser Gruppe ist — nach bislang 6 durchgemachten schizophrenen Schüben — voll remittiert und zeigte bei der Nachuntersuchung keinerlei Zeichen einer postpsychotischen Persönlichkeitsveränderung. 3 Patienten boten bei der Nachuntersuchung nach rezidivierendem Psychoseverlauf leichte bis mittelgradige Wesensauf-

fälligkeiten, die übrigen 5 Patienten waren hochgradig persönlichkeitsabgewandelt. Nur eine Psychose hatte schleichend-progredienten Charakter, die anderen verliefen akut-rezidivierend.

5.15.2.3 Suicidversuche

11 Patienten unternahmen während ihrer Erkrankung einen (5 Patienten) oder mehrere (bis zu 5) *Suicidversuche*. 7 von ihnen waren Jungen, 4 Mädchen. 9 Patienten, darunter 3 Mädchen, wählten *aktive* Selbsttötungsmethoden (Strangulation, Aufschneiden von Pulsadern, Sturz aus großer Höhe bzw. aus dem fahrenden Zug, Sprung ins Wasser). Die Strangulation war die häufigste der gewählten Methoden, sie wurde allein 6mal angewandt. 2 Patienten hatten je einmal eine aktive (Aufschneiden der Pulsadern, Sturz aus dem fahrenden Zug) und eine passive Methode (Tabletteneinnahme) angewandt, zwei männliche Patienten versuchten je 2mal durch Einnahme von Sedativa aus dem Leben zu scheiden.

Zwei Mädchen hatten bereits zu Beginn ihrer Psychose im Alter von 12 und 13 Jahren Todeswünsche offenbart, eine der beiden, die meinte, sterben zu müssen, aber auch sterben wollte, äußerte u. a. „noch einmal auf die Toilette gehen und sterben".

Der *früheste Zeitpunkt*, zu dem ein Suicidversuch unternommen wurde, lag bei 11 Jahren. Der früheste Krankheitsausbruch lag bei 9 Jahren.

Prämorbid waren 8 Patienten schüchtern, kontaktschwache Einzelgänger und eigensinnige Eigenbrötler, ein Junge war debil. Die 3 anderen Kinder waren unauffällig, bzw. boten ausgesprochen cyclothyme Charaktereigenschaften. *4 Familien* waren z. T. hochgradig mit Suiciden, eine mit Suicid und schizophrenen Psychosen und 2 Familien mit Schizophrenien *belastet*. 6 Familien waren unbelastet. Die gewählten Selbsttötungsarten entsprachen bei einer Patientin denjenigen, die von ihren Vorfahren angewandt worden waren (Strangulation).

In 9 Fällen war das *Familienmilieu*, in dem die Kinder aufwuchsen, gestört: 4 Eltern waren geschieden, in einem Fall davon herrschten asoziale Verhältnisse; in 2 Familien waren beide oder ein Elternteil psychotisch (schizophren), eine Mutter war neurotisch und in einer Familie herrschte eine pathologische Dauerspannung mit feindselig-ablehnender Einstellung des Vaters gegenüber seiner Tochter und gleichzeitiger pädagogisch ungeschickter und labiler Haltung der Mutter.

4 Patienten sind nach zahlreichen rezidivierenden psychotischen Episoden voll remittiert. 4 Patienten wiesen deutliche und 3 Patienten sehr starke Defektzeichen auf. 5 Verläufe waren schleichend. Alle Verläufe hatten paranoid-halluzinatorischen Charakter. Einer von ihnen wies daneben auch stilreine cyclothyme (manische und depressive) Phasen auf.

5.15.2.4. Suicide

3 Patienten endeten durch *Suicid,* im Alter von 19, 21 und 22 Jahren, jeweils nach dem 3., 4. und 7. Schub. Alle 3 Patienten waren weiblich. In einem Fall blieb die gewählte Todesart unbekannt, das Mädchen wurde tot aufgefunden. Eine Patientin legte sich vor einen D-Zug, die 3. strangulierte sich. Alle 3 Mädchen litten bereits früh, vor Ausbruch der schizophrenen Psychose — die jüngste Patientin bereits mit 8 Jahren — an *depressiven Verstimmungen*. Im späteren Ablauf der Psychose, die jeweils zu leichten bis sehr schweren Persönlichkeitsveränderungen geführt hatte, hatten sie wiederholt Suicidabsichten geäußert oder Suicidversuche (Sturz vom Balkon, Strangulationsversuche, Giftpilze) unternommen. Die Todesgedanken durchzogen *leitmotivartig* die ansonsten an schizophrenen Inhalten äußerst reichen und eindrucksvollen Psychosen. Das wird besonders deutlich an dem in Kapitel 4.1.6. beschriebenen Beispiel Nr. 8.

Alle 3 Mädchen waren *prämorbid* bereits auffällig und wurden als empfindlich, kontaktschwach — alle waren Einzelgängerinnen —, still, scheu, zurückhaltend und mit einer bereits früh sich zeigenden Grübelneigung beschrieben. Während 2 Patienten *familiär* nicht mit neuropsychiatrischen Erkrankungen oder Suiciden belastet waren, kamen in der Familie der 3. Patientin maligne schizophrene Psychosen und Suicide vor. Die Mutter dieser Patientin hatte in einem psychotischen Verwirrtheitszustand versucht, sie im Säuglingsalter zu erwürgen, und sich später selbst stranguliert. Auch der Großvater mütterlicherseits hatte sich durch Strangulation getötet, ebenso wie es die Patientin selbst in ihrem 7. schizophrenen Schub tat.

Das *Familienmilieu* dieser Patientin war durch die psychotische Mutter, die sich noch vor Psychoseausbruch des Kindes strangulierte, bestimmt. Die beiden anderen Patientinnen lebten in einer unauffälligen Familienatmosphäre.

5.15.3. Diskussion

Wie gezeigt, spielen wahnhafte Todesgedanken und Sterbensangst, Suicidideen, Selbstmorddrohungen und -versuche sowie vollendete Selbsttötungen im Rahmen kindlicher präpuberaler Schizophrenieverläufe eine größere Rolle als aufgrund der bisherigen Mitteilungen in der Literatur zu erwarten gewesen wäre. Von 112 schizophrenen Kindern und Jugendlichen zwischen 10 und 20 Jahren, über die ZEH (1959) berichtete, hatten nur 3 Patienten ernsthafte Suicidversuche unternommen und 1 Patient Suicidgedanken geäußert. In ihren Veröffentlichungen über Verlaufsbeobachtungen kindlicher und jugendlicher Schizophrenien teilten ANNELL, SPIEL, STUTTE, SULESTROWKSA, USCHAKOV und WIECK nichts mit über Suicide oder Suicidversuche ihrer Patienten im Verlauf der Erkrankung. HAFFTER (1965) und KANNER (1948) stellten fest, daß Psychosen bei der Suicidentstehung bis zum Alter von 15 Jahren kaum eine Rolle spielten. Dagegen unternehmen etwa 10—20% schizophrener Erwachsener Suicidversuch (BOCHNIK, GRUHLE, JANTZ, LEHMANN, LINDELIUS, MAYER-GROSS, POKORNY, SCHMIDT). Die Zahlenangaben über die geglückten Suicide bei schizophrenen Erwachsenen liegen bei 2% (ACHTE, LEMPERIERE u. LAURIERS, OSMOND u. HOFFER, RENNIE, ROHDE und SARGANT), 3% (JOHANSON), 4% (PÖLDINGER) und 4,5% (M. BLEULER). 65% der 57 kindlichen und präpuberalen schizophrenen Patienten litten unter quälenden wahnhaften Todesvorstellungen, hatten Suicidabsichten, unternahmen Suicidversuche oder begingen im Verlauf ihrer Psychose Selbstmord. Knapp ¼ (24,5%) der untersuchten Patienten hatte oftmals immer wieder ernsthafte Suicidversuche unternommen, die in 3 Fällen (5,3%) tödlich endeten! Das Suicid-Risiko kindlicher und jugendlicher Schizophrener ist also nicht als gering zu erachten.

Die von HAFFTER (1965), KANNER (1948) und ZUMPE (1959) getroffene Feststellung, daß kindliche Psychosen nur selten Ursache für Suicide und Suicidversuche im Kindesalter sind, ist nur aus der Seltenheit kindlicher schizophrener und zyklischer Psychosen zu verstehen. Immerhin waren 10% der von DUCHE (1968) und TOOLAN

(1962) untersuchten 168 bzw. 102 Kinder und Jugendlichen mit Suicidversuchen und 12% der 1727 von OTTO (1967) erfaßten Probanden der gleichen Altersstufe an einer schizophrenen Psychose erkrankt. Bei 23% von 100 minderjährigen Suicidanten hatte HARTMANN (1970) klinisch eine Schizophrenie diagnostiziert, jedoch war keiner dieser schizophrenen Patienten jünger als 16 Jahre. TRUBE-BECKER (1970) berichtete über 109 Kinder und Jugendliche, die Opfer einer Selbsttötung geworden waren, 2 von ihnen hatten an einer schizophrenen Psychose gelitten.

Bemerkenswert früh, bereits im Alter von 8 Jahren, häufiger nach dem 10. Lebensjahr, ließen einige Kinder eine erschütternde Todessehnsucht bzw. intensive Sterbenswünsche erkennen. Früh auch beschäftigten sich zahlreiche Kinder mit dem Tod. Bereits im 11. Lebensjahr wurden Suicidversuche unternommen. Entsprechend den Ergebnissen der Fragebogen-Enquête, die von HEUYER, LEBOVICI u. GIABICANI durchgeführt wurde, und den Untersuchungen von STERN besitzen bereits 6—7jährige Kinder Vorstellungen vom Tod, die denen der Erwachsenen ähneln, durch deren Erziehung sie beeinflußt sind. Vorher zeigt das Kind im allgemeinen noch keine affektiven Reaktionen gegenüber dem Tod, seine Vorstellung von ihm ist äußerlich, undifferenziert und dinghaft; was sich nicht bewegt, wird als tot angesehen. Die von HEUYER et al. befragten 4—6jährigen Kinder konnten nicht angeben, warum ein Mensch stirbt und was nach dem Tod mit ihm geschieht. Auch hatten sie keine Angst vor dem Tode. *Todesangst* wird in der Regel *erst ab dem 8. Lebensjahr* beobachtet (BOSCH, STERN), so wie es bei unseren Patienten auch der Fall war. Es scheint aber so, daß der Tod als solcher in seiner Bedeutung vom Kind in dieser Altersstufe noch nicht unbedingt verstanden wird. Es sei beispielsweise an das erwähnte 9jährige Mädchen erinnert, das sich weniger vor dem Sterben selbst als vor der Vorstellung fürchtete, im Grabe zu liegen. *Nicht der Tod selbst in seiner Fremdheit bzw. Unvertrautheit und Endgültigkeit wird als bedrohlich empfunden. Es sind eher die Begleitumstände des Abgeschlossen- und Getrenntseins, die ängstigen, worin sich ebenfalls eine mehr äußerliche Betrachtungsweise des Todes durch das Kind offenbart.*

Sehr früh, nämlich bereits im 9. Lebensjahr, kamen mit Zwangsvorstellungen und -befürchtungen verknüpfte, quälende, wahnhafte Todesängste vor zusammen mit hallucinations obsédantes. Das ist früher, als HEUYER et al. annahmen; sie sind der Ansicht, daß vor dem 12. Lebensjahr zwanghafte Todesvorstellungen und -ängste nicht auftreten.

Als *auslösende Ursache* für die erste Beschäftigung des Kindes mit dem Tod wird von E. STERN in 60% der Fälle das Miterleben des Todes eines der Eltern oder einer anderen nahestehenden Person angegeben. In ähnlicher Weise war bei einem 8jährigen Mädchen (s. Beispiel 8) eine depressive Phase, die u. a. durch Todessehnsucht und Sterbenswunsch gekennzeichnet war, durch den Tod einer Freundin ausgelöst worden. Bei einer 9jährigen Patientin brach die Psychose mit Todesvorstellungen nach dem Umzug der Familie in eine andere Stadt aus. In allen anderen Fällen bestand kein erkennbarer Zusammenhang zwischen exogenen Anlässen und Todesgedanken oder Suicidabsichten.

Keines der beiden Geschlechter zeigte eine bevorzugte Neigung zur Selbsttötung, 7 Jungen und 7 Mädchen begingen Suicid bzw. unternahmen Suicidversuche, die geglückten Suicide wurden allerdings von 3 Mädchen durchgeführt. In großen Untersuchungsserien an unausgelesenen Probanden mit Selbstmorden und Suicidversuchen zeigte sich meistens ein Überwiegen der Männer beim Selbstmord und umgekehrt eine Dominanz der Frauen beim Suicidversuch (BIENER, DOTZAUER et al., KESSEL, KOCKOTT et al., WHITLOCK). LUNGERSHAUSEN fand dagegen keine wesentlichen geschlechtsspezifischen Unterschiede.

11 der 14 Patienten mit Selbstmord und Suicidversuchen hatten *aktive* Methoden angewandt. Das scheint, auch nach den Untersuchungen von BÖCKER et al. und OTTO, typisch für schizophrene Patienten zu sein. „Harte Methoden" werden sonst von Männern und insbesondere von Psychopathen bevorzugt (BÖCKER et al., DOTZAUER et al.). Die beiden Patienten unserer Probandengruppe, die ausschließlich *passive* Methoden (Intoxikation) gewählt hatten, waren jedoch männlichen Geschlechts.

Während die Patienten mit ausschließlich wahnhaften Todesgedanken ohne Suicidabsichten mit einer Ausnahme *prämorbid* nicht auffällig waren und ihr Psychoseverlauf ganz überwiegend günstig war, bot die Mehrzahl der übrigen Patienten, insbesondere diejenigen mit Suiciden und Suicidversuchen, schizothyme Persönlichkeitszüge; sie waren still, scheu, kontaktarm, überaus empfindsam und sensibel mit Grübelneigung. Der Krankheitsausgang war bei ihnen in den meisten Fällen ungünstig. Auffallend ist also das *Überwiegen* der *schweren* akuten und schleichenden *Verläufe* bei den Patienten, die Selbstmord begingen oder versuchten, sich selbst zu töten, und daß diese *prämorbid* häufig bereits *schizothyme* Charaktermerkmale aufwiesen.

Die Tatsache, daß 13 der 14 kindlichen Patienten, die lediglich unter wahnhafter Todesfurcht ohne autoaggressive Tendenzen litten, prämorbid synton waren und — soweit man bereits im Kindesalter davon sprechen kann — cyclothyme Charakterzüge aufwiesen, erscheint psychologisch sehr interessant. Es scheint, daß es *für das Entstehen von psychotischer Todesangst keiner besonders anfälligen prämorbiden Charakterstruktur* im Sinne des Schizoiden *bedarf.* Nur eine der 14 Patienten war schon prämorbid ängstlich, scheu, still, unzufrieden, übelnehmerisch und empfindsam. Bei den Kindern mit Suicidgedanken und -absichten ohne aktive Suicidversuche entsprachen zahlenmäßig die prämorbid auffälligen Charaktere in etwa den unauffälligen (Verhältnis 5 : 4). Jedoch überwogen bei den Patienten mit ernstgemeinten Suicidversuchen und Suiciden ganz eindeutig die prämorbid auffälligen Charaktere (Verhältnis 11 : 3). Der *Unterschied* in der prämorbiden Charakterstruktur zwischen Patienten mit psychotischen Todesgedanken und solchen mit Suicidversuchen und Suiciden war statistisch hoch signifikant (Chi^2 = 14,6, p < 0,001). Prämorbid eher schizoide, kontaktschwache und überempfindliche Persönlichkeiten sind im Rahmen schizophrener Psychosen *suicidgefährdeter* bzw. prädisponieren eher zu autoaggressiven Akten als solche, die prämorbid unauffällig sind und in der Psychose unter wahnhafter Todesfurcht leiden. Auch BOCHNIK (1964) konnte bei erwachsenen Schizophrenen mit Suicidversuchen strukturelle Zusammenhänge zwischen primärcharakterlichen Wesenseigentümlichkeiten und Suicidhandlungen feststellen.

Aus der Tatsache, daß die Prognose der Psychoseverläufe mit Suicidversuchen und Suiciden ungünstig war, darf nicht auf eine prognostisch ungünstige Bedeutung von Selbstmordhandlungen geschlossen werden, da diese häufig von prämorbid auffälligen Patienten begangen wurden, bei denen wiederum der Krankheitsausgang häufiger ungünstiger war als bei prämorbid syntonen Patienten (vgl. Kapitel 5.6.).

Die 14 Psychosen, in deren Verlauf Suicidversuche bzw. Suicide unternommen wurden, hatten alle paranoid-halluzinatorischen Charakter. JANTZ vertrat die Ansicht, daß aus Wahnideen und Halluzinationen eine bestimmte ängstliche Gemütslage erwächst, die bedrohend gefärbt ist und sich häufig zu einem „Selbstvernichtungsgefühl" entwickelt, das für Suicidideen, -impulse und -handlungen verantwortlich ist. In 55,6% der von OTTO (1967) untersuchten schizophrenen Kinder und Jugendlichen, die Suicidversuche unternommen hatten, waren depressive Symptome bildbeherrschend, während bei den übrigen 44,4% schizophrene Symptome überwogen. DUCHE stellte aufgrund seiner Beobachtungen an schizophrenen Patienten derselben Altersgruppe fest, daß Suicidhandlungen bei allen Formen kindlicher und jugendlicher Schizophrenien vorkommen können, sowohl bei den bunten, deliranten und halluzinatorischen Bildern als auch bei monosymptomatischen und depressiven Formen. Nach MICHAUX können Suicidgedanken im Rahmen eines halluzinatorischen Syndroms bei der Dementia praecocissima (S. DE SANCTIS) oder in Verbindung mit Verfolgungsideen und wahnhafter Angst auftreten. Ebenso können sie an ein „délire de rêverie" gekoppelt sein und haben dann quasi spielerischen Charakter oder sie stehen im Zusammenhang mit gedanklichen und verbalen Stereotypien ohne Angstsymptome bzw. mit einer iterativen Wiederholung von Äußerungen, die sich mit dem Tod befassen. Letzteres konnte bei unseren Patienten nicht beobachtet werden. Nach LEMPERIERE u. LAURIERS ist die Suicidgefahr bei der paranoid-wahnhaften Form am größten und am geringsten bei der Hebephrenie. Das entspricht auch unseren Beobachtungen.

Die Psychosen der 3 Mädchen, die sich suicidierten, verliefen akut-rezidivierend, die 11 Patienten mit Suicidversuchen verteilten sich auf 6 akut-rezidivierende und 5 schleichende Psychoseverläufe. Die Suicidgefahr war also bei schleichenden Verläufen nicht geringer als bei akuten. Immerhin stellen die 5 Patienten mit schleichendem Verlauf ein Drittel der 15 Patienten dar, deren Psychoseverlauf schleichend-chronisch war. Über etwaige Beziehungen zwischen Selbstmordhandlungen und Akuität des Psychoseverlaufs können jedoch nur Untersuchungsergebnisse etwas aussagen, die an großen Probandenzahlen gewonnen werden.

Auch in den Familien unserer Patienten kamen gehäuft Suicide und schizophrene Prozeßpsychosen vor. Rund 50% der 40 Patienten waren familiär z. T. hochgradig mit Suiciden und Schizophrenien belastet. In 2 Fällen bestand eine auffallende Homogenität hinsichtlich der gewählten Suicidmethoden zwischen den Patienten und deren Vorfahren.

Bei den meisten Suicidversuchen handelte es sich um mißglückte Unternehmungen, deren Gelingen durch Pflegepersonal oder Familienangehörige verhindert werden konnte. Bei 2 Patienten waren Notoperationen nach Schlucken von Glasscherben bzw. Klammerfedern erforderlich. Dem geglückten Suicid gingen stets vorher geäußerte Selbstmordabsichten oder wiederholte Suicidversuche voraus. Beides muß daher bei schizophrenen Patienten sehr ernst genommen werden.

Zwei der 3 Patientinnen, die Selbstmord begingen, hatten zuvor mehrere Suicidversuche unternommen, die andere hatte wiederholt Selbstmordabsichten geäußert. Das ist beachtenswert, da STENGEL u. COOK zu der Feststellung gelangten, daß Probanden mit zuvor geäußerten Selbstmordabsichten und Suicidversuchen später nur selten einen gelungenen Selbstmord verübten.

Die für die Suicidhandlungen unserer Patienten maßgeblichen *Motive* sind nur schwer verständlich. Weder bei den 3 Patientinnen, die Selbstmord begingen, noch bei den 11 Patienten mit Suicidversuchen bestanden zum Zeitpunkt der unternommenen Suicidhandlungen familiäre Schwierigkeiten, berufliche Belastungen oder irgendwelche persönliche Konfliktsituationen, die wenigstens teilweise etwas zur Motivation hätten beitragen können. In keinem Fall lag ein Appellcharakter oder eine

Fluchtreaktion auf widrige äußere Umstände vor, wie dies häufig bei demonstrativen Suicidversuchen und „parasuicidalen Handlungen" (FEUERLEIN) in einer Lebenskrise befindlicher Patienten der Fall ist. Die *autoaggressive* Komponente war dagegen bei allen Suicidhandlungen sehr stark ausgeprägt, wie auch die Häufigkeit der Selbstbeschädigungen und die Gefährlichkeit der angewandten Methoden deutlich zeigen. Auffallend waren die Abstrusität und Absonderlichkeit der Selbsttötungsversuche bei einigen Patienten. DE BOOR meint, daß viele Schizophrene sich selbst „zum Zweck der Heilung" beschädigen und sieht in diesen Verhaltensweisen Beziehungen zur primitiv-archaischen Medizin. — Zahlreiche Suicidversuche wurden unter *Einfluß imperativer akustischer Halluzinationen* und in Phasen katatoner Erregung und akutpsychotischer Verworrenheit unternommen. Teilweise entstand der Eindruck von *ungehemmten Drang- und Triebhandlungen* ohne eigentliche Motivation.

Bei 5 der 11 Patienten kamen Suicidversuche u. a. im Rahmen depressiver Verstimmungen vor, die bei 2 Patientinnen mit insgesamt 5 Suicidversuchen prodromartig vor schizophrenen Schüben oder intervallär zwischen denselben auftraten. Bei den übrigen 3 Patienten manifestierten sich die depressiven Verstimmungszustände mit insgesamt 6 Suicidversuchen in Form dysthym-depressiver Wellen bei schleichendchronischer Prozeßaktivität.

Suicidhandlungen Schizophrener sind also vieldeutig im Hinblick auf ihre auslösende Verursachung. Sie können, soweit sie irgendwie einfühlbar sind, Ausdruck introjizierter Aggressivität im Rahmen depressiver Verstimmungszustände sein. Bei einigen sonst hetero-aggressiven Schizophrenen dürfte sicher auch der Umschlag von Heteroaggressivität in Autoaggressivität eine Rolle spielen, ein Vorgang, der von RINGEL (1969) als „Aggressionspervertierung" bezeichnet wurde. Ebenso können schizophrene Suicidhandlungen Folge raptusartiger sinnloser Impulshandlungen sein, mannigfaltigen Wahnbildungen entspringen, unter Einfluß imperativer Halluzinationen und unmotivierter Ängste entstehen, aber auch durch quälenden Leidensdruck mit unbeschreiblichen Vernichtungs- und Bedrohtheitsgefühlen hervorgerufen werden.

59,6% der von OTTO untersuchten schizophrenen Patienten unternahmen im ersten Jahr ihrer Erkrankung Suicidversuche. Auch BERMAN, BROHANSKY, LEMPERIERE u. LAURIERS und K. SCHNEIDER sind der Ansicht, daß das Suicidrisiko zu Beginn der Psychose am größten sei. SCHULTE glaubt, daß zu Beginn der Psychose eine partielle Krankheitseinsicht besteht und die Patienten meinen, „dem drohenden Schicksal gerade eben noch auf dem Wege über den Suicid mit den letzten Kräften der noch erhaltenen Person entrinnen zu können". GRUHLE macht vorwiegend den Verlust der „notion du réel" des Schizophrenen für dessen Suicidneigung zu Beginn der Psychose verantwortlich: „besonders im Beginn des Leidens entspringt mancher Selbstmord der subjektiven Überzeugung, mit den Mitmenschen keinen naiven Kontakt mehr zu haben". Für RINGEL schließlich ist das „Erlebnis der Veränderung", die in der Persönlichkeit des Schizophrenen vor sich geht und deren er sich zu Beginn der Psychose bewußt wird, verantwortlich für die Selbstmordneigung zu Beginn der Erkrankung; denn bei Psychoseausbruch sei noch ein Krankheitsgefühl vorhanden, das die vor sich gehenden Persönlichkeitsveränderungen besonders qualvoll erscheinen lasse.

Der Annahme, daß schizophrene Suicidversuche und Suicide zu Beginn der Psychose vorkommen, steht die Erfahrung von M. BLEULER entgegen. Von 208 schizophrenen Patienten begingen 9 Selbstmord, jedoch nicht nur im Anfangsstadium „sondern auch nach langjährigen Krankheitsverläufen". Dies kann aufgrund der eigenen Untersuchungen bestätigt werden: die 3 geglückten Selbstmorde ereigneten sich erst 6, 13 und 14 Jahre nach Psychoseausbruch. Suicidversuche wurden bis zu 20 Jahre nach Erkrankungsbeginn beobachtet. Nur 2 Patienten unternahmen im ersten Schub ihrer Psychose Suicidversuche. Die durchschnittliche Latenzzeit zwischen Psychosebeginn und Suicidversuch betrug 8,4 Jahre.

Nach den Erfahrungen mit den untersuchten Patienten und aufgrund des Studiums der Krankheitsverläufe ist es nicht nur die „anbrechende" Psychose, die als „drohendes Ende des Seins in der Realität" (BATTEGAY) erlebt wird, das Gefühl der „tödlichen Gefährdung" des eigenen Selbst treibt den Kranken auch in späten Phasen seiner Psychose zu aggressiven Handlungen nicht nur gegen seine Mitwelt, sondern auch gegen sich selbst.

Gerade sog. Defekt-Schizophrene unternahmen Suicidversuche oder begingen Selbstmord. Zu einer Abstumpfung oder Gleichgültigkeit gegenüber der Erkrankung war es bei ihnen nicht gekommen, einige bewiesen im Gegenteil Leidensfähigkeit und offenbar, wenn auch nur zeitweise, Krankheitseinsicht. Ein Suicid (s. Beispiel 8) schien geplant, und die Patientin wirkte zu diesem Zeitpunkt ruhig und lucide im Gegensatz zu früherem Verhalten. Merkwürdigerweise erwähnte sie am Vorabend den Tod ihrer Freundin, der 14 Jahre zuvor bei ihr eine mehrere Wochen lang anhaltende depressive Phase mit Todessehnsucht und Sterbenswunsch ausgelöst hatte. Die post mortem gefundenen Tagebuchnotizen dieser Patientin ließen eine tiefe Leidensfähigkeit trotz bereits eingetretener psychosebedingter Persönlichkeitsumwandlung erkennen. Suicide und Suicidversuche mögen also auch nach jahrelangem Verlauf Folgeerscheinungen plötzlicher und abrupt auftretender Krankheitseinsicht oder Ausdruck eines chronisch-quälenden Leidensdruckes sein, vor allem dann, wenn sie nicht während eines psychotischen Schubes geschehen. Von 2 Patienten liegen Äußerungen in der *Remissionsphase* nach schizophrenen Schüben vor. Die eine (9jährige) Patientin distanzierte sich deutlich von ihren Suicidabsichten. Sie stand ihrer zuvor in vielen Variationen geäußerten Todesangst und Todesgedanken, die teilweise obsessionellen Charakter hatten, nach Abklingen des Schubes verständnislos gegenüber und sagte: „ich brauche mich nun nicht mehr zu fürchten. Eigentlich weiß ich gar nicht mehr, warum ich solche Angst gehabt habe vor dem Sterben. Jetzt glaube ich nicht, daß ich sterben muß". — Bei der anderen, inzwischen 17jährigen Patientin war die Stellungnahme zum durchgeführten Suicidversuch weniger klar, vielmehr verschwommen und blaß. Sie leugnete ihren Suicidversuch nicht, erzählte aber ausweichend ein Erlebnis aus ihrer Kindheit und berichtete, daß sie schon damals zur Mutter gesagt habe, es sei egal, wenn sie unter ein Auto komme und dabei getötet werde.

5.15.4. Deutungsversuche

Das „mysterium mortis" beim Schizophrenen ist so erregend wie der morbus selbst. Die psychotischen Weltuntergangs- und Todesängste des Kindes erscheinen uns unheimlich und für die Diagnose einer kindlichen Psychose bedeutungsvoll. Sie kommen vor allem zu Beginn des psychotischen Prozesses vor, können aber in ähnlicher Weise auch vom gesunden Kind, hier allerdings situativ gebunden, empfunden werden. Es sei hier an die Äußerung der kleinen BELLA CHAGALL erinnert (s. Kap. 5.11.), die in einer für das Kind neuen und ungewohnten Umgebung in einen Zustand höchster, wahnhaft anmutender Todesangst geriet mit Weltuntergangsstimmung. Die Situation, in der sich das Kind befand, hatte für es den Charakter des Unheimlichen und Bedrohlichen, wodurch eine emotionale Spannung entstand, die sich bis zur Todesangst steigerte und zu einer Art Wahnstimmung führte, die jedoch nicht psychotischer Genese war und rasch wieder abklang. Der anlaßhafte Charakter, die Flüchtigkeit und die Beeinflußbarkeit durch die jeweilige Situation unterscheiden diese reaktive Todesangst beim Kind von der psychotischen.

Zu Beginn der Psychose vollzieht sich die „schizophrene Wandlung", die von MÜLLER-SUUR als „Umorientierung" des Lebenssinns des Erkrankten bezeichnet wird. Es ist dieser „Wendepunkt" eines Lebensschicksals (MÜLLER-SUUR), der zu Todes-, Sterbens- und Weltuntergangsangst prädisponiert. Darüberhinausgehend wäre die psychotische Angst vor dem Tod existential so zu deuten, daß sie als Angst des in seiner Seins-Möglichkeit beschränkten Psychotikers vor dem „eigensten, unbezüglichen und unüberholbaren Seinkönnen" (HEIDEGGER) aufzufassen ist. Gerade im Beginn der Psychose oder unmittelbar vor dem Ausbruch, in der Trema-Phase, wird sich der Patient häufig des drohenden Freiheitsverlusts bewußt, und das erzeugt *Angst.*

Wie sind aber Todesgedanken nach bereits langjährigem Krankheitsverlauf bei bereits eingetretener „defektuöser" Persönlichkeitsabwandlung zu verstehen? Auch beim durch die Psychose in seinem Wesen Gezeichneten scheint ein Gefühl des drohenden Zerfalls durch den psychotischen Prozeß zu bestehen. Lebensangst und Todesangst mögen bei ihm daher, einander potenzierend, zu einer großen Angst sich verdichten, aus der ihm der Suicid als der einzig mögliche Ausweg erscheint. Diese große Angst mag Ursache sein für die oft therapeutisch kaum beherrschbare Erregtheit, Getriebenheit und Unruhe des psychotisch Kranken. Auf die hervorragende Bedeutung der Angst „als zum Selbstmord treibende Kraft" (RINGEL) ist u. a. von v. BAEYER (1972), BOCHNIK (1962, 1964), PÖLDINGER (1971) und RINGEL (1972) hingewiesen worden.

GADAMER stellt die Frage: „Weiß das Kind sein Wissen? Weiß irgendjemand von uns, was er weiß, wenn er weiß, daß er sterben muß? Ist unser Fragen nach dem Tod nicht immer und notwendig ein Verdecken dessen, was man weiß, ein Verdecken von etwas Undenkbarem, dem Nicht-Sein?" Die Beschäftigung mit und insbesondere die Angst vor dem Tod sowie der paradox erscheinende Drang zu ihm hin, können vielleicht als ein Nicht-Verdecken-Können der Todesproblematik zu verstehen sein, als eine Unfähigkeit des Schizophrenen auszuweichen und zu verschleiern. Denn der Schizophrene zeigt auch sonst wenig Geschick im taktischen Manövrieren sowohl im Denken als auch im Handeln. Es gibt auch andere sehr eindrucksvolle und oft ergreifende Hinweise dafür, daß der schizophrene Patient das agile und gleichfalls naheliegende Taktieren des „common sense" (BLANKENBURG, 1969), das verdeckende Ausweichen des Gesunden nicht mehr beherrscht.

Diese zuletzt niedergelegten Gedanken sind nur Deutung und stellen einen Versuch dar, psychotische Todesgedanken und Suicidhandlungen zu verstehen. Beides kann nur vorsichtig und in aller Vorläufigkeit geschehen, denn: „Das Verstehen bleibt in der Sphäre des Möglichen, bietet sich ständig als vorläufig an . . ." (JASPERS).

5.16. Postpsychotische Persönlichkeitsveränderungen

5.16.1. Zur Spezifität schizophrener Defektsyndrome

5.16.1.1. Ergebnisse

46 der 57 untersuchten Patienten wiesen postpsychotische Persönlichkeitsveränderungen auf, die in 8 Fällen jedoch so diskret waren, daß von „Defekt" bei ihnen sicher nicht gesprochen werden kann. Die Psychose hatte bei diesen 8 Patienten zu einer sehr guten Sozialremission geführt. Von den verbleibenden 38 Patienten waren 12 leicht und 26 stark persönlichkeitsverändert.

Von den 12 *leichten* Defektzuständen waren 6 mehr oder weniger uncharakteristisch. Sie entsprachen reinen asthenischen Basisstadien, wie sie u. a. HUBER (1968) beschrieben hat. Sie waren gekennzeichnet durch einen Mangel an Entschlußkraft, Antrieb, Zielstrebigkeit und Konzentrationsfähigkeit, durch eine Minderung der emotionalen Schwingungs- und Steuerungsfähigkeit, der seelischen und körperlichen Belastbarkeit, durch eine Erschwernis der Umstellfähigkeit und durch Kontaktstörungen. Zeitweise standen auch cönaesthetische Mißempfindungen und leibhypochondrische Beschwerden oder dysthyme Verstimmungen mit dysphorischer Reizbarkeit im Vordergrund. Es handelte sich also um blande, symptomarme Zustandsbilder im Sinne der dynamischen Insuffizienz (JANZARIK). Bei den übrigen 6 Patienten hatte die Psychose jedoch zu typischen variations- und inhaltsreichen Persönlichkeitsveränderungen und Verhaltensweisen geführt. Diese Patienten wirkten in ihrem Verhalten bizarr, schrullig und verschroben; ihr Verhalten war kauzig und uneinfühlbar, teilweise maniert und ambitendent und umfaßte das ganze Spektrum, wie es für den schizophrenen Sonderling typisch ist.

Bei den 26 *schweren* Defektzuständen überwogen die symptom- und variationsreichen Verhaltens- und Persönlichkeitsvarianten (21 Patienten), denen nur 5 relativ unprofilierte Zustandsbilder gegenüberstanden. Teilweise waren die Defizienzsymptome mit psychotischen Symptomen vermischt, ohne daß eine stärkere oder gar bildbeherrschende psychotische Aktivität vorlag. Es handelte sich somit um sog. „gemischte Defekte" (HUBER), wobei die uncharakteristische Defizienzsyndromatik durch psychotische Phänomene überlagert wurde und sich so ein buntes und typisch schizophrenes Bild ergab. Bei 2 Patienten bestand beispielsweise das von KLEIST u. LEONHARD beschriebene Bild einer „bewegungsarmen Katatonie" bzw. „sprachträgen Defektkatatonie", und eine weitere im Alter von 9 Jahren erkrankte Patientin bot 20 Jahre nach Psychoseausbruch das charakteristische Bild einer „negativistischen Defektkatatonie" im Sinne von LEONHARD.

5.16.1.2. Diskussion

Die beschriebenen Befunde machen deutlich, daß sowohl die These von der grundsätzlichen Unspezifität des schizophrenen Defekts als auch die Ansicht, die schizophrene Persönlichkeitsabwandlung unterscheide sich grundsätzlich von neurotischen Endzuständen und weiche stets von den psychischen Veränderungen ab, die bei einem chronischen hirnorganischen Psychosyndrom für gewöhnlich zu finden sind, zu verabsolutierend und in dieser Ausschließlichkeit nicht haltbar sind. 11 der 38 Defektzuüstände waren so uncharakteristisch, daß sie sich nicht von einem chronischen hirnorganischen Psychosyndrom, von Dauerzuständen nach Cyclothymien (ALBRECHT, BÜRGER-PRINZ, JANZARIK, LAUTER, PETRILOWITSCH, WIESER), von endogen-juvenilen Versagenszuständen (GLATZEL) oder von einem sog. postneurotischen Endzustand (J. E. MEYER, ZUTT) unterscheiden ließen (vgl. auch Kapitel 5.18.). Ähnliche Erfahrungen machten GROSS et al. (1971), HUBER (1968) und JANZARIK (1959) bei erwachsenen Schizophrenen. Andererseits boten 27 der 38 Patienten über ein mehr oder weniger uncharakteristisches Basissyndrom weit hinausgehende typische und vielfältige Verhaltens- und Wesensabweichungen, die teilweise durch eine eigenartige Strukturverformung der Persönlichkeit, teilweise durch noch floride schizophrene Prozeß-Symptome erklärbar sind. Sie sind sehr wohl von psychischen Persönlichkeitsveränderungen anderer Ätiologie unterscheidbar und besitzen eine weitgehende Spezifität bzw. Typizität.

Es muß also differenziert werden zwischen phänomenologisch verschiedenen Defektformen, wie dies u. a. HUBER bei den Erwachsenen-Schizophrenien getan hat.

Es zeigt sich schon hier, daß der Defektbegriff nicht sehr günstig, weil zu farblos ist. Er beinhaltet zuviel Heterogenes und gibt die Vielfalt der Möglichkeiten schizophrener Persönlichkeitsabwandlungen nicht wieder. Bezeichnungen wie „Potentialverlust" oder „dynamische Entleerung" kennzeichnen lediglich *einen* Aspekt der Persönlichkeitsveränderung, nämlich die Störung im vitalen Antriebsbereich. Aber gerade sie ist relativ ubiquitär. Je mehr Persönlichkeitsbereiche durch die psychotische Desintegration betroffen sind, umso farbiger und charakteristischer und somit auch spezifischer wird das Bild, das als „Defekt" bezeichnet wird.

Die Heterogenität des schizophrenen Defekts zeigt sich auch darin, daß krankheitsunspezifische Faktoren wie eine neuroleptische Therapie oder eine längerdauernde Hospitalisierung durch eine „Inaktivitätsatrophie" (PETRILOWITSCH) der Persönlichkeitskräfte einen Defektzustand hervorrufen oder einen bereits bestehenden wesentlich verstärken können.

Während GROSS et al. unter 314 erwachsenen Schizophrenen 56,5% mehr oder weniger uncharakteristische Defekttypen beobachteten, denen 43,5% charakteristische Syndrome gegenüberstanden, war bei unseren 38 Patienten mit Defektzeichen der Anteil uncharakteristischer Defektzustände mit 29% wesentlich geringer und entsprechend die Zahl der charakteristischen Defektverfassungen höher (71%). Darin mag eine Besonderheit kindlicher Schizophrenie-Verläufe liegen. Allerdings darf vom Vergleich zwischen solchen Zahlen verschiedener Untersucher natürlich nicht zu viel erwartet werden, da bei der Beurteilung „charakteristisch-uncharakteristisch" möglicherweise subjektive Momente mit eingehen.

Übereinstimmung besteht dagegen mit den genannten Autoren, daß der Anteil der charakteristischen Defektsyndrome mit Verschlechterung der Sozialremission zunimmt, während die uncharakteristischen Defekttypen weniger werden.

Insgesamt erwiesen sich also die postpsychotischen „defektiven" Persönlichkeitsveränderungen als außerordentlich verschieden und mannigfaltig. Sie reichten von der leichten, kaum merkbaren Wesensauffälligkeit bis zur schweren Versandung sowie vom uncharakteristischen, farblosen Residuum bis zum durch die bunte Vielfalt möglicher Wunderlichkeiten wesentlich eindrucksvolleren schizophrenen Sonderling.

5.16.2. Zur Wandelbarkeit schizophrener Defektverfassungen

Bei 9 der schlecht remittierten Patienten, bei denen bereits nach den ersten Schüben starke Defektzeichen manifest waren, waren im Verlauf der Psychose unerwartete starke und monatelang anhaltende Besserungen mit weitgehendem Rückgang der Defizienzsymptomatik zu verzeichnen.

Bei den 4 Fällen mit *akut-rezidivierendem Verlauf* setzte die Besserung spontan, nach dem 1., 5., 6. und bei einer Patientin nach dem 2. und 3. Schub ein. Bis zum Einsetzen der Besserung waren seit Krankheitsbeginn jeweils 1, 2 und 4, 6 und 8 Jahre vergangen. Die Besserungen hielten bislang jeweils mindestens ein halbes und maximal 3 Jahre an, bevor wieder neue psychotische Symptome auftraten oder die Defektsymptomatik sich spontan wieder verschlechterte, etwa in Form einer Abnahme der sozialen Stabilität.

Alle 4 Patienten wurden zum Zeitpunkt der spontanen Besserung der defektuösen Symptomatik nicht psychiatrisch betreut. 3 von ihnen lebten in ungünstigen Umweltverhältnissen, also in einer Umgebung, die keineswegs den „Gewinn neuer Unbefangenheit" (SCHULTE) hätte fördern können: die eine Patientin glitt nach mehreren schizophrenen Schüben immer mehr sozial ab unter den Zeichen zunehmender Verwahrlosung; sie nächtigte unter anderem in einem Taubenschlag, trieb Gewerbsunzucht, beging Beischlaf-Diebstähle und saß häufig in Strafhaft. Die anderen beiden Patientinnen lebten in Familien mit stärksten intrafamiliären Spannungen, grotesk anmutendem Unverständnis und teilweise feindselig-ablehnender Haltung der Eltern ihren kranken Kindern gegenüber. Nur bei einem Patient war dagegen die Familienatmosphäre harmonisch. Er hatte eine warmherzige und tatkräftige Mutter, die mit erstaunlichem Verständnis und Einfühlungsvermögen ihrem Sohn half, so daß er trotz eines sehr schweren schizophrenen Defektbildes im Sinne einer bewegungsarmen und sprachträgen Defektkatatonie täglich den Beruf eines Blechabnehmers ausüben kann.

Die übrigen 5 Patienten mit einer passageren, aber teilweise über mehrere Jahre konstant bleibenden Besserung der Defektsymptomatik und mit einer erstaunlich positiven Aufwärtsentwicklung gegenüber dem status quo ante waren an einer *schleichend-chronischen Psychose* erkrankt. Die bisher zu beobachtende Dauer der Besserung bewegte sich zwischen einem Vierteljahr und 7 Jahren. Dreimal lag sie bei einem Jahr und darunter und je einmal bei 5 und 7 Jahren. Nur bei letzterem Patienten blieb sie bislang stabil. Die Aufwärtsentwicklung setzte jeweils 1, 3, 4, 5 und 6 Jahre nach Psychosebeginn ein. Zwei Patienten erkrankten bereits im Alter von 9 Jahren. 3 Patienten lebten in ungünstigen, zwei in günstigen Familienverhältnissen. 4 der 5 Patienten mit länger anhaltenden und stark ausgeprägten Besserungen trotz zuvor bestehender schwerster defektiver Persönlichkeitsabwandlungen befanden sich in ambulanter oder klinischer Behandlung, die in 2 Fällen in einer Insulin- oder ES-, bei den übrigen in einer neuroleptischen Therapie bestand.

Die 9 besprochenen Patienten waren trotz evidenter schwerster Zeichen einer Persönlichkeitsdefizienz auf dem Gebiet des Willens, des Antriebs, der Gesittung und der emotional-affektiven Sphäre zwischenzeitlich wieder in der Lage, Fachschulen zu besuchen, einen Beruf auszuüben und gleichzeitig sogar künstlerische oder gesellschaftliche Interessen zu pflegen und verlorengegangene Kontakte zu Freunden und Bekannten wieder aufzunehmen. Der „Defekt" erschien somit im Querschnitt zwar oft als ein endgültiger gleichsam in sich erstarrter Persönlichkeitsabbau, in einigen Fällen gar als ein „ausgebrannter Krater", im Längsschnitt zeigte sich aber dann doch eine positive Wandlungsfähigkeit. Bei diesen Patienten war es nicht zu einem einfachen Abbau, sondern eher zu einem Umbau der Persönlichkeitsstruktur gekommen, die es dem Kranken erlaubte, für kurz oder lang einen im Verhältnis zur Zeit vor der Erkrankung zwar andersartigen, in seinen Variationsmöglichkeiten eingeschränkten und infolge der krankheitsbedingten Persönlichkeitsveränderung abgewandelten, aber trotzdem positiven Bezug zur Umwelt herzustellen.

Diese Ergebnisse zeigen, daß sowohl Artung als auch Schweregrad einer psychosebedingten Persönlichkeitsveränderung nur dann einigermaßen vollständig zu erfassen sind, wenn die statisch-querschnittsmäßige Betrachtung durch eine am Verlauf und an der Krankheits- und Persönlichkeitsentwicklung orientierte dynamisch-längsschnittmäßige Beurteilung ergänzt wird. Dieser mehr entwicklungsdynamisch begründete Standpunkt ermöglicht eher den Blick dafür, daß zumindest intervallär und zeitlich begrenzt, jedoch durchaus längerdauernd mehr oder weniger weitgehende Besserungen der Defektsymptomatik und positive Aufwärtsentwicklungen bei im Querschnitt desolat und erstarrt wirkenden Fällen möglich sind und der Defekt nicht völlig irreversibel zu sein braucht, wie BINSWANGER, CONRAD und früher auch HUBER geglaubt haben. Für kindliche Psychosen sind von HENNY oft unerwartete Besserungen psychotischer Defektverfassungen beschrieben worden, ähnlich wie dies von v. BAEYER, BATTEGAY, v. DITFURTH, EICKE, FRANKE, HACKSTEIN, HÄFNER, SALM et al. bei Erwachsenen-Schizophrenien beobachtet wurde, teilweise bei Spontanverläufen, teilweise auch unter einer Pharmako-, Sozio- und Psychotherapie.

5.16.3. Abhängigkeit der Defektbildung von der Erkrankungsdauer und von der psychopathologischen Symptomatologie

In Kapitel 5.9. wurde bereits über das erste zeitliche Auftreten von Defektzeichen im Verlauf der Psychose der erkrankten Kinder berichtet. Deshalb sei hier auf die dort getroffenen Feststellungen verwiesen. Es zeigte sich, daß bei 5 von den 9 Patienten mit leichten Defektzeichen bei akut-rezidivierendem Verlauf erst 4, 6, 10, 13 und 14 Jahre nach Psychosebeginn erste Hinweiszeichen für eine beginnende Persönlichkeitsabwandlung auftraten. Dagegen waren bei den 18 akut-rezidivierenden Verläufen mit schweren Defektbildungen bereits früh erste Defektzeichen manifest, die allerdings bei 5 Patienten erst nach 5, 6, 9 und 12 Jahren stark ausgeprägt waren. Bei den schleichenden Psychosen waren erste Defektzeichen ebenfalls früh, in den ersten Wochen und Monaten nach Psychosebeginn nachweisbar, die bei 5 Patienten mit zunehmender Krankheitsdauer immer mehr zunahmen — bis zur schweren Versandung.

Die psychopathologische Symptomatologie der psychotischen Episoden war ohne Einfluß sowohl auf das Ausmaß als auch auf die Artung des Persönlichkeitsdefekts. Lediglich bei den cönaesthetischen Verläufen kamen schwerste Defektzustände nicht vor und die Defektsyndromatik bestand vorwiegend in neurasthenisch-leibhypochondrischen Beschwerden, verbunden mit uncharakteristischen depressiv-dysthymen Verstimmungen bei gut erhaltenen Antriebs- und Willensfunktionen. Im übrigen konnte die von HELMCHEN (1968) gemachte Erfahrung bestätigt werden, daß die paranoid-halluzinatorische Symptomatik umso mehr im Erscheinungsbild der psychotischen Episode zurücktritt, je vordergründiger farblose Defektsyndrome mit leibhypochondrischen Klagen und uncharakteristischen Cönaesthopathien waren.

5.17. Stellungnahme des Kranken zur Krankheit

5.17.1. Einleitung

Dieses Kapitel schließt sich an die eben behandelte Problematik an, da auch Äußerungen sog. Defekt-Schizophrener über ihre Krankheit und die damit verbundene Beschränkung der eigenen Seinsmöglichkeiten dargelegt und diskutiert werden sollen. Zuvor soll aber versucht werden, etwas über die Einstellung psychotischer Kinder zu der akut hereinbrechenden Psychose zu erfahren.

Im Versuch, die Einstellung des kranken Kindes zur Krankheit zu verstehen, stoßen wir auf „Grenzen des Selbstverständnisses" (JASPERS), die beim Kind noch enger gezogen sind als beim Erwachsenen. Die Fähigkeit zur kritischen Selbstreflexion und zur analysierenden Selbstbeobachtung und -darstellung reift im allgemeinen erst in späteren Entwicklungsphasen voll aus. Das muß bei der Beurteilung von kindlichen Äußerungen und anderen Reaktionen des psychotischen Kindes gegenüber der hereinbrechenden oder durchgemachten Erkrankung bedacht werden.

5.17.2. Verhaltens- und Reaktionsweisen in akuten Krankheitsstadien

6 Kinder hatten im akuten Krankheitsschub das *Gefühl, verrückt zu werden;* es handelte sich dabei um Patienten mit akut-rezidivierenden Verläufen, die voll (4) oder unter Hinterlassung leichter Defektzeichen (2) ausheilten. Bei 2 Patienten wiederholte sich diese Angst in verschiedenen psychotischen Phasen.

Zahlreiche Patienten reagierten auf den psychotischen Einbruch mit *Ratlosigkeit,* die Kinder liefen mit ratlos-fragendem Gesichtsausdruck herum, wirkten verstört, hilflos und bisweilen desorientiert. Ein 12jähriges Mädchen drückte das Unerklärliche und Bedrohliche dessen, was es zu erleben schien, in folgenden Worten aus: „Ich merk' das, dann kommt irgendwas über mich, ich merk' das, das ist eiskalt und dann denke ich nur, jetzt mußt du in Sicherheit sein, daß du keine Gehirnerschütterung kriegst". Das unbestimmte und beängstigende *Gefühl der Bedrohung* wird von dem Kind ins *Körperliche* hineinprojiziert, ähnlich wie es ein 10jähriger Junge tat, der unvermittelt im Unterricht fragte, ob seine Pulsadern noch ganz seien, und anschließend fortlief. Dies waren die ersten Anzeichen der *beginnenden Psychose,* die zugleich ein Licht werfen auf die Art des Betroffenseins und Stellungnehmens dazu.

Andere Kinder reagierten mit *Verzweiflung* und starken *depressiven Verstimmungen.* Das kommt in den Worten eines 14jährigen Mädchens in erschütternder Weise zum Ausdruck: „Mir ist, als könnte ich meine Gedanken nicht mehr zusammenhalten, als wollte der *Wahnsinn* mich erreichen, wie ist mir bang". Die *Trostlosigkeit,* die *Traurigkeit,* die *Sorge,* die sich bei einigen Kindern auch in schweren Schuldvorstellungen mit herabgesetztem Selbstwertgefühl und wahnhaften Minderwertigkeitsideen äußerten, hielten oft wochenlang an und traten schon im frühen Alter, teilweise vor dem 10. Lebensjahr auf. Es scheint, daß psychotisches Erleben *als eigenes Versagen interpretiert wird,* wie es beispielsweise in der Äußerung eines Mädchens den Eltern gegenüber ganz am Anfang ihrer Psychose zum Ausdruck kommt: „Ich kann nicht schlafen, weil ich euch nicht lieben kann".

Die zitierten und besprochenen Äußerungen zeigen, daß in der akuten Psychose ein Krankheits*gefühl* vorhanden ist. Dagegen war eine dauernde und volle Krankheit*einsicht* in dieser Krankheitsphase in keinem Fall nachweisbar. Jede Einsicht setzt eine *„kritische Selbstbesinnung"* (STÖRRING) voraus, die den psychotischen Kindern fehlte. Bei einem Mädchen zeigte sich eine Krankheits*ahnung*, jeweils zu *Beginn* neuer Schübe, die es nahen fühlte, es fühlte sich dann nicht wohl und wollte in die Klinik!

5.17.3. Stellungnahme zur abgelaufenen akuten Psychose

Nur von wenigen Patienten liegen Äußerungen unmittelbar nach einer durchgemachten psychotischen Episode vor. Das ist verständlich, da jeder Mensch eine besondere Empfindlichkeit gegenüber solchen erlebnismäßig bedeutungsvollen Ereignissen besitzt, die von der öffentlichen Meinung als negativ bewertet werden. Ein 13jähriges Mädchen sagte nach Abklingen seiner Psychose: „Ich möchte diesen Zustand nicht nochmal erleben, weil die anderen Kinder nicht auch solche Sachen sehen".

Mehrere Stellungnahmen zu verschiedenen Schüben ihrer akut-häufig rezidivierenden Psychose in verschiedenen Krankheitsstadien liegen von einer bei Erkrankungsbeginn 12jährigen Patientin vor. Im Alter von 15 Jahren sagte sie unmittelbar nach einer schweren psychotischen Episode: „Fragen sie bitte nicht danach, ich möchte nicht daran erinnert werden. Das ist wirklich alles vorbei. Ich bin dankbar, daß alles vorbei ist" — und wenige Tage später: „ich weiß nicht, wie das ist, es ist so ganz anders, ich weiß, ich habe sehr getobt, ich habe so manche Erinnerung. Ich habe es nicht gewollt, es kam einfach über mich, es war alles so unheimlich, alles so traumhaft". Im Alter von 17 Jahren sagte sie nach einer psychotischen Episode: „Ich kann gar nichts sagen, die Sache mit dem veränderten Ich hat mich ganz fertig gemacht. Es war alles so komisch, so verändert".

Eine objektive Stellungnahme gegenüber dem in der psychotischen Phase Durchlebten war also ausgesprochen selten. Nur eine einzige Patientin berichtete 20 Jahre nach Erkrankungsbeginn bei einer Nachuntersuchung unbefangen und offen über ihre damalige Erkrankung und machte sogar noch weitere Angaben über das psychotische Bild, unter dem sie damals litt, die über die im Krankenblatt fixierten Feststellungen hinausgingen.

Die Stellungnahmen der übrigen Patienten drückten teilweise ratloses Erstaunen aus, teilweise ängstliche Abwehr, gepaart mit einem Gefühl der Erleichterung. Zuweilen jedoch ließ die Einstellung zur Krankheit bereits eine Nivellierung der Persönlichkeit insbesondere auf affektivem Gebiet erkennen und schlug sich in läppisch-inadäquaten Äußerungen über die bis dahin durchgemachten Krankheitsphasen nieder, wie beispielsweise bei einer 17jährigen Patientin, die mit 11 Jahren erkrankt war: „fand ich ganz lustig".

5.17.4. Stellungnahme bei chronischen Psychosen

Von 9 der 15 Patienten mit chronisch verlaufenden Psychosen liegen Äußerungen über ihre Erkrankung vor, die sie im Verlauf der Psychose oder bei der Nachuntersuchung getan hatten. Bemerkenswert ist, daß sie alle nicht über psychotische Erlebnisse und deren Wirkung auf sie selbst berichten, sondern über die von ihnen registrierte Persönlichkeitsveränderung, die in ihnen vorgegangen war. Erschütternd ist, wie treffend und ehrlich, ohne jede Beschönigung, diese Schilderungen sind. Die Patienten berichten, daß sie „innerlich ganz verbrannt", „innerlich leblos und steif" seien, daß sie „richtig stumpf" geworden seien, keine Freude mehr empfinden könnten, daß ihnen „alles egal" sei, sie sich „nicht mehr hundertprozentig begeistern" könnten. 15 Jahre nach Psychosebeginn sagte ein nunmehr 25jähriger Patient, früher sei er „gemütsempfindend" gewesen, „jetzt bin ich schon so ausgegloist".

Zwei andere, ebenfalls stark veränderte Patienten — in einem Fall handelte es sich um eine langsam versandende Dementia simplex, im anderen um eine mit 9 Jahren begonnene Hebephrenie — ließen bei der Nachuntersuchung 9 bzw. 19 Jahre nach Krankheitsbeginn erkennen, daß sie zeitweise unter ihrer Antriebs- und Schwunglosigkeit *leiden*, darunter, sich zu nichts mehr entschließen zu können, an nichts mehr Freude und Interesse zu empfinden. Sie bekundeten, darüber traurig zu sein, „daß es nicht mehr weitergeht", sich „nicht mehr zusammenreißen" zu können oder „nichts zu tun zu haben".

Ähnlich drückte sich eine 18jährige Patientin 6 Jahre nach Psychosebeginn aus: sie sei beunruhigt, daß sie keine Energie mehr habe, sich vor allem nicht mehr richtig überwinden könne — „ich *leide* darunter, aber ich kann nicht richtig Mensch sein. Ich habe keine Energie, um zu Hause zu helfen, um halt was zu arbeiten. Es mangelt einfach an Beherrschung." Über ihre früheren künstlerischen Interessen befragt, sagte sie: „Mein Talent hat überhaupt nachgelassen in dieser Zeit, das merke ich ganz genau ... es ist nicht mehr so viel da, es wird alles weniger, ooch, ich bin nicht mehr so schnell begeistert, früher war ich mal Feuer und Flamme für etwas, jetzt bin ich das nicht mehr, jetzt bin ich vernünftiger."

Neben diesen Äußerungen über bei sich selbst registrierte Wesensänderungen ohne echte Krankheitseinsicht war bei 3 ebenfalls defektuösen und dadurch asylierungsbedürftigen Patienten so etwas wie ein plötzliches Aufblitzen einer Krankheitseinsicht zu bemerken, die jedoch flüchtig war und nur wenige Sekunden anzuhalten schien. So kam es bei einer Patientin während einer psychotischen Entgleisung 6 Jahre nach Krankheitsbeginn zu einem abrupten Wechsel zwischen wahnhaft-verworrenem und gleich darauf klar geordnetem Gedankengang, als sie unmittelbar nach der Äußerung: „Der heilige Geist hat mich befruchtet, das ist ja komisch, daß ich das nicht weiß" ausrief: „Mit 13 Jahren fing meine Krankheit an, ich wurde nervös, albern, ich werde ja doch nicht wieder gesund, das fühle ich ganz genau".

5.17.5 Diskussion

Die besprochenen Äußerungen zeigen, daß die Reaktionsweisen kindlicher Patienten auf den psychotischen Einbruch nicht wesentlich abweichen von denjenigen, die bei Erwachsenen beschrieben worden sind (BATTEGAY, JASPERS, LOPEZ-IBOR, MATUSSEK). Das Gefühl der Bedrohtheit, die Ratlosigkeit, die Angst vor dem Verrückt-Werden, sind bei Erwachsenen und Kindern zu finden. LOPEZ-IBOR deutet die Furcht vor dem Wahnsinn als eigentliche Furcht vor einer Auflösung der eigenen Persönlichkeit. Die Bedrohung der eigenen Person wird vom Kind offenbar häufig leibnah erlebt. Von da her ergibt sich ein Zugang zum Verständnis für die bereits früh sich zeigende Neigung kindlicher Schizophrener zu Cönaesthopathien (vgl. Kapitel 5.11.). Andererseits reagiert das Kind auch mit schweren und anhaltenden depressiven Verstimmungen, die durchaus bereits denen Erwachsener an Intensität und Dauer gleichkommen. Die Ansicht von SPIEL (1969), daß depressive und Angstzustände nur über kürzere Strecken und nie anhaltend zu beobachten seien und höhere Ausgestaltungen depressiver Inhalte wie „die Sorge um das Heil der Seele, des Daseins, Schuldgefühle, ja sogar ein herabgesetztes Selbstwertgefühl oder gar wahnhafte Ausgestaltungen dem Kindesalter" fremd seien, trifft sicher in dieser Ausschließlichkeit für psychotische Kinder nicht zu. Äußerungen, wie sie KIERKEGAARD in seinem Tagebuch niedergeschrieben hat, waren in erstaunlich ähnlichen Formulierungen, die die gleiche Verzweiflung und Trostlosigkeit ausdrückten, auch bei einigen unserer Patienten in der Präpubertätsphase zu finden.

Eine echte Krankheitseinsicht in und nach psychotischen Episoden ist bei kindlichen wie bei Erwachsenen-Schizophrenien äußerst selten (BRÄUTIGAM, JASPERS, SCHULTE). M. MÜLLER (1960) sieht gerade in einer unechten Krankheitseinsicht sowie in einer mangelhaften Korrektur etwa noch bestehender Wahnsymptome durch die Patienten und in deren Unfähigkeit, über die durchgemachte Krankheitsphase zu sprechen, eine „Eigenschaft der typischen klassischen Schizophrenien". Dies kann durch die vorliegenden Beobachtungen bestätigt werden.

Einige der von uns nachuntersuchten Patienten, die ihre Erkrankung auf eine „Nervenschwäche", „Nervenzusammenbrüche", „Überarbeitung" oder starke Erschöpfung durch innere Konflikte oder äußere Belastungen zurückführten, bestätigen die Ansicht von SCHULTE, daß in diesen Bemühungen Schizophrener, persönlichkeitsfremde Belastungen vorzuschützen, eine „Art Schutz vor der Vergegenwärtigung endogenen Krankseins, aber auch Sicherung gegenüber der Furcht vor zukünftiger Wiederholung" zu sehen sei.

Im Gegensatz zu der fehlenden Bereitschaft, über psychotische Erlebnisse zu sprechen und sie zu bewerten, scheinen sich manche, insbesondere intelligente Patienten der sich vollziehenden Umstrukturierung ihres Selbst irgendwie bewußt zu werden und äußern sich auch freimütig darüber. Manche von ihnen, wie das zitierte 18jährige Mädchen, scheinen die in ihnen vor sich gehende Wesensänderung als angenehm zu empfinden, sie gelangten teilweise zu ähnlich befriedigten Äußerungen über sich selbst (vgl. Kapitel 5.17.4.) wie der vordem scheue, insichgekehrte und an sich und der Welt leidende HÖLDERLIN später im Verlauf seiner schizophrenen Erkrankung: „... darf ich wohl sagen, daß ich fester und sicherer geworden bin" (zitiert nach JASPERS, 1949).

Gerade auch sog. Defekt-Schizophrene *leiden*, wie sich in ihren Stellungnahmen zum eigenen Kranksein zeigt. Auch sie sind suicidgefährdet (vgl. Kapitel 5.15.). Auch sie leiden — im Gegensatz zur Ansicht von TÖLLE — ähnlich wie Depressive darunter, nicht mehr traurig sein und sich nicht mehr freuen zu können, also unter dem Gefühl, das nach SCHULTE den Kern melancholischen Erlebens ausmacht. Wenn auf die Ähnlichkeit der Depressivität von Schizophrenen und Melancholikern verwiesen wird, so muß jedoch dabei bedacht werden, daß das aktuelle Nicht-Mehr-Traurigsein-Können beim Depressiven im allgemeinen auf die akute psychotische Phase beschränkt ist, die *strukturelle Fähigkeit zur Trauer* damit erhalten bleibt, während sie beim Schizophrenen oft vermindert ist oder gar ganz verschwindet. Gerade darunter leiden viele Schizophrene; oft zeigte sich dies in Form ungelenker und hilflos wirkender kurzer Äußerungen, die jedoch nicht darüberhinwegtäuschen dürfen, daß auch der persönlichkeitsveränderte Schizophrene zu vielen „Regungen feinsinnigster Art des Taktes" (SCHULTE), der *Empfindsamkeit* und *Anhänglichkeit* fähig ist, manchmal „zarter und wahrer, wenn auch spröder als der so gut funktionierende, schablonisierte, an Konventionen gebundene Gesunde" (SCHULTE, 1963). Bei den Nachuntersuchungen konnte die Erfahrung bestätigt werden, die WYRSCH bei seinen schizophrenen Patienten machte, daß im Gespräch mit ihnen das „so oft beschriebene Symptom des sog. schlechten affektiven Rapports oder der Gefühlssteifigkeit" verschwand. Auf diese von der psychotischen Desintegration offenbar verschont gebliebenen „Inseln" im affektiv-emotionalen Bereich bei an sich persönlichkeitsveränderten Patienten ist es zurückzuführen, daß ihnen oftmals eine erstaunlich differenzierte und relativ kritische Einstellung zur Krankheit und sogar echte Leidensfähigkeit gelingt.

Beim Versuch, die Einstellung zur Psychose beim schizophrenen Kind und später beim schizophrenen Jugendlichen und schließlich Erwachsenen in den verschiedenen Stadien der Erkrankung zu verstehen, ergeben sich auch kleine Einblicke in das Wesen und in die Persönlichkeitsartung des Kranken selbst. Begriffe zu deren Differenzierung und Kennzeichnung, wie etwa „Defekt" oder „Persönlichkeitsabwandlung", haben sich in ihrer oft schlagwortartigen Klischeehaftigkeit als völlig unzureichend erwiesen. Sie dienen lediglich der schnellen und groben Verständigung, sie können und sollen nicht die Vielfalt schizophrener Seins-Möglichkeiten und Persönlichkeitsstrukturen und auch nicht das ganz andere In-der-Welt-Sein des Schizophrenen wiedergeben.

Hier offenbaren sich also — neben den bislang dargestellten, durch die *Grenzen des Selbstverständnisses* bedingten verschiedenartigen Reaktions- und Verarbeitungsformen und unterschiedlichen Weisen der kritischen Stellungnahme der Kranken zur Psychose — die *Grenzen des Fremdverständnisses* durch den Arzt sowie die Problematik der adäquaten sprachlichen Formulierung. Die Grenzen der Verstehbarkeit und Definierbarkeit schizophrenen Seins — des Geworden-Seins wie des Noch-Werdens —, auf die wir immer wieder stoßen bei der Beschäftigung mit dem Schizophrenen und dessen Krankheitsverlauf, sind stets auch die *Grenzen der Begreiflichkeit des Anderen,* der uns als *Partner begegnet:* „Niemand kann in sein partnerisches Du wirklich hineinsehen. Die partnerische, mitmenschliche Ursprünglichkeit in der ihr eigenen Weise zu sein, ist uns, den Begegnenden, entzogen und bleibt das Andere, gemäß der Heterologik des Ursprungs. So gesehen ist das Du immer das Andere, immer das Anfängliche und auch immer das Übertreffende gegenüber allen Worten und Gedanken" (WELTE).

5.18. Zur Differentialdiagnose der kindlichen und präpuberalen Schizophrenie aus katamnestischer Sicht (Folgerungen aus Kapitel 4.3.)

Die im Kapitel 4.3. erörterten katamnestischen Befunde haben gezeigt, daß es sehr schwierig und in einzelnen Fällen sogar unmöglich ist, spezifische Krankheitssymptome bzw. „verbindliche Symptomvereinigungen" (ZEH, 1959) herauszuarbeiten, und bestätigen die Aussage von WEITBRECHT (1959) über die Unspezifität psychopathologischer Symptome. Bei den meisten der in Kapitel 4.3. beschriebenen 14 Patienten haben Symptome wie Depersonalisations- und Derealisationserscheinungen, Ich-Erlebensstörungen, Halluzinationen und — meist flüchtige — Wahnideen zur Diagnose Schizophrenie verleitet, die aufgrund des weiteren Krankheitsverlaufs und der bei der Nachuntersuchung erhobenen Befunde stark in Zweifel gezogen oder sogar revidiert werden mußte.

J. E. Meyer (1963) weist zu Recht darauf hin, daß häufig „Depersonalisierte als Schizophrene verkannt" werden, insbesondere im jugendlichen Alter. Bei dem im Kapitel 4.3. beschriebenen 8jährigen Jungen war das frühe Auftreten der *Depersonalisationserscheinungen* bemerkenswert. Das schwer Einfühlbare der geäußerten Erlebnisse und Angstschilderungen war wohl richtungsweisend für die Diagnose einer „kindlichen Schizophrenie mit Wahnstimmung" gewesen. Wenn J. E. Meyer (1963) betont, daß dem Derealisationserlebnis „die Tönung des Unheimlichen oder Bedeutungsvollen" fehlt, „welche die Wahnstimmung kennzeichnet", so ist diese Differenzierung für das Kindesalter nicht so eindeutig zu treffen wie für spätere Altersphasen, weil die kindliche Erlebensweise als Ganzes gefühlsbestimmt ist und die Erlebnisqualität des Unheimlichen ubiquitär und häufiger als beim Erwachsenen ist. Insofern muß die Querschnittsdiagnose im Kindesalter schwieriger sein als in der Präpubertät oder Adoleszenz. Außerdem ist es dem Kind für gewöhnlich noch nicht möglich, das Fremdartige der Depersonalisation kritisch zu beschreiben, d. h. zu differenzieren, ob es sich um Beeinflussungserlebnisse im Sinne des Gemachten handelt oder ob es ein Gefühl der Fremdheit bzw. Entfremdung sui generis ist. Die Erlebnisse des 8jährigen Jungen hatten für ihn wirklich bedrohlichen Charakter und sein Ausruf: „Ich werde nie wieder gesund, ich glaube, ihr müßt mich in eine Anstalt bringen" erinnert an die Befürchtungen schizophrener Kinder, verrückt zu werden (vgl. Kapitel 5.17.). Ob Depersonalisation und Derealisation den Patienten wirklich vor der Gefahr schützt, völlig den Kontakt mit der Umwelt bzw. der Realität zu verlieren und psychotisch zu werden, wie Bird meint, erscheint zweifelhaft, da zahlreiche Schizophrene Depersonalisations- und Derealisationserlebnisse haben und diese Phänomene nach Langfeldt bei erwachsenen Schizophrenen sogar eine äußerst ungünstige Prognose haben sollen. Die These von Bird kann deshalb kaum die Tatsache erklären, daß der 8jährige Junge nicht schizophren wurde.

Bei dem 8jährigen Jungen handelt es sich, wie die Nachuntersuchung zeigte, um einen schizothymen, psychasthenischen Menschen, der zu Grübeleien, Selbstbeobachtung und -kontrolle neigt, differenziert und feinfühlig ist und unter Kontaktstörungen leidet. Er entspricht damit in seiner Charakterstruktur solchen Persönlichkeiten mit Depersonalisationserlebnissen, wie sie von A. Weber (1938), Weitbrecht (1960), Petrilowitsch (1961) und J. E. Meyer (1968) beschrieben worden sind. Häufig kommen bei den Patienten kurzdauernde depressive Verstimmungen vor, die für die beschriebene Persönlichkeitsstruktur ebenfalls charakteristisch sind (Petrilowitsch).

Das Krankheitsbild des 8jährigen Jungen belegt die Berechtigung des in der französischen kinderpsychiatrischen Schule gebräuchlichen Begriffs der „prépsychose" bzw. der „états prépsychotiques" oder „préschizophréniques", der einen durch Ich-Schwäche und mangelhaft ausgebildeten Realitätssinn gekennzeichneten Zustand meint, aus dem heraus sich später eine schizophrene Psychose, eine Neurose oder eine Psychopathie entwickeln kann. Kinder mit einem präpsychotischen Syndrom, die an einer schlecht funktionierenden Realitätskontrolle leiden, neigen zu reichhaltigen Phantasien, die zu Entfremdungsgefühlen und später zu Depersonalisations- und Derealisationserlebnissen führen. Im Fall des 8jährigen Jungen ging die Entwicklung in Richtung einer schizothymen Psychopathie ohne Dekompensation mit Ausbruch einer schizophrenen Psychose. Der Begriff der „prépsychose" ist, das muß auch im Zusammenhang mit dem in Kapitel 5.10. Gesagten betont werden, zweideutig, einmal beschreibt er eine Prodromalphase, die einer Psychose vorausgeht, zum anderen kennzeichnet er eine mehr oder weniger fixierte Entwicklung, die nach eigenen Gesetzmäßigkeiten in Richtung neurotiformer oder psychopathieähnlicher Verfassungen vonstatten geht.

Zur Theorie der Depersonalisation und Derealisation liegen sowohl für den Erwachsenen als auch für das Kind zahlreiche Interpretationsversuche vor (FEDERN, GEBSATTEL, GLATZEL, GÖPPERT, LAROCHE, J. E. MEYER, STUTTE et al.). Für schizophrene Kinder sind als Frühsymptome (vor dem 10. Lebensjahr) sog. „transitivistische Depersonalisationserlebnisse" typisch (EGGERS, 1967; LAROCHE, 1961). Wie in Kapitel 5.11. beschrieben, können auch schon sehr früh „Spaltungserlebnisse" bei psychotischen Kindern auftreten. Beides weist auf eine Störung im Erleben des Körpers als Leib hin, das „Fühlen der Eigenleiblichkeit" (SCHMITZ, 1965) ist gestört. Es erhebt sich die Frage, ob bereits ein Kind in seinen Entfremdungserlebnissen die Doppelfunktion von Leib-Sein und Leib-Haben im Sinne der „exzentrischen Positionalität" (PLESSNER, 1965) erlebt. PLESSNER (1970) weist darauf hin, daß „unser Verhalten zur Umwelt in seinem praktischen Vollzug und in seiner Auffassung durch den Menschen" von einer „Doppelrolle geprägt" sei, die in ihrer Selbstverständlichkeit nur dem Nachdenklichen „als solche zum Bewußtsein" komme. Es scheint, daß für unseren Patienten diese „Doppelrolle" des Menschen als Rollenträger und Rollenfigur nicht mehr als natürlich und selbstverständlich erlebt wird und dies seine Neigung zu ängstlich betonten Entfremdungserlebnissen erklärt. Die Unfähigkeit, seine Doppelrolle zu übernehmen, führt nach GLATZEL (1971) zu einem gestörten „Reziprozitätsverhältnis" zwischen Ich und Nicht-Ich, worunter der zu Depersonalisationserlebnissen neigende Kranke leidet.

Dem Nachdenklichen wird die *Doppeldeutigkeit seines Verhältnisses* zu seinem *Leib* und zu seiner *Umwelt* erst bewußt. Für den schizothymen, weniger gut integrierten Menschen, so scheint es, besteht die Gefahr, daß diese Doppeldeutigkeit nicht mehr als selbstverständlich, natürlich und harmonisch erlebt wird bzw. die Funktion der „Doppelrolle" als agierendes Subjekt und leidendes Objekt nicht immer als natürlich und einheitlich empfunden und übernommen wird. Es wäre nunmehr verständlich, daß es für das Zustandekommen von Entfremdungserlebnissen keiner auslösenden psychotraumatisierenden Ereignisse bedarf, wofür in der Anamnese von Patienten mit Entfremdungssyndromen nach Untersuchungen von J. E. MEYER (1963) auch für gewöhnlich keine Hinweise bestehen. Einsichtsvoll ist auch, daß die Pubertät, die mit ihren Problemen zur Nachdenklichkeit und Grübelneigung disponiert, für die Entstehung von Depersonalisations- und Derealisationsphänomenen förderlich ist. Anders als bei den von J. E. MEYER untersuchten Patienten mit Reifungskrisen der Adoleszenz traten allerdings die Entfremdungserlebnisse bei unserem Patienten sehr früh auf, so daß Pubertätskonflikte hierbei zunächst keine Rolle gespielt haben. Die im 6.—8. Lebensjahr sich bemerkbarmachenden Störungen fielen zeitlich in die Phase des „leiblichen und seelischen Gestaltswandels" (REMPLEIN), also in eine Zeit des kritischen Umbruchs mit inneren Disharmonien und Zwiespältigkeiten der Gefühle, Labilität, Unausgewogenheit und oftmals auch Widersprüchlichkeit hemmender oder aktivierender Strebungen und Willenskräfte. Diese Altersphase mit ihren von der Pubertät unterschiedlichen Problemen führt beim Kind leicht zu Unsicherheit, Unzufriedenheit, Unausgeglichenheit und evtl. auch zu Langeweile, also zu Gemütsverfassungen, die wiederum zu Entfremdungserlebnissen prädisponieren.

Die Tatsache, daß Kleinkinder nicht oder nur selten unter Depersonalisationserlebnissen leiden, mag damit zusammenhängen, daß das „Kind noch Vertrauen in seine Sinne" (METZGER, 1965) hat und auch seiner Umwelt vertrauensvoll begegnet. Gerade dies urtümliche Vertrauen geht in dieser Entwicklungsphase des ersten Gestaltwandels (ZELLER, 1936), in der sich u. a. kleinkindlich ganzheitliche und großkindlich analytische Geisteshaltung spannungsvoll treffen, verloren oder wird vom 6—8jährigen Kind zumindest nicht mehr selbstverständlich erlebt.

Ähnlich wie in diesem Fall die Depersonalisations- und Derealisationserscheinungen, so ließen sich bei einigen Patienten die Halluzinationen retrospektiv nicht als schizophrene Symptome klassifizieren. In diesem Zusammenhang ist berichtenswert, daß auch nicht-psychotische, aber „emotionally disturbed" Kinder Halluzinationen haben können (LUKIANOWICZ, 1969). Nur 2 der 14 nicht-psychotischen von LUKIANOWICZ beschriebenen Kinder im Alter von 7—13 Jahren mit Halluzinationen schienen prämorbid unauffällig zu sein, alle anderen waren prämorbid gestört und zeigten teilweise neurotische Züge. So auch bei 4 von uns beschriebenen Patienten, die alle stark wesensauffällig waren und ursprünglich als Hebephrenien imponierten. Solche knickhaft in der Kindheit oder Präpubertät einsetzende hebephreniforme Verhaltens- und Wesensabnormitäten erwiesen sich katamnestisch und aufgrund der Nachuntersuchungen als passagere neurotiforme Pubertätskrisen oder — in 2 Fällen — als bleibende Charakterveränderungen im Sinne eines *Heboids* (KAHLBAUM) bzw. einer *Parathymie* (MEGGENDORFER). Letztere sind (prä-)pubertäre Wesensänderungen, oft mit dissozialen Handlungsweisen, aber charakteristischerweise ohne einhergehende Gemütsverödung und ohne prozeßhafte Weiterentwicklung. Trotzdem ist die Zugehörigkeit dieser in der Präpubertät sich manifestierenden und sehr seltenen, aber recht kennzeichnenden psychopathologischen Zustandsbilder zum Symptomverband juveniler Schizophrenien noch umstritten (STUTTE, 1971).

Gleichfalls durch dissoziale Handlungen fiel einer der 14 Patienten im späteren Verlauf seiner Erkrankung auf, der auch stark wesensverändert war und dessen in der Kindheit einsetzende Wesenseigenheiten und Verhaltensabnormitäten unter anderem im Zusammenhang mit paranoid-halluzinatorischen, produktiv-psychotischen Episoden zu der Etikettierung „kindliche Schizophrenie" geführt hatten, die katamnestisch gegen die Diagnose „*produktiv-psychotische Dämmerzustände bei Temporallappen-Epilepsie mit pseudopsychopathischer Wesensänderung*" ausgewechselt werden mußte. Wenn sich ein psychomotorisches Anfallsleiden nur in Form produktiv-psychotischer Dämmerattacken mit Halluzinationen und dranghaften Verstimmungszuständen äußert, ist bei fehlendem EEG-Befund die differentialdiagnostische Unterscheidung von der kindlichen Schizophrenie oft nicht möglich. Später ist eine Diagnose — wie bei unserem Patienten — dadurch erschwert, daß die raptusartigen und anfallsweise auftretenden Verhaltensauffälligkeiten leicht als episodische Verstimmungszustände im Gefolge einer schizophrenen Persönlichkeitsveränderung aufgefaßt werden.

Dissoziale Handlungen während einer Dämmerattacke, wie sie auch bei unserem Patienten vorkamen, sind bislang nur in Einzelkasuistiken beschrieben worden (J. E. MEYER, 1957; MULDER und DALY, 1952; PETERS, 1968 und STEVENSON, 1963), ein Hinweis für die Seltenheit des Vorkommens — oder aber für die Häufigkeit von Fehldiagnosen! Die Sinnlosigkeit und Unmotiviertheit der Straftaten stellen noch kein differentialdiagnostisches Kriterium dar, das die Abgrenzung gegenüber kriminellen Handlungsweisen Schizophrener ermöglicht. Eher spricht das anfallsweise, abrupte und periodische Auftreten der Ausnahmezustände für epileptogene Störungen. Verdächtiger noch sind die Angaben des Patienten, sich nicht erinnern bzw. keinen Grund für seine plan- und ziellosen Handlungsweisen angeben zu können und die Angaben von Zeugen, daß er sich dabei in einem völlig rat- und hilflosen Zustand befunden habe. Bei unserem Patienten wird die epileptische Natur der Erkrankung durch Anamnese, Katamnese und EEG-Befund gestützt (s. Kapitel 4.3.).

Die Erregungszustände mit paranoid-halluzinatorischer Symptomatik entsprechen in diesem Fall retrospektiv produktiv-psychotischen Dämmerattacken bei Temporallappen-Epilepsie. Ob alle unmotivierten und teilweise dissozialen Handlungen insbesondere der letzten Zeit mit solchen Dämmerattacken koinzidieren, kann nicht entschieden werden. Ein Teil geht wohl zu Lasten der bestehenden epileptoiden Wesensänderung des Temporallappen-Epileptikers. Peters u. Ford-Läufer (1968) gelangten aufgrund ihrer Untersuchungen an 56 unausgewählten Temporallappen-Epileptikern zu der Feststellung, daß bei ihnen die Kriminalität höher liegt als im Landesdurchschnitt. In einem Fall konnte für die Tatzeit eine Dämmerattacke bzw. ein postparoxysmaler Dämmerzustand wahrscheinlich gemacht werden, d. h. der psychomotorische Anfall selbst war „zum Träger kriminellen Verhaltens geworden (Peters, 1958). In den übrigen Fällen bestand ein Zusammenhang zwischen den Straftaten und dem charakteristischen „pseudopsychopathischen Affektsyndrom" (Peters, 1969) der Patienten mit Temporallappen-Epilepsie. Gleich unserem Patienten standen die von Peters (1968) beschriebenen Kranken während ihrer dissozialen Handlungen unter Alkoholeinfluß, und Peters meint, daß dieser über die anfallsprovozierende Wirkung hinaus die „anfallsbedingte Aggressivität zur Kriminalität werden läßt".

Eine Störung der Intelligenz im Sinne einer epileptischen Demenz ließ sich bei unserem Patienten nicht nachweisen, — auch hierin besteht Übereinstimmung mit den Befunden von Peters (1969) —, der Intelligenzquotient war im Alter von 22 Jahren der gleiche wie mit 11 Jahren.

Was die epileptische Wesensänderung bzw. Pseudopsychopathie mit der schizophrenen Persönlichkeitsartung verbindet und was beide oftmals schwer unterscheidbar macht, so daß man auch katamnestisch vor großen diagnostischen Schwierigkeiten stehen kann, ist die Widersprüchlichkeit des Charakters, die man bei beiden findet. Sie wird für den Epileptiker von Schorsch (1969) als organisch bedingte Folge einer „zunehmenden Störung im harmonischen Zusammenspiel der einzelnen Charakterseiten" angesehen, die zu einer „Desintegration der Persönlichkeit" führt.

Bei den 14 Patienten, bei denen der weitere Krankheitsverlauf eine schizophrene Psychose ausschloß oder sie doch zumindest unwahrscheinlich machte, zeigte sich in besonderem Maße die Bedeutung des von Tramer (1949) geprägten Begriffs „Zeitfaktor", der in die Beurteilung psychopathologischer Zustandsbilder und Verhaltensweisen als wichtige zu berücksichtigende Größe eingehen muß. *Die prospektive Potenz des Kindes* ist größer als die des Erwachsenen! Was im Erwachsenenalter fest umrissen und wohl definiert erscheint, steht im Kindesalter unter dem Druck der psychobiologischen Weiterentwicklung und Reifung und kann großen Änderungen unterworfen sein. Dies war am Beispiel des 12jährigen Mädchens besonders deutlich, das schwere als schizophrener Defektzustand imponierende Verhaltensstörungen und Charakterauffälligkeiten aufwies und mit 14 Jahren eine ernst zu nehmende Anorexia nervosa entwickelte und bei dem ab dem 18. Lebensjahr eine zunehmende Besserung des Krankheitsbildes, der schweren Ich-Störung, der Gleichgültigkeit, Lust- und Antriebslosigkeit einsetzte, so daß Begriffe wie „Persönlichkeitswandlung" bzw. „-reifung" in diesem Fall wirklich zutreffend sind. Insofern wäre der Begriff „postneurotischer Endzustand" (Zutt, 1948), wie er im Zusammenhang mit der Pubertätsmagersucht beschrieben worden ist (J. E. Meyer, 1961; Zutt, 1948), hier nicht angebracht gewesen. Der „Zeitfaktor", d. h. die Tatsache, daß die kindliche Persönlichkeit sich noch in Reifung befindet, ist somit auch dafür verantwortlich, daß in der Erwachsenenpsychiatrie geläufige und bekannte psychopathologische Zustandsbilder nicht einfach beim Kind auch erwartet werden können bzw. in der Kindheit in gleicher Ausprägung erscheinen. Darin liegen im wesentlichen auch die Vorbehalte gegenüber der Diagnosestellung „Psychopathie" bereits im Kindesalter begründet. Andererseits sind die psychischen Störungen des Erwachsenen häufig nur entwicklungspsychologisch, d. h. in Beziehung zu Reifungsstörungen des Kindes zu verstehen.

Bei 6 der 14 Patienten waren bei der Nachuntersuchung abnorme Wesenszüge feststellbar, die so dominierend im Vordergrund standen, daß bei ihnen global jeweils von „Psychopathie" gesprochen werden konnte, wobei klargestellt werden muß, daß jede Etikettierung eines Menschen als so oder so gearteten Psychopathen „lediglich eine abkürzende Umschreibung seiner vordergründigen Wesenszüge darstellt, die nie das Ganze der Persönlichkeit erfaßt, die auch schwerlich den Stellenwert einer klinischen Diagnose beanspruchen kann" (STUTTE, 1961).

Bei 1 der 6 Patienten waren schizothyme, psychasthenische und autistische Züge sehr stark ausgeprägt, ein anderer bot das typische Bild eines gemütsarmen und geltungssüchtigen Psychopathen, ein Patient erschien als ausgesprochen bindungsunfähige, selbstunsichere Persönlichkeit, beim nächsten standen Haltlosigkeit und Gemütsarmut im Vordergrund, ein Patient war reizbar, explosibel und äußerst stimmungslabil, der letzte schließlich mißtrauisch-scheu, kontaktarm und reizbar. Alle 6 Patienten hatten in der Kindheit psychoseähnliche, schizophreniforme Episoden durchgemacht und sich in Richtung einer Psychopathie entwickelt, zeigten aber niemals Züge einer postpsychotischen Wesensänderung. Die Argumente, die gegen die ursprünglich vermutete, katamnestisch jedoch nicht bestätigte psychotische Natur der kindlichen Verhaltens- und Wesensauffälligkeiten dieser sechs Patienten sprechen, sind in Kapitel 4.3. im einzelnen dargelegt worden.

Mitbestimmend für die ursprüngliche Auffassung, daß bei diesen Patienten eine psychotische Störung vorliege, war teilweise das Vorhandensein von Halluzinationen und paranoiden Ideen. Daß erstere auch bei nicht-psychotischen Kindern vorkommen können, wurde schon gesagt. Sie waren im übrigen ebenso wie die paranoiden Ideen nicht konstant nachweisbar, sondern relativ *flüchtig und unbeständig* und schienen eher Ausdruck eines abnormen Geltungsbedürfnisses sowie einer besonders stark ausgeprägten Phantasie als wirklich psychotischer Natur zu sein. Die „Halluzinationen" waren häufig akustischen (einmal optischen) Inhalts, teilweise handelte es sich um „innere Stimmen", die allerdings angeblich wahrgenommen wurden und die als „gute" oder „böse" Stimmen das Handeln der Kinder kommentierten oder auch Befehle erteilten. Bei den paranoiden Ideen handelte es sich meistens um Beziehungsideen des Beobachtet-, Verfolgt-, Ausgestoßen- oder Bedrohtwerdens. Ein Patient glaubte, umgebracht und vergiftet zu werden.

MICHAUX (1969) ist davon überzeugt, daß es paranoische Kinder gibt, es handele sich dabei um eine *„Charakterparanoia"* (paranoia-caractérielle de l'enfant"), die häufig konstitutioneller Natur, manchmal erblich bedingt und irreversibel sei und sich früh manifestiere. Sie prädisponiere zu episodischen oder dauerhaften Wahnbildungen in der Adoleszenz oder im Erwachsenenalter. Es bestehe ein fließender Übergang von der Charakter-Paranoia zur deliranten Paranoia. — Wir stimmen darin überein, daß es Kinder mit einer Neigung zu paranoischen Entwicklungen und

Reaktionen gibt, die beschriebenen Krankheitsverläufe zeigen, daß offenbar nicht-psychotische Kinder paranoide Ideen äußern können. Doch sollte der Begriff „Paranoia", der wohldefiniert ist, streng verwandt werden, nämlich nur dann, wenn eine sog. besonnene Psychose mit *echter* Wahnbildung vorliegt, ohne sonstige psychotische Phänomene und ohne Zeichen einer defektuösen Persönlichkeitsveränderung. Diese chronisch-systematische, nicht schizophrene Wahnbildung dürfte im Kindesalter nur sehr selten vorkommen.

Daß psychopathische Kinder leichter zur Formulierung von Wahnideen neigen, mag mit der bei ihnen häufiger zu findenden *pathologischen Affektivität* in Zusammenhang stehen, auf deren Bedeutung für die Wahnentstehung in letzter Zeit WEINSCHENK (1965) nachdrücklich hingewiesen hat. Auch GLATZEL (1969) sah im Verlauf der von ihm untersuchten juvenilen asthenischen Versagenssyndrome gelegentlich kurzdauernde paranoide Episoden, selten kam es dabei sogar auch zur Ausbildung schizophrener Symptome ersten Ranges. Solche passageren episodischen psychotischen Phänomene rechtfertigen jedoch noch nicht die Diagnose einer Schizophrenie, vor allem, wenn eine prozeßhafte Progredienz nicht feststellbar ist. Die Abnormität der Persönlichkeit sollte die Diagnose bestimmen. Allerdings sollten die Begriffe „*Psychopathie*" oder „*Charakteropathie*", wie bereits angedeutet, im Kindesalter und in der Präpubertät — wenn überhaupt — nur mit äußerster Vorsicht und unter Berücksichtigung entwicklungsdynamischer Gesichtspunkte gestellt werden. Wir stimmen STUTTE (1961) zu, der seine Vorbehalte gegen eine zu frühe diagnostische Rubrizierung von kindlichen Verhaltensstörungen unter der Bezeichnung „Psychopathie" damit begründet, daß sich vor der Pubertät „die entwicklungsphasischen, reaktiven, die episodischen und dauerhaften Determinanten der Charakterartung noch schwer von einander trennen lassen". Er schlägt weniger präjudizierende Begriffe wie „Charakterabnormität" oder „Charakterstörung" vor.

In der anglo-amerikanischen pädopsychiatrischen Literatur (ANNELL, KANNER, SHIRLEY, SODDY) taucht der Begriff „Psychopathie" gar nicht mehr auf, da den Faktoren Umwelt und Erziehung ein sehr großes Gewicht für die Entstehung von kindlichen Verhaltensstörungen eingeräumt wird. Dagegen wendet sich in jüngster Zeit VAN KREVELEN (1970). Er spricht sich für die Verwendung des Psychopathie-Begriffs auch im Kindesalter aus, allerdings unter dem Hinweis darauf, daß psychopathische Kinder „immer wieder Beweise ihrer positiven Eigenschaften geben" und nicht als „statische Individuen" zu betrachten sind.

Der Gefahr einer zu engen Betrachtungsweise kindlicher Verhaltensformen und Charaktereigenschaften, die leicht zu einer allzu starken und gerade bei dem noch in Entwicklung befindlichen Kind unzulässigen Kategorisierung führt, kann sicher dadurch begegnet werden, daß der Charakter als ein „Gefüge sehr unterschiedlicher Leistungs- bzw. Reaktionsfähigkeiten" (FÖRSTER, 1969) aufgefaßt wird, wobei die „Varianten verschiedener Aktivitätsbedürfnisse" (FÖRSTER) des Kindes und die Normabweichungen des Reifungs- und Entwicklungstempos mit zu berücksichtigen sind, und u. E. ebenso die Stimmungs- und Gefühlslage des Kindes, seine Neigung zu extensiven oder intensiven Gefühlen und die Extravertiertheit oder Introvertiertheit der kindlichen Persönlichkeit.

Bei einigen der von uns beobachteten nicht-schizophrenen Patienten waren *encephalopathische* (verzögerte psychomotorische Entwicklung nach Risikogeburt, fragliche Encephalitis in der Anamnese), *anlagebedingte* psycho- bzw. charakteropathische und *neurotische Züge* nicht immer von einander zu trennen, das *Zusammenwirken* aller Faktoren bestimmte die jeweilige Persönlichkeitsartung. Die Möglichkeit von Konflikten mit der Umwelt bei abnormen Persönlichkeiten ist natürlich größer als bei gesunden, woraus sich sekundäre Überlagerungen mit reaktiven oder neurotischen Fehlhaltungen ergeben können. Die Zusammenhänge zwischen Psychopathie und Neurose sind von PETRILOWITSCH (1964, 1966) dargestellt worden, es soll hier nicht weiter darauf eingegangen werden.

Bei der Frage nach dem *Ursprung* abnormer Persönlichkeitsentwicklungen gelangt man in Beweisnot. Gern werden traumatisierende frühkindliche Ereignisse und Frustrationen für Fehlprägungen des Charaktergefüges und falsche Weichenstellungen für die weitere Persönlichkeitsentfaltung verantwortlich gemacht. Jedoch sind diese Deutungsversuche insofern unbefriedigend, als in dieser frühen Phase der „Charakter" des Kindes nur unzureichend entwickelt und auch noch gar nicht erfaßbar ist, so daß die aufgestellten Behauptungen über den ungünstigen Einfluß frühkindlicher seelischer Traumen nicht nachprüfbar sind.

Von *prognostischer Bedeutung* sind nach PETRILOWITSCH (1966) die unterschiedlichen Manifestationstermine des Abnormen. Bei früh sich manifestierenden Anomalien treffe man „im Längsschnitt der Biographie auf selbstregulative Vorgänge, die eine späte Normalisierung bewirken können". PETRILOWITSCH (1964) spricht in diesem Zusammenhang von „heilender" und „bildender Zeit", die bei manchen Charakteropathien „am Werk" sei und die „gleichsam dem Psychopathischen im Psychopathen entgegenwirken kann". Es mag, beispielsweise bei den abnorm lebhaften Temperamenten, die PETRILOWITSCH im Sinne hat, solche günstigen Entwicklungen geben. Sicher spielen aber Art und Schwere der Persönlichkeitsstörungen eine Rolle und wesentlich auch die verschiedenen Faktoren, die die Charakterstörung bedingen bzw. mitbeeinflussen. 4 unserer 6 Patienten mit dominierenden psychopathischen Zügen sind beruflich gut bis sehr gut eingegliedert, einer ist sehr wechselnd in seinem Arbeitsverhalten ebenso wie in seinen sozialen Bezügen (Weglaufen, keine echten Bindungen, häufiger Stellenwechsel) und ein Patient ist institutionalisiert. Alle diese Patienten zeigen jedoch deutliche abnorme Persönlichkeitszüge.

Die katamnestischen Erhebungen und Nachuntersuchungen bestätigten die immer wieder hervorgehobenen Schwierigkeiten der differentialdiagnostischen Abgrenzung insbesondere schleichend verlaufender präpuberaler Schizophrenien von *lebensgeschichtlich verstehbaren Reifungskrisen* derselben Altersstufe. Den Prototyp einer Reifungskrise bzw. Pubertätsneurose sieht J. E. MEYER (1966) in der Pubertätsmagersucht, die nur ausnahmsweise das Prodrom einer Schizophrenie darstellt. Bei einem 12jährigen magersüchtigen Mädchen aus der in Kapitel 4.3. dargestellten Patientengruppe waren Wesensänderungen und Verhaltensstörungen derart ausgeprägt, daß sie als schizophrener Defektzustand imponierten. Auf die große Ähnlichkeit schizophrener und postneurotischer Endzustände ist von mehreren Autoren hingewiesen worden (EGGERS 1968, KOLLE 1955, J. E. MEYER 1961, D. WEBER 1968, ZUTT 1948). D. WEBER (1968) muß insofern widersprochen werden, als das Kriterium „Leidensfähigkeit" nicht zur Unterscheidung postneurotischer und postpsychotischer Endzustände herangezogen werden kann. Wie in Kapitel 5.17. gezeigt wurde, bekunden auch sog. „Defektschizophrene" selbst in fortgeschrittenen Krankheitsstadien Leidensfähigkeit und zumindest partielle und passagere Krankheitseinsicht. Auch ist bei befriedigend remittierten schizophrenen Patienten eine eigene, für den Mitmenschen unverständliche Eigenwelt, die sich von derjenigen eines schweren Neurotikers unterscheiden soll, nicht immer nachweisbar! Auf die Schwierigkeiten der Differential-diagnose zwischen endogenen und psychogenen Psychosen gerade in der Pubertät hat auch STRUNK (1968) hingewiesen. Auch PETRILOWITSCH (1969) stellt fest, daß ab-norme Entwicklungen und psychotische Prozeßpsychosen im jugendlichen und späte-ren Alter einander nahekommen, während beide im mittleren Lebensabschnitt „am eindeutigsten auseinanderklaffen, nämlich in einer Phase, in der personale Reifung und soziale Anpassung bzw. Eingliederung weitgehend abgeschlossen zu sein pflegen".

Bei unserer Patientin mit einer Pubertätsmagersucht hatte jedoch die Verlaufs-beobachtung der Erkrankung eine gute Chance zu einer differentialdiagnostischen Klärung zu gelangen und so konnte eine schizophrene präpuberale Psychose mit Sicherheit ausgeschlossen werden. In diesem Fall zeigte sich die in der Pubertäts- und Adoleszentenphase als prospektive Potenz schlummernde Möglichkeit der Wendung zum Guten, d. h. zur Reifung und Ausdifferenzierung bis dahin nur latent sich zei-gender Persönlichkeitsstrukturen. Die Entwicklung in die gleiche Richtung kann an-dererseits komplementär gefördert werden, indem vorher dominierende und bei un-serer Patientin sehr stark ausgeprägte und als defektuös erscheinende Wesenszüge wie Ich-Schwäche, mangelndes Durchsetzungsvermögen, Kontaktarmut, Selbstableh-nung und dadurch bedingte Antriebsarmut, Ziellosigkeit und Willensschwäche gleich-sam korrigiert und überwunden werden können. Die Zeit kann also gerade in der Pubertäts- und Adoleszentenphase durchaus „heilend" oder „bildend" sein (PETRI-LOWITSCH).

In der angloamerikanischen Literatur wäre der Krankheitsverlauf des Mädchens mit dem Anorexiesyndrom sicher als Schizophrenie angesehen worden — bei einem typischen schizophrenogenen Familien-Milieu mit konfliktgeladener Dauerspannung und feindseliger Ablehnung des erkrankenden Mädchens durch den Vater von frü-hester Kindheit an. Es lebte also in einer Situation, die von uns als „Aschenputtel-Verhältnis" benannt wurde (Kapitel 5.8.). Dieses Milieu ist u. a. auch von LIDZ (1968) und KISKER u. STRÖTZEL (1961, 1962) als typisch für jugendliche Schizophrenien be-schrieben worden. SÜLLWOLD-STRÖTZEL u. KISKER (1966) fanden zusätzlich typische prämorbide Charakterzüge (s. Kapitel 5.6.) in der Kindheits- und Präpubertätsent-wicklung schizophrener Jugendlicher, die denjenigen unserer Patienten mit einer kata-mnestisch gesicherten Pubertätsneurose entsprachen. Bei ihr sind diese Charakter- und Verhaltensauffälligkeiten jedoch im Laufe der Weiterentwicklung teilweise er-staunlich weitgehend ausgeglichen und korrigiert worden. Es zeigt sich, daß beides, pathologische Familienatmosphäre und prämorbide Charakterentwicklung, die von zahlreichen insbesondere anglo-amerikanischen Autoren als typisch für schizophrene präpuberale und jugendliche Psychosen angesehen werden, auch bei kindlichen und pu-beralen Neurosen in gleicher Ausprägung vorkommen kann. Sie stellen somit kein differentialdiagnostisches Kriterium dar.

Kinder, die als „Aschenputtel" *(Aschenputtel-Verhältnis,* s. Kapitel 5.8.) von ihren Eltern behandelt werden, während die übrigen Geschwister alle Freiheiten und Vorzüge genießen können, nehmen im Geschwisterkreis eine Außenseiterposition ein. Sie sind außerdem das Objekt elterlicher Spannungen oder, wie BRODEY es ausdrückt, „Schießscheibe" nach außen abgeleiteter elterlicher Konflikte. WYNNE u. SINGER (1963) machten ähnliche Erfahrungen: das später an einer Psychose schizophrener Prägung erkrankende Kind wurde als Mittler zwischen den sich streitenden Eltern mißbraucht. Und nur von dem später schizophrenen Kind erwarten die Eltern nach den Feststellungen von Lu völlige Abhängigkeit, Verantwortlichkeit für alles und höchste Vollkommenheit in der Ausführung ihrer Wünsche und Befehle, während die anderen Geschwister unbehelligt bleiben und sich zurückziehen können. Von 3 unserer kindlichen Patienten, die in einem „Aschenputtel-Verhältnis" innerhalb ihrer Familie lebten, machten 2 eine schizophrene Psychose durch, eine Patientin eine Pubertätsmagersucht mit anfänglich so schweren Verhaltensstörungen, daß an eine BLEULERsche Erkrankung gedacht worden war, auch ohne daß der weiter gefaßte anglo-amerikanische Schizophreniebegriff angewandt worden wäre. Entgegen den zitierten Autoren, die der von uns benannten Aschenputtel-Situation eines Kindes in seiner Familie eine ätiologische Bedeutung für die Entstehung einer schizophrenen Psychose beimessen, kommt ihr nach unserer Auffassung allenfalls ein partieller Einfluß auf die mögliche Entwicklung einer kindlichen Psychose zu, je nach Penetranz und Durchschlagskraft anderer schizophrenogener Faktoren. Keinesfalls hat sie Beweiskraft für oder gegen das Vorliegen einer schizophrenen Psychose bzw. für oder gegen eine ungünstige Prognose der wie auch immer benannten psychopathologischen Auffälligkeiten des betroffenen Kindes.

Im Zusammenhang mit unserer 12jährigen Patientin mit einer Pubertätsmagersucht ist erwähnenswert, daß nach Untersuchungen von BRÄUTIGAM (1965) nur ein relativ geringer Teil Schizophrener, etwa 5%, im Vorfeld ausgesprochen neurotische Züge aufweist. BRÄUTIGAM geht dabei allerdings von einem strengen Neurosebegriff aus: neurotische Züge werden nur dann angenommen, wenn verdrängte ambivalente Konfliktsituationen vorhanden sind, „die sich in Verhaltensstörungen (Hemmungen, Überkompensationen) oder in neurotischen Symptombildungen äußern". K. ERNST et al. fanden bei 72 von 100 schizophrenen Patientinnen neurotiforme Prodrome, meistens neurasthenische und depressive Bilder. Von 57 im Erwachsenenalter an einer Zwangsneurose erkrankten Patienten, die von C. MÜLLER (1953) über einen Zeitraum von durchschnittlich 25 Jahren verfolgt worden sind, sind 7 Patienten später schizophren geworden. Bei 27 vor dem 22. Lebensjahr erkrankten jugendlichen Schizophrenien, die von SÜLLWOLD-STRÖTZEL u. KISKER untersucht wurden, war immerhin bei 8 Patienten die prämorbide Entwicklung durch „klassische" neurotische Fehlentwicklungen gekennzeichnet. An die Möglichkeit des Übergangs von Neurosen in schizophrene Psychosen muß gedacht werden, wobei allerdings die Häufigkeitsangaben bei den einzelnen Untersuchern differieren. Bei dem 12jährigen magersüchtigen Mädchen war die prämorbide Entwicklung durch „eine basale Schwäche der Ich-Konstitution" (SÜLLWOLD-STRÖTZEL u. KISKER) gekennzeichnet, ähnlich wie bei 2 anderen schizophrenen Patienten (s. Kapitel 5.6.). Sie zeigte sich u. a. in einer Unfähigkeit zur Entwicklung einer altersspezifischen Konfliktdynamik mit Antriebs- und Willensschwäche, mangelhafter Durchsetzungsfähigkeit, Wehrlosigkeit, abnormer Bestimmbarkeit und Beeinflußbarkeit durch Andere sowie in einer Schwäche des Vermögens zur Selbstbehauptung und einer abnormen Willfährigkeit den Wünschen der Eltern gegenüber. Diese durch Ich-Schwäche bestimmten Charakterzüge sind typisch für Kinder, die sich in einem Aschenputtel-Verhältnis befinden und von beiden Eltern oder einem Elternteil abgelehnt oder als „Schießscheibe" für deren Konflikte mißbraucht werden. — Sowohl BRÄUTIGAM (1965) als auch SÜLLWOLD-STRÖTZEL u. KISKER (1966) sehen im Übergang von der neurotischen Situation in die schizophrene Psychose einen Umschlag in die „psychotische Dekompensation" (BRÄUTIGAM) bzw. eine „Radikalisierung ohne qualitativen Sprung" (SÜLLWOLD-STRÖTZEL u. KISKER).

Bei unseren 57 schizophrenen Patienten konnte *in keinem Fall der Übergang von einer neurotischen Entwicklung in die Psychose beobachtet* werden. Eine aberrierende egopathische Entwicklung im Sinne von SÜLLWOLD-STRÖTZEL u. KISKER fand sich dagegen, wie erwähnt, bei 2 Patienten.

Die Differentialdiagnose zwischen endogener Prozeßpsychose und exogenem Reaktionstyp kann im Kindesalter recht schwierig sein. Bei 2 Patienten mußte der zunächst bestehende Verdacht auf eine endogene kindliche Schizophrenie unter Berücksichtigung der katamnestischen Befunde fallengelassen werden. Beide Male hatte es sich vielmehr um eine *körperlich begründbare Psychose schizophrener Prägung* gehandelt, einmal nach Mumps-Erkrankung, das andere Mal hervorgerufen durch Inhalation von Benzindämpfen. Die Erfahrungen von LUTZ (1945), HEUYER (1957), GEISLER (1936), STUTTE (1960) und D. WEBER (1953), daß schizophrene Zustandsbilder bei Kindern umso häufiger exogener Natur, d. h. organisch bedingt sind, je mehr sie das Bild einer Erwachsenen-Schizophrenie imitieren, konnte bestätigt werden. Beide Krankheitsbilder waren äußerst mannigfaltig und bunt, von paranoid-halluzinatorischer Natur, teilweise verbunden mit Depersonalisationserlebnissen, Ich-Erlebensstörungen und abnormen Körpersensationen. Exogene Psychosen vom Typ einer Hebephrenie oder einer Dementia simplex sind nicht bekannt, woraus GLATZEL (1971) folgert, daß es den Anschein hat, „als unterschieden sich symptomatische und genuine Schizophrenien bezüglich ihrer phänomenalen Ausformung".

Bisher hat als ein wichtiges Unterscheidungsmerkmal zwischen endogenen und exogenen Psychosen das Fehlen einer Bewußtseinstrübung bei ersteren gegolten. Diese Auffassung hat jedoch in den letzten Jahren eine zunehmende Relativierung erfahren (ALBERT, 1965; BASH, 1957; SCHEID, 1960; WEITBRECHT, 1956; H. H. WIECK, 1961). Insbesondere bei abrupt auftretenden kataton-erregten Formen endogener Psychosen können Bewußtseinsstörungen auftreten (BONHOEFFER, 1912). Nach schweren akuten psychomotorischen Erregungszuständen im Rahmen endogener Psychosen katatoner Prägung können sogar bleibende amnestische Lücken entstehen (ALBERT). Umgekehrt müssen nicht alle exogenen Psychosen, insbesondere die Durchgangssyndrome (H. H. WIECK), Bewußtseinstrübungen aufweisen. Das war bei unseren beiden Patienten ebenfalls nicht der Fall. Die Beobachtung von PETERS (1967), daß die Wahnerlebnisse bei körperlich begründbaren paranoid-halluzinatorischen Zustandsbildern des Erwachsenenalters alltäglicher, banaler, „welthafter" und die Halluzinationen leibhaftiger sind als bei endogenen Schizophrenien und realen Wahrnehmungen phänomenologisch sehr viel näher stehen, kann bestätigt werden (vgl. Kapitel 4.3.). Die Halluzinationen waren vorwiegend optischer und haptischer Natur.

Psychotische Patienten mit Zeichen einer (frühkindlichen) Hirnschädigung wurden, wie in Kapitel 3. dargelegt, von dieser Untersuchungsserie ausgenommen, da dann die Endogenität der psychotischen Erkrankung nicht genügend gesichert ist. Es ist zwar durchaus vorstellbar, daß auch Patienten mit hirnorganischen Störungen an einer „endogenen" Schizophrenie erkranken, beides schließt sich nicht aus. Zu einem Zeitpunkt, wo jedoch noch so wenig über die Ätiologie endogener Psychosen mit genügender Sicherheit bekannt ist, scheint es ratsamer, ein scharf ausgelesenes Kernmaterial zu bearbeiten.

Schizophreniforme Psychosen „mit belangvollem körperlichem Befund" (ALSEN, 1969) im Kindesalter und in der Präpubertät sind wiederholt mitgeteilt worden (L. BENDER, GREBELS-KAJA-ALBATZ, LECHEVALIER, LUTZ, STUTTE, SULESTROWSKA, D. WEBER et al.). Nur ganz vereinzelt ist jedoch über cyclothyme Psychosen bei hirngeschädigten Kindern berichtet worden (ALBERT, 1953; 1972; HAHN, 1928; SSUCHAREWA, 1956). Allerdings kann auch ein organisches Psychosyndrom mit Akinese, Antriebsverarmung und Mutismus, wie es von STUTTE u. GEHRT (1956) bei einer Chorea minor mit gleichzeitig vorhandenem polyneuritischem Zustandsbild beschrieben worden ist (sog. Chorea mollis sive paralytica) mit einer kindlichen Depression bzw. einer cyclothymen Psychose bei Chorea minor verwechselt werden!

Weitere differentialdiagnostische Schwierigkeiten ergeben sich, wenn sowohl rein cyclothyme Phasen als auch schizophrene Episoden in ein- und demselben Krankheitsverlauf vorkommen, wie es bei 2 Patienten der Sondergruppe der Fall war. Es überwogen hier jedoch die cyclothymen, in beiden Fällen bipolaren Phasen. Persönlichkeitsveränderungen sind bisher nicht manifest. Wegen des bislang rein phasischen Verlaufs bei fehlender Prozeßaktivität und des völligen Überwiegens der cyclothymen Phasen wurden beide Erkrankungen den Cyclothymien bzw. Misch-Psychosen zugerechnet. Im Krankheitsverlauf beider Patienten stand eine etwa 12—14 Wochen andauernde schizophrene Episode sehr häufigen kurzphasigen manischen und (vorwiegend) depressiven Phasen gegenüber. Insofern unterscheiden sich diese Verläufe von den in Kapitel 5.12. besprochenen cyclothymen Phasen und Prodromen, die zu Beginn oder im Verlauf eindeutiger schizophrener Psychosen auftraten. Zahlreiche Erwachsenenpsychiater (JACOB, 1964; JANZARIK, 1959; KINKELIN, 1954; LAUTER, 1969; PETRILOWITSCH, 1968; WEITBRECHT, 1961; WIESER, 1969 et al.) konnten zeigen, daß auch nach cyclothymen Phasen bleibende defektähnliche Residualzustände auftreten können und cyclothyme Psychosen nicht immer rein phasisch verlaufen. BÜRGER-PRINZ (1967) sprach bei solchen Verläufen von „malignen Cyclothymien", die zu einem „Temperamentsdefekt" geführt haben. Diesem entspricht der bislang 20jährige Krankheitsverlauf eines 13jährigen Mädchens aus der Gesamtgruppe unserer Probanden, bei dem seit 8 Jahren deutliche Defektzeichen bestehen. Bis auf die erste Episode im Alter von 13 Jahren mit schizophrener Symptomatik waren alle übrigen Episoden rein depressiv. Die letzten Phasen und die erste schizophrene Episode klangen jeweils reliktfrei ab, erst nach 12jährigem Krankheitsverlauf traten erste Zeichen einer Persönlichkeitsveränderung auf, die sich nicht von einer schizophreniebedingten dynamischen Insuffizienz mit Störungen auf emotional-affektivem Gebiet unterschieden. Es handelte sich also um ein „unspezifisches Defektsyndrom" im Sinne von HUBER (1966) (Antriebsarmut, Interesse- und Schwunglosigkeit, Minderung der emotionalen Schwingungsfähigkeit, affektive Verflachung, läppisch-inadäquates Verhalten, sorgloses In-den-Tag-Hineinleben, Stimmungsschwankungen, Launen, Reizbarkeit).

Nicht nur durch die Tatsache des Nebeneinander-Vorkommens schizophrener und cyclothymer Episoden in einem und demselben Krankheitsverlauf, sondern auch durch die Möglichkeit der Hinterlassung phänomenologisch gleichartiger Persönlichkeitsveränderungen im Gefolge stilrein cyclothymer Episoden, sind „die beiden endogenen Krankheitsgruppen empirisch recht nahegerückt" (HÄFNER, 1963). Noch enger wird die Nähe dadurch, daß es voll ausheilende, phasenhaft verlaufende Schizophrenien gibt. Es ist nach unserer Meinung nicht gerechtfertigt, in völlige Heilung ausgehende Schizophrenien, die sich im Querschnittsbild in nichts von defektuös verlaufenden schizophrenen Prozeßpsychosen unterscheiden, nur aufgrund des phasischen Verlaufs umzubenennen oder dem manisch-depressiven Formenkreis zuzurechnen. EY bezeichnet die Frage, ob die chronisch zum Defekt führenden Schizophrenien und die voll ausheilenden Formen „in dieselbe Kiste" gehören, ob also bei so verschiedener Prognose ein und dieselbe Diagnose gestellt werden kann, als das „schwierigste klinische Problem der Psychiatrie". RÜMKE würde die voll remittierenden Verläufe als „Pseudo-Schizophrenien", LANGFELDT als „schizoforme Psychosen", KLEIST u. LEONHARD als „Phasophrenien" und die französische Schule als „bouffées délirantes aigues" bezeichnen.

Überblickt man die Krankheitsverläufe aller nachuntersuchten bzw. katamnestisch verfolgten Patienten, so ist festzustellen, daß phänomenologisch gleiche oder zumindest sehr ähnliche, im Querschnitt nicht unterscheidbare Krankheitsbilder *völlig verschieden verlaufen können,* wobei eine restitutio ad integrum mit völliger Heilung einerseits und Ausgang in schwere „Verblödung", „Versandung", „Demenz" andererseits die beiden möglichen Extreme darstellen. Es ist also zu fragen, ab welchem Defektgrad die Psychose in den einen oder anderen Topf geworfen wird. Da, wie gezeigt wurde, der weitere Krankheitsverlauf aus dem klinischen Erscheinungsbild der einzelnen psychotischen Episoden nicht vorausgesagt werden kann und auch nicht voraussehbar ist, wann noch Defektzeichen manifest werden (sie traten teilweise erst nach jahre- bis jahrzehntelangem Verlauf auf!), erscheint eine Trennung und Umgruppierung unter diesem Gesichtspunkt wenig sinnvoll, da sie ja immer eine rein vorläufige bleiben muß — bis zum Tod des Patienten.

Ebensowenig wie aus dem Vorhandensein eines Defekts retrospektiv schon auf das Vorliegen einer schizophrenen Psychose geschlossen werden kann, vermag aus der Art der vorhandenen Persönlichkeitsveränderung die Differentialdiagnose gestellt werden. Das über die Erschwernisse der Abgrenzung postneurotischer und postpsychotischer Endzustände Gesagte gilt ähnlich auch für das *Problem der Unterscheidbarkeit einer organischen Demenz von schizophrenen Defektsyndromen.* Bei einer Reihe der nachuntersuchten Patienten war die zu registrierende Persönlichkeitsveränderung im Sinne einer „dynamischen Entleerung" (JANZARIK) bzw. einer „Störung im Aktivitätshaushalt" (GRUHLE) eher unspezifisch und nicht von einer im Gefolge einer organischen Erkrankung vorkommenden Potentialeinbuße zu unterscheiden. Im typischen Fall waren aber die postpsychotischen Persönlichkeitsveränderungen durchaus von einer organischen Demenz, bei der die mnestischen Funktionen im allgemeinen primär und unwiderruflich gestört sind, gut abgrenzbar (s. Kapitel 5.16.). Die organischen Demenzprozesse pflegen das psychische Leben in vereinfachter Form übrigzulassen, während im schizophrenen Defektzustand das psychische Verhalten äußerst mannigfach, verworren, kompliziert, verstiegen sein kann, im allgemeinen aber keineswegs vereinfacht sein muß (M. BLEULER, 1964). Diese Regel hat jedoch, wie gezeigt wurde, viele Ausnahmen, so daß auch sie bei katamnestischen Bemühungen um eine Klärung der nosologischen Zugehörigkeit eines ursprünglich als sichere endogene schizophrene Psychose imponierenden Zustandsbildes nicht immer helfen kann.

Einfacher ist es, aufgrund von Langzeitbeobachtungen zu einer Beurteilung von psychopathologischen Zustandsbildern zu kommen, die zunächst als *„Hysterie"* imponiert hatten (vgl. Kapitel 4.1.7). Schleichende Psychosen vom Typ einer Hebephrenie oder einer Dementia simplex können durch ihre geringe Produktivität und kaum ausgeprägte Dynamik recht uncharakteristisch sein und zu Beginn nur ubiquitäre atypische Verhaltensstörungen aufweisen, so daß Typisierungsversuche zu Beginn große Schwierigkeiten bereiten können. Bei einer im Alter von 13 Jahren erkrankten Patientin begann das Leiden, das sich schließlich dem Inhalt und der Verlaufsweise nach als Dementia simplex herausgestellt hatte, recht dramatisch unter dem Bild einer „grande hysterie". Die starke affektive Färbung und der demonstrative Charakter der Erregungszustände des Mädchens, der plötzliche und dramatische Beginn, der „Bewegungssturm" (E. Kretschmer, 1958) und das prompte Ansprechen auf beruhigende Worte waren wohl richtungsweisend für die damalige Diagnose, wenngleich ein auslösendes Ereignis oder eine „seelische Engpaßsituation" (Stutte, 1961) nicht vorhanden waren. Die Tatsache, daß das Mädchen „tatenlos herumsaß und vor sich hinguckte", und die anfallsartigen Erregungen könnten retrospektiv als hyponoisch-hypobulische Zustände im Sinne von E. Kretschmer aufgefaßt werden. Die vorliegende schizophrene Psychose vom Typ der Dementia simplex begann also unter dem phänomenologischen Bild eines hysterischen Ausnahmezustandes mit Anfallscharakter. Der Übergang von Hysterie in Schizophrenie ist offenbar nicht so selten (J. Stork, 1970). Ziegler u. Paul (1954) stellten bei 22 von 66 Frauen mit der Diagnose „psychoneurotische Hysterie", die sie nach 22—25 Jahren nachuntersucht hatten, die Diagnose einer schizophrenen Psychose, wobei die paranoiden Formen überwogen. Je jünger die Patientinnen bei Ausbruch der hysterischen Erkrankung waren, umso ungünstiger war die Prognose.

Die Beziehungen zwischen Hysterie — die Diagnose wurde früher viel häufiger gestellt als heute — und Psychose, speziell der Schizophrenie, waren im vorigen Jahrhundert ein beliebtes Diskussionsthema (vgl. Stork, 1970), und es wurde von der hysterischen Verrücktheit, der „folie hystérique" bzw. dem „délire hystérique" gesprochen, auch wenn aktuelle psychotraumatisierende Ereignisse vorausgingen oder pathogene neurotisierende Situationen vorhanden waren. Stutte (1961) gebraucht die Begriffe „hysterische Reaktionsweisen" und synonym „psychogene Psychosen". In der psychoanalytisch orientierten Literatur ist die Bezeichnung „hysterische Psychose" üblich. Ähnlich wie beim Zwang (Eggers, 1968, 1969; Spiel, 1955; Stengel, 1957) sieht Stork (1970) in den hysterischen Mechanismen eine Art Abwehrfunktion gegenüber dem psychotischen Prozeß.

Am Schluß dieses Kapitels über differentialdiagnostische und nosographische Erwägungen aus katamnestischer Sicht muß nochmals auf das in Kapitel 5.2. Gesagte verwiesen werden. Das Bemühen um die nosologische Einordnung psychopathologischer Zustandsbilder des Kindesalters und der Präpubertät wird durch den somatopsychischen Entwicklungs- und Reifungsprozeß des Kindes erschwert. Infolge der relativ niedrigen Entwicklungsstufe des Kleinkindes und der noch nicht abgeschlossenen Reifung des ZNS führen eingreifende Läsionen und Noxen, die auf das neuropsycho-physiologische System des jungen Kindes einwirken, zu relativ einheitlichen psychopathologischen Zustandsbildern, den einzelnen Demenzformen. Demgegenüber sind die Reaktionsmöglichkeiten des älteren und weiter entwickelten Kindes ungleich größer und variabler. Die bunte Vielseitigkeit der klinischen Erscheinungsbilder der untersuchten Psychosen sowie deren Verlaufsgestaltung beweist dies. Mit zunehmender Ausreifung des ZNS differenziert sich, korrespondierend mit umweltabhängigem Lernen und Reifen, die Charakterstruktur des Kindes. Wie unsere Verlaufsuntersuchungen gezeigt haben, spielt der prämorbide Charakter des erkrankten Kindes eine kaum zu unterschätzende Rolle bei der Ausgestaltung der klinischen Phänomenologie und beeinflußt die Verlaufsdynamik der schizophrenen kindlichen Psychosen. Bei dem Versuch der Typologisierung schizophrener Psychosen und insbesondere ihrer Verlaufsformen müßte der jeweiligen Persönlichkeitsartung weit mehr Beachtung geschenkt werden, als dies bisher der Fall war.

5.19. Zur Krankheitseinheit der kindlichen und präpuberalen Schizophrenie

Am Schluß der Betrachtung über Verläufe kindlicher und präpuberaler Schizophrenien ist die Frage nach der Einheitlichkeit der besprochenen Störungen berechtigt. Es wurden einerseits einmalig auftretende Episoden schizophrener Prägung und andererseits maligne immer wieder rezidivierende schizophrene Schübe mit Ausgang in schweren Defekt unter dem gleichen Begriff „kindliche und präpuberale Schizophrenie" beschrieben und unter einheitlichen Gesichtspunkten dargestellt und diskutiert. Zwischen diesen beiden verlaufsdynamischen Extremtypen kamen fließende Übergänge vor. Die Mannigfaltigkeit der vorkommenden Varianten erwies sich als groß und war recht eindrucksvoll.

Die Eigenständigkeit der von STUTTE (1959) beschriebenen *ängstlich-paranoid-halluzinatorischen Episoden des Kindesalters* gegenüber malignen prozeßhaft verlaufenden Psychosen gleicher phänotypischer Ausprägung konnte durch 3 bis zu 22 Jahre nach Erkrankungsbeginn verfolgte Krankheitsverläufe gesichert werden. Für diese Erscheinungsformen scheint einmal deren Kurzphasigkeit aber auch die günstige Prognose mit Ausgang jeweils in Vollremission kennzeichnend zu sein. Diese Ansicht erhält durch eine Beobachtung von LUPANDIN eine weitere Stützung: er beschrieb unter 30 schizophrenen Patienten im Alter von 12—16 Jahren mit periodischem Verlauf 5 Patienten, deren Krankheitsbild und -verlauf demjenigen unserer 3 Patienten entsprachen: kurzdauernde Episoden ängstlich-wahnhaft-halluzinatorischen Charakters bei Fehlen jeglicher progressiver Tendenzen.

Durch die Verlaufsuntersuchungen konnten im Längsschnitt relativ beständige Verlaufsgestalten herausgearbeitet werden. Andererseits wurden einzelne Krankheitsverläufe beobachtet, die deutlich machten, daß es fließende Übergänge sowohl zwischen cyclothymen und schizophrenen Prägnanztypen als auch zwischen endogenpsychotischen, erlebnisreaktiv bedingten und anlagemäßig-konstitutionellen psychopathologischen Zustandsbildern des Kindesalters gibt. Die Lehre von der nosologischen Krankheitseinheit schizophrener Erkrankungen oder gar von streng abgrenzbaren psychotischen Formenkreisen kann im Kindesalter nur für eine zahlenmäßig kleine „Kerngruppe" gelten.

Da es keine für die Schizophrenie des Kindes spezifische Symptomatologie bei klarer, definierter Ätiologie gibt, bleibt letzlich nur die Möglichkeit einer möglichst genauen und differenzierten phänomenologischen Beschreibung des jeweiligen psychopathologischen Bildes sowie der klinischen Verlaufsweise. Trotzdem sollte eingedenk der Tatsache, daß die Psychiatrie einstweilen doch eher eine „Kennerschaft" (CONRAD, 1959) als eine Wissenschaft ist, das Bemühen um weitere nosologische Klärung der psychiatrischen Krankheitsbilder des Kindesalters fortgesetzt werden, wobei es im Einzelfall nicht selten utopisch ist, eine eindeutige und alle Forscher verschiedenster Schulen und Lehrmeinungen befriedigende Gruppierung zu erreichen. Anstelle des bisher vielfach üblichen Denkens in scharf umrissenen Formenkreisen mit krankheitsspezifischen Symptomen oder charakteristischen verlaufsdynamischen Gegebenheiten scheint es sinnvoller, sich die Möglichkeiten der Manifestation psychotischer Krankheitsprozesse im Sinne von RENNERT (1964, 1965) „als ziemlich kontinuierliches Spektrum psychotischer Symptome", gleichsam als grobes Raster, vorzustellen, das aufgrund verschiedener somatopsychischer Gegebenheiten, unterschiedlicher Persönlichkeitsstrukturen, konstitutionsgebundenen Verlaufsdynamismen und anderer endogener und exogener Bedingungen bestimmte statistische Verdichtungen" erkennen läßt, denen besondere klinische Bilder entsprechen. Dabei haben die Außenpole wenig Gemeinsames. Die Außenpole würden in diesem Bild typisch schizophrene Prozeß-Psychosen mit Ausbildung schwerer Defizienzverfassungen einerseits und typische cyclothyme Verläufe, die phasenhaft voll remittieren, andererseits repräsentieren. Zwischen diesen Prägnanztypen wären die atypischen Verläufe, Mischbilder und mannigfaltigen phänomenologischen Formen und verlaufstypologischen Varianten anzusiedeln. WALTHER-BUEL (1968) hat in Abwandlung eines für depressive Symptome entwickelten Schemas (SELBACH, 1964; KIELHOLZ, 1972) versucht, ein Spektrum schizophrener Psychosen graphisch darzustellen. Die im Hinblick auf ätiologische Zusammenhänge neutrale Modellvorstellung des Spektrums ist komplizierter und weniger bildhaft als diejenige, die „Formenkreise" zur Grundlage hat. Sie scheint uns aber — bei aller Begrenztheit — der oft widersprüchlich erscheinenden und verwirrenden Vielfalt schizophrener Seins-Möglichkeiten, wie sie in *Wirklichkeit* vorkommen, eher gerecht zu werden.

Kindliche Psychosen lassen sich noch weniger als Psychosen des Erwachsenenalters in „Formenkreise" einordnen. Für das Kind gilt in besonderem Maße, was W. KRETSCHMER (1972) für den Menschen allgemein formulierte, es ist „Augenblickserscheinung und Ausdruck einer Werdensstufe in einem". Werden und Sein sind beim Kind besonders eng miteinander verwoben und machen die Interpretation psychopathologischer Zustandsbilder des Kindesalters so schwierig, aber auch interessant und erregend. Die prospektive Potenz noch in Entwicklung begriffener, in der Kindheit oft nur erahnbarer, noch unentborgen schlummernder und wenig ausgeprägter Kräfte und Strebungen ist für die Schwierigkeit einer scharfen rubrizierenden Einordnung psychopathologischer Phänomene bei Kindern verantwortlich ebenso wie für die Erschwernis, zu einer zuverlässigen prognostischen Aussage zu kommen.

6. Zusammenfassung

In der vorliegenden Studie wurden Erkenntnisse mitgeteilt, die aus dem Verlaufsstudium kindlicher und präpuberaler Schizophrenien gewonnen wurden. Das *Erkrankungsalter* lag zwischen dem 3. und 14. Lebensjahr. Das *Krankengut* umfaßt 71 Kinder, die in den Jahren 1925—1961 in der Univ.-Nervenklinik bzw. der Klinik für Kinder- und Jugendpsychiatrie in Marburg/L. unter der Diagnose „kindliche Schizophrenie" stationär aufgenommen und vor Abschluß des 14. Lebensjahres erkrankt waren. 46 Patienten konnten *persönlich nachuntersucht* werden. Die durchschnittliche *Katamnesenfrist* betrug 15 Jahre.

Von den ursprünglich als schizophren angesehenen Patienten wurden 14 Patienten ausgesondert, da bei ihnen aufgrund der Nachuntersuchungen und der katamnestischen Erhebungen begründete Zweifel an der ursprünglich gestellten Diagnose aufgekommen waren. Die Krankheitsverläufe dieser 14 Patienten gaben die Grundlage für *differentialdiagnostische* Erörterungen bei kindlichen Schizophrenien unter verlaufsdynamischen Aspekten.

Der *Schizophreniebegriff* wurde streng im Sinne von E. BLEULER verwandt, unter Berücksichtigung der u. a. von LUTZ, SPIEL, SSUCHAREWA, STUTTE und VILLINGER für das Kindesalter herausgearbeiteten phasentypischen Besonderheiten.

Die *Verlaufsformen* der verbleibenden 57 kindlichen Schizophrenien erwiesen sich als sehr mannigfaltig. Innerhalb der globalen Einteilung in akute und schleichende Verläufe ließen sich aufgrund der *unterschiedlichen Verlaufsaktivität* 11 Unterformen beschreiben.

Im ganzen waren die akut-episodenhaften Verläufe in unserem Krankengut häufiger (42) als die schleichenden (15) vertreten.

Bei der Unterteilung in Entwicklungsstufen zeigten sich Unterschiede: Bei den 11 im oder vor dem 10. Lebensjahr erkrankten Kindern überwogen die schleichenden Verlaufsformen gegenüber den akuten Verläufen; umgekehrt waren in der präpuberalen Phase zwischen dem 10. und 14. Lebensjahr (46 Kinder) die akuten Verlaufsformen häufiger als die schleichenden. Der Unterschied erwies sich als statistisch signifikant nach dem exakten Test von FISHER.

Die *Heilungsaussicht* der kindlichen und präpuberalen Schizophrenie erwies sich als günstiger als vielfach angenommen wird. 11 der 57 Patienten (22%) sind sogar voll remittiert. Rund 50% der Patienten besserten sich; rund die Hälfte der Patienten also ist freilich nur mäßig bis sehr schlecht remittiert.

Die Aussagesicherheit bei der Beurteilung beider Remissionsweisen stützt sich in beiden Gruppen auf genügend und vergleichbar lange Katamnesenzeiträume. Besonders die mittlere Nachbeobachtungszeit bei den 11 völlig defektfrei ausgeheilten Schizophrenien, die sogar bei 20 Jahren, maximal bei 38 Jahren, lag, garantiert eine relativ hohe Aussagesicherheit.

Schlecht remittiert sind ausnahmslos die 11 im oder vor dem 10. Lebensjahr erkrankten Kinder; die günstigen Remissionen beschränkten sich also auf die präpuberalen Verläufe. Folglich kommt dem *Erkrankungsalter*, dies steht auch in Übereinstimmung mit Untersuchungen anderer Autoren, eine *prognostische Bedeutung* zu.

Das hier gefundene Ausmaß einer *familiären Belastung* mit schizophrenen Psychosen im speziellen oder mit neuropsychiatrischen Erkrankungen im allgemeinen läßt
dagegen keine prognostischen Schlüsse zu. Jeweils etwa die Hälfte der Patienten mit
günstigen und ungünstigen Krankheitsverläufen war familiär mit neuropsychiatrischen Erkrankungen belastet. Am häufigsten kamen *schizophrene Psychosen* (24mal),
Suicide (19mal) und *endogen-depressive Psychosen* (10mal) im Erbumkreis der Patienten vor.

Auch voll remittierte Patienten waren familiär teilweise ausschließlich mit schwersten schizophrenen Defektpsychosen belastet. Gleichzeitiges Vorkommen günstiger
und stark defektuöser Schizophrenieverläufe in ein- und derselben Familie wurde
4mal beobachtet, ein Befund, der für die nosologische Einheitlichkeit prognostisch
gutartiger und ungünstiger Schizophrenien spricht. Ein gehäuftes Vorkommen affektiver Psychosen in der Aszendenz solcher Patienten mit einer kindlichen Schizophrenie, die manisch-depressiv begonnen hatte oder in deren Verlauf cyclothyme Phasen
vorkamen, war nicht festzustellen.

Primärcharakterlich völlig unauffällig waren 26 Patienten (45,6%); 31 Patienten
(54,5%) zeigten dagegen prämorbid bereits Wesenszüge und Verhaltensweisen, die
auf eine Störung im Kontaktbereich, im Anpassungsverhalten und im Durchsetzungsvermögen hindeuteten, oder die Hinweise für ein stark introvertiertes Verhaltensmuster oder ein Defizit im Bereich der Expansivität boten. Prämorbid syntone, differenzierte, psychisch ausgeglichene, kontaktfähige Kinder mit der Fähigkeit, Interessen und Neigungen zu entwickeln und Freundschaften zu pflegen, hatten ungleich
bessere Heilungsaussichten als charakterlich unangepaßte, unsichere, gehemmte und in
sich gekehrte Naturen. Der Chi²-Test führte zur Annahme der Alternativhypothese,
daß prämorbid unauffällige Charaktere positiv mit einer günstigen Verlaufsweise
korreliert sind und umgekehrt; der *prämorbide Charakter* erwies sich damit bei den
von uns untersuchten Patienten als von *prognostischer Bedeutung!*

Die Prüfung einer Abhängigkeit vom *Intelligenzniveau* ergab, daß bei den 9 Kindern mit einer überdurchschnittlichen Intelligenz günstige Remissionen häufiger auftraten als vom Zufall her zu erwarten gewesen wäre; die schlecht begabten Kinder
remittierten dagegen ausnahmslos ungünstig. Die durchschnittlichen Intelligenzen
verteilten sich dagegen in etwa gleichmäßig auf die verschiedenen Remissionen; die
Häufigkeitsverteilung unterschied sich hier nicht von einer zufälligen.

In einer *gestörten Familienatmosphäre* lebten 33 Patienten. Obwohl vor Erkrankungsbeginn manifeste soziodynamische Faktoren pathogenetisch je nach Durchschlagskraft eine mehr oder weniger große Bedeutung haben können, auf die Prognose
der vorliegenden Erkrankungen hatten sie keinen Einfluß. Außerdem bestanden keinerlei Korrelationen zwischen einzelnen Verlaufstypen und Häufigkeit des Auftretens von Milieustörungen.

Die *Häufigkeit* der *psychotischen Episoden* war ohne Einfluß auf den Krankheitsausgang. Bei den voll remittierten Patienten kamen maximal 11 mehrere Monate
anhaltende Episoden vor, bei den gut remittierten sogar 17. Die sehr schlecht remittierten Patienten haben maximal 10 Schübe durchgemacht. Die längste psychotische

Zeitspanne mit anschließender restitutio ad integrum betrug 12 Monate. Der längste
Zeitraum mit fast ununterbrochener psychotischer Aktivität erstreckte sich auf 24
Jahre (Erkrankungsbeginn mit 10 Jahren, Defektkatatonie). Die *ersten Defektzeichen*
traten bei den schlecht remittierenden Verläufen in der Mehrzahl nach dem 1. Schub,
seltener nach dem 2. oder 3. Schub auf.

Prodrome liefen der Psychose in 31 Fällen (55%) voraus; sie hielten meist nicht
länger als 1—2 Wochen, ganz vereinzelt bis zu 8 Wochen und nur einmal 1 Jahr lang
an. Meistens waren sie einmalig und gingen kontinuierlich in die Psychose über. Bei
3 Patienten kamen sog. Vorpostensyndrome vor; das Intervall zwischen ihrem Auftreten und Ausbruch der eigentlichen Psychose betrug 1,2 und 6 Jahre. Phänomenologisch waren depressive Verstimmungszustände am häufigsten. Als statistisch signifikant stellten sich 3 Symptompaarungen heraus (Bedrücktheit/grundloses Weinen;
Wahnideen/Erregung; Wahnideen/grundloses Weinen). Die Manifestation von Prodromen und deren Symptomatologie wurden als Ausdruck der Auseinandersetzung
des Kindes mit dem drohenden psychotischen Einbruch, vorwiegend als Formen der
Angst-Abwehr auf bereits psychotisch verändertem Boden interpretiert.

Die Suicidgefahr in der Prodromalphase ist nicht unerheblich: 2 Kinder unternahmen Suicidversuche, 5 weitere Patienten äußerten bereits zu diesem Zeitpunkt
Suicidgedanken oder Suicidabsichten.

Die Dauer kindlicher Prodrome erwies sich als kürzer als bei schizophrenen
Psychosen des Erwachsenenalters. Hier zeigt sich eine gewisse Parallelität zu endogenen Depressionszuständen des Kindesalters, deren Kurzphasigkeit als alterstypisch
gilt. Eine Beziehung zwischen Auftreten von Prodromen und Psychoseverlauf bzw.
Prognose der Erkrankung bestand nicht.

Auch hinsichtlich der Symptomatologie ergaben sich entwicklungsbedingte Besonderheiten: das *früheste Alter*, in dem bereits *Wahnideen* und *Halluzinationen* auftraten, war bei unseren Patienten 7 Jahre. Frühe Wahnformen waren charakterisiert
durch transitivistische Depersonalisations- und kosmische Bedrohtheitserlebnisse, sowie wahnhaft-halluzinatorische Cönaesthopathien, die sich für diese Altersstufe als
typisch erwiesen. Vereinzelt kamen vor dem 10. Lebensjahr auch schon Vergiftungs-,
Beziehungs-, Beeinflussungs- und Minderwertigkeitsideen vor. Ebenfalls vor dem
10. Lebensjahr waren obsessionelle Halluzinationen zu beobachten. In der Präpubertät herrschten thematisch-inhaltlich dagegen Wahnsymptome paranoider und hypochondrischer Natur vor. Insgesamt waren unter den Wahnideen Beziehungsideen und
unter den Halluzinationen die akustischen am häufigsten. Aber auch optische Halluzinationen waren zahlreich und kamen bei der Hälfte der untersuchten Kinder vor,
was mit der Affinität des Kindes zu eidetischen Phänomenen zusammenhängen dürfte.

Weitere entwicklungsbedingte Veränderungen fanden sich im Hinblick auf Beständigkeit und Aufbau der Wahnsymptome. Waren die Wahnsymptome der frühen
Kindheit durch Wechselhaftigkeit und Flüchtigkeit charakterisiert, so wurden sie
später, besonders in der Präpubertät beständiger; sie nahmen außerdem an Häufigkeit
und Reichhaltigkeit zu. Mit fortschreitender Entwicklung des cognitiven Denkens
und zunehmender *rational-kritischer Reflektionsfähigkeit* in der präpuberalen Phase
wurden die Wahnthemen abstrakter und entsprechend präziser und schärfer formuliert. Bei 10 Kindern war in dieser Altersstufe eine mehr oder weniger weitgehende
Systematisierung von Wahnideen zu beobachten; es handelte sich bei ihnen mit einer
Ausnahme um überdurchschnittlich feinsinnige und intelligente Kinder.

Bei der Interpretation der Symptome wurde gezeigt, daß es beim schizophrenen Kind zu einem Rückfall in solche urtümliche Verhaltensweisen kommt, die für die kindliche Phase des physiognomisch-animistischen Erlebens charakteristisch sind; dabei eignet der *Affektivität* eine zentrale Bedeutung für die physiognomische Umwelterfahrung. Beim wahnkranken Kind wurde eine pathologisch veränderte Affektivität als ein wesentlicher Grund für die in der Psychose sichtbare Physiognomisierung des Welt-Erlebens, gleichzeitig aber auch als eine Voraussetzung für die Wahnbildung angesehen. Während Affekterlebnisse, z. B. Angst, beim gesunden Kind situationsgebunden und umweltabhängig sind, erscheint die pathologische Affektivität beim psychotischen Kind autochthon und weitgehend unbeeinflußbar durch äußere Einflüsse.

Neben der Emotionalität stellte sich der *Antrieb* als ein wichtiges Moment der Wahnentstehung heraus.

Im Verlauf kindlicher Psychosen vorkommende *Zwangsymptome* waren häufiger, als aufgrund der Erwachsenenliteratur zu erwarten gewesen wäre. Sie waren entweder auf den Beginn der Psychose beschränkt oder begleiteten sie über Jahrzehnte hinweg, wobei die Psychose jeweils in unterschiedlichem Ausmaß in den Hintergrund gedrängt wurde. Der Theorie von der Abwehr- und Schutzfunktion von Zwangsmechanismen schlossen wir uns an.

Beim Vergleich der Verlaufsweisen fanden sich Unterschiede bezüglich des Auftretens von produktiven Symptomen: *produktive psychotische Symptome*, insbesondere Wahnideen und Halluzinationen, waren bei schleichenden frühkindlichen Schizophrenien vor dem 10. Lebensjahr eindeutig seltener als bei den akuten Verlaufsweisen. Im weiteren Verlauf der Psychose, spätestens im Erwachsenenalter, traten jedoch regelmäßig auch Wahnideen und Halluzinationen auf. Lediglich 4 der 57 Schizophrenie-Verläufe blieben bislang frei von paranoiden und halluzinatorischen Inhalten.

Wahnsymptome und Halluzinationen, die im Initialstadium bereits recht mannigfaltig waren, traten bei den akut-rezidivierenden Verläufen stets bereits im 1. Schub auf, entweder gemeinsam oder allein. Im letzteren Fall traten dann im weiteren Verlauf innerhalb der nächsten 2—4 Jahre Wahnsymptome oder Halluzinationen hinzu. Isolierte wahnhafte Verläufe ohne Halluzinationen waren in der Minderzahl; halluzinatorische Verläufe ohne Wahnideen waren noch seltener. Wahnideen und Halluzinationen traten dagegen bei den schleichenden Verläufen nur 6mal unmittelbar bei Psychosebeginn, 8mal dagegen erst Jahre später auf.

In 12 akut-rezidivierenden und 10 schleichenden Verläufen blieben Wahnsymptome und Halluzinationen während des gesamten Psychoseverlaufs nebeneinander bestehen. Bei 4 Patienten war die Entwicklung vom Wahn zu Halluzinose zu beobachten. Bei 5 weiteren Patienten dagegen verschwanden Halluzinationen im Laufe der Zeit völlig, während Wahnsymptome ganz die Vorherrschaft gewannen. Bei den restlichen Schizophrenie-Verläufen traten entweder nach den ersten Schüben überhaupt keine Halluzinationen oder Wahnsymptome mehr auf oder sie wechselten sich ab, ohne daß eines der beiden Symptome je die Vorherrschaft gewann.

Die Verlaufsbeobachtung zeigte weiterhin innerhalb ein- und desselben Psychoseverlaufs einen Wechsel der Wahnsymptomatik bei 10 der 57 Patienten. Bei 22 Patienten blieb sie auch über Jahrzehnte weg konstant, bei 8 Patienten ohne an phänomenologischem Reichtum oder an Dynamik zu verlieren. Bei 5 Patienten war es mit zunehmender Krankheitsdauer zu einer Verdünnung und Verarmung der vorher reichhaltigen und bunten Wahnsymptomatik gekommen.

Unter typologischen Aspekten entsprachen 44 der 57 kindlichen und präpuberalen Schizophrenien dem *paranoid-halluzinatorischen Typ*. 3 von ihnen entwickelten sich schließlich in Richtung einer cönaesthetischen Unterform. 2 Verläufe waren katatonstuporös, 3 rein hebephren. 2 weitere Verläufe hatten hebephren-paranoiden, einer hebephren-katatonen Charakter. Ein Verlauf entsprach dem einer Dementia simplex ohne Wahnsymptome und Trugwahrnehmungen, 4 Verläufe ließen sich nicht in eine der geläufigen Unterformen einordnen. *Rein paranoide Formen* kamen *nicht* vor.

Unter den 44 paranoid-halluzinatorischen Verläufen waren 5, die anfänglich ein hebephrenes Bild boten, einer, der jahrelang durch Zwangssymptome verschiedenster Art gekennzeichnet war, und ein zunächst als cönaesthetisch imponierender Verlaufstyp. Alle 7 Verläufe mündeten also schließlich in die paranoid-halluzinatorische Grundform ein, die mit weitem Abstand am häufigsten war.

Die Ausgestaltung der psychopathologischen Symptomatologie der einzelnen psychotischen Episoden war für den Krankheitsausgang ohne Belang, insbesondere erwiesen sich psychopathologische Einzelsymptome nicht als prognostisch bedeutsam. Auch von verschiedenen Autoren als prognostisch ungünstig angesehene Symptome wie Denkzerfahrenheit, Gedankenentzug, Stereotypien, Negativismus oder Derealisations- und Depersonalisationserlebnisse kamen in unserem Probandengut keineswegs bei ungünstigen Verläufen gehäuft vor. Depersonalisations- und Derealisationserlebnisse waren bei unseren Patienten sogar positiv korreliert mit einem günstigen Heilverlauf!

Das Vorkommen *cyclothymer* (depressiver, manischer, manisch-depressiver) *Phasen* und *Prodrome* kennzeichnete 26 Erkrankungen; sie traten vor Einsetzen der schizophrenen Psychose oder alternierend mit schizophrenen Episoden auf. 3 Schizophrenien sind in depressive Psychosen übergegangen (3, 7 und 8 Jahre nach Psychoseausbruch; bisheriger Krankheitsverlauf 15, 16 und 18 Jahre).

Bei den 26 Psychosen mit cyclothymen Prodromen und Phasen war weder ein eindeutiges Überwiegen cyclothymer Charakterzüge noch ein Dominieren cyclothymer Psychosen in der Aszendenz der Patienten festzustellen. Außerdem verliefen die Schizophrenien mit cyclothymen Phasen und Prodromen keineswegs günstiger als die übrigen untersuchten Schizophrenien, d. h. beide Verlaufsformen unterschieden sich weder in prognostischer, verlaufstypologischer, erbbiologischer Hinsicht noch im Hinblick auf den prämorbiden Charakter.

Psychoseauslösende Faktoren fanden sich bei 13 Patienten. Es brachen einzelne psychotische Episoden, insbesondere Rezidive, unmittelbar nach exogenen (14mal) oder psychogenen (4mal) Traumen aus. Bei den psychoreaktiven Auslösungen handelte es sich in allen 4 Fällen um tiefgreifende Störungen bzw. Eingriffe im personalen Bezug der Patienten zu ihnen nahestehenden Menschen; es war also die innerste und tiefste Erlebnissphäre der kindlichen Persönlichkeit betroffen. Das war bei den somatischen Auslösefaktoren nicht der Fall, hier handelte es sich meistens um unspezifische körperliche Erkrankungen.

Auslösende Faktoren wurden nur im Rahmen akut-rezidivierender Psychosen gefunden. Die Remissionsweise war ganz überwiegend günstig; dieser Befund entspricht den Ergebnissen anderer Autoren, die allerdings an Erwachsenen-Schizophrenien gewonnen worden sind.

Die Art der beobachteten akuten Anlässe spricht gegen die Annahme einer pathogenetischen Bedeutung auslösender Faktoren.

Straftaten wurden von 7 Patienten im Verlauf ihrer Psychose begangen; Eigentumsdelikte standen dabei an erster Stelle. In 3 Fällen waren sie so schwer, daß Freiheitsstrafen die Folge waren. Nur einer der 7 Patienten hatte keine Eigentumsdelikte begangen, stattdessen Verkehrs- und militärische Delikte. Außerdem kam Brandstiftung einmal vor. Sittlichkeitsdelikte und aggressive Handlungen, die zur Straffälligkeit führten, wurden dagegen nicht beobachtet.

Bis auf eine katatone Form waren die Schizophrenieverläufe dieser 7 Patienten paranoid-halluzinatorischer Natur. 2 Verläufe waren schleichend, 4 akut-rezidivierend. 5 Patienten sind sehr schlecht remittiert, 1 Patient befriedigend, nur einer erreichte eine Vollremission. Eine Patientin beging Suicid.

4 der straffälligen Patienten zeigten prämorbid ausgesprochen schizoide Persönlichkeitszüge. 5 Patienten lebten in stark gestörten Familienverhältnissen.

Imperative akustische Halluzinationen oder Wahnideen spielten bei der Entstehung von Straftaten bei unseren Patienten nur eine untergeordnete Rolle. Für zu Beginn oder unmittelbar davor begangene Delikte dürfte vielmehr die tiefgreifende Beziehungsstörung zur Umwelt, in der sich die Patienten bereits befanden, eine entscheidende Rolle gespielt haben. Neben einer autistischen Abkapselung in eine fremdartig erscheinende Eigenwelt kam bei den übrigen Patienten eine psychosebedingte Strukturverformung mit einer Nivellierung ethischer Wertungen und Strebungen hinzu; und bei einigen Patienten war eine Umstrukturierung des Denkens in dem Sinne zu registrieren, daß es nicht mehr in Richtung einer intellektuellen Sozialanpassung korrigierend auf das Verhalten wirkte.

Bei 65% der 57 Patienten spielte die Todesproblematik eine Rolle. 25% äußerten im Verlauf der Psychose *Todesgedanken* (wahnhafte Todesvorstellungen, Sterbensfurcht, Todessehnsucht), 15% hegten *Suicidabsichten* ohne autoaggressive Akte, 20% unternahmen *Suicidversuche* und 5% begingen *Selbstmord*. Todesängste, Todessehnsucht und zwanghafte Todesvorstellungen kamen bereits im Alter von 8 und 9 Jahren vor.

Die 14 Patienten mit wahnhaften Todesgedanken unterschieden sich in ihrer prämorbiden Charakterstruktur signifikant von den Patienten mit Selbstmordhandlungen: bei ersteren überwogen cyclothyme Persönlichkeitszüge, bei den anderen schizoide.

Im Unterschied zur Todesangst waren Suicidhandlungen keineswegs auf den Beginn der Psychose beschränkt. Das durchschnittliche Intervall zwischen Selbstmordversuch und Erkrankungsbeginn war 8,5 Jahre, nur 2mal waren Suicidversuche unmittelbar nach Psychoseausbruch im Alter von 11 und 13 Jahren unternommen worden. 6, 13 und 14 Jahre nach Erkrankungsbeginn töteten sich die 3 Suicidanten.

Selbstmordabsichten und -handlungen kamen nur im Rahmen akut-rezidivierender oder schleichender paranoid-halluzinatorischer Psychosen vor. Eine bevorzugte Remissions- und Verlaufsweise ließ sich nicht erkennen.

Die *Motive* für die Suicidhandlungen unserer Patienten waren vieldeutig. Die gedankliche Auseinandersetzung mit dem schizophrenen Suicid ist so schwierig wie die Deutung schizophrenen Seins selbst. Einige Deutungsversuche psychotischer Todesgedanken und Suicidhandlungen wurden mit aller Vorsicht gewagt und trotz aller Vorläufigkeit, die solchen Versuchen eigen sein muß, dargelegt.

Postpsychotische Persönlichkeitsveränderungen wiesen 46 der 57 Patienten auf. Sie waren bei 8 Patienten mit einer sehr guten Sozialremission so diskret, daß bei ihnen von „Defekt" sicher nicht gesprochen werden kann. Von den verbleibenden 38 Patienten waren 12 leicht und 26 stark persönlichkeitsverändert.

Von den leichten Defizienzverfassungen war die Hälfte uncharakteristisch blande und symptomarm, während die andere Hälfte phänomenologisch ein variations- und inhaltsreiches, recht typisches Bild bot, so wie es auch bei 81% der schweren Defektzustände der Fall war.

Bei 9 schlecht remittierten Patienten mit hochgradigen Defektzeichen, die bereits nach den ersten Schüben manifest wurden, waren im weiteren Psychoseverlauf unerwartete, monatelang anhaltende starke Besserungen mit weitgehender Rückbildung der Defizienzsymptomatik zu beobachten. Die Ansicht von der grundsätzlichen Irreversibilität von Defektzuständen und auch reiner asthenischer Basissyndrome muß infolgedessen relativiert werden.

Auch die teilweise höchst differenzierte Art des Stellungnehmens, die oft ein hohes Maß an feiner Empfindsamkeit verriet, offenbarte ebenso wie die Vielfalt möglicher Defizienzverfassungen und postpsychotischer Strukturverformungen die Fragwürdigkeit des Defektbegriffs.

Trotz jahre- bis jahrzehntelanger Verlaufsbeobachtung bereitet im Einzelfall die *differentialdiagnostische* Zuordnung eines psychoseartigen Zustandsbildes zur Diagnose „kindliche Schizophrenie" erhebliche Schwierigkeiten und ist nicht immer eindeutig möglich, wie es sich am Beispiel der Verlaufsstudien von 14 ursprünglich als schizophren aufgefaßten Erkrankungen eindrucksvoll zeigte. Beim Kind, das sich noch im Reifungsprozeß befindet, ist die prospektive Potenz der möglichen Weiterentwicklung besonders groß. Phänomenologisch als negativistisch-autistisch-abulisch imponierende starke, an einen Defekt erinnernde Wesensauffälligkeiten und Verhaltensaberrationen mit einer schweren Ich-Störung können sich beispielsweise in neurotiformer oder psychopathischer Richtung weiterentwickeln, in eindeutig psychotische Bahnen gelenkt werden oder auch, wie bei einer Patientin beobachtet, sich nach Durchlaufen solcher Krankheitsstadien schließlich sehr weitgehend bessern und sich später zu einer nach außen hin relativ unauffälligen Persönlichkeit entwickeln. Selbstregulative Vorgänge können gerade beim Kind später eine Normalisierung früher bestehender hochgradiger Verhaltens- und Wesensabnormitäten bewirken und zunächst als psychotisch imponierende Reifungsdisharmonien wieder ausgleichen. Der kindliche Entwicklungsprozeß ist andererseits dafür verantwortlich, daß in der Erwachsenen-Psychiatrie geläufige psychopathologische Zustandsbilder beim Kind nicht in gleicher Ausprägung erscheinen, so daß zwangsläufig die Unsicherheit nosologischer Rubrizierungen in dieser Altersphase noch größer ist als später.

Die vorliegende Darstellung von Verlaufsuntersuchungen kindlicher und präpuberaler Schizophrenien erfährt ihre Berechtigung durch die relativ große Zahl der verfolgten Schicksale und Weiterentwicklungen an einer Schizophrenie erkrankter Kinder, durch die zeitliche Dauer der Katamnesenfristen sowie durch die Tatsache, daß der größte Teil der — inzwischen erwachsenen — Patienten persönlich nachuntersucht werden konnte, wodurch mit einer Ausnahme auch alle nicht in ärztlicher Betreuung befindlichen Probanden exploriert wurden. Solche Verlaufsuntersuchungen sind, insbesondere im pädopsychiatrischen Schrifttum, sehr selten. Dadurch fehlt es an ausreichendem Vergleichsmaterial. Da außerdem nicht selten durch sehr heterogene Auffassungen über den Begriff „kindliche Schizophrenie" Vergleiche zwischen den Befunden verschiedener Untersucher gar unmöglich sind, wurde eingangs der Versuch unternommen, die Vielfalt der herrschenden Auffassungen über die nosologische Umgrenzung des Begriffs „kindliche Schizophrenie" nach den verschiedenen Maßstäben zu ordnen, die von den einzelnen Untersuchern ihrem Schizophrenie-Begriff zugrundegelegt worden sind.

7. Summary

This investigation presents the conclusions based on a follow-up of the course run by infantile and prepubertal schizophrenia with *onset* between the third and the fourteenth years. *The patients* were 71 children admitted between 1925 and 1961 to the Univ.-Nervenklinik or to the Klinik für Kinder- und Jugendpsychiatrie in Marburg/Lahn. They had been diagnosed as suffering from infantile schizophrenia; all the children were under 14 years of age when they became ill. The author *personally interviewed* 46 of the patients. The average *duration of the case histories* was 15 years.

Of the original 71 patients regarded as schizophrenic, 14 were excluded because on the basis of the interview and the details in the case history reasonable doubts had arisen about the original diagnosis. The course of the disease in these 14 patients formed the basis for discussions on differential diagnosis in cases of childhood schizophrenia, with particular attention to the dynamic aspects of the development of the disease.

The term *schizophrenia* is used here strictly as defined by E. BLEULER, with due regard to the special features assigned by LUTZ, SPIEL, SSUCHAREWA, STUTTE, VILLINGER and others, as typical of the various phases in children.

The remaining 57 cases of infantile schizophrenia ran very varying courses. The broad categories of acute and chronic were subdivided into eleven groups according to the *different courses run.*

On the whole, among our patients those with acute-episodical courses (42) outnumbered the chronic cases (15).

When the courses were subdivided according to the growth stage of the patients, differences could be observed. In the 11 children who had manifested the disease in or before the tenth year of life, the chronic course occurred more often than the acute; conversely, in patients in the prepubertal phase, i. e. between 10 and 14 years (46), the acute type was seen more frequently than the chronic one. This difference was statistically significant, according to FISHERs exact test.

The *prospect of recovery* in infantile and prepubertal schizophrenia turned out to be more favorable than is usually assumed. Eleven patients out of the 57 (22%) had complete remission; in all about 50% improved, which means, of course, that 50% of the patients had only moderate or poor remission.

The reliability with which these two kinds of remission are evaluated is based on adequate observation of the two groups of patients over comparable periods of time. In particular, the average follow-up time (20 years with an upper limit of 38 years) of the 11 patients classed as completely cured of schizophrenia and having no defect guarantees a relatively high reliability.

The 11 children who became psychotic before the age of 10 without exception showed poor remission. The prepubertal cases showed the most favorable remissions. Thus, it can be said that the *age of onset* is of *prognostic importance,* which agrees with the results of other authors' investigations.

On the other hand, the high incidence found of *familial* schizophrenic psychosis in particular, and of neuropsychiatric disorders in general, does not contribute to the prognosis. In each case, with favorable and unfavorable outcome, about half the patients had a family history of neuropsychiatric disease. The most frequent findings among the patients' relatives were: *schizophrenic psychosis* (24 times), *suicide* (18 times), and *endogenous depressive psychosis* (10 times).

Some of the patients in complete remission had a family history of exclusively severe schizophrenic defect psychosis. We observed four times in the same family parallel cases where the disease ran a favorable course and a course leading to severe defect. This finding supports the belief that benign and unfavorable courses of schizophrenia are nosologically the same. There was apparently no excess of affective psychoses among the antecedents of patients in whom infantile schizophrenia had started as a manic-depressive state or had shown cyclothymic phases.

The *premorbid personality* of 26 patients (45.6%) was quite unremarkable, whereas 31 patients (54.5%) premorbidly showed character traits and types of behavior indicative of disorders in making contact, in adaptive behavior and the ability to assert themselves, or showing a failure of expansivity or a strongly introverted pattern of behavior. Children who before their illness were syntonic, i. e. well-differentiated, psychically balanced and capable of making contacts with others, having the ability to develop interests and inclinations and make friends, had incomparably better chances of recovery than those of maladjusted personality who were insecure, inhibited, and introverted. The result of the Chi²-test led us to adopt the alternative hypothesis, that premorbidly unremarkable characters are positively correlated with a more favorable outcome of the disease, and vice versa. Thus, in the patients examined by us, the *premorbid personality* proved to be of *prognostic significance.*

We checked the influence of *level of intelligence* and found that the 9 children of above-avarage intelligence had more favorable remission than could be ascribed to chance. Conversely, the less gifted children without exception hat poor remission. Children of average intelligence, however, were fairly equally distributed as regards remission; the probability here was merely random.

Thirty-three patients were living in a *disturbed family atmosphere.* Although socio-dynamic factors present before the onset of the disease may, in proportion to potency, have some pathogenic importance, they had no influence on the prognosis of the patients under discussion. Moreover, there was absolutely no correlation between the courses run by the disease and the fact that the patient came from a disturbed background.

The *frequency of psychotic episodes* had no influence on the outcome of the disease. Patients in complete remission had at most 11 episodes lasting several months; patients with good remission had 17, and patients with poor remission at most 10 episodes. The longest psychotic period with subsequent restitutio ad integrum lasted 12 months. The longest period with almost uninterrupted psychotic activity was 24 years (onset of the disease at age 10, defective catatonia). In patients with poor remission, the *first signs of a defect* occurred in the majority after the first episode, less often after the second or third.

In 31 cases (55%), the psychosis was preceded by *prodromes,* usually lasting 1—2 weeks, rarely 8 weeks, and in only one case a year. In most cases, the prodromes appeared only once and progressed steadily to psychosis; in 3 patients, socalled "outpost" syndromes were observed, the interval between their occurrence and actual onset of psychosis being 1, 2, and 6 years. Phenomenologically, states of depressive mood were commonest. Three combinations of symptoms proved statistically significant (depression/weeping without a reason; delusions/excitement; delusions/weeping without a reason). The manifestation of prodromes and their symptoms were interpreted as the child's attempt to come to terms with imminent psychotic breakdown, predominantly as forms of defense against anxiety on the grounds of a prepsychotic personality.

There is a considerable risk of suicide during the prodromal phase: 2 children made suicide attempts and 5 other patients expressed suicidal thoughts or intentions at exactly this stage.

In children, the prodromes were shorter than in schizophrenic psychosis of adults. Here there is a certain parallel with endogenous depressive states of childhood, their short-phase nature being regarded as age-typical. There is no correlation between the occurrence of prodromes and the course of the psychosis, or prognosis of the disease.

The symptomatology also evidenced special features determined by stage of development: the *earliest age* at which our patients experienced delusions and hallucinations was 7 years. Early forms of delusion were characterized by experiences of transitivistic depersonalization as well as feelings of cosmic apprehension, and delusional-hallucinatory varieties of coenesthopathia which appeared to be typical of patients of this age. In a few isolated cases, even before the age of 10, patients had ideas, that they were being poisoned or influenced, and ideas of reference and inferiority. Obsessional hallucinations were also observed in children under the age of 10. During prepuberty, however, the content and subject of the delusions changed, becoming paranoid and hypochondriac. On the whole, ideas of reference were most frequent among the delusions and the most frequent type of hallucinations were auditory. However, there were also many visual hallucinations; these were found in half the children examined which may be due to the affinity of children for eidetic phenomena.

Other changes conditioned by development concerned the persistence and structure of delusional symptoms. While delusional symptoms in early childhood were characterized by their erratic and transitory course, they later became more persistent, especially in prepuberty. Furthermore, they became more frequent and more complex. With the progressive development of cognitive thinking and the increasing capacity for *rational and critical reflection* during the prepubertal phase, delusional themes became more abstract and were formulated more sharply and precisely. In 10 children during this phase a more or less far-reaching *systematization* of delusional ideas was observed; all of these children except one were above average in intelligence and sensitivity.

The interpretation of the symptoms indicated that schizophrenic children may relapse into ways of behavior that are *characteristic of the infantile phase of physiognomic-animistic experience;* in this context, *affectivity* is of central importance for the physiognomic experience of the external world. In delusional children, pathologically changed affectivity was regarded as a basic reason for the physiognomization of their experience of the world apparent in the psychosis, and at the same time as a factor precipitating the delusions. While in the healthy child affective experiences like fear depend on the situation and the external world, the psychotic child's pathological affectivity seems to be autochtonous and for the most part impervious external influences.

In addition to emotionality, *drive* proved to be an important moment in the onset of delusions.

Obsessional symptoms occurred more frequently during childhood psychoses than might have been expected from the literature on adults. Such symptoms either appeared only during the initial stage of the psychosis or accompanied it for decades, even when in some cases the psychosis was — to a varying degree — pushed into the background. We support the theory that obsessional mechanisms have a defensive and protective function.

A comparison of the types of course showed differences in the occurrence of productive symptoms: *productive psychotic symptoms*, especially delusions and hallucinations, were much less frequent in chronic early infantile schizophrenia than they were in the acute type. Later in the course of the psychosis, sometimes not until the patient was grown up, delusions and hallucinations did, however, occur. To date, only 4 out of the 57 schizophrenics have remained free from paranoid and hallucinatory symptoms.

Delusional symptoms and hallucinations, which were very varied even in the initial stage, occurred together or separately even in the first episode with the acute-relapsing type. If only one was seen at first, the other symptom occurred too within 2—4 years. Isolated delusions without hallucinations were in the minority; hallucinations without delusions were still less frequent. In the chronic type, however, delusions and hallucinations were observed in only 6 cases at the onset of the psychosis, but in 8 cases only years later.

In 12 acute-relapsing and 10 chronic cases delusional symptoms and hallucinations continued to occur together during the entire course of the psychosis. Four patients progressed from delusions to hallucinosis, whereas in 5 others the hallucinations completely disappeared in the course of time and the delusional symptoms gained complete predominance. In the other schizophrenics, either hallucinations or delusional symptoms did not recur after the first episodes, or they alternated without either symptom becoming predominant.

In 10 out of the 57 patients the follow-up showed that there was a change in delusional symptoms within a single course of psychosis. In 22 patients, they remained constant for decades, in 8 of these without any loss of phenomenological variety or dynamic force. With increasing duration of illness, 5 patients showed a lessening and impoverishment of their previously rich and colorful delusional symptoms.

Applying typological criteria, 44 out of the 57 cases of infantile and prepubertal schizophrenia were of the *paranoid-hallucinatory* type. Three of these finally developed in the direction of a coenesthetic sub-category. Two courses were of the catatonic-stuporous type, 3 were purely hebephrenic, 2 more were hebephrenic-paranoid, and one hebephrenic-catatonic. One course resembled dementia simplex without delusional and hallucinatory symptoms, while 4 could not be placed in any of the accepted sub-categories. There were *no purely paranoid forms*.

Among the 44 paranoid-hallucinatory courses there were 5 which initially showed hebephrenic features, one which had been characterized for years by very varied obsessional symptoms, and one which at first appeared to be coenesthetic. All 7 finally developed into the basic paranoid-hallucinatory form which was by far the most frequent.

The combination of the psychopathological symptoms in the individual psychotic episodes did not affect the final outcome of the disease; in particular, the individual psychopathological symptoms proved to be of no importance for prognosis. Such symptoms as mental aberration, thought withdrawal, stereotypes, negativism, or experiences of derealization or depersonalization which various authors have regarded as giving an unfavorable prognosis, were by no means observed more frequently in unfavorable courses among our patients. On the contrary, in our patients experiences of depersonalization or derealization were positively correlated with a favorable course.

The occurrence of *cyclothymic* (depressive, manic, manic-depressive) *phases and prodromes* characterized 26 patients; these appeared before the onset of the schizophrenic psychosis or alternated with schizophrenic episodes. Three cases of schizophrenia changed into depressive psychosis (3, 7, and 8 years after the appearance of the psychosis; their illnesses to date have lasted 15, 16, and 18 years, respectively).

In the 26 psychoses accompanied by cyclothymic prodromes and phases, neither a clear dominance of cyclothymic characteristics nor a prevalence of cyclothymic psychosis could be established in the patients' antecedents. Nor did cases of schizophrenia with cyclothymic phases and prodromes develop any more favorably than the other cases of schizophrenia studied. Hence these two types of course did not differ in prognosis, type of course, and biological heredity, nor did they with respect to premorbid personality.

Psychosis-triggering factors were present with 13 patients. Individual psychotic episodes, especially relapses, broke out immediately after exogenic (14 times) or psychogenic (4 times) trauma. Where the trigger was psychoreactive, all 4 cases could be related to profound disturbances of or attacks on the personal relationship of the patient to close relatives; the child's personality was deeply affected in its most intimate sphere of feeling. This was not true of the somatic trigger factors; these were mostly unspecific physical illnesses.

Trigger factors were found only with acute-relapsing psychoses. Quite generally, the type of remission was favorable. This agrees with the findings of other authors who, however, were concerned with adult schizophrenia.

The characteristics of the acute stimuli observed do not support the assumption that trigger factors might be of pathogenic importance.

In the course of their psychosis, 7 patients committed *criminal offenses,* primarily offenses against property. In three cases these were so severe that the offender hat to be detained. Only one of the 7 patients had not committed offenses against property; he had offended against military and traffic regulations. Arson was recorded once. On the other hand, no cases were observed of indecency or aggressive behavior leading to prosecution. With the exception of one catatonic type, all these 7 patients were of the paranoid-hallucinatory type. Two were chronic and 4 acute-relapsing. Five patients had very poor remission, one satisfactory, and only one complete remission. One female patient committed suicide.

Four of the patients subject to prosecution had shown schizoid personality features at the premorbid stage. The family background of 5 of the patients was very disturbed.

Imperative auditory hallucinations or delusions played only a subordinate role in bringing our patients to illegal acts. As regards offenses committed at the beginning or immediately before their illness, it is much more likely that the main role was played by the shattering disturbance which had already occurred in these patients' relation to the external world, as well as an autistic encapsulation in a strange-seeming world of their own. The other patients exhibited a psychotically determined structural distortion accompanied by a loss of ethical values and endeavors; some patients were seen to have revised their mental attitudes in such a way that they no longer exerted a corrective effect on their behavior in the direction of intellectual adjustment to society.

For 65% of the 57 patients problems connected with death played some part. During their psychosis 25% of the patients expressed *death thoughts* (delusions of death, fear of dying, death wishes), 15% had *suicidal intentions* without auto-aggressive actions, 20% *attempted suicide*, 5% *committed suicide*. Fear of death, longing for death, and compulsive thoughts of death already occurred at the age of 8 or 9 years.

The 14 patients with delusional thoughts of death differed significantly in their premorbid personality structure from those who were suicidal; the former had predominantly cyclothymic and the latter schizoid personality traits.

Unlike death fears, suicidal acts were not limited to the beginning of the psychosis. The average time between onset of the disease and suicide attempt was 8.5 years; in only two cases (patients aged 11 and 13 years) was suicide attempted immediately after the onset of psychosis. The three suicides occurred 6, 13, and 14 years after the start of the disease.

Suicidal intentions and acts occurred only within the framework of paranoid-hallucinatory psychosis. No particular type of remission or course appeared to be associated with these.

The *motives* for our patients' suicidal acts were not clear-cut. To disentangle the thoughts of the schizophrenic suicide is as difficult as to explain schizophrenia itself. Some cautious attempts were made to interpret psychotic death thoughts and suicidal acts; they are presented here, despite the fact that such attempts must necessarily be preliminary.

Post-psychotic changes in personality were seen in 46 of the 57 patients. In 8 patients who had very good social remission these changes were so slight they can hardly be called "defects". Among the remaining 38 patients, the personality of 12 had changed slightly and that of 26 very much. Of those assessed as having slight deficiency, half were uncharacteristically bland and poor in symptoms while the other half phenomenologically presented a very typical picture of variation and complexity, as did also 81% of those with serious personality defects.

In 9 patients who had poor remission and in whom a high degree of deficiency was apparent after the earliest episodes, the further course of the psychosis brought considerable improvements which had not been expected and which persisted for months and were accompanied by substantial regression of the deficiency symptoms.

In consequence, the view that defective states are in principle irreversible and that there exist pure asthenic basic syndromes needs to be modified.

How questionable the concept of "defect" really is was made plain by the highly differentiated type of reaction seen among the schizophrenic patients, often betraying a very high level of sensitivity, not to mention the great variety of possible defective states and post-psychotic structural distortions.

Although the course of the disease was observed for decades, considerable difficulty is experienced in making a *differential diagnosis* of the individual case and in assigning a psychotic-type state to the diagnosis of "infantile schizophrenia". Indeed, this cannot always be done without reservations, as is strikingly apparent from the follow-up studies of 14 cases originally classified as schizophrenia. The child, who is still in the process of maturation, has a particularly large prospective potential for further development. Strong deviations from the norm and behavioral aberrations accompanied by severe disturbance of the ego, reminiscent of a defect, may appear phenomenologically as negativistic-autistic-abulic symptoms. They may, for example, develop into a neurosis or psychopathy, or they may take a definitely psychotic course; alternatively, as was observed in one female patient, they can run through these stages of the disease and then finally improve so much that they subsequently develop into a personality which is outwardly relatively normal. Particularly in the child, self-regulating processes can later bring about a normalization of early states of extreme abnormality of behavior and personality, and harmonize discrepancies in maturation which initially appeared to be psychotic. The process of development which is going on in the child is on the other hand responsible for the fact that the psychopathological states familiar to us in adult psychiatry do not appear in the same form in children. Thus, uncertainty about the nosological classification is necessarily even greater at this age than later on.

This account of studies of the course run by infantile and prepubertal schizophrenia has its justification in the relatively large number of schizophrenic children whose fate and further development were followed up, the long duration of the case histories, and the fact the author was himself able to give the majority of the patients (since grown up) a personal follow-up interview. Moreover, with one exception, all the probands who had not meanwhile been under the care of a doctor were interviewed. Follow-up studies of this kind are very rare, especially in the pedopsychiatric literature. There is thus little comparable material available. Furthermore, since definitions of the term "infantile schizophrenia" are most heterogeneous, comparisons between the findings of different investigators are virtually impossible. For this reason, we started by attempting to classify the wide variety of current opinions about the nosological limitations of the concept of "infantile schizophrenia" according to the different criteria used by various investigators as the basis for their definition of schizophrenia.

8. Literaturverzeichnis

ABELIN, E.: Esquisse d'une théorie éthiopathogénique unifiée des schizophrénies. Bern-Stutt-gart-Wien: Huber 1971.

ABELY, P.: Pourquoi-je ne crois plus à l'actuelle schizophrénie. Ann. méd.-psychol. 116, 1 (1958).

ABELY, P.: Démences précoces, syndromes discordants, névroses déstructurées ou schizo-névroses. Ann. méd.-psychol. 119, 67 (1961).

ACHTE, K. A.: Der Verlauf der Schizophrenien und der schizophreniformen Psychosen. Acta psychiat. scand. Suppl. 155, ad. vol 36. Copenhagen: Munksgaard 1961.

AJURIAGUERRA, J. DE: Manuel de la psychiatrie de l'enfant. Paris: Masson 1970.

AJURIAGUERRA et al.: Les troubles de l'organisation et la désorganisation intellectuelle chez les enfants psychotiques. Psychiat. Enf. 12, 309 (1969).

ALANEN, Y. O.: The mothers of schizophrenic patients. Acta psychiat. scand. Suppl. 124, ad. vol. 33. Copenhagen: Munksgaard 1958.

ALANEN, Y. O.: Über die Familiensituation der Schizophrenie-Patienten. Acta Psychother. (Amst.) 8, 89 (1960).

ALANEN, Y. O.: The family in the pathogenesis of schizophrenic and neurotic disorders. Acta psychiat. scand. Suppl. 189, ad. vol. 42. Copenhagen: Munksgaard 1966.

ALANEN, Y. O., ARAJÄRVI, T., VIITAMÄKI, R. O.: Psychoses in childhood. Acta psychiat. scand. Suppl. 174, ad. vol. 40. Copenhagen: Munksgaard 1964.

ALBERT, E.: Organisch bedingte affektive und psychomotorische Psychosen bei Kindern. Criança port. 12, 1 (1953).

ALBERT, E.: Charakteristische katatone Bilder bei kindlichen Schizophrenien. Congress Report IInd Internat. Congress for Psychiatry, Zürich 1957. Vol. IV, S. 221. Zürich: Orell Füssli 1959.

ALBERT, E.: Über Erinnerungs- und Bewußtseinsstörungen bei erregten endogenen Psychosen. Psychiat. Neurol. med. Psychol. (Lpz.) 17, 81 (1965).

ALBERT, E.: Biphasische Psychosen bei organisch hirngeschädigten Kindern. In: Depressions-zustände bei Kindern und Jugendlichen. Verh. 4. U.E.P. Kongreß, Stockholm, 1971, S. 255 bis 259. Stockholm: Almqvist u. Wiksell 1972.

ALBRECHT, H.: „Maligne" Zyklothymien im Jugendalter. In: Problematik, Therapie und Rehabilitation der chronischen endogenen Psychosen. Forum der Psychiatrie Nr. 19. Stutt-gart: Enke 1967.

ALDERTON, H. R.: A review of schizophrenia in childhood. Canad. psychiat. Ass. J. 11, 276 (1966).

ALSEN, V.: Schizophreniforme Psychosen mit belangvollem körperlichem Befund. Fortschr. Neurol. Psychiat. 37, 448 (1969).

ALSEN, V., ECKMANN, F.: Depressive Bilder in der 2. Lebenshälfte. Arch. Psychiat. Nervenkr. 201, 483 (1961).

ANDREWS, E., CAPPON, D.: Autism and schizophrenia in a child guidance clinic. Canad. psychiat. Ass. J. 2, 1 (1957).

ANGST, J.: Zur Ätiologie und Nosologie endogener depressiver Psychosen. Eine genetische, soziologische und klinische Studie. Berlin-Göttingen-Heidelberg: Springer 1966.

ANNELL, L. A.: The prognosis of psychotic syndromes in childhood. Acta psychiat. scand. 39, 235 (1963).

ANNESBY, A. T.: Psychiatric illness in adolescence: presentation and prognosis. J. ment. Sci. 107, 268 (1961).

ANTHONY, E. J.: An etiological approach to the diagnosis of psychosis in childhood. Acta paedopsychiat. 25, 89 (1958).

ANTHONY, E. J.: Low-grade-psychosis in childhood. In: Proceedings of London Conference on Scientific Study of Mental Deficiency, Vol. II. London: May and Baker 1962.

ARIETI, S.: Schizophrenia. In: ARIETI, S. (Ed.): Americ. Handbook of Psychiatry. Vol. I, p. 455—507. Basic Books, Inc., New York 1959.

ARNOLD, O. H.: Schizophrener Prozeß und schizophrene Symptomgesetze. Wien-Bonn: Maudrich 1955.

ARNOLD, O. H.: Die nosologische Stellung der Gruppe der Legierungspsychosen. Wien. Z. Nervenheilk. 24, 14 (1966).

ARNOLD, O. H., GASTAGER, H., HOFMANN, G.: Klinische, psychopathologische und biochemische Untersuchungen an Legierungspsychosen. Wien. Z. Nervenheilk. 22, 301 (1965).

ATSCHKOVA, M.: Die Pfropf-Schizophrenie im Kindes- und Jugendalter. Psychiat. Neurol. med. Psychol. (Lpz.) 18, 292 (1966).

ATSCHKOVA, M.: Disorders of the intellectual development in early childhood schizophrenia. Nevrol. Psihiat. Nevrochir. (Sofia) 5, 105 (1966). Ref.: Zbl. ges. Neurol. Psychiat. 187, 357 (1967).

AUBIN, H., MESTAS, C., CLAVEROLE, G.: Les schizophrénies infantiles. Rev. Neuropsychiat. infant. 4, 375 (1956).

AUG, R. G., ABLES, B. S.: A clinician's guide to childhood psychosis. Pediatrics 47, 327 (1971).

BACHINA, V. M.: La capacité de travail et l'adaptation sociale chez les schizophrènes atteints depuis l'enfance ou l'adolescence. Zh. Nevropat. Psikhiat. 7, 2041 (1963). Ref.: Rev. Neuropsychiat. infant. 13, 895 (1965).

BACHINA, V. M.: Besonderheiten der Klinik in der Spätperiode der Schizophrenie. Psychiat. Neurol. med. Psychol. (Lpz.) 17, 134 (1965).

BACIOCCHI, GRANDMONTAGNE, O., ROUAUX, J.: Psychonévrose obsessionelle à manifestations épisodiques de type schizophrénique et maniaque. Ann. méd.-psychol. 119, 565 (1956).

BAEYER, W. v.: Zur Einführung in die Psychopathologie des schizophrenen „Defekts". In: Problematik, Therapie und Rehabilitation der chronischen endogenen Psychosen. Forum der Psychiatrie 19. Stuttgart: Enke 1967.

BAEYER, W. v.: Wege in den Wahn. In: SCHULTE, W., TÖLLE, R. (Hrsg.). Stuttgart: Thieme 1972.

BARTOLESCHI, B.: Contributo di problemi nosografici della schizophrenia infantile. Infanc. anorm. 47, 175 (1962).

BASH, K. W.: Zur Psychopathologie akuter symptomatischer Psychosen. Nervenarzt 28, 193 (1957).

BATESON, G. et al.: Toward a theory of schizophrenia. Behav. Sci. 1, 251 (1956).

BATTEGAY, R.: Angst und Sein. Stuttgart: Hippokrates 1970.

BATTEGAY, R., GEHRING, A.: Vergleichende Untersuchungen an Schizophrenen der praeneuroleptischen und der postneuroleptischen Ära. Pharmakopsychiat. Neuropsychopharmakol. 1, 107 (1968).

BAUMANN, C., VEDDER, R.: Zur Frage der infantilen Schizophrenie. Z. ges. Neurol. Psychiat. 156, 694 (1956).

BECK, S. J.: The six Schizophrenias: Reaction patterns in children and adults. Amer. J. Orthopsychiat. 24, 829 (1954).

BECK, S. J.: Families of schizophrenic and of well children. Amer. J. Orthopsychiat. 30, 257 (1960).

BEESE, F.: Erfahrungsbericht über Psychotherapie von Psychosen im Zeitraum von 1952—1964. In: Psychother. Schizophrenie, 3. internat. Symposium, Lausanne 1964. Basel-New York: Karger 1965.

BEHRENS, M. L., GOLDFARB, W.: A study of patterns of interaction of families of schizophrenic children in residential treatment. Amer. J. Orthopsychiat. 28, 300 (1958).

BELOV, V. P.: Reserpinbehandlung bei kindlichen Schizophrenien. Zh. Nevropat. Psikhiat. 62, 1096 (1962).

BENDER, L.: Childhood schizophrenia. Psychiat. Quart. 27, 663 (1953).

BENDER, L.: Schizophrenia in childhood, its recognition, description and treatment. J. Amer. Orthopsychiat. 26, 499 (1956).

BENDER, L.: Genesis in schizophrenia during childhood. Acta paedopsychiat. 25, 101 (1958).

BENDER, L., SCHILDER, P.: Suicidal preoccupations and attempts in children. Amer. J. Orthopsychiat. 7, 225 (1937).

BENNETT, S., KLEIN, H. R.: Childhood schizophrenia, 30 years later. Amer. J. Psychiat. 122, 1121 (1966).

BERGSTRAND, C. G., OTTO, U.: Suicidal attempts in adolescence and childhood. Acta paediat. scand. 51, 17 (1962).

BERINGER, K.: Beitrag zur Analyse schizophrener Denkstörungen. Z. ges. Neurol. Psychiat. 93, 55 (1924).

BERINGER, K.: Denkstörungen und Sprache bei Schizophrenen. Z. Neurol. 103, 185 (1926).

BERKHAN, K.: Irresein bei Kindern. Korresp.-Bl. dtsch. Ges. Psychiatrie 10, 65 (1863).

BERMANN, G.: Der Selbstmord als Rache. Mschr. Psychiat. Neurol. 77, 297 (1930).

BERNER, P.: Das paranoische Syndrom. Berlin-New York-Heidelberg: Springer 1965.

BETTELHEIM, B.: Schizophrenia as a reaction to extreme situations. Amer. J. Orthopsychiat. 26, 507 (1956).

BETTELHEIM, B.: Infantile autism and the birth of the self. New York: The Free Press 1967.

BIENER, K.: Selbstmord — Epidemiologie und Prävention. Ther. Umsch. 26, 573 (1969).

BIERMANN, G.: Die seelische Entwicklung des Kindes im Familienmilieu Schizophrener. Schweiz. Arch. Neurol. Neurochir. Psychiat. 97, 87 (1966).

BINDER, H.: Zur Psychologie der Zwangsvorgänge. Berlin: Karger 1936.

BINSWANGER, L.: Einige Bemerkungen zur Frage der kindlichen Schizophrenie. Z. Kinderpsychiat. 11, 161 (1945).

BIRCH, H. G., WALKER, H. A.: Perceptual and perceptual motor dissociation. Arch. gen. Psychiat. 14, 113 (1966).

BIRD, B.: Depersonalisation. Arch. Psychiat. Nervenkr. 80, 467 (1958).

BIRLEY, J. L. T., BROWN, G. W.: Crises and life changes preceeding the onset or relapse of acute schizophrenia. Brit. J. Psychiat. 116, 327 (1970).

BLANKENBURG, W.: Lebensgeschichtliche Faktoren bei manischen Psychosen. Nervenarzt 35, 536 (1964).

BLANKENBURG, W.: Der schizophrene Defekt in der Selbstwahrnehmung des Kranken. Forum der Psychiatrie Nr. 19. Stuttgart: Enke 1967.

BLANKENBURG, W.: Der Versagenszustand bei latenten Schizophrenien. Dtsch. med. Wschr. 93, 67 (1968).

BLANKENBURG, W.: Ansätze zu einer Psychopathologie des „common sense". Confin. psychiat. (Basel) 12, 144 (1969).

BLEULER, E.: Über periodischen Wahnsinn. Psychiat.-neurol. Wschr. 4, 121 (1902).

BLEULER, E.: Dementia praecox oder Gruppe der Schizophrenien. In: Handbuch der Psychiatrie. Hrsg.: G. ASCHAFFENBURG, spezieller Teil, 4. Abtlg. Wien-Leipzig: Deuticke 1911.

BLEULER, E.: Primäre und sekundäre Symptome der Schizophrenie. Z. ges. Neurol. Psychiat. 124, 607 (1930).

BLEULER, M.: Krankheitsverlauf, Persönlichkeit und Verwandtschaft Schizophrener und ihre gegenseitigen Beziehungen. Leipzig: Thieme 1941.

BLEULER, M.: Schizophrenieartige Psychosen und Ätiologie der Schizophrenie. Schweiz. med. Wschr. 92, 87 (1962).

BLEULER, M.: Ursache und Wesen der schizophrenen Geistesstörungen. Dtsch. med. Wschr. 89, 1865 (1964).

BLEULER, M.: Chronische Schizophrenien. Wien. Z. Nervenheilk. 29, 177 (1971).

BLEULER, M.: Über Grenzen des Schizophreniebegriffs — und Grenzen der Bedeutung psychiatrischer Diagnostik. Schweiz. med. Wschr. 101, 1457 (1971).

BLEULER, M.: Die Schizophrenien im Lichte langfristiger Katamnesen. Stuttgart: Thieme 1972.

BLOCK, J.: Parents of schizophrenic, neurotic, asthmatic and congenitally ill children. A comparative study. Arch. gen. Psychiat. 20, 659 (1969).

BLOCK, J., PATTERSON, V., JACKSON, D.: A study of the parents of schizophrenic and neurotic children. Psychiatry 21, 387 (1958).

BLUMENFELD, S.: Quelques problemes de la schizophrénie dans la préadolescence. Ann. méd.-psychol. 125, 497 (1967).

BOATMANN, M. J., SZUREK, S. A.: Clinical study of childhood schizophrenia. In: JACKSON, D. (Ed.): The etiology of schizophrenia. Basic Books, Inc. Publishers, New York 1960.

BOCHNIK, H. J.: Verzweiflung. In: Randzonen menschlichen Verhaltens. Festschrift für H. Bürger-Prinz. Stuttgart: Enke 1962.

BOCHNIK, H. J.: Selbstmord in Konflikten und Psychosen. Gesundheitspflege. Köln 1964.

BOCK, H. J.: Perspektiven schizophrenieartiger Zustandsbilder im Entwicklungsalter. Nervenarzt 40, 529 (1969).

BÖCKER, F., HEITMANN, R., STUMPFE, K. D.: Untersuchungen zum Selbstmordproblem. Fortschr. Neurol. Psychiat. 38, 341 (1970).

BOLLEA, G.: Pronostic des psychoses infantiles. Congress-report of the 4th World Congress for Psychiatry. Madrid 1966.

BOLLEA, G.: The oligophrenic and the psychotic structure of the personality. Concil. paedopsychiat. S. 399. Basel-New York: Karger 1968.

BONHOEFFER, K.: Die Psychosen im Gefolge von akuten Infektionen, allgemeinen Erkrankungen und inneren Erkrankungen. In: ASCHAFFENBURG, G.: Handbuch der Psychiatrie. Spezieller Teil 3/1. Leipzig-Wien: Deuticke 1912.

BONHOEFFER, K.: Die exogenen Reaktionstypen. Arch. Psychiat. Nervenkr. 58, 58 (1917).

BOOR, W. DE: Neuere Arbeiten über Psychologie und Psychopathologie des Selbstmordes und der Selbstmordbeschädigungen. Fortschr. Neurol. Psychiat. 18, 483 (1949).

BOSCH, G.: Über Phantasiegefährten bei einem hirngeschädigten Kind. Nervenarzt 20, 207 (1958).

BOSCH, G.: Über die Entwicklung der Todeserfahrung im Kindesalter. Jb. Jugendpsychiat. 6, 37 (1967).

BOSCH, G.: Psychosen im Kindesalter. Psychiatrie der Gegenwart, Bd. II, Teil I. Heidelberg-Berlin-New York: Springer 1972.

BOWEN, M.: A family concept of schizophrenia. In: JACKSON, D. D. (Ed.): The etiology of schizophrenia. New York: Basic Books 1970.

BOWEN, M., DYSINGER, R. H., BASAMANIA, B.: The role of the father in families with a schizophrenic patient. Amer. J. Psychiat. 115, 1017 (1959).

BRADLEY, C.: Schizophrenia in childhood. New York: Macmillan 1941.

BRASK, H.: Borderline schizophrenia in children. Acta psychiat. scand. 34, 3 (1959).

BRÄUTIGAM, W.: Krankheitsbewußtsein und Krankheitseinsicht im Verlauf der Psychose. In: Psychopathologie heute. Festschrift für K. Schneider. Stuttgart: Thieme 1962.

BRÄUTIGAM, W.: Zur Erkrankungssituation und psychotherapeutischen Indikation bei Schizophrenen. Psychother. Schizophrenie, 3. internat. Symposium, Lausanne 1964, S. 177—188. Basel-New York: Karger 1965.

BRENNER, W.: Zur Diagnose der kindlichen schizophrenen Prozeß-Psychose. Mschr. Kinderheilk. 98, 202 (1950).

BRESOWSKI, M.: Über die Einflüsse des Alters des Erkrankten auf den Ausgang der primären Defektpsychosen. Jurjew 1909. Zit. n. BACHINA, V. M.

BRODEY, W.: Some family operations and schizophrenia. Arch. gen. Psychiat. 1, 379 (1959).

BROHANSKY, N.: Häufigkeit und Ursachen des Selbstmordes in Rußland. Zit. n. BERMANN.

BROWN, J. L.: Follow-up of children with atypical development (infantile psychosis). Amer. J. Orthopsychiat. 33, 855 (1963).

BROWN, J., REISER, D. E.: Follow-up study of preschool children of atypical development (infantile psychosis). Amer. J. Orthopsychiat. 33, 336 (1963).

BÜHRMANN, M. V.: Childhood schizophrenia. S. Afr. med. J. 40, 920 (1966). Ref.: Zbl. ges. Kinderheilk. 104, 228, 1968.

BÜRGER-PRINZ, H.: Der Beginn der Erbpsychosen. Nervenarzt 8, 617 (1935).

BÜRGER-PRINZ, H.: Prognose kindlicher Psychosen. Jb. Jugendpsychiat. 5, 36 (1967).

BÜRGER-PRINZ, H.: Endogene Psychosen bei Kindern und Jugendlichen. In: Das depressive Syndrom. Hrsg.: H. HIPPIUS u. H. SELBACH. München-Berlin-Wien: Urban u. Schwarzenberg 1969.

BURTON, A., BIRD, J. W.: Family constellation and schizophrenia. J. Psychol. 55, 329 (1963).

BRUGGER, H.: Die erbbiologische Stellung der Pfropfschizophrenie. Z. ges. Neurol. Psychiat. 113, 348 (1928).

BRUNSWICK, R. M.: Nachtrag zu Freud's „Geschichte einer infantilen Neurose". Int. J. Psycho-Anal. **9**, 439 (1928).

BUMKE, O.: Was sind Zwangsvorgänge? Halle 1906.

BUMKE, O.: Lehrbuch der Geisteskrankheiten. 3. Aufl. München 1929.

CAMERON, K.: A group of 25 psychotic children. Acta paedopsychiat. **25**, 117 (1958).

CAMMER, L.: Schizophrenic children of manic-depressive parents. Dis. nerv. Syst. **31**, 177 (1970).

CHAGALL, B.: Brennende Lichter. Rowohlt, Reinbeck 1966. Ro Ro Ro Taschenbücher, 26.—33. Tausend, Juni 1971.

CHAN, J. C. M. et al.: Schizophrenia in infancy, childhood and adolescence. Amer. J. Dis. Child. **121**, 538 (1971).

CHASTENET, M.: Folie de la puberté. Ann.-méd. psychol. **11**, 234 (1890).

CHEEK, F. E.: The father of the schizophrenic. In: Family process and Schizophrenia. New York: Science House 1968.

CLARDY, E. R.: A study of development and course of schizophrenia in children. Psychiat. Quart. **25**, 81 (1951).

CONRAD, K.: Die beginnende Schizophrenie. Stuttgart: Thieme 1958.

CONRAD, K.: Das Problem der „nosologischen Einheit" in der Psychiatrie. Nervenarzt **30**, 438 (1959).

CORBOZ, R.: Gibt es Geisteskrankheiten im Kindesalter? Schweiz. med. Wschr. **88**, 703 (1958).

CORNU, F.: Katamnestische Erhebungen über den Verlauf einfacher Schizophrenien. Psychiat. et Neurol. (Basel) **135**, 129 (1958).

CORSELLIS, J. A. N.: The neuropathology of temporal lobe epilepsy. In: WILLIAMS, D. (Ed.): Modern trends in Neurology, Vol. V. London: Butterworth 1970.

COSTELLO, A. J., GUNN, J. C., DOMINAN, J.: Aetiological factors in young schizophrenic men. Brit. J. Psychiat. **114**, 433 (1968).

CREAK, M.: Psychoses in children. Proc. roy. Soc. Med. **31**, 519 (1937).

CREAK, M.: Schizophrenia in early childhood. Acta paedopsychiat. **30**, 42 (1963).

CREAK, M. et al.: Schizophrenic syndrome in childhood. Develop. Med. Child. Neurol. **6**, 530 (1964).

DANILLO, S. N.: Zit. n. KUDRJAWZEWA, W.: Klinik und Verlauf der Schizophrenie des frühen Kindesalters nach den Materialien sowjetischer Untersucher. Psychiat. Neurol. med. Psychol. (Lpz.) **19**, 23 (1967).

DAUNER, I., REMSCHMIDT, H., ERMERT, A.: Phänomenologie und Funktion psychotischer Angst bei Kindern und Jugendlichen. Fortschr. Neurol. Psychiat. **39**, 246 (1971).

DE MYER, M. K. et al: A comparison of five diagnostic systems for childhood schizophrenia and infantile autism. J. autism childh. schizophrenia I, 175 (1971).

DELAY, J., DENIKER, P., GREEN, A.: Essay de description et de définition psychopathologique des parents de schizophrènes. II. Int. Congr. Psychiat., Zürich 1959. Congr. Report IV, Zürich 1957. Zürich: Orell Füssli 1959.

DELAY, J., DENIKER, P., GREEN, A.: Le milieu familial des schizophrènes. Encéphale **46**, 188 (1957), **49**, 1 (1960) und **51**, 5 (1962).

DE NEGRI, M.: Pensiero infantile e pensiero delirante. Sist. nerv. **14**, 46 (1962). Zit. n. HUBER, G.: WAHN. Fortschr. Neurol. Psychiat. **32**, 429 (1964).

DES LAURIERS, A., CARLSON, C. F.: Your child is asleep: early infantile autism. Homewoll (Ill.): The Dorsey Press 1969.

DESPERT, L.: Schizophrenia in children. Psychiat. Quart. **12**, 366 (1938).

DESPERT, L., SHERWIN, A. C.: Further examination of diagnostic criteria in schizophrenic illness and psychoses of infancy and early childhood. Amer. J. Psychiat. **114**, 784 (1958).

DIATKINE, R.: L'enfant prépsychotique. Psychiat. Enf. **12**, 413 (1970).

DITFURTH, H. v.: Über neuroleptisch-psychotische Mischsyndrome. Nervenarzt **36**, 97 (1965).

DOBREVA, S., ZAIMOVA, S.: Premorbid personality in childhood schizophrenia. Nevrol. Psikhiat. Nevrokhir. (Sofia) **8**, 367 (1969).

DOTZAUER, G., GOEBELS, H., LEGEWIE, H.: Selbstmord und Selbstmordversuch. Münch. med. Wschr. **105**, 973 (1963).

DUBITSCHER, F.: Der Suicid. Stuttgart: Thieme 1957.

DUCHE, D. J.: Le délire dans les démences de l'enfant. Rev. Neuropsychiat. infant. 8, 115 (1960).

DUCHE, D. J.: Les tentatives de suicide chez l'enfant et l'adolescent. Psychiat. Enf. 7, 1 (1964).

DUCHE, D. J.: Les tentatives de suicide chez l'enfant et l'adolescent. Acta paedopsychiat. 35, 345 (1968).

DUCHE, D. J.: Caractères cliniques des psychoses chez les oligophrènes et des oligophrénies chez les psychotiques au cours de l'enfance. Concil. paedopsychiat. S. 352. Basel-New York: Karger 1968.

DUCHE, D. J.: Psychoses infantiles. Rev. Port. Def. Ment. 1, 445 (1971).

DUCHE, D. J., STORK, H., TOMKIEWICZ, S.: Les psychoses infantiles. Paris: Masson 1969.

DUCHE, D. J., STORK, H.: Psychoses et schizophrénies infantiles. Encyclop. Méd. Chirurg. (Paris) 6, 1 (1971).

DÜHRSSEN, A.: Psychogene Erkrankungen bei Kindern und Jugendlichen. Göttingen: Vandenhoeck u. Ruprecht 1968.

DZARTHOV, L. B.: Psychopathic-like states in the initial stage of schizophrenia in adolescents. Z. Nevropath. Psikhiat. Korsakov 65, 1045 (1965).

EATON, L., MENOLASCINO, F. J.: Psychotic reactions of childhood: a follow-up study. Amer. J. Orthopsychiat. 37, 521 (1967).

EDELSON, S. R.: A dynamic formulation of childhood schizophrenia. Dis. Nerv. Syst. 27, 610 (1966).

EGGERS, CH.: Wahninhalte kindlicher und präpuberaler Schizophrenien. Acta paedopsychiat. 34, 326 (1967).

EGGERS, CH.: Zwangszustände und Schizophrenie. Fortschr. Neurol. Psychiat. 36, 576 (1968).

EGGERS, CH.: Zwang und jugendliche Psychosen. Prax. Kinderpsychol. 18, 202 (1969).

EGGERS, CH.: Cyclothyme Phasen im Beginn und im Verlauf schizophrener Psychosen des Kindesalters. In: Depressive States in Childhood and Adolescence. Verh. 4. UEP Kongr. Stockholm 1971. Stockholm: Almqvist u. Wiksell 1972.

EGGERS, CH.: Todesgedanken, Suicidversuche und Suicide im Verlauf kindlicher und präpuberaler Schizophrenien. Vortr. IV. Internat. Symposion für Jugendpsychiatrie. Brünn 5.—8. 7. 1972.

EGGERS, CH.: L'influence du milieu familial sur le cours de schizophrénies infantiles et prépubertaires. Rev. Neuropsychiat. infant. 20, 157 (1972).

EGGERS, CH., STUTTE, H.: Zur nosologischen Umgrenzung der kindlichen und präpuberalen Schizophrenie aus katamnestischer Sicht. Fortschr. Neurol. Psychiat. 37, 305 (1969).

EGGERS, CH., STUTTE, H.: Formen und Verlaufsdynamik der Frühschizophrenie. In: Ätiologie der Schizophrenie. Stuttgart-New York: Schattauer 1971.

EICKE, W. J.: Die medikamentöse Behandlung schizophrener Psychosen unter besonderer Berücksichtigung chronischer Prozesse. In: Neurolepsie und Schizophrenie. Stuttgart: Thieme 1962.

EISENBERG, L.: The course of childhood schizophrenia. Arch. Neurol. Psychiat. (Chic.) 78, 69 (1957).

EISENBERG, L.: Psychotic disorders in childhood. In: COOKE, R. E.: The biologic basis of pediatric practice. New York: McGraw-Hill Book 1968.

EISENBERG, L., KANNER, L.: Early infantile autism, 1943—1955. Amer. J. Orthopsychiat. 26, 556 (1956).

EKSTEIN, R., BRYANT, K., FRIEDMANN, S. W.: Childhood schizophrenia and allied conditions. In: BELLAK, L. (Ed.): Schizophrenia, a review of a syndrome. New York: Academic Press 1958.

ELLISON, E. A., HAMILTON, D. M.: The hospital treatment of dementia praecox. Amer. J. Psychiat. 106, 454 (1949).

EMMINGHAUS, H.: Die psychischen Störungen des Kindesalters. Tübingen 1887.

ERLENMEYER-KIMLING, L., NICOL, S.: Comparison of hospitalisation measures in schizophrenic patients with and without a family history of schizophrenia. Brit. J. Psychiat. 115, 32 (1969).

ERNST, K.: Neurotische und endogene Residualzustände. Arch. Psychiat. Nervenkr. 203, 61 (1962).

ERNST, J., CHOTEAU, PH.: Dynamique évolutive et relationelle dans 17 cas de psychose infantile suivis ou long cours (2 à 10 ans) sur un mode continue. J. Sci. méd. Lille **88**, 227 (1970).

ERNST, K., SPRING, L., STREIFF, B.: Statistisches zum Übergang von Neurosen in Schizophrenien. Nervenarzt **38**, 408 (1967).

ESMAN, A. H., KOHN, M., NYMAN, L.: Parents of schizophrenic children. Amer. J. Orthopsychiat. **29**, 455 (1959).

ESSEN-MÖLLER, E.: Psychiatrische Untersuchungen an einer Serie von Zwillingen. Acta psychiat. scand. Suppl. **23**. Copenhagen: Munksgaard 1941.

ESSEN-MÖLLER, E.: Über die Schizophreniehäufigkeit bei Müttern von Schizophrenen. Schweiz. Arch. Neurol. Neurochir. Psychiat. **91**, 260 (1963).

EVENSEN, H.: Dementia praecox. Aschehoug Krania 1904. Zit. n. LANGFELDT, G.: The prognosis of schizophrenia. Acta psychiat. scand. Suppl. **110**. Copenhagen: Munksgaard 1956.

EY, H.: Einheit und Mannigfaltigkeit der Schizophrenie. Nervenarzt **29**, 433 (1958).

FALCONER, M. A.: Historical review: the pathological substrate of temporal lobe epilepsy. Guy's Hosp. Rep. **119**, 47 (1970).

FALCONER, M. A.: Genetic and related aetiological factors in temporal lobe epilepsy. Epilepsia (Boston) **12**, 13 (1971).

FEDERN, P.: Ich-Psychologie und die Psychosen. Bern-Stuttgart: Huber 1956.

FEDOR-FREIBERG, P., DOBROTKA, G.: Zur Problematik obsessiver Entwicklungen und Zustände in der Kindheit. Acta paedopsychiat. **31**, 346 (1964).

FELDMANN, H.: Situationsanalyse der Zwangsbefürchtung. Arch. Psychiat. Nervenkr. **209**, 53 (1967).

FEUERLEIN, W.: Selbstmordversuch oder parasuicidale Handlung? Nervenarzt **42**, 127 (1971).

FISCHER, M.: Psychoses in the offspring of schizophrenic monocygotic twins and their normal Co-twins. Brit. J. Psychiat. **118**, 43 (1971).

FISCHER, M.: Umweltfaktoren bei der Schizophrenie. Nervenarzt **43**, 230 (1972).

FISH, B.: Involvement of the central nervous system in infants with schizophrenia. A.M.A. Arch. Neurol. **2**, 115 (1960).

FISH, B.: The prediction of schizophrenia in infancy. Amer. J. Psychiat. **121**, 768 (1965).

FISH, B., SHAPIRO, T., CAMPBELL, M.: Long-term prognosis and the response of schizophrenic children to drug therapy. Amer. J. Psychiat. **123**, 32 (1966).

FISH, B., SHAPIRO, T., CAMPBELL, M., WILE, R.: A classification of schizophrenic children under five years. Amer. J. Psychiat. **124**, 1415 (1968).

FÖRSTER, E.: Die endogenen Varianten der Identifikationsfähigkeit. Jb. Jugendpsychiat. Bd. VII, S. 97. Stuttgart-Bern: Huber 1969.

FREEDMAN, A.: Childhood Schizophrenia. Round Table 1953. Amer. J. Orthopsychiat. **24**, 500 (1954).

FREEMAN, R. V., GRAYSON, H. M.: Maternal attitudes in schizophrenia. J. abnorm. soc. Psychol. **50**, 45 (1955).

FREIDES, D., PIRCE, P. S.: On the neuropsychology of the Kanner-Rimland syndrome. Proc. 76th Annual Conv. Amer. Psychol. Ass. **3**, 477 (1968).

FREUD, S.: The history of an infantile neurosis. Internat. Psychoanalyt. press collected papers 1926.

FRIEDMANN, M.: Über Nervosität und Psychosen im Kindesalter. Münch. med. Wschr. **39**, 359 (1892).

GADAMER, H.-G.: Im Erscheinen. Der Tod als Frage.

GASTAGER, H.: Die Rehabilitation der Schizophrenen. Bern-Stuttgart: Huber 1965.

GAUPP, R.: Die Frage der kombinierten Psychose. Arch. Psychiat. Nervenkr. **76**, 23 (1926).

GAUPP, R.: Selbstmord im Kindesalter. Enzyklopädisches Handbuch der Heilpädagogik. Bd. II, 2. Aufl. Halle (Saale): Marhold 1933/34.

GEBSATTEL, V. E. v.: Zur Frage der Depersonalisation. Nervenarzt **10**, 169 (1937).

GEISLER, E.: Phantasiegefährten. Prax. Kinderpsychol. **12**, 1 (1963).

GERARD, D. L., SIEGEL, J.: The family background of schizophrenia. Psychiat. Quart. **24**, 47 (1950).

GEZLOVA, L. G.: Einige Besonderheiten des Initialstadiums der Schizophrenie beim Kind im Vorschulalter. Zh. Nevropat. Psikhiat. **63**, 1029 (1963). Ref.: Zbl. ges. Neurol. Psychiat. **177**, 8 (1964).

GIOVANNONI, J. M., GURCH, L.: Socially disruptive behaviour of exmental patients. Arch. gen. Psychiat. **17**, 146 (1967).

GITTELMAN, M., BIRCH, H. G.: Childhood schizophrenia: intellect, neurological status, perinatal risk, prognosis and family pathology. Arch. gen. Psychiat. **17**, 16 (1967).

GLATZEL, J.: Zur Differentialtypologie juveniler asthenischer Versagenssyndrome. Schweiz. Arch. Neurol. Neurochir. Psychiat. **104**, 151 (1969).

GLATZEL, J.: Interremissive Störungen der Vitalgefühle im Verlauf schizophrener Psychosen. Nervenarzt **40**, 573 (1969).

GLATZEL, J.: Pharmakopsychiatrische Aspekte endogener juvenil-asthenischer Versagenssyndrome. Int. Pharmakopsychiat. **3**, 77 (1970).

GLATZEL, J.: Über das Entfremdungserlebnis. Z. Psychother. med. Psychol. **21**, 89 (1971).

GLATZEL, J.: Die Bedeutung der symptomatischen Schizophrenien für die Grundlagenforschung. Schweiz. Arch. Neurol. Neurochir. Psychiat. **109**, 331 (1971).

GLATZEL, J., LUNGERSHAUSEN, E.: Zur Frage der Residualsyndrome nach thymoleptisch behandelten cyclothymen Depressionen. Arch. Psychiat. Nervenkr. **210**, 437 (1968).

GÖPPERT, H.: Zwangskrankheit und Depersonalisation. Basel-New York: Karger 1960.

GOLDFARB, W.: Childhood Schizophrenia. Harward University Press. Cambridge: Mass 1961.

GOLDFARB, W., GOLDFARB, N., POLLACK, R. C.: Treatment of childhood schizophrenia. Arch. gen. Psychiat. **14**, 119 (1966).

GOLOVAN, L. I.: Parents of children with insidious form of schizophrenia. Zh. Nevropat. Psikhiat **70**, 242 (1970). Ref.: J. autism childh. schizophr. **1**, 107 (1971).

GREBELSKAJA-ALBATZ, E.: Zur Klinik der Schizophrenie des frühen Kindesalters. Schweiz. Arch. Neurol. Psychiat. **34**, 244 (1934) und **35**, 30 (1935).

GREGER, J., HOFFMEYER, O.: Tötung eigener Kinder durch schizophrene Mütter. Psychiat. Clin. **2**, 14 (1969).

GRIESINGER, W.: Die Pathologie und Therapie der psychischen Krankheiten. Stuttgart 1861.

GROSS, G.: Prodrome und Vorpostensyndrome schizophrener Erkrankungen. In: Schizophrenie und Zyklothymie. Stuttgart: Thieme 1969.

GROSS, G. et al.: Uncharakteristische Remissionstypen im Verlauf schizophrener Erkrankungen. In: Ätiologie der Schizophrenie. Stuttgart-New York: Schattauer 1971.

GROSS, G., HUBER, G. SCHÜTTLER R.: Peristatische Faktoren im Beginn und Verlauf schizophrener Erkrankungen. Arch. Psychiat. Nervenkr. **215**, 1 (1971).

GROSS G., HUBER, G., SCHÜTTLER, R.: Verlaufs- und sozialpsychiatrische Erhebungen bei Schizophrenen. Nervenarzt **42**, 292 (1971).

GRUHLE, H. W.: Theorie der Schizophrenie. In: BUMKE O.: Hdb. d. Geisteskrankheiten, Bd. IX, S. 705. Berlin 1932.

GRUHLE, H. W.: Geisteskranke Verbrecher und verbrecherische Geisteskranke. In: ELSTER, H. und LINGEMANN, H. (Ed.): Hdwb. Kriminologie, Bd. I. Berlin-Leipzig: De Gruyter 1933.

GRUHLE, H. W.: Selbstmord. Leipzig: Thieme 1940.

GRUHLE, H. W.: Schizophrenia. Die Medizinische **2**, 585 (1952).

GÜNTZ, E.: Wahnsinn der Schulkinder, eine neue Art der Seelenstörungen? Allg. Z. Psychiat. **16**, 187 (1959).

HACKSTEIN, F. G.: Rehabilitation bei schizophrenen Defektzuständen. Nervenarzt **36**, 14 (1965).

HACKSTEIN, F. G.: Rehabilitation Schizophrener — die Gruppentherapie und ihre Voraussetzungen. Nervenarzt **37**, 164 (1966).

HÄFNER, H.: Prozeß und Entwicklung als Grundbegriffe der Psychopathologie. Fortschr. Neurol. Psychiat. **31**, 394 (1963).

HÄFNER, H.: Neuere psychopathologische Konzepte der endogenen Psychosen in ihrer Bedeutung für die Psychosenpsychotherapie. Z. Psychother. med. Psychol. **13**, 170 (1963).

HÄFNER, H.: Rehabilitation bei Schizophrenen. Nervenarzt **39**, 385 (1968).

HÄFNER, H.: Über die Rehabilitation jugendlicher Schizophrener. Fortschr. Med. **83**, 541 (1965).

HÄFNER, H.: Der Einfluß von Umweltfaktoren auf das Erkrankungsrisiko für Schizophrenie. Nervenarzt **42**, 557 (1971).

HÄFNER, H., BÖKER, W.: Geistesgestörte Gewalttäter in der Bundesrepublik. Eine epidemiologische Untersuchung. Nervenarzt **43**, 285 (1972).

HÄFNER, H., SCHLIACK, E., ZENZ, H.: Die hochdosierte Reserpinkur in der Behandlung chronisch Schizophrener. Fortschr. Neurol. Psychiat. **36**, 197 (1968).

HÄFNER, H., ZERSSEN, D. v.: Soziale Rehabilitation — integrierender Bestandteil psychiatrischer Therapie. Nervenarzt **35**, 242 (1964).

HAFFTER, C.: Schizophrenie im Kindesalter. Ann. paediat. (Basel) **196**, 408 (1961).

HAFFTER, C.: Selbstmord bei Kindern und Jugendlichen. Ref. 3. internat. Kongreß, Selbstmordprophylaxe 22.—25. 9. 65, Basel. Documenta Geigy 1965.

HALEY, J.: The family of the schizophrenic. J. nerv. ment. Dis. **129**, 357 (1959).

HARBAUER, H.: Erfahrungen zur Methodik von Katamnesenerhebungen bei kinderpsychiatrischen Zuständen. Jb. Jugendpsychiat. **5**, 28 (1967).

HARBAUER, H.: Endogene Psychosen im Kindesalter. In: Schizophrenie und Zyklothymie. Stuttgart: Thieme 1969.

HARBAUER, H.: Zur Klinik der Zwangsphänomene beim Kind und Jugendlichen. Jb. Jugendpsychiat. **7**, 181 (1969).

HARRIS, A., NORRIS, V.: Clinical signs, diagnosis and prognosis in the functional psychoses. J. ment. Sci. **100**, 727 (1954).

HARTMANN, K.: Ein Beitrag zur Psychopathologie minderjähriger Suicidanten. Prax. Kinderpsychol. **19**, 168 (1970).

HAVELKOVA, M.: Follow-up study of 71 children diagnosed as psychotic in preschool age. Amer. J. Orthopsychiat. **38**, 846 (1968).

HEIDEGGER, M.: Sein und Zeit. 7. Aufl. Tübingen: Niemeyer 1953.

HEIMANN, H., HEIM, E., SPERLING, E., LEHNER, E.: „Prozeß" und „Reaktion" im Rahmen des schizoid-schizophrenen Formenkreises. In: Schizophrenie und Umwelt. Stuttgart: Thieme 1971.

HEINRICH, K.: Zur Bedeutung des postremissiven Erschöpfungssyndroms für die Rehabilitation Schizophrener. Nervenarzt **38**, 487 (1967).

HEINRICH, K.: Zur psychischen Situation schizophrener Kranker in der psychiatrischen Rehabilitation. Prax. Psychother. **12**, 154 (1967).

HELLER, T.: Über Dementia infantilis. Z. Erforsch. Behandlg. jugendl. Schwachsinn **2**, 17 (1908).

HELMCHEN, H.: Bedingungskonstellationen paranoid-halluzinatorischer Syndrome. Monographien aus dem Gesamtbereich der Neurologie und Psychiatrie, Heft 122. Berlin-Heidelberg-New York: Springer 1968.

HENNY, R.: Considérations sur les psychoses précoces. In: 3. Int. Sympos. Psychotherapie der Schizophrenie. Basel: Karger 1965.

HENRY, J.: L'observation naturaliste des familles d'enfants psychotiques. Psychiat. Enf. **4**, 65 (1961).

HEUYER, G.: Délire de rêverie morbide chez l'enfant avec activité importante de dessins à propos de 3 cas. Rev. Neuropsychiat. infant. **5**, 1 (1957).

HEUYER, G.: Introduction à la notion de démence en psychiatrie infantile. Rev. Neuropsychiat. infant. **8**, 83 (1960).

HEUYER, G., BOUVIER, R., MISES, R., LANDRY, M.: Syndrome catatonique chez une fillette de 5 ans. Ann. méd.-psychol. **114**, 84 (1956).

HEUYER, G., LEBOVICI, S., GIABICANI, A.: Le sens de la mort chez l'enfant. Rev. Neuropsychiat. infant. **3**, 219 (1955).

HEUYER, G., LAROCHE, J.: La schizophrénie de l'adolescence. II. Int. Kongr. Psychiat. Zürich 1957. Kongr. Report, Bd. IV. Zürich: Orell Füssli 1959.

HIFT, E., HIFT, ST., SPIEL, W.: Ergebnisse der Schockbehandlungen bei kindlichen Schizophrenien. Schweiz. Arch. Neurol. Psychiat. **86**, 256 (1960).

HINTGEN, J. N., BRYSON, C. Q.: Recent developments in the study of early childhood psychoses. Schizophrenia Bulletin (in press).

HIPPIUS, H., SELBACH, H.: Zur medikamentösen Dauertherapie bei Psychosen. Med. exp. (Basel) **5**, 298 (1961).

HIRSCHBERG, J. C., BRYANT, K. N.: Problems in the differential diagnosis of childhood schizo-
    phrenia. Res. Publ. Ass. nerv. ment. Dis. 34, 454 (1956). Ref.: Zbl. ges. Neurol. Psychiat.
    147 (1958).
HOCH, P H., POLATIN, P.: Pseudoneurotic forms of schizophrenia. Psychiat. Quart. 23, 284
    (1949).
HOFF, H., HOFMANN, G.: Die Einheit der Schizophrenie. Wien. Z. Nervenheilk. 26, 1 (1968).
HOFF, H., HOFMANN, G.: Die Bedeutung peristatischer Momente für Manifestation und Ver-
    lauf von Schizophrenien und Zyklothymien. In: Schizophrenie und Zyklothymie. Stutt-
    gart: Thieme 1969.
HOFF, H., SCHINKO, H.: Die Verwahrung von kriminellen Geisteskranken. Kriminalbiologische
    Gegenwartsfragen, Heft 5. Stuttgart: Enke 1962.
HOFMANN, G., QUATEMBER, R.: Klinische und testpsychologische Beiträge zum Problem der
    inzipienten Schizophrenie. Schweiz. Arch. Neurol. Neurochir. Psychiat. 99, 101 (1967).
HOLMBOE, R., ASTRUP, C.: A follow-up study of 255 patients with acute schizophrenia and
    schizophreniform psychoses. Acta psychiat. scand. Suppl. 115, ad. vol. 32 (1957).
HOMBURGER, A.: Psychopathologie des Kindesalters. Berlin: Springer 1926.
HOTCHKISS, G. D., CARMEN, L., OGILBY, A., WIESENFELD, S.: Mothers of young male single
    schizophrenic patients as visitors in a mental hospital. J. nerv. ment. Dis. 121, 452 (1955).
HUBER, G.: Die coenaesthetische Schizophrenie. Fortschr. Neurol. Psychiat. 25, 491 (1957).
HUBER, G.: Chronische Schizophrenie. Heidelberg: Huthig 1961.
HUBER, G.: Schizophrene Verläufe. Dtsch. med. Wschr. 89, 212 (1964).
HUBER, G.: Reine Defektsyndrome und Basisstadien endogener Psychosen. Fortschr. Neurol.
    Psychiat. 34, 409 (1966).
HUBER, G.: Symptomwandel der Psychosen unter Pharmakopsychiatrie. In: Pharmakopsych-
    iatrie und Psychopathologie. Hrsg.: KRANZ, H. und HEINRICH, K. Stuttgart: Thieme 1967.
HUBER, G.: Verlaufsgestalt psychiatrischer Krankheitsbilder und Pharmakotherapie. Med.
    Welt 18, 1517 (1967).
HUBER, G.: Langzeitbehandlung endogener Psychosen. Klinische Psychopharmakologie. Mod.
    Probl. Pharmakopsychiat. 1, 34 (1968).
HUBER, G.: Verlaufsprobleme schizophrener Erkrankungen. Schweiz. Arch. Neurol. Neurochir.
    Psychiat. 101, 346 (1968).
HUBER, G.: Aktuelle Aspekte der Schizophrenieforschung. In: Schizophrenie und Zyklothymie.
    Ergebnisse und Probleme. Stuttgart: Thieme 1969.
HUSTON, P. E., PEPERNIK, M. C.: Prognosis in schizophrenia. In: BELLAK, L.: Schizophrenia,
    a review of the syndrome. New York: Logos Press 1958.
HUTT, C.: Exploration, Arousal and Autism. Psychol. Forsch. 33, 1 (1969).
INOUYE, E.: Similary and dissimilarity of schizophrenia in twins. Sitzungsbericht 3. Welt-
    kongreß der Psychiatrie, Montreal. Bd. I, 524 (1961).
IRLE, G.: Zur Problematik der sog. Pfropfschizophrenie. Arch. Psychiat. Nervenkr. 201, 209
    (1960).
JACKSON, L.: Non-speaking children 7 years later. Brit. J. med. Psychol. 31, 92 (1958).
JACOB, H.: „Stumme Symptome" und Symptomverschmelzung bei endogenen Psychosen.
    Fortschr. Neurol. Psychiat. 32, 188 (1964).
JAENSCH, E. R.: Über die Verbreitung der eidetischen Anlage im Jugendalter. Z. Psychol. 81,
    91 (1921).
JAHRREISS, W.: Über Zwangsvorstellungen im Verlauf der Schizophrenie. Arch. Psychiat.
    Nervenkr. 77, 740 (1926).
JANET, P.: Die psychologische Spannung, ihre Grade und Schwankungen. Brit. J. Psychol. 1,
    209 (1921).
JANSSON, B., ALSTRÖM, J.: The prognostic significance of certain symptoms of schizophreni-
    form psychoses in young adults. Proceed. IVth World Congr. of Psychiatry, Madrid 1966.
    Intern. Congr. Series No. 150. Excerpta Medica Foundation Bd. 4, S. 2958. Amsterdam-
    New York 1968.
JANTZ, H.: Schizophrenie und Selbstmord. Bericht Kongr. Neurol. Psychiat. Tübingen 1947.
    Hrsg.: KRETSCHMER, E. Tübingen: Alma Mater 1947.
JANTZ, H.: Schizophrenie und Selbstmord. Nervenarzt 22, 126 (1951).

Janzarik, W.: Dynamische Grundkonstellationen in endogenen Psychosen. Berlin-Göttingen-Heidelberg: Springer 1959.

Janzarik, W.: Die Typologie schizophrener Psychosen im Lichte der Verlaufsbeobachtung. Arch. Psychiat. Nervenkr. 202, 140 (1961).

Janzarik, W.: Der Aufbau schizophrener Psychosen aus der Sicht der pharmakotherapeutischen Erfahrungen. In: Schizophrenie und Neurolepsie. Stuttgart: Thieme 1962.

Janzarik, W.: Die produktive Psychose im Spannungsfeld pathogener Situationen. Nervenarzt 36, 238 (1965).

Janzarik, W.: Wandel und Konstanz schizophrener Symptome unter Pharmakopsychiatrie. In: Probleme der pharmakopsychiatrischen Kombinations- und Langzeit-Behandlung. 1. Rotenburger Gespräch 1965. Basel-New York: Karger 1966.

Janzarik, W.: Der Wahn in strukturdynamischer Sicht. Studium Generale 20, 628 (1967).

Janzarik, W.: Schizophrene Verläufe. Monografien aus dem Gesamtbereich der Neurologie und Psychiatrie, Heft 126. Heidelberg-Berlin-New York: Springer 1968.

Janzarik, W.: Nosographie und Einheitspsychose. In: Schizophrenie und Zyklothymie. Stuttgart: Thieme 1969.

Jaspers, K.: Strindberg und van Gogh. München: Piper 1949.

Jaspers, K.: Allgemeine Psychopathologie, 7. Aufl. Berlin-Göttingen-Heidelberg: Springer 1969.

Jay, M.: Les traitements de la schizophrenie infantile. Rev. Neuropsychiat. infant. 8, 134 (1960).

Johanson, E.: A study of schizophrenia in the male. Acta psychiat. scand., Suppl. 125. Kopenhagen: Munksgaard 1958.

Judin, T. I.: Zum Stand der Frage der Schizophrenie bei Kindern. Klinische Medizin (1924). Zit. n. Bachina, V. M.: Besonderheiten der Klinik in der Spätperiode der Schizophrenie. Psychiat. Neurol. med. Psychol. (Lpz.) 17, 131 (1965).

Kaess, M.: Katamnesen bei jugendlichen Schizophrenen. Nervenarzt 28, 421 (1957).

Kahlbaum, W.: Über Heboidophrenie. Allg. Z. Psychiat. 46, 461 (1890).

Kahn, R. M., Arbib, M. A.: A cybernetic approach to mental development, with some comments on infantile autism and the childhood schizophrenias. Paper presented at the American Orthopsychiatric Association, Chicago 1968. Zit. n.: Hingten, J. N., Bryson, C. Q.: Recent developments in the study of early childhood psychoses. Schizophrenia Bulletin (in press).

Kaila, K.: Über den zwangsneurotischen Symptomenkomplex. Acta psychiat. scand., suppl. 57. Kopenhagen: Munksgaard 1949.

Kaila, K.: Schizofreni och kriminalitet. Nord. méd. 9, 19 (1941). Zit. n.: Lindelius, R.: A study of schizophrenia. Acta psychiat. scand. suppl. 216. Kopenhagen: Munksgaard 1970.

Kalinowski, L. B.: Schockbehandlung, Lobotomie und andere somatische Behandlungsmethoden in den Vereinigten Staaten. Nervenarzt 19, 537 (1948).

Kalinowski, L. B., Hoch, P. H.: Shock treatments and other somatic procedures in psychiatry. New York: Grune und Stratton 1964.

Kallmann, F. J.: The genetics of psychosis. New York: Augustin 1938.

Kallmann, F. J.: The genetic theory of schizophrenia: an analysis of 691 schizophrenic twin index families. Amer. J. Psychiat. 103, 309 (1946).

Kallmann, F. J., Roth, B.: Genetic aspects of preadolescent schizophrenia. Amer. J. Psychiat. 112, 599 (1956).

Kalugina, I. I.: Clinical observations of children with intermittent-progressive schizophrenia. Zh. Nevropath Psikhiat 70, 1528 (1970). Ref.: J. autism. childh. schizophrenia. 1, 114 (1971).

Kammerer, Th., Cahn, R., Nevers, B.: Etude des mères de schizophrènes. II. Internat. Kongreß f. Psychiatrie, Zürich, 1957. Congress Report Bd. III. Zürich: Orell Füssli 1959.

Kane, R. P., Chambers, G. S.: Improvement — real or apparent? Amer. J. Psychiat. 117, 1023 (1961).

Kanner, L.: Child psychiatry. Springfield/Ill.: Thomas 1957.

Kanner, L.: History and present status of childhood schizophrenia in the USA. Acta paedopsychiat. 25, 138 (1958).

Kanner, L.: Follow-up study of 11 autistic children. J. autism childh. schizophr. 1, 119 (1971).

KANNER, L., EISENBERG, L.: Notes on the follow-up studies of autistic children. In: HOCH, P. H., und ZUBIN, J.: Psychopathology of childhood. New York-London: Grune und Stratton 1955.

KAPLAN, S.: Childhood schizophrenia. Amer. J. Orthopsychiat. 24, 521 (1954).

KASANIN, J., KNIGHT, E., SAGE, P.: The parent — child relationship in schizophrenia. J. nerv. ment. Dis. 79, 249 (1934).

KATAN, M.: Structural aspects of a case of schizophrenia. Psychoanal. stud. Child. 5, 175 (1950).

KAUFMAN, I. et al.: Adaption of treatment techniques to an new classification of schizophrenic children. J. Amer. Acad. Child. Psychiat. 2, 460 (1963).

KAUFMAN, I., FRANK, TH., HEIMS, L., HERRICK, J., WILLER L.: Parents of schizophrenic children. Amer. J. Orthopsychiat. 29, 460 (1959).

KAUFMAN, I., ROSENBLUM, E., HEIMS, L., WICKLER, L.: Childhood schizophrenia. Amer. J. Orthopsychiat. 27, 683 (1957).

KELP, W.: Psychosen im kindlichen Alter. All. Z. Psychiat. 31, 75 (1875).

KEMPH, J. P.: Psychotic children treated in a child guidance clinic. Dis. nerv. Syst. 27, 317 (1966).

KESSEL, N.: Suicide in Edinburgh. Brit. med. J. 1965 II, 1265—1270 u. 1336—1340.

KIELHOLZ, P.: Aetiologische Faktoren bei Depressionen. In: Depressive states in childhood and adolescence. Verh. 4. UEP Kongress, Stockholm 1971. Stockholm: Almquist and Wiksell 1972.

KIELHOLZ, P., HOLE, G.: Differentialdiagnostik der endogenen Depressionen, Erschöpfungs-depressionen, Dysthymien und Schizophrenien. In: Schizophrenie und Zyklothymie. Stuttgart: Thieme 1969.

KIERKEGAARD, S.: Tagebücher I. Auswahl und Übersetzung von Th. Haecker, Innsbruck 1923. Zit. n. GUARDINI, R.: Vom Sinn der Schwermut. Zürich: Arche 1949.

KING, L. J., PITTMAN, G. D.: A follow-up study of 65 adolescent schizophrenia patients. Dis. nerv. Syst. 32, 328 (1971).

KINKELIN, M.: Verlauf und Prognose des manisch-depressiven Irreseins. Schweiz. Arch. Neurol. Neurochir. Psychiat. 73, 100 (1954).

KISKER, K. P.: Dynamische Topologie und Psychopathologie bei Schizophrenien. Nervenarzt 28, 199 (1957).

KISKER, K. P.: Schizophrenie und Familie. Nervenarzt 33, 13 (1962).

KISKER, K. P.: Der Egopath: Problemkind der Familienforschung bei Schizophrenen. Social Psychiatry 3, 19 (1968).

KISKER, K. P., STRÖTZEL, L.: Zur vergleichenden Situationsanalyse beginnender Schizophrenien und erlebnisreaktiver Fehlentwicklungen bei Jugendlichen. Arch. Psychiat. Nervenkr. 202, 1—30 (1961) und 203, 26—60 (1962).

KLAGES, W., BEHRENDS, K.: Zur Struktur der schizophrenen Antriebsstörung. Arch. Psychiat. Nervenkr. 202, 504 (1961).

KLEBANOFF, L.: Parents of schizophrenic children. Amer. J. Orthopsychiat. 29, 445 (1954).

KLEIST, K., LEONHARD, H., SCHWAB, H.: Die Katatonie aufgrund katamnestischer Untersuchungen. Z. ges. Neurol. Psychiat. 168, 535 (1940).

KNOBLOCH, H., GRANT, D. K.: Etiologic factors in "early infantile autism" and "childhood schizophrenia". Amer. J. Dis. Child. 102, 535 (1961).

KOLLE, K.: Psychiatrie, 4. Aufl. München: Urban und Schwarzenberg 1955.

KOLLE, K.: Die endogenen Psychosen, das delphische Orakel der Psychiatrie. München: Lehmann 1955.

KOLLE, K.: Der Wahnkranke im Lichte alter und neuer Psychopathologie. Stuttgart: Thieme 1957.

KOLVIN, I.: Studies in the childhood psychoses. Brit. J. Psychiat. 118, 381 (1971).

KOLVIN, I., OUNSTED, C., ROTH, M.: Cerebral dysfunction and childhood psychoses. Brit. J. Psychiat. 118, 407 (1971).

KOTHE, B.: Bild und Verlauf der Frühschizophrenie. In: Jb. Jugendpsychiat. Bd. I, S. 78. Bern-Stuttgart: Huber 1956.

KOTHE, B.: Über kindliche Schizophrenie. Halle (Saale): Marhold 1957.

KOZLOVA, I. A.: Sur l'évolution de la schizophrénie chez les enfants de bas âge. J. Nevropat. Psikhiat. **67**, 1516 (1967).

KRAEPELIN, E.: Psychiatrie, 8. Aufl. Bd. III. Leipzig: Barth 1915.

KRAEPELIN, E.: Die Erscheinungsformen des Irreseins. Z. ges. Neurol. Psychiat. **62**, 1 (1920).

KRAMER, F., POLLNOW, H.: Über eine hyperkinetische Erkrankung im Kindesalter. Mschr. Psychiat. Neurol. **82**, 1 (1932).

KRANZ, H.: Symptomwandel schizophrener und zyklothymer Psychosen? In: Schizophrenie und Zyklothymie. Stuttgart: Thieme 1969.

KRETSCHMER, E.: Körperbau und Charakter. Berlin-Göttingen-Heidelberg: Springer 1955.

KRETSCHMER, E.: Hysterie, Reflex, Instinkt. Stuttgart: Thieme 1958.

KRETSCHMER, W.: Reifung als Grund von Krise und Psychose. Stuttgart: Thieme 1972.

KREVELEN, D. A. v.: Childhood schizophrenia. A review of nine cases. Acta paedopsychiat. **34**, 379 (1967).

KREVELEN, D. A. v.: Prognosis of childhood neuroses and psychoses. Acta paedopsychiat. **34**, 104 (1967).

KREVELEN, D. A. v.: Über den Begriff der Psychopathie im Kindesalter. Acta paedopsychiat. **37**, 67 (1970).

KRINGLEN, E.: An epidemiological-clinical twin-study on schizophrenia. In: ROSENTHAL, S., KETY, S. S. (Ed.). The transmission of schizophrenia. Oxford: Pergamon Press 1968.

KRINGLEN, E.: Beiträge der neueren Zwillingsforschung zur Frage der Ätiologie und Pathogenese der Schizophrenie. In: Die Entstehung der Schizophrenie, S. 35. Hrsg.: BLEULER, M. und ANGST, J. Bern-Stuttgart-Wien: Huber 1971.

KROH, O.: Entwicklungspsychologie des Grundschulkindes. Langensalzen 1944.

KRONFELD, A., STERNBERG, E.: Schweiz. Arch. Neurol. Psychiat. **39** (1937). Zit. n. RUCKDESCHEL, K. T.: Zur Prognose schizophrener Erkrankungen. Dtsch. med. Wschr. **82**, 2166 (1957).

KRUEGER, F.: Zur Philosophie und Psychologie der Ganzheit. Berlin-Göttingen-Heidelberg: Springer 1953.

KUDRJAWZEWA, W.: Klinik und Verlauf der Schizophrenie des frühen Kindesalters nach den Materialien sowjetischer Untersucher. Psychiat. Neurol. med. Psychol. (Lpz.) **19**, 23 (1967).

KUROMARU, S.: Prognosis of infantile neuroses and psychoses. Proceedings of the 4th World Congress of Psychiatrie. Madrid 1966. Excerpta Medica Foundation International Congress Series Nr. 150. New York 1967.

KWIATOWSKA, E.: Clinical observations on children born into families of schizophrenics. Psychiat. pol. **4**, 627 (1970). Ref.: Zbl. ges. Neurol. Psychiat. **201**, 348 (1971).

LANDOLT, H.: Petit mal, Temporallappenepilepsie, epileptische Dämmerzustände und Verstimmungen. In: SCHULTE, W.: Epilepsie und ihre Randgebiete in Klinik und Praxis. München: Lehmann 1964.

LANDWEHR, E.: Beitrag zum Problem der Cyclothymie im Kindesalter. Med. Dissert. Marburg 1953.

LANG, J. L.: Arriération et psychose. Laval méd. **38**, 3 (1967).

LANGE, J.: Periodische, circuläre und reaktive Erscheinungen bei der Dementia praecox. Z. ges. Neurol. Psychiat. **80**, 200 (1920).

LANGEN, D., JAEGER, A.: Die Pubertätskrisen und ihre Weiterentwicklungen. Arch. Psychiat. Nervenkr. **205**, 19 (1964).

LANGFELDT, G.: The prognosis in schizophrenia. Acta psychiat. scand. suppl. 110. Kopenhagen: Munksgaard 1956.

LANZKRON, J.: Murder and insanity; a survey. Amer. J. Psychiat. **119**, 754 (1963).

LAROCHE, J.: Les idées délirantes de l'enfant. Psychiat. Enf. **4**, 1 (1961).

LAUTER, H.: Die anankastische Depression. Arch. Psychiat. Nervenkr. **203**, 433 (1962).

LAUTER, H.: Phasenüberdauernder Persönlichkeitswandel und persistierende Symptome bei der endogenen Depression. In: HIPPIUS, H., SELBACH, H. (Ed.): Das depressive Syndrom. München-Berlin-Wien: Urban und Schwarzenberg 1969.

LEBOVICI, S.: Contribution à l'étude nosologique et psychopathologique de la schizophrénie infantile. Évolut. psychiat. **3**, 329 (1949).

LEBOVICI, S.: Avenir éloigné des psychoses dites schizophréniques de l'enfant. Rev. Neuropsychiat. inf. **10**, 233 (1962).

Lebovici, S.: Pronostic des névroses et des psychoses de l'enfant. Proceedings IV World Congress of Psychiatry. Madrid 1966. Excerpta Medica Foundation. International Congress Series No. 150. New York 1967.

Lebovici, S. et al.: Elements d'une recherche concernant l'avenir éloigné des psychoses de l'enfant. Rev. Neuropsychiat. infant. 15, 13 (1967).

Lebovici, S., Diatkine, R.: Les obsessions chez l'enfant. Rev. franç. Psychanal. 21, 647 (1957).

Lebovici, S., Diatkine, R.: Essai d'approche de la notion de prépsychose en psychiatrie infantile. Bull. Psychol. (Paris) 17, 20 (1963).

Lechevalier, B., Flavigny, H.: Evolution de la schizophrénie infantile chez le grand enfant et l'adolescent. Rev. Neuropsychiat. infant. 15, 51 (1967).

Lecuyer, R.: Diagnostic différentiel entre arriération mentale et psychose chez l'enfant. Rev. Neuropsychiat. infant. 15, 1 (1967).

Lemperiere, T., Lauriers, A. des: Le risque de suicide dans les psychoses. Rev. Prat. (Paris) 12, 2353 (1962).

Lempp, R.: Die Schizophrenie im Kindes- und Jugendalter. Landarzt 42, 94 (1966).

Lempp, R.: Probleme der Schizophrenie im Kindes- und Jugendalter. Das ärztliche Gespräch. Köln: Tropon 1966.

Lempp, R.: Anmerkungen zum Thema „Melancholie im Kindes- und Jugendalter". In: Melancholie in Forschung, Klinik und Behandlung. Stuttgart: Thieme 1969.

Lempp, R., Vogel, B.: Untersuchungen zur kindlichen Schizophrenie. Acta paedopsychiat. 33, 322 (1966).

Lennard, H. L., Bernstein, A., Beaulieu, M. R.: Interaction in families with a schizophrenic child. In: Family process and schizophrenia. New York: Science House 1968.

Leonhard, K.: Die defektschizophrenen Krankheitsbilder. Leipzig: Thieme 1936.

Leonhard, K.: Über kindliche Katatonien. Psychiat. Neurol. med. Psychol. (Lpz.) 12, 1 (1960).

Leonhard, K.: Aufteilung der endogenen Psychosen. Berlin: Akademie Verlag 1966.

Leonhard, K.: Psychopathologische Struktur der chronischen Schizophrenien. Forum der Psychiatrie Nr. 19. Stuttgart: Enke 1967.

Leonhard, K.: Schizophrene mit typischen Defektzuständen nach ihren eigenen Schriftstücken. Arch. Psychiat. Nervenkr. 211, 7 (1968).

Lersch, Ph.: Aufbau der Person. 6. Aufl. München: Barth 1954.

Lestang-Gaultier, E., Duche, D. J.: Contribution à l'étude du diagnostic et de l'évolution des psychoses infantiles. Rev. Neuropsychiat. infant. 15, 19 (1967).

Levy, S., Southcombe, R. H.: Value of convulsive therapy in juvenile schizophrenia. Arch. Neurol. (Chic.) 65, 54 (1951).

Lidz, Th.: Zur Familienumwelt des Schizophrenen. Psyche (Heidelberg) 13, 243 (1959).

Lidz, Th.: Familie, Sprache und Schizophrenie. Psyche (Heidelberg) 22, 701 (1968).

Lidz, R. W., Lidz, Th.: The family envionment of schizophrenic patients. Amer. J. Psychiat. 106, 332 (1949).

Lindelius, R.: A study of schizophrenia. A clinical, prognostic and family investigation. Acta psychiat. scand. suppl. 216. Kopenhagen: Munksgaard 1970.

Lindinger, H. C.: Familienumwelt und Prognose der Schizophrenie. Bern-Stuttgart: Huber 1968.

Llavero, F.: Symptom und Kausalität. Stuttgart: Thieme 1953.

Lopez-Ibor, J. J.: Die Dynamik der Angst. Wien. Z. Nervenheilk. 10, 299 (1955).

Lordi, W. M., Silverberg, J.: Infantile Autism: a familial approach. Int. J. Gr. Psychother. 14, 360 (1964).

Lorente, A.: Pronostico de las psicosis y neurosis infantiles. Proceed. IVth World Congr. Psychiatry. Madrid 1966. Excerpta Medica. Foundation. Int. Congr. Series Nr. 150. New York 1967.

Lotter, V.: Epidemiology of autistic conditions in young children. Social Psychiat. 1, 124 (1966).

Lourie, R. S., Pacella, B. L., Piotrowski, Z. A.: Studies on the prognosis in schizophrenialike psychoses in children. Amer. J. Psychiat. 99, 542 (1943).

Lowe, L. H.: Families of children with early childhood schizophrenia. Arch. gen. Psychiat. 14, 26 (1966).

Lu, T.: Contradictory parental expectations in schizophrenia. Arch. gen. Psychiat. 6, 219 (1962).

Lu, Y. C.: Mother-Child role relations in schizophrenia. Psychiatry 24, 133 (1961).

Lukianowicz, N.: Halluzinations in non-psychotic children. Psychiat. clin. 2, 321 (1969).

Lungershausen, E.: Suicidprophylaxe in der ärztlichen Praxis. Landarzt 44, 27 (1968).

Lupandin, V. M.: A clinico-psychopathological analysis of periodic schizophrenia in adolescents. Z. Nevropat. Psikhiat. 65, 1056 (1965). Ref.: Psychiatry 19, 286 (1966).

Lupandin, V. M., Stoyanov, St.: Paraphrenic states in remittent schizophrenia of adolescence. Z. Nevropat. Psikhiat. 70, 256 (1970). Ref.: Zbl. ges. Neurol. Psychiat. 201, 221 (1971).

Lurie, L. A., Tietz, E. B., Hertzman, J.: Functional psychoses in children. Amer. J. Psychiat. 92, 1169 (1936).

Lutz, J.: Über die Schizophrenie im Kindesalter. Schweiz. Arch. Neurol. Psychiat. 39, 335 (1937) und 40, 141 (1938).

Lutz, J.: Einige Bemerkungen zur Frage der kindlichen Schizophrenie. Z. Kinderpsychiat. 11, 161 (1945).

Lutz, J.: Kinderpsychiatrie. Zürich-Stuttgart: Rotapfel 1964.

Luxenburger, H.: Psychiatrische Erblehre. München-Berlin 1938.

Mahler, M. S.: On child psychosis and schizophrenia — Autistic and symbiotic infantile psychoses. Psychoanal. Stud. Child 7, 286 (1952).

Mahler, M. S.: Childhood schizophrenia. Amer. J. Orthopsychiat. 24, 523 (1954).

Mahler, M. S.: On early infantile psychosis: the symbiotic and autistic syndrome. J. Amer. Acad. Child Psychiat. 4, 554 (1965).

Makita, K.: The age of onset of childhood schizophrenia. Folia psychiat. neurol. jap. 20, 111 (1966). Ref.: Zbl. ges. Kinderheilk. 103, 355 (1967).

Male, P., Green, A.: Les préschizophrénies de l'adolescence. Évolut. psychiat. 23, 323 (1958).

Marzotti, P.: Posizione nosologica della schizophrenia prepuberale. Rass. stud. psichiat. 59, 267 (1970).

Matussek, P.: Psychotisches und nicht-psychotisches Bedeutungsbewußtsein. Nervenarzt 19, 372 (1948).

Mauz, F.: Die Prognostik der endogenen Psychosen. Leipzig: Thieme 1930.

Mayer-Gross, W.: Beiträge zur Psychopathologie schizophrener Endzustände. Z. ges. Neurol. Psychiat. 69, 332 (1921).

Mayer-Gross, W.: Pfropfschizophrenie. In: Bumke, O.: Hdb. d. Geisteskrankheiten. Bd. X, Spez. Teil 5, S. 464. Berlin: Springer 1932.

Mayer-Gross, W.: Klinik, Erfahrung, Differentialdiagnose, Therapie der Schizophrenie. In: Bumke, O.: Hdb. d. Geisteskrankheiten IX. Berlin: Springer 1932.

Mayer-Gross, W., Slater, E., Roth, M.: Clinical Psychiatry. London: Cassel and Co. 1960.

Mayer-Gross, W., Steiner, G.: Encephalitis lethargica in der Selbstbeobachtung. Z. ges. Neurol. Psychiat. 72—73, 283 (1921).

McCabe et al.: Familial differences in schizophrenia with good and poor prognosis. Psychol. Med. 1, 326 (1971).

McCord, W., Posta, J., McCord, J.: The familial genesis of psychoses. Psychiatry 25, 60 (1962).

Meggendorfer, F.: Klinische und geneologische Untersuchungen über moral insanity. Z. ges. Neurol. Psychiat. 66, 208 (1921).

Megrabian, A. L., Agbalian, G. A., Dartian, S. A.: Evolution par stades dans la schizophrénie. Zit. n. Uschakov, G. K.

Menninger-Lerchental, E.: Periodizität in der Psychopathologie. Wien-Bonn-Bern: Maudrich 1960.

Menolascino, F.: Psychoses of childhood. Amer. J. ment. Defic. 70, 83 (1965).

Metzger, W.: Die Pluralität der Wahrnehmungswelten. Vortrag Tagung der Studienstiftung des deutschen Volkes über „Fragen der Wahrnehmungstheorie" auf Burg Rieneck/Main vom 22. 4.—28. 4. 1965.

Meyer, H. H.: Cyclothyme Wellen in schizophrenen Psychosen. Zbl. ges. Neurol. Psychiat. 108, 314 (1950).

Meyer, H. H.: Alternieren schizophrener und cyclothymer Episoden in endogen-psychotischen Verläufen. In: Schizophrenie und Cyclothymie. Stuttgart: Thieme 1969.

MEYER, J. E.: Zur forensischen Bedeutung der Temporallappenepilepsie. Dtsch. Z. ges. gerichtl. Med. 46, 212 (1957).

MEYER, J. E.: Depersonalisation und Zwang als polare Störungen der Ich-Außenwelt-Beziehung. Psychiat. et Neurol. (Basel) 133, 63 (1957).

MEYER, J. E.: Das Syndrom der Anorexia nervosa. Arch. Psychiat. Nervenkr. 202, 31 (1961).

MEYER, J. E.: Reifungskrisen der Adoleszenz, ihre Entstehungsbedingungen und ihre Prognose. Arch. Psychiat. Nervenkr. 203, 235 (1962).

MEYER, J. E.: Depersonalisation und Derealisation. Fortschr. Neurol. Psychiat. 31, 438 (1963).

MEYER, J. E.: Die Pubertät als kritisches Stadium. 3. Zur Klinik der Reifungskrisen. Prax. Psychotherap. 11, 118 (1966).

MEYER, J. E.: Depersonalisation in Reifungskrisen der Pubertät. In: Depersonalisation. Darmstadt: Wissenschaftl. Buchgesellschaft 1968.

MEYER-MICKELEIT, R. W.: Dämmerattacken als charakteristischer Anfallstyp der temporalen Epilepsie. Nervenarzt 24, 331 (1953).

MICALIZZI, F., SCARCELLA, M., CHIMENZ, B.: Course and prognosis of psychoses occuring in childhood in institutionalized patients. Proceed. IV. Int. Congr. Psychiat., Madrid 1966, Bd. 3, S. 1609. Excerpta medica foundation Internat. Congress Series. New York 1967.

MICHAUX, L.: Les délires de l'enfant et de l'adolescent. Rev. Neuropsychiat. infant. 3, 510 (1955).

MICHAUX, L.: Les psychoses des oligophrènes. Concil. paedopsychiat. S. 346. Karger, 1968.

MICHAUX, L.: Existe-t-il une paranoia caractérielle de l'enfant. Acta paedopsychiat. 36, 278 (1969).

MICHAUX, L.: L'enfant et la mort. Acta paedopsychiat. 37, 137 (1970).

MICHAUX, L., DUCHE, D.: Schizophrénies infantiles. Rev. Prat. (Paris) 25, 3295 (1965).

MICHAUX, L., FLAVIGNY, H.: Traitements de la schizophrénie infantile. Presse méd. 64, 865 ((1956).

MISES, R.: Le concept de psychose chez l'enfant. Evolut. psychiat. 31, 741 (1966).

MITSUDA, H.: Klinisch-erbbiologische Untersuchung der endogenen Psychosen. Acta genet. (Basel) 7, 371 (1957).

MITTLER, P., GILLES, S., JUKES, E.: Prognosis in psychotic children. J. ment. Defic. Res. 10, 73 (1966).

MOREAU DE TOURS: La folie chez les enfants. Paris: Ballière et Fils 1888.

MOSHER, L. R., POLLIN, W., STABENAU, J. R.: Identical twins discordant for schizophrenia. Arch. gen. Psychiat. 24, 422 (1971).

MOSSE, H.: Über den Mißbrauch der Schizophrenie-Diagnose im Kindesalter. Jb. Jugendpsychiat. 2, 68 (1960).

MÜLLER, CHR.: Der Übergang von Zwangsneurose in Schizophrenie im Lichte der Katamnese. Schweiz. Arch. Neurol. Psychiat. 72, 218 (1953).

MÜLLER, M.: Über Heilungsmechanismen in der Schizophrenie. Beih. Mschr. Psychiat. Neurol. Heft 57. Berlin: Karger 1930.

MÜLLER, M.: Prognose und Therapie der Geisteskrankheiten. Stuttgart: Thieme 1949.

MÜLLER, M.: Die körperlichen Behandlungsverfahren in der Psychiatrie. Stuttgart: Thieme 1952.

MÜLLER, M.: Die Therapie der Schizophrenien. In: Psychiatrie der Gegenwart, Bd. II. Berlin-Göttingen-Heidelberg: Springer 1960.

MÜLLER, V.: Katamnestische Erhebungen über den Spontanverlauf der Schizophrenie. Mschr. Psychiat. Neurol. 122, 257 (1951).

MÜLLER-SUUR, H.: Das Schizophrene als Ereignis. In: Psychopathologie heute. Festschrift für K. SCHNEIDER. Stuttgart: Thieme 1962.

MULDER, D. W., DALY, D.: Psychiatric symptoms associated with lesions of temporal lobe. J. Amer. med. Ass. 150, 173 (1952).

MURAMATSU, T., TAHARA, S.: Relationship between neurosis and schizophrenia. Folia psychiat. neurol. jap. 16, 222 (1962).

NAMECKE, G., WARING, M., RICKS, D.: Early indicators of outcome in schizophrenia. J. nerv. ment. Dis. 139, 232 (1964).

NIELSEN, C. K.: The childhood of schizophrenics. Acta psychiat. scand. 29, 281 (1954).

NISSEN, G.: Depressive Syndrome im Kindes- und Jugendalter. Berlin-Heidelberg-New York: Springer 1971.

NISSEN, G.: Milieufaktoren und später schizophrene Psychosen bei depressiven Kindern. Arch. Psychiat. Nervenkr. 214, 319 (1971).

NUTTALE, R. L., SOLOMON, L. F.: Prognosis in schizophrenia: the role of premorbid, social class and demographic factors. Behav. Sci. 15, 255 (1970).

ODENWALD, R. P.: The father's role in the development of schizophrenia. II. Int. Congr. Psychiatry. Zürich 1957. Congr. Rep. II, p. 462. Zürich: Orell Füssli 1959.

OERTER, R.: Moderne Entwicklungspsychologie. 5. Aufl. Donauwörth: Auer 1969.

OFFORD, R. D., CROSS, L. A.: Adult schizophrenia with scholastic failure or low IQ in childhood. Arch. gen. Psychiat. 24, 431 (1971).

O'GORMAN, G.: The nature of childhood autism. London: Butterworth 1970.

O'NEAL, P., ROBINS, L. N.: Childhood patterns predictive of adult schizophrenia. Amer. J. Psychiat. 115, 385 (1958).

ORNITZ, E. M., RITVO, E. R.: Neurophysiologic mechanism underlying perceptual inconstancy in autistic and schizophrenic children. Arch. gen. Psychiat. 19, 22 (1968).

OSMOND, H., HOFFER, A.: Schizophrenia and suicide. J. Schizophr. 1, 54 (1967).

OTTO, U.: Suicidal attempts in adolescence and childhood. Acta paedopsychiat. 31, 397 (1964).

OTTO, U.: Suicidal attempts made by psychotic children and adolescents. Acta paediat. (Uppsala) 56, 349 (1967).

PASAMANICK, B., KNOBLOCH, H.: Epidemiologic studies on the complications of pregnancy and the birth process. In: CAPLAN, G. (Ed.): Prevention of mental disorders in children. New York: Basic Books 1961.

PAULEIKHOFF, B.: Atypische Psychosen. Basel: Karger 1957.

PAWLITZKI, W.: Die jugendliche Manie unter besonderer Berücksichtigung katamnestischer Erhebungen. Med. Dissert., Marburg 1955.

PETERS, U. H.: Das exogene paranoid-halluzinatorische Syndrom. Bibl. Psychiat. et Neurol. Bd. 131. Basel-New York: Karger 1967.

PETERS, U. H.: Dämmerattacken als Träger kriminellen Verhaltens. Psychiat. clin. 1, 375 (1968).

PETERS, U. H.: Das pseudopsychopathische Affektsyndrom der Temporallappenepileptiker. Nervenarzt 40, 75 (1969).

PETERS, U. H., FORDLÄUFER, I.: Untersuchungen zur forensischen Bedeutung der psychomotorischen Epilepsie. Dtsch. Z. ges. gerichtl. Med. 64, 173 (1968).

PETHÖ, B.: Zur methodologischen Neubesinnung in der Psychiatrie. Fortschr. Neurol. Psychiat. 37, 405 (1969).

PETRILOWITSCH, N.: Zur Charakterologie der Zwangsneurotiker. Halle (Saale): Marhold 1956.

PETRILOWITSCH, N.: Zur Strukturtheorie der endogenen Psychosen. Arch. Psychiat. Nervenkr. 81, 322 (1958).

PETRILOWITSCH, N.: Schizophrenie-Begriff und Schizophrenie-Diagnose. Medizinische 1959, 447.

PETRILOWITSCH, N.: Zur Problematik depressiver Psychosen. Arch. Psychiat. Nervenkr. 202, 244 (1961).

PETRILOWITSCH, N.: Abnorme Persönlichkeiten, 2. Aufl. Basel-New York: Karger 1964.

PETRILOWITSCH, N.: Psychopathie und Neurose. Psychiat. et Neurol. (Basel) 152, 17 (1966).

PETRILOWITSCH, N.: Psychiatrische Krankheitslehre und psychiatrische Pharmakotherapie, 2. Aufl. Basel-New York: Karger 1968.

PETRILOWITSCH, N.: Die Typologie der Schizophrenien unter prognostisch-therapeutischen Aspekten. Med. Welt 20, 2167 (1969).

PETRILOWITSCH, N.: Zur Anatomie des Zwangs. Psychiat. et Neurol. (Basel) 148, 129 (1969).

PETRILOWITSCH, N.: Die Schizophrenien in strukturpsychiatrischer Sicht. Psychiat. clin. 2, 289 (1969).

PETRILOWITSCH, N.: Insuffizienz-Syndrome bei abklingenden schizophrenen und cyclothymen Psychosen. In: Schizophrenie und Zyklothymie. Stuttgart: Thieme 1969.

PETRILOWITSCH, N., BAER, R.: Zyklothymie (1964—1969). Fortschr. Neurol. Psychiat. 38, 601 (1970).

PETRILOWITSCH, N., WINAU, I., BAER, R.: Die Schizophrenien in strukturpsychiatrischer Sicht II. Psychiat. clin. **3**, 257 (1970).

PINDING, M.: Somatopathologische Befunde bei der Schizophrenie des Kindes- und Jugendalters. Med. Dissert., Marburg 1959.

PITTFIELD, M., OPPENHEIM, A. N.: Child rearing attitudes of mothers of psychotic children. J. Child Psychol. **5**, 51 (1964).

PIVOVAROVA, G. N.: Die Besonderheiten des Verlaufs der Hebephrenie im Jugendalter. Psychiat. Neurol. med. Psychol. (Lpz.) **17**, 185 (1965).

PLESSNER, H.: Die Verkörperungsfunktion der Sinne. Vortrag, gehalten auf der Tagung der Studienstiftung des deutschen Volkes über „Fragen der Wahrnehmungstheorie" auf Burg Rieneck/Main vom 22. 4.—28. 4. 1965.

PLESSNER, H.: Lachen und Weinen. Eine Untersuchung der Grenzen menschlichen Verhaltens. Frankfurt: Fischer 1970.

PLZAK, M., SOUCEK, K., FISCHER, R.: Zur Frage der verlaufstypologischen Differentialdiagnose zwischen der Schizophrenie und Zyklophrenie. Wien. Z. Nervenheilk. **24**, 64 (1966).

PÖLDINGER, W.: Die Abschätzung der Suicidalität. Bern-Stuttgart: Huber 1968.

PÖLDINGER, W., BLASER, P., GEHRINGER, A., SUTTER, W.: Angst und Suicidalität bei depressiven Verstimmungen. Graz: Mohr 1971.

POKORNY, A. D.: Suicide rates in various psychiatric disorders. J. nerv. ment. Dis. **139**, 499 (1964).

POLISTCHOUK, M. F.: Schizophrénie et diagnostic de ses manifestations précoces. Zit. n. USCHAKOV, G. K.

POLLACK, M.: Brain damage, mental retardation and childhood schizophrenia. Amer. J. Psychiat. **115**, 422 (1958).

POLLACK, M.: Comparison of childhood, adolescent and adult schizophrenia. Arch. gen. Psychiat. **2**, 652 (1960).

POLLACK, M., WOERNER, M. G.: Pre- and perinatal complications and "childhood schizophrenia": a comparison of five controlled studies. J. Child. Psychol. **7**, 235 (1966).

POLLIN, W., STABENAU, J. R., MOSHER, L., TUPIN, J.: Life history differences in identical twins discordant for schizophrenia. Amer. J. Orthopsychiat. **36**, 492 (1966).

POLONIO, P.: Periodic schizophrenia. Mschr. Psychiat. Neurol. **128**, 265 (1954).

PONGRATZ, L.: Das psychologische Explorationsgespräch. Psychol. Rundschau **8**, 195 (1957).

POTTER, H. W.: Schizophrenia in children. Amer. J. Psychiat. **89**, 1253 (1933).

POTTER, H. W., KLEIN, H. R.: An evaluation of the treatment of problem children as determinated by a follow-up study. Amer. J. Psychiat. **94**, 681 (1937).

PUJAL, R., SAVY, A., SORMANI, J.: Syndrome obsessionnel apparu au décours d'une psychose. Ann. méd.-psychol. **125**, 328 (1967).

RANK, B.: Intensive study of preschool children, who showed marked personality deviation or "atypical development" and their parents. In: CAPLAN, S. (Ed.): Emotional problems of early childhood. New York: Basic books 1955.

REDLICH, F. C.: Progress in the treatment of schizophrenia. Conn. med. J. **19**, 885 (1955). Zit. n. HOUSTON, P. E. und PEPERNIK, M. C.: Prognosis in schizophrenia. In: BELLAK, L.: Schizophrenia: a review of a syndrome. New York: Logos Press 1958.

REICHARD, S., TILLMANN, C.: Patterns of parent-child relationship in schizophrenia. Psychiatry **13**, 247 (1950).

REISBY, N.: Psychoses in children of schizophrenic mothers. Acta psychiat. scand. **43**, 8 (1967).

REISER, D. E.: Psychoses of infancy and early childhood, as manifested by children with atypical development. New Engl. J. Med. **269**, 790 (1963).

REISS, D.: Individual thinking and family interaction. J. nerv. ment. Dis. **151**, 187 (1970).

REMPLEIN, H.: Die seelische Entwicklung in der Kindheit und Reifezeit. 2. Aufl. München: Reinhardt 1950.

REMSCHMIDT, H., DAUNER, I.: Lerntheoretische Aspekte zur Genese von Zwangsphänomenen. Acta paedopsychiat. **37**, 154 (1970).

REMSCHMIDT, H., DAUNER, I.: Zur Ätiologie und Differentialdiagnose depressiver Zustandsbilder bei Kindern und Jugendlichen. Jb. Jugendpsychiat. **8**, 13 (1971).

RENNERT, H.: Untersuchungen über Diagnoseänderungen bei Schizophreniekranken. Psychiat. Neurol. med. psychol. (Lpz.) **2**, 104 (1950).

RENNERT, H.: Aufteilung der Psychosen und Einheitspsychose — zwei entgegengesetzte Wege der Psychiatrie? Nervenarzt 35, 263 (1964).

RENNERT, H.: Die Universalgenese der endogenen Psychosen. Fortschr. Neurol. Psychiat. 33, 251 (1965).

RENNIE, T. A. C.: Follow-up study of 500 patients with schizophrenia admitted to the hospital from 1913 to 1923. Arch. Neurol. Psychiat. (Chic.) 42, 877 (1939).

RIMLAND, B.: Infantile Autism. New York: Appleton-Century Crofts 1964.

RIMLAND, B.: On the objective diagnosis of infantile autism. Acta paedopsychiat. 35, 146 (1968).

RIMLAND, B.: The differentiation of childhood psychoses: an analysis of checklists for 2218 psychotic children. J. autism childh. schizophrenia 1, 161 (1971).

RINGEL, E.: Der Selbstmord. Wien-Düsseldorf: Maudrich 1953.

RINGEL, E.: Selbstmord. Handwörterbuch der Kriminologie. Berlin: De Gruyter 1969.

RINGEL, E.: Angst und Suicid. Schweiz. Arch. Neurol. Neurochir. Psychiat. 110, 143 (1972).

RISER, M., et al.: Formes atypiques et méconnues de la mélancholie. Ann. méd.-psychol. 119, 417 (1961).

RISTIC, J., WOLF, N.: Die pseudoneurotische Form der Schizophrenie. Wien. Z. Nervenheilk. 24, 55 (1966).

ROHDE, J., SARGANT, W.: Treatment of schizophrenia in general hospitals. Brit. med. J. 2, 67 (1961).

ROMANOW, A. S.: Zur Frage der Depersonalisationserscheinungen bei der Schizophrenie Jugendlicher. Psychiat. Neurol. med. Psychol. (Lpz.) 19, 41 (1967).

ROSENBAUM, C. P.: Patient — Family — Similarities in Schizophrenia. Arch. gen. Psychiat. 5, 120 (1961).

ROSENKÖTTER, L.: Auslösende Faktoren bei akuten Psychosen. Psyche (Heidelberg) 12, 415 (1969).

ROTH, M.: Die Wechselwirkung erblicher und umweltbedingter Faktoren bei der Entstehung der Schizophrenie. In: RICHTER, D. (Ed.): Schizophrenie, somatische Gesichtspunkte. Stuttgart: Thieme 1957.

ROTH, S.: The seemingly ubiquitous depression following acute schizophrenic episodes. Amer. J. Psychiat. 127, 51 (1970).

RUBINSTEIN, D.: Family dynamics and prognosis in schizophrenia. Proceed. IVth Int. Congr. of Psychiatry. Madrid 1966, Vol. IV, S. 2972. Excerpta Medica Foundation Internat. Congress Series. New York 1967.

RUCKDESCHEL, K. T.: Zur Prognose schizophrener Erkrankungen. Dtsch. med. Wschr. 82, 2166 (1957).

RÜDIN, E.: Studien über Vererbung und Entstehung geistiger Störungen. I. Zur Vererbung und Neuentstehung der Dementia praecox. Berlin: Springer 1916.

RÜMKE, H. C.: Die klinische Differenzierung innerhalb der Gruppe der Schizophrenien. Nervenarzt 29, 49 (1958).

RUGGERI, R.: Le pronostic de la démence précocissime. Acta paedopsychiat. 17, 129 (1951).

RUTT, C. N., OFFORD, D. R.: Prenatal and perinatal complications in childhood schizophrenics and their siblings. J. nerv. ment. Dis. 152, 324 (1971).

RUTTENBERG, B. A., et al.: An instrument for evaluating autistic children. J. Amer. Acad. Child. Psychiat. 5, 453 (1966).

RUTTER, M.: The influence of organic and emotional factors on the origins, nature and outcome of childhood psychosis. Develop. Med. Child Neurol. 7, 518 (1965).

RUTTER, M.: Prognosis: psychotic children in adolescence and early adult life. In: WING, J. K.: Childhood autism. London: Pergamon Press 1966.

RUTTER, M.: Prognosis of infantile neuroses and psychoses. Proceedings of the IVth World Congr. of Psychiatry. Madrid 1966. Excerpta Medica. International Congress Series Nr. 150. New York 1967.

RUTTER, M., et al.: A tri-axial classification of mental disorders in childhood. J. Child Psychol. 10, 41 (1969).

RUTTER, M., LOCKYER, L.: A five to fifteen year follow-up study of infantile psychosis. Brit. J. Psychiat. 113, 1169 (1967) u. 115, 865 (1969).

SAAREDRA, A.: Forme cenestopatica de la esquizofrenia. Ref. neuro-psyquiat. (Lima) 29, 320 (1966). Ref.: Ann. méd.-psychol. 125, 166 (1967)

SACHS, B.: Lehrbuch der Nervenkrankheiten des Kindesalters. Leipzig-Wien: Deuticke 1898.

SADOUN, R.: Le pronostic de la schizophrénie. Encéphale 46, 392 (1957).

SALK, L.: On the prevention of schizophrenia. Dis. nerv. Syst. 29, 11 (1968).

SALM, H.: Zur Frage der Rehabilitation der chronisch-endogenen Psychosen. In: Forum der Psychiatrie Nr. 19. Stuttgart: Enke 1967.

SANCTIS, S. DE: Dementia praecocissima catatonica. Folia neuro.-biol. (Lpz.) 2, 9 (1908).

SANCTIS, S. DE: Neuropsychiatria infantile. Rom: Stock 1925.

SANCTIS, C. DE, BOLLEA, G.: Le diagnostic differérentiel entre la dementia praecocissima et la schizophrénie infantile. Acta paedopsychiat. 25, 169 (1958).

SANDS, D. E.: A special mental hospital unit for the treatment of psychosis and neurosis in juveniles. J. ment. Sci. 99, 123 (1953).

SCARCELLA, M.: Nosography and antinosography in child psychiatry. Acta paedopsychiat. 34, 208 (1967).

SCARINCI, A.: Betrachtungen über einige psychopathologische Züge der beginnenden Schizophrenie. Acta paedopsychiat. 29, 65 (1962).

SCHACHTER, M.: Evolution et pronostic de l'autisme infantile précoce. Acta paedopsychiat. 35, 188 (1968).

SCHAIN, R. J., YANNET, H.: Infantile autism: an analysis of 50 cases and a consideration of relevant neurophysiologic concepts. J. Pediat. 57, 560 (1960).

SCHAMANINA: Die periodischen Schizophrenien. Vortrag in der DDR 1966. Zit. n. SCHOTT, G.

SCHEID, W.: Die sogenannten symptomatischen Psychosen, ihre Stellung im System der Psychiatrie und ihre psychopathologischen Erscheinungen. Fortschr. Neurol. Psychiat. 28, 131 (1960).

SCHELER, M.: Die Stellung des Menschen im Kosmos. Bern-München: Francke 1966.

SCHIMMELPENNING, G. W.: Die paranoiden Psychosen der 2. Lebenshälfte. Basel-New York: Karger 1965.

SCHINDLER, R.: Das psychodynamische Problem beim sog. schizophrenen Defekt. 2. Internat. Symposium über die Psychotherapie der Schizophrenie, Zürich 1959. Basel-New York: Karger 1960.

SCHINDLER, R.: Weitere Betrachtungen zur Psychodynamik schizophrener Persönlichkeitsabwandlung. 3. Internat. Symposium über die Psychotherapie der Schizophrenie, Lausanne 1964. Basel-New York: Karger 1965.

SCHMIDT, A.: Probleme der Kriminalität geisteskranker Täter. Kriminologische Forschungen, Bd. 8. Berlin: Duncker und Humblot 1970.

SCHMITT, W.: Zur Frage des psychopathologischen Strukturwandels pharmakotherapierter endogener Psychosen. In: Pharmakopsychiatrie und Psychopathologie. Stuttgart: Thieme 1967.

SCHMITZ, H.: Wahrnehmung. Vortrag, gehalten auf der Tagung der Studienstiftung des deutschen Volkes über „moderne Fragen der Wahrnehmungstheorie" auf Burg Rieneck/Main vom 22. 4. bis 28. 4. 1965.

SCHMITZ, H.: Der Leib. In: System der Philosophie, Bd. II/1. Bonn: Bouvier und Co. 1965.

SCHNEIDER, C.: Die schizophrenen Symptomverbände. Berlin: Springer 1942.

SCHNEIDER, K.: Die psychopathischen Persönlichkeiten. Wien: Deuticke 1943.

SCHNEIDER, K.: Zur Frage der Psychotherapie der endogenen Psychosen. Dtsch. med. Wschr. 79, 873 (1954).

SCHNEIDER, K.: Klinische Psychopathologie. Stuttgart: Thieme 1962.

SCHÖNTHAL: Beitrag zur Kenntnis der im frühen Lebensalter auftretenden Psychose. Arch. Psychiat. Nervenkr. 23, 816 (1892).

SCHOLZ, W.: Die Krampfschädigungen des Gehirns. Berlin-Göttingen-Heidelberg: Springer 1951.

SCHOPLER, E.: Early infantile autism and receptor processes. Arch. gen. Psychiat. 13, 327 (1965).

SCHORSCH, G.: Zur epileptischen Wesensänderung. Nervenarzt 40, 521 (1969).

SCHOTT, G.: Periodische Schizophrenien nach der psychiatrischen Schule der Akademie der Wissenschaften der UdSSR in Gegenüberstellung zu den zykloiden Psychosen. Psychiat. Neurol. med. Psychol. (Lpz.) 22, 97 (1970).

SCHULTE, W.: Zum Problem der Krankheitsuneinsichtigkeit bei Psychosen. Nervenarzt 29, 501 (1958).

SCHULTE, W.: Die Reaktion der gesunden Umwelt auf schizophrene Erkrankungen. Congress Report IInd Intern. Congress Psychiatry Zürich 1957. Vol. III. Zürich: Orell Füssli 1959.

SCHULTE, W.: Nichttraurigseinkönnen im Kern melancholischen Erlebens. Nervenarzt 32, 314 (1961).

SCHULTE, W.: Klinik der Anstaltspsychiatrie. Stuttgart: Thieme 1962.

SCHULTE, W.: Der chronisch Anstaltskranke als Problem für Forschung und Therapie. Schweiz. Arch. Neurol. Neurochir. Psychiat. 91, 190 (1963).

SCHULTE, W.: Rehabilitation: Gewinn neuer Unbefangenheit. In: Almanach f. Neurologie und Psychiatrie, S. 411—423. München: Lehmanns 1967.

SCHULZ, B.: Kinder schizophrener Elternpaare. Z. ges. Neurol. Psychiat. 168, 332 (1940).

SCHURMANS, J.: A propos de la schizophrénie chez l'enfant. Acta neurol. belg. 52, 435 (1952).

SCIORTA, A.: Sul problema della schizophrenia infantile. Folia psychiat. (Licce) 9, 109 (1966). Ref.: Zbl. ges. Neurol. Psychiat. 189, 465 (1967).

SEARLES, H. F.: Positive feelings in the relationship between the schizophrenic and his mother. Int. J. Psycho-Anal. 39, 569 (1958).

SEEBANDT, G.: Differentialdiagnostische Überlegungen zur Früherkennung der jugendlichen Propfschizophrenie. Prax. Kinderpsychol. 17, 47 (1968).

SEGLAS, M. J.: De l'obsession hallucinatoire et de l'hallucination obsédante. Ann. méd.-psychol. 50, 119 (1892).

SELBACH, H.: Die endogene Depression als Regulationskrankheit. Schweiz. Arch. Neurol. Neurochir. Psychiat. 2, 380 (1964).

SHANFIELD, ST., TUCKER, G. J., HARROW, M., DETRE, TH.: The schizophrenic patient and depressive symptomatology. J. nerv. ment. Dis. 151, 203 (1970).

SHARAN, S.: Family interaction with schizophrenics and their siblings. J. abnorm. soc. Psychol. 71, 345 (1966).

SHARP, V. H., GLASNER, S., LEDERMANN, I., WOLFE, S.: Sociopaths and schizophrenics — a comparison of family interactions. Psychiatry 27, 127 (1964).

SHASKOVA, I. A.: Schizophrenia with psychopathic manifestations in children and adolescents. Zh. Nevropat. Psikhiat 70, 251 (1970). Ref.: J. Autism Childh. Schizophrenia 1, 108 (1971).

SHAW, C. R., LUCAS, J., RABINOVITCH, R. D.: Metabolic studies in childhood schizophrenia. A.M.A. Arch. Gen. Psychiat. (Chic.) 1, 366 (1959).

SHEPARD, I. L., GUTHRIE, G. M.: Attitudes of mothers of schizophrenic patients. J. clin. Psychol. 15, 212 (1959).

SHEPHERD, M.: The social outcome of early schizophrenia. Psychiat. et Neurol. (Basel) 137, 224 (1959).

SHIRLEY, H. F.: Pediatric Psychiatry. Cambridge/Mass.: Harward University Press 1963.

SILVER, A. A., GABRIEL, P. H.: The association of schizophrenia in childhood with primitive postural responses and decreased muscle tone. Develop. Med. Child Neurol. 6, 495 (1964).

SIMKO, A.: „Pseudoneurotische Schizophrenien" im Lichte einer strukturellen Psychopathologie. Nervenarzt 39, 242 (1968).

SIMPSON, T. P.: Die Schizophrenie des frühen Kindesalters. Medgis, Moskau 1949. Zit. n. ATSCHKOVA, M.

SMOLEN, E. M.: Some thoughts on schizophrenia in childhood. J. Amer. Acad. Child psychiat. 4, 443 (1965).

SODDY, K.: Clinical child psychiatry. London: Baillière Tindale and Cox 1960.

SOSSIOUKALO, O. D.: Contribution au problème de la pfropfschizophrénie. Nevropat. Psichiat. 63, 1035 (1963). Ref.: Zbl. ges. Neurol. Psychiat 181, 169 (1965).

SPEERS, R. W., LANSING, C.: Group psychotherapy with preschool psychotic children and collateral group therapy of their parents. Amer. J. Orthopsychiat. 34, 659 (1964).

SPIEL, W.: Zum Problem der kindlichen Schizophrenie. Wien. med. Wschr. 105, 595 (1955).

SPIEL, W.: Die endogenen Psychosen des Kindes- und Jugendalters. Basel-New York: Karger 1961.

SPIEL, W.: Über den Verlauf und die Prognose kindlicher Schizophrenien. Proceedings of the 4th World Congress of Psychiatry, Madrid 1966. Excerpta Medica Foundation. International Congress Series 150. New York 1967.

SPIEL, W.: Schizophrenie im Kindesalter. Paediat. Prax. 6, 183 (1967).

SPIEL, W.: Depressive Zustandsbilder im Kindes- und Jugendalter. In: Melancholie in Forschung, Klinik und Behandlung. Stuttgart: Thieme 1969.

SPIEL, W.: Studien über den Verlauf und die Erscheinungsformen der klindlichen und juvenilen manisch-depressiven Psychosen. In: Depressive states in childhood and adolescence. Verh. 4. U.E.P. Congr. Stockholm 1971. Stockholm: Almqvist und Wiksell 1972.

SPOERRY, J.: Etudes des manifestations prémorbides dans la schizophrénie. Psychiat. Entf. 7, 299 (1964).

SSUCHAREWA, G.: Über den Verlauf der Schizophrenien im Kindesalter. Z. ges. Neurol. Psychiat. 142, 309 (1932).

SSUCHAREWA, G.: Episodic psychoses in a remote period after cerebral infection and traumata. Čs. Psychol. 52, 135 (1956).

SSUCHAREWA, G.: Die Bedeutung der vergleichenden Berücksichtigung des Lebensalters für die Untersuchung der Verlaufsgesetzmäßigkeiten der Schizophrenie bei Kindern und Jugendlichen. Acta paedopsychiat. 34, 297 (1968).

STEINBERG, H. R., GREEN, R., DURELL, J.: Depression occurring during the course of recovery from schizophrenic symptoms. Amer. J. Psychiat. 124, 699 (1967).

STELZNER, H.: Analyse von 200 Selbstmordfällen. Berlin: Karger 1906.

STENGEL, E.: The significance of obsessional symptoms in schizophrenia. II. Int. Congr. Psychiatry, Zürich 1957. Congress Report Vol. I. Zürich: Orell Füssli 1959.

STENGEL, E.: Selbstmord und Selbstmordversuch. Hdb. Psychiatrie d. Gegenwart. Bd. III. Berlin-Göttingen-Heidelberg: Springer 1961.

STENGEL, E., COOK, N. G.: Attempted Suicide. Maudsley Monograph 4. London: Chapman and Hall 1958.

STERN, E.: Kind, Krankheit und Tod. München-Basel: Reinhardt 1957.

STERTZ, G.: Über den Anteil des Zwischenhirns an der Symptomgestaltung organischer Erkrankungen des Zentralnervensystems. Dtsch. Z. Nervenheilk. 117, 630 (1931).

STEVENSON, H. G.: Psychomotor epilepsy associated with criminal behaviour. Med. J. Aust. 1963, 784—875.

STOCKERT, F. G. v.: Psychosen im Kindesalter. Jb. Jugendpsychiat. Bd. I, S. 322. Bern-Stuttgart: Huber 1956.

STOCKERT, F. G. v.: Einführung in die Psychopathologie des Kindesalters. München-Berlin: Urban und Schwarzenberg 1957.

STÖCKER, W.: Über Genese und klinische Stellung der Zwangsvorstellungen. Z. ges. Neurol. Psychiat. 23, 121 (1914).

STÖRRING, G. E.: Die Bedeutung von Situation und Persönlichkeit für die Differentialdiagnose psychischer Erkrankungen. In: PAULEIKHOFF, W. (Ed.): Situation und Persönlichkeit für die Differentialdiagnose und Therapie. Basel-New York: 1968.

STORK, J.: Hysterie und Schizophrenie. Jb. Psychol. Psychother. med. Anthropol. 18, 332 (1970).

STRANSKY, E.: Das manisch-depressive Irresein. In: ASCHAFFENBURG, G. (Ed.): Hdb. d. Geisteskrankheiten. Bd. VI. Wien-Leipzig: Deuticke 1911.

STRANSKY, E.: Von der Dementia praecox zur Schizophrenie. Schweiz. Arch. Neurol. Psychiat. 72, 319 (1953).

STRÖMGREN, E.: Psychoses in children. Acta psychiat. (Kbh.), Suppl. 47, 245—258 (1947).

STRÖMGREN, E.: Endogene Psychosen und degenerative Erkrankungen des Kindesalters in ihrer Beziehung zur Altersphase. Concil. paedopsychiat. Basel-New York: Karger 1968.

STROH, G., BUICK, D.: Perceptual development and childhood psychosis. Brit. J. med. Psychol. 37, 291 (1964).

STRUNK, P.: Zur Differentialdiagnose zwischen endogenen und psychogenen Psychosen in der Pubertät. In: Systematik der psychogenen Störungen. Bern-Stuttgart: Huber 1968.

STRUNK, P.: Der Formenkreis der endogenen Psychosen. In: HARBAUER, H., LEMPP, R., NISSEN, G. u. STRUNK, P.: Lehrbuch der speziellen Kinder- und Jugendpsychiatrie. Berlin-Heidelberg-New York: Springer 1971.

STUTTE, H.: Die Prognose der Schizophrenien des Kindes- und Jugendalters. Congress Report of the IInd International Congr. for Psychiatry, Zürich 1957, Vol. I. Zürich: Orell Füssli 1959.

STUTTE, H.: Kinder- und Jugendpsychiatrie. In: Psychiatrie der Gegenwart, Bd. II. Berlin-Göttingen-Heidelberg: Springer 1960.

STUTTE, H.: Charakterstörungen im Kindes- und Jugendalter. Acta paedopsychiat. 28, 273 (1961).

STUTTE, H.: Hysterischer Ausnahmezustand. Acta paedopsychiat. 28, 254 (1961).

STUTTE, H.: Psychosen im Kindesalter und in der Praepubertät. Med. Klin. 58, 526 (1963).

STUTTE, H.: Endogen-phasische Psychosen des Kindesalters. Acta paedopsychiat. 30, 34 (1963).

STUTTE, H.: Psychotische und psychoseverdächtige Zustände im Kindesalter. Päd. Fortbildungskurse 9, 29 (1963).

STUTTE, H.: Determinanten des organischen Psychosyndroms im Kindesalter. Acta paedopsychiat. 33, 337 (1966).

STUTTE, H.: Psychotische Störungen bei kindlichen Oligophrenien. Jb. Jugendpsychiat. Bd. VI, 1967.

STUTTE, H.: Dementia infantilis Heller. Acta paedopsychiat. 36, 317 (1969).

STUTTE, H.: Psychosen des Kindesalters. Hdb. Kinderheilk. Bd. 8/1. Berlin-Heidelberg-New York: Springer 1969.

STUTTE, H.: Zur nosologischen Stellung der Frühschizophrenie. In: HUBER, G. (Ed.): Ätiologie der Schizophrenie. Stuttgart-New York: Schattauer 1971.

STUTTE, H.: Epochale Wandlungen in Diagnostik und Verlauf endogen-depressiver Psychosen des Kindesalters. In: Depressive States in Childhood and Adolescence. Stockholm: Almqvist und Wiksell 1972.

STUTTE, H.: Über transkulturelle Kinderpsychiatrie. Acta paedopsychiat. 38, 229 (1972).

STUTTE, H., DAUNER, I.: Systematized delusions in early life schizophrenia. J. Autism. Childh. Schizophrenia 1, 411 (1971).

STUTTE, H., GEHRT, B.: Chorea minor und periphere Facialisparese. Mschr. Kinderheilk. 104, 359 (1956).

STUTTE, H., HARBAUER, H.: Die Nosologie der Dementia infantilis Heller. Jb. Jugendpsychiat. Bd. IV, S. 206 (1967).

STUTTE, H., KRUCK, I.: Pathogenetische und prognostische Valenz der Verhaltensauffälligkeiten eines Kindes. Acta paedopsychiat. 31, 332 (1964).

SÜLLWOLD-STRÖTZEL, L., KISKER, K. P.: Praeschizophrene Entwicklungsverläufe Jugendlicher und ihre Typisierung. Jb. Psychol. Psychotherap. med. Anthropol. 12, 161 (1965).

SULESTROWSKA, H.: A case of childhood schizophrenia — a 34 years follow-up. Psychiat. Pol. 1, 603 (1967).

SULESTROWSKA, H.: 120 cases of schizophrenia observed during puberty. Psychiat. Pol. 2, 1512 (1968).

SULESTROWSKA, H.: Studies on the causes of diagnostic and prognostic difficulties in childhood schizophrenia. Psychiat. Pol. 3, 1505 (1969).

SULLIVAN, H. S.: Schizophrenia as a human process. New York: Norton, Inc. 1962.

SZUREK, S. A.: Psychotic episodes and psychotic maldevelopment. Amer. J. Orthopsychiat. 26, 519 (1956).

TAFT, L., GOLDFARB, W.: Prenatal and perinatal factors in childhood schizophrenia. Develop. Med. Child Neurol. 6, 32 (1965).

TAPIA, F.: Schizophrenogene Mütter. Dis. nerv. Syst. 21, 47 (1960).

TASCHEV, T.: Zur Klinik der Zwangszustände. Fortschr. Neurol. Psychiat. 38, 89 (1970).

TELLENBACH, H.: Zur Verschränkung von praemorbider Persönlichkeit und pathogener Situation. In: PAULEIKOFF, B. (Ed.): Situation und Persönlichkeit in Diagnostik und Therapie. Bibl. psychiat.-neurol. 137, 98 (1968). Basel-New York: Karger 1968.

TESSMAN, L. H., KAUFMAN, I.: Treatment techniques, the primary process and ego development in schizophrenic children. J. Amer. Acad. Child Psychiat. 6, 98 (1967).

Tienari, P.: Schizophrenia in monocygotic male twins. In: Rosenthal, D., Kety, S. S. (Eds.): The transmission of schizophrenia. Oxford: Pergamon Press 1968.

Tietze, T.: A study of mothers of schizophrenic patients. Psychiatry 12, 55 (1949).

Tölle, R.: Zur Psychopathologie depressiver Verstimmungen bei Schizophrenen. Arch. Psychiat. Nervenkr. 202, 440 (1961).

Tölle, R.: Zur Auslösung von Manien (Problematik der Beurteilung). Psychiat. Clin. 4, 12 (1971).

Toolan, J. M.: Suicide and suicidal attempts in children and adolescents. Amer. J. Psychiat. 118, 719 (1962).

Tramer, M.: Lehrbuch der allgemeinen Kinderpsychiatrie. Basel: Schwabe 1964.

Trube-Becker, E.: Suicid bei Kindern und Jugendlichen. Münch. med. Wschr. 112, 750 (1970).

Tschechowa, A. N.: Dynamik des schizophrenen Prozesses, der in der frühen Kindheit begann. Med. Dissert., Moskau 1953. Zit. n. Bachina, V. M.: Besonderheiten der Klinik in der Spätperiode der Schizophrenie. Psychiat. Neurol. med. Psychol. (Lpz.) 17, 131 (1965).

Uschakov, G. K.: Symptomatologie der Initialperiode der im Kindes- und Jugendalter beginnenden Schizophrenie. Psychiat. Neurol. med. Psychol. (Lpz.) 17, 41 (1965).

Uschakov, G. K.: Clinique de la schizophrénie. Psychiat. Enf. 8 (1965).

Uschakov, G. K.: Die Frühdiagnostik der Schizophrenie bei Kindern und Jugendlichen. Dtsch. Gesundh.-Wes. 20, 1922 (1965).

Vaillant, G. E.: The prediction of recovery in schizophrenia. J. nerv. ment. Dis. 135, 534 (1962).

Vaillant, G. E.: Prospective prediction of schizophrenic remission. Arch. gen. Psychiat. 11, 509 (1964).

Vedder, R.: Infantile Schizophrenie. Maandschr. Kindergeneesk. 9, 352 (1940). Ref.: Zbl. ges. Neurol. Psychiat. 98, 605 (1941).

Villinger, W.: Zum Problem der Kinderschizophrenie nebst Differentialdiagnose und Prognose. Wien. med. Wschr. 109, 295 (1959).

Villinger, W.: Symptomatologie der kindlich-jugendlichen Schizophrenien. II. Internat. Kongreß f. Psychiatrie, Zürich, 1957. Kongreßbericht Bd. I, S. 345. Zürich: Orell Füssli 1959.

Voigt, L.: Über Dementia praecox im Kindesalter. Z. ges. Neurol. Psychiat. 48, 167 (1919).

Voizot, B., Duche, D. J.: Les parents de l'enfant psychotique. Confrontat. Psychiat. 3, 159 (1969).

Vorster, D.: An investigation into the part played by organic factors in childhood schizophrenia. J. ment. Sci. 106, 494 (1960).

Vrono, M. S.: L'influence de l'âge sur l'évolution de la schizophrénie chez les enfants. Zh. Nevropat. Psikhiat. 65, 1039 (1965). Ref.: Zbl. ges. Neurol. Psychiat. 185, 276 (1966).

Vrono, M. S.: Contribution à l'étude de la période éloignée d'évolution de la schizophrénie ayant débuté a l'enfance et pendant l'adolescence. Zh. Nevropat. Psikhiat. 66, 1053 (1966).

Vrono, M. S.: Schizophrenie bei Kindern und Jugendlichen. (Besonderheiten der Klinik und des Verlaufs.) Moskau Medizina 1971.

Vurpas, C., Corman, L.: Les formes graves des obsessions. Paris méd. 2 (1932). Ref.: Zbl. ges. Neurol. Psychiat. 65, 833 (1933).

Waage, G.: Selbstmordversuche bei Kindern und Jugendlichen. Prax. Kinderpsychol. 15, 1 (1966).

Walker, H. A., Birch, H. G.: Neurointegrative deficiency in schizophrenic children. J. nerv. ment. Dis. 151, 104 (1970).

Walther-Buel, H.: Zur allgemeinen Psychiatrie der somatogenen Psychosen. Schweiz. Arch. Neurol. Neurochir. Psychiat. 101, 121 (1968).

Wanner, O.: Schizophrenie und Kriminalität. Mschr. Kriminol. 37, 1 (1954).

Ward, T. F.: The course of childhood schizophrenia. Dis. nerv. Syst. 24, 211 (1963).

Waring, M., Ricks, D.: Family patterns of children who became adult schizophrenics. J. nerv. ment. Dis. 140, 351 (1965).

Warnes, H.: Suicide in Schizophrenics. Dis. nerv. Syst. 29, 35 (1968).

Waxler, N. E., Mishler, E. G.: Parental interaction with schizophrenic children and well siblings. Arch. gen. Psychiat. 25, 223 (1971).

WEAKLAND, J. H.: The "double-bind" hypothesis of schizophrenia and the three-party interaction. In: JACKSON, D. D. (Ed.): The Etiology of Schizophrenia. New York: Basic Books
1960.

WEBER, A.: Über nihilistischen Wahn und Depersonalisation. Basel-New York: Karger 1938.

WEBER, D.: Pubertätseinflüsse in der Symptomatologie jugendlicher Schizophrenien. Mschr.
Kinderheilk. 103, 95 (1955).

WEBER, D.: Zur Ätiologie autistischer Syndrome des Kindesalters. Prax. Kinderpsychol. 15, 12
(1966).

WEBER, D.: Zur Symptomatologie neurotischer Endzustände und ihre Abgrenzung von schizophrenen Psychosen. In: Systematik der psychogenen Störungen. Bern-Stuttgart: Huber
1968.

WEBER, D.: Der frühkindliche Autismus. Bern-Stuttgart-Wien: Huber 1970.

WEBER, D., KLOPP, H. W.: Über eine exogene Psychose schizophrener Prägung im Schulalter.
Arch. Psychiat. Nervenkr. 109, 104 (1953).

WEICHBRODT, R.: Der Selbstmord. Basel: Karger 1937.

WEINSCHENK, C.: Über die Wirksamkeit der pathologischen Affektivität bei der Wahnentstehung der endogenen Psychose. Schweiz. Arch. Neurol. Neurochir. Psychiat. 95, 91 (1965).

WEITBRECHT, H.-J.: Studie zur Psychopathologie krampfbehandelter Psychosen. Stuttgart:
Thieme 1949.

WEITBRECHT, H. J.: Symptomatische Psychosen. In: Klinik der Gegenwart, Bd. II, S. 483.
München-Berlin: Urban und Schwarzenberg 1956.

WEITBRECHT, H. J.: Das Syndrom in der Psychiatrischen Diagnose. Fortschr. Neurol. Psychiat.
27, 1 (1959).

WEITBRECHT, H. J.: Depressive und manische endogene Psychosen. In: Psychiatrie der Gegenwart, Bd. II. Berlin-Heidelberg-New York: Springer 1960.

WEITBRECHT, H. J.: Endogene phasische Psychosen. Fortschr. Neurol. Psychiat. 29, 129 (1961).

WEITBRECHT, H. J.: Psychiatrie im Grundriß. Berlin-Göttingen-Heidelberg: Springer 1963.

WEITBRECHT, H. J.: Psychiatrische Fehldiagnosen in der Allgemeinpraxis. Stuttgart: Thieme
1966.

WEITBRECHT, H. J.: Die chronische Depression. Wien. Z. Nervenheilk. 24, 265 (1967).

WEITBRECHT, H. J.: Randbemerkungen zum Problem: die Persönlichkeit in ihrer Welt. In:
PAULEIKHOFF, B. (Ed.): Situation und Persönlichkeit in Diagnostik und Therapie. Bibl.
psychiat.-neurol. 137, 132 (1968). Basel-New York: Karger 1968.

WEIZSÄCKER, V. V.: Der Gestaltkreis. 4. Aufl. Stuttgart: Thieme 1968.

WELLEK, A.: Die Polarität im Aufbau des Charakters. 3. Aufl. Bern-München: Francke 1966.

WELTE, B.: Logik des Ursprungs und Freiheit der Begegnung. In: LEUBA, J. L., STIRNIMANN, H.
(Ed.): Freiheit in der Begegnung; Zwischenbilanz des ökumenischen Dialogs. Frankfurt-
Stuttgart 1969.

WERKMAN, S. L.: Present trends in schizophrenia research. Amer. J. Orthopsychiat. 29, 473
(1959).

WERNER, H.: Einführung in die Entwicklungspsychologie. 4. Aufl. München: Barth 1959.

WETZEL, A.: Die soziale Bedeutung. In: Hdb. Geisteskrankh. Bd. IX. Berlin-Göttingen-Heidelberg: Springer 1932.

WEYGANDT, W.: Der jugendliche Schwachsinn. Stuttgart: 1936.

WHITLOCK, F. A., SHAPIRO, K.: Attempted suicide in New-Castle upon Tyne. Brit. J. psychiat.
soc. Work 113, 423 (1967).

WIECK, CHR.: Schizophrenie im Kindesalter. Leipzig: Hirzel 1965.

WIECK, H. H.: Zur klinischen Stellung des Durchgangssyndroms. Schweiz. Arch. Neurol.
Psychiat. 88, 409 (1961).

WIERMSA, D.: Crime and schizophrenics. Excerpta crimonol. 6, 169 (1966).

WIESER, ST.: Über den Defekt bei phasischen Psychosen. In: HIPPIUS, H., SELBACH, H. (Ed.):
Das depressive Syndrom. München-Berlin-Wien: Urban und Schwarzenberg. 1969.

WILLIAMS, J. F.: Childhood schizophrenia. Med. J. Aust. 1956, 224.

WING, J. K.: Five-year outcome in early schizophrenia. Proc. roy. Soc. Med. 59, 17 (1966).

WING, J. K., O'CONNOR, N., LOTTER, V.: Autistic conditions ni early childhood. Brit. med. J.
1967, 3, 389.

WOLMAN, B. B.: The father of schizophrenic patients. Acta psychother. (Basel) 9, 193 (1961).

WOLMAN, B. B.: Children without childhood. New York-London: Grune and Stratton 1970.

WOLFF, S.: Behaviour and pathology of parents of disturbed children. In: The child in his family. New York-London-Sydney-Toronto 1970.

WYNNE, L. C., DAY, J., RYCKOFF, I. M.: Maintenance of stereotyped roles in the family of schizophrenics. Arch. gen. Psychiat. 1, 109 (1959).

WYNNE, L. C., RYCKOFF, I. M., DAY, J., HIRSCH, S. I.: Pseudomutuality in the family relations in schizophrenics. Psychiatry 21, 205 (1958).

WYNNE, L., SINGER, M.: Thought disorders and family relations of schizophrenics. Arch. gen. Psychiat. 9, 191 (1963).

WYRSCH, J.: Das Problem der schizophrenen Person. Psychiat. et Neurol. (Basel) 151, 129 (1966).

WYSS, R.: Die schizophrenen Militärpatienten der Waldau. Mschr. Psychiat. Neurol. 113, 153 (1947).

YI-CHUANG LU: Mother-child role relations in schizophrenia. Psychiatry 24, 133 (1961).

YOURIEVA, O. P.: Materiaux cliniques rélatifs à la schizophrénie infantile à l'évolution lente. Zh. Nevropat. Psikhiat. 65, 1048 (1965).

ZEC, N.: Das pseudoschizophrene Syndrom. Wien. Z. Nervenheilk. 24, 51 (1966).

ZEH, W.: Endogene Psychosen und abnormale seelische Zustände im Jugendalter. Fortschr. Neurol. Psychiat. 27, 54 (1959).

ZELLER, W.: Der erste Gestaltwandel des Kindes. Leipzig: Barth 1936.

ZERSSEN, D. v., VOGT-HEYDER, B.: Schwierigkeiten und Gefahren bei der Rehabilitation Schizophrener. Z. Psychother. med. Psychol. 19, 126 (1969).

ZIEGLER, D. P., PAUL, N.: On the natural history of hysteria in woman. Dis. nerv. Syst. 15, 301 (1954).

ZIEHEN, TH.: Die Geistesstörungen des Kindesalters. Berlin: Reuther und Reichard 1902.

ZISKIND, E., SOMERFELD, E., JUN, R.: Can schizophrenia change to affective psychosis? Amer. J. Psychiat. 128, 331 (1971).

ZUMPE, L.: Selbstmordversuche von Kindern und Jugendlichen. Z. Psychother. med. Psychol. 9, 223 (1959).

ZUTT, J.: Das psychiatrische Krankheitsbild der Pubertätsmagersucht. Arch. Psychiat. Nervenkr. 180, 776 (1948).

9. Sachverzeichnis

Schriftenreihe Neurologie — Neurology Series

Herausgeber: H. J. Bauer, H. Gänshirt, P. Vogel.

1. Kahle, W.: Die Entwicklung der menschlichen Großhirnhemisphäre.
   55 Abb. VII, 116 Seiten. 1969. DM 58,—; US $ 20.50.
2. Prill, A.: Die neurologische Symptomatologie der akuten und chronischen Niereninsuffizienz.
   Befunde zur pathogenetischen Wertigkeit von Stoffwechsel-, Elektrolyt- und Wasserhaushaltsstörungen sowie zur Pathologie der Blut-Hirn-Schrankenfunktion.
   49 Abb. VIII, 177 Seiten. 1969. DM 64,—; US $ 22.60.
3. Kunze, K.: Das Sauerstoffdruckfeld im normalen und pathologisch veränderten Muskel.
   Untersuchungen mit einer neuen Methode zur quantitativen Erfassung der Hypoxie in situ.
   67 Abb. VIII, 118 Seiten. 1969. DM 58,—; US $ 20.50.
4. Pilz, H.: Die Lipide des normalen und pathologischen Liquor cerebrospinalis.
   4 Abb., 23 Tabellen. VIII, 123 Seiten. 1970. DM 48,—; US $ 17.00.
5. Rabe, F.: Die Kombination hysterischer und epileptischer Anfälle.
   Das Problem der „Hysteroepilepsie" in neuer Sicht.
   VII, 112 Seiten. 1970. Geb. DM 38,—; US $ 13.40.
6. Ulrich, J.: Die cerebralen Entmarkungskrankheiten im Kindesalter —,
   Diffuse Hirnsklerosen.
   35 Abb. 1 Farbtafel. XV, 202 Seiten. 1971. Geb. DM 74,—; US $ 26.10.
7. Puff, K.-H.: Die klinische Elektromyographie in der Differentialdiagnose von Neuro- und Myopathien. Eine Bilanz.
   12 Abb. VIII, 84 Seiten. 1971. Geb. DM 48,—; US $ 17.00.
8. Piscol, K.: Die Blutversorgung des Rückenmarkes und ihre klinische Relevanz.
   37 Abb. 3 Tabellen. VI, 91 Seiten. 1972. Geb. DM 48,—; US $ 17.00.
9. Wiesendanger, M.: Pathophysiology of Muscle Tone.
   4 figures. VI, 46 pages. 1972. Cloth DM 28,—; US $ 9.90.
10. Spiess, H.: Schädigungen am peripheren Nervensystem durch ionisierende Strahlen.
    35 Abb. VIII, 71 Seiten. 1972. Geb. DM 38,—; US $ 13.40.
11. Neundörfer, B.: Differentialtypologie der Polyneuritiden und Polyneuropathien.
    18 Abb., X, 205 Seiten. 1973. Geb. DM 98,—; US $ 34.60.

Monographien aus dem Gesamtgebiete der Psychiatrie — Psychiatry Series

Herausgeber: H. Hippius, W. Janzarik, M. Müller.

1. Hartmann, K.: Theoretische und empirische Beiträge zur Verwahrlosungsforschung.
   12 Abb., 33 Tabellen. X, 149 Seiten. 1970. Geb. DM 38,—; US $ 13.40.
2. Matussek, P.: Die Konzentrationslagerhaft und ihre Folgen.
   Mit R. Grigat, H. Haiböck, G. Halbach, R. Kemmler, D. Mantell, A. Triebel, M. Vardy, G. Wedel.
   19 Abb., 73 Tabellen. X, 272 Seiten. 1971. Geb. DM 38,—; US $ 13.40.
3. Adams, A. E.: Informationstheorie und Psychopathologie des Gedächtnisses.
   Methodische Beiträge zur experimentellen und klinischen Beurteilung mnestischer Leistungen.
   12 Abb. IX, 124 Seiten. 1971. Geb. DM 48,—; US $ 17.00.
4. Nissen, G.: Depressive Syndrome im Kindes- und Jugendalter.
   Beitrag zur Symptomatologie, Genese und Prognose.
   11 Abb., 51 Tabellen. IX, 174 Seiten. 1971. Geb. DM 58,—; US $ 20.50.
5. Moser, A.: Die langfristige Entwicklung Oligophrener.
   4 Abb., 30 Tabellen. X, 102 Seiten. 1971. Geb. DM 48,—; US $ 17.00.
6. Feldmann, H.: Hypochondrie.
   Leibbezogenheit — Risikoverhalten — Entwicklungsdynamik.
   36 Abb., 5 Tabellen. VI, 118 Seiten. 1972. Geb. DM 48,—; US $ 17.00.
7. Meyer-Osterkamp, S., Cohen, R.: Zur Größenkonstanz bei Schizophrenen.
   Eine experimentalpsychologische Untersuchung.
   5 Abb., 16 Tabellen. VII, 91 Seiten. 1973. Geb. DM 48,—; US $ 17.00.
8. Diebold, K.: Die erblichen myoklonisch-epileptisch-dementiellen Kernsyndrome.
   31 Abb., 1 Tabelle. X, 254 Seiten. 1973. Geb. DM 98,—; US $ 34.60.

Handbuch der forensischen Psychiatrie

Herausgeber: H. Göppinger, H. Witter

In zwei Bänden, die nur zusammen abgegeben werden:
Mit 23 Abbildungen
XXXIV, XVI,
1693 Seiten. 1972
Gebunden DM 390,—
US $137.60
ISBN 3-540-05810-9

Bitte Prospekt anfordern

I

Teil A: Die rechtlichen Grundlagen
Teil B: Die psychiatrischen Grundlagen

Bearbeitet von J. Baumann, W. Bräutigam, P. Bresser, G. Huber, W. Janzarik, T. Lenckner, E. Schubert, H. Schumann, S. Wieser, H. Witter

II

Teil C: Die forensischen Aufgaben der Psychiatrie
Teil D: Der Sachverständige: Gutachten und Verfahren

Bearbeitet von P. Bresser, H. Göppinger, S. Haddenbrock, G. Huber, H. Leferenz, R. F. Luthe, H. Matiar-Vahar, K. Vetter, H. Witter, G. Wolf

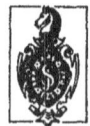

Springer-Verlag
Berlin
Heidelberg
New York

Neben der Vermittlung wissenschaftlicher Information ist das Hauptziel dieses Handbuches eine Hilfe in forensischer Praxis. Die 17 Fachwissenschaftler behandeln daher jene Probleme mit besonderer Ausführlichkeit, die im Gerichtssaal am häufigsten auftauchen. Die gegenwärtige Rechtslage wird ebenso berücksichtigt, wie in den Strafrechtsreformgesetzen geplante Änderungen.

Made in the USA
Las Vegas, NV
23 October 2024

10357070R00149